U0233441

Hadzic's Peripheral Nerve Blocks and Anatomy for Ultrasound-Guided Regional Anesthesia

外周神经阻滞与超声介入解剖

Hadzic's Peripheral Nerve Blocks and Anatomy for Ultrasound-Guided Regional Anesthesia

外周神经阻滞
与超声介入解剖

（第 3 版）

原　著　Admir Hadzic

　　　　Ana M. Lopez

　　　　Angela Lucia Balocco

　　　　Catherine Vandepitte

主　审　俞卫锋　刘友坦

主　译　李　泉　陈志霞

北京大学医学出版社

WAIZHOU SHENJING ZUZHI YU CHAOSHENG JIERU JIEPOU（DI 3 BAN）

图书在版编目（CIP）数据

外周神经阻滞与超声介入解剖/（比）安娜·洛佩兹（Ana M. Lopez）等原著；李泉，陈志霞主译．—北京：北京大学医学出版社，2023.4（2024.10 重印）
书名原文：Hadzic's Peripheral Nerve Blocks and Anatomy for Ultrasound-Guided Regional Anesthesia
ISBN 978-7-5659-2854-3

Ⅰ.①外…　Ⅱ.①安…②李…③陈…　Ⅲ.①神经阻滞麻醉　Ⅳ.① R614.4

中国国家版本馆 CIP 数据核字（2023）第 027821 号

北京市版权局著作权合同登记号：图字：**01-2022-2949**

外周神经阻滞与超声介入解剖（第 3 版）

主　　译：李　泉　陈志霞
出版发行：北京大学医学出版社
地　　址：（100191）北京市海淀区学院路 38 号　北京大学医学部院内
电　　话：发行部 010-82802230；图书邮购 010-82802495
网　　址：http://www.pumpress.com.cn
E-mail：booksale@bjmu.edu.cn
印　　刷：北京金康利印刷有限公司
经　　销：新华书店
责任编辑：王智敏　　责任校对：靳新强　　责任印制：李　啸
开　　本：889 mm×1194 mm　1/16　印张：24.25　字数：760 千字
版　　次：2023 年 4 月第 1 版　2024 年 10 月第 2 次印刷
书　　号：ISBN 978-7-5659-2854-3
定　　价：260.00 元
版权所有，违者必究
（凡属质量问题请与本社发行部联系退换）

主 审 简 介

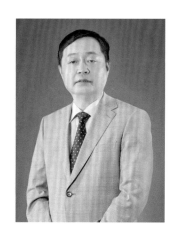

俞卫锋，医学博士、主任医师、教授、博士研究生导师。现任上海交通大学医学院附属仁济医院麻醉科主任，上海交通大学医学院麻醉与危重病医学系主任。学术任职：中国医师协会麻醉学医师分会第四届委员会会长，中华医学会麻醉学分会副主任委员，中华医学会麻醉学分会儿科学组组长，上海市医学会麻醉专科委员会第九届委员会主任委员。并担任《麻醉·眼界》《临床麻醉学杂志》、*APS* 副总编辑。主持 9 项并指导科室国家自然科学基金项目 79 项，获国家自然科学基金生命科学部重点课题和科技部重大研发计划各一项。以第一负责人承担 30 项省部级以上课题。主编专著 11 部。共发表论文 400 余篇，其中 SCI 收录 140 篇，总 IF > 400 分。有多篇论文发表在 *JCI*、*Anesthesiology*、*Advanced Science*、*BJA*、*Pain*、*Stroke*、*Science Translational Medicine*、*Nature Communications*、*ACS-NANO* 等著名杂志上。获国家和军队科技进步二等奖各一项，教育部科技进步奖一等奖一项。另获总后勤部"科技新星"、上海市卫生系统"银蛇奖"、军队院校"育才奖"银奖、"上海市优秀学科带头人""上海市科技精英提名"等各种奖励。

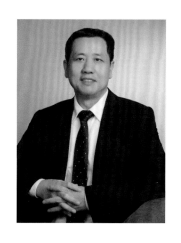

刘友坦，麻醉学博士，主任医师，南方医科大学学术型博士生导师、博士后合作导师。现任南方医科大学深圳医院麻醉手术中心主任，南方医科大学麻醉学院危重症教研室副主任，南方医科大学深圳医院学术委员会副主任委员。学术任职：深圳市医学会麻醉专业委员会主任委员，广东省医学会麻醉学分会副主任委员，中华医学会麻醉学分会日间手术麻醉和 PACU 学组委员，中华口腔医学会麻醉学分会常委，中国研究型医院协会麻醉学分会常委，多家麻醉学杂志编委或通讯编委。先后主持 3 项国家自然科学基金面上项目和多项省厅级科研课题。担任国家自然科学基金委和国家教育部学位与研究生教育发展中心评审专家。

主 译 简 介

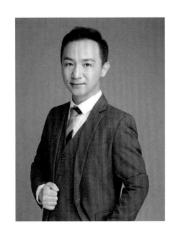

李泉，医学博士、主任医师、博士研究生导师。现任中国医学科学院肿瘤医院深圳医院麻醉科主任，深圳大学麻醉学学科点负责人，南方科技大学、广州中医药大学博士研究生导师。学术任职：中国心胸血管麻醉学会第一届理事，中华医学会麻醉学分会第一届超声学组组员，中国医药教育协会超声医学专业委员会麻醉超声学组副主任委员，中国超声医学工程学会第一届麻醉与疼痛超声专业委员会常务委员，中国中西医结合学会围术期专业委员会委员等。主持国家自然科学基金 5 项、省级以上课题 7 项，以第一 / 通讯作者在 *Critical Care*、*Cell Death & Disease* 等专业期刊发表 SCI 论文 50 余篇。2022 年全球学者库"2012—2021 年全国麻醉领域学者论文学术影响力百强专家排行榜"，李泉教授位于全国第 52 名。主译专著《外周神经阻滞与超声介入解剖》（第 2 版），副主编国家十二五统编高等教育配套教材 1 部。已培养博士生 8 名、硕士生 30 余名。担任国家自然科学基金评审专家、教育部学位中心评审专家。入选深圳市"菁英人才"学科带头人、"深龙英才"、上海市"启明星"等人才计划支持。

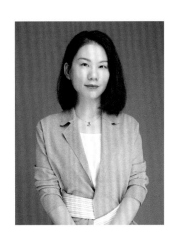

陈志霞，医学博士、副主任医师，现任职中国医学科学院肿瘤医院深圳医院麻醉科。学术任职：深圳市医学会麻醉专业委员会青年委员会副主任委员。2012—2014 年留学美国匹兹堡大学医学中心，2016 年获博士研究生国家奖学金。研究方向：急性肺损伤防范与围术期脏器保护。主持国家自然科学基金青年基金项目 1 项（已顺利结题），并参与国家自然科学基金面上项目 4 项，以第一 / 通讯作者发表 SCI 论文 9 篇。获得深圳市后备级人才、"深龙英才"、深圳市"菁英人才"等人才计划支持。

译者名单

主审： 俞卫锋（上海交通大学附属仁济医院）

　　　　刘友坦（南方医科大学深圳医院）

主译： 李　泉（中国医学科学院肿瘤医院深圳医院）

　　　　陈志霞（中国医学科学院肿瘤医院深圳医院）

译者（按翻译章节排序）：

中国医学科学院肿瘤医院深圳医院：

陈晓娜　孙梓奇　陈嘉博　刘泽宇　张金库　张　爽　肖恒林　付万林

上海交通大学医学院附属仁济医院：

丁曦冰

中国医学科学院肿瘤医院深圳医院：

王迎迎　郭　旭　刘　颖　朱持莹　江宁彬

审校专家（按审校章节排序）：

姚伟锋（中山大学附属第三医院）　　　　　宋建钢（上海中医药大学附属曙光医院）

董海龙（空军军医大学西京医院）　　　　　李　兴（上海中医药大学附属曙光医院）

赵高峰（广州中医药大学第二附属医院）　　李涵葳（深圳市人民医院）

徐　波（南部战区总医院）　　　　　　　　江　伟（上海交通大学医学院附属第六人民医院）

张伟民（深圳大学附属华南医院）　　　　　崔旭蕾（北京协和医院）

马武华（广州中医药大学第一附属医院）　　缪长虹（复旦大学附属中山医院）

陈潮金（中山大学附属第三医院）　　　　　罗　涛（北京大学深圳医院）

周延然（广州医科大学附属第一医院）　　　韩亚坤（深圳市第三人民医院）

董庆龙（广州医科大学附属第一医院）　　　何仁亮（深圳市第三人民医院）

曾维安（中山大学附属肿瘤医院）　　　　　熊　军（深圳大学总医院）

张鸿飞（南方医科大学附属珠江医院）　　　孙焱芫（深圳大学总医院）

曹铭辉（中山大学孙逸仙纪念医院）　　　　池信锦（中山大学附属第七医院）

陈剑明（深圳市第二人民医院/深圳大学第一附　李雅兰（暨南大学附属第一医院）

　　　　属医院）　　　　　　　　　　　　　冯　霞（中山大学附属第一医院）

刘志恒（深圳市第二人民医院/深圳大学第一附　徐世元（南方医科大学附属珠江医院）

　　　　属医院）　　　　　　　　　　　　　孙海涛（中国医学科学院肿瘤医院）

杨建军（郑州大学第一附属医院）　　　　　王　晟（首都医科大学附属北京安贞医院）

苏　帆（山东中医药大学附属医院）　　　　吴镜湘（上海交通大学医学院附属胸科医院）

李　偲（南方医科大学南方医院）　　　　　温宗梅（同济大学附属上海市肺科医院）

陈世彪（南昌大学第一附属医院）　　　　　顾　洋（同济大学附属上海市肺科医院）

邓文涛（南方医科大学南方医院）　　　　　吕　欣（同济大学附属上海市肺科医院）

刘克玄（南方医科大学南方医院）　　　　　孙玉明（海军军医大学附属第三医院）

刘国凯（北京中医药大学东直门医院）　　　刘志强（同济大学附属第一妇婴保健院）

陶　涛（湛江中心人民医院）　　　　　　　林福清（同济大学附属第十人民医院）

原 著 名 单

David Alvarez, MD
Department of Anesthesiology
Hospital Universitari de Bellvitge
Barcelona, Spain
(Chapter 20)

Angela Lucia Balocco, MD
Department of Anesthesiology
Ziekenhuis Oost-Limburg
Genk, Belgium
(Chapters 9, 11, 19, 31, 35, 37, 38, 39, and 40)

Jonas Bruggen, MD
Department of Anesthesiology
UZ Leuven
Leuven, Belgium
(Chapter 21)

Robbert Buck, MD
Department of Anesthesiology
UZ Antwerpen
Antwerpen, Belgium
(Chapter 12)

Eveline Claes, MD
Department of Anesthesiology
AZ Diest
Diest, Belgium
(Chapter 10)

Tomás Cuñat, MD, DESA
Department of Anesthesiology
Hospital Clinic de Barcelona
Barcelona, Spain
(Chapter 30)

Lotte Cuyx, MD
Department of Anesthesiology
UZ Leuven
Leuven, Belgium
(Chapter 38)

Olivier De Fré, MD
Anesthesiology Department
AZ Herentals
Herentals, Belgium
(Chapter 2)

Javier Domenech de la Lastra, MD, DESA
Department of Anesthesiology
Hospital Clinic de Barcelona
Barcelona, Spain
(Chapter 16)

Robin De Meirsman, MD
Department of Anesthesiology
UZ Leuven
Leuven, Belgium
(Chapter 34)

Dimitri Dylst, MD
Department of Anesthesiology
Ziekenhuis Oost-Limburg
Genk, Belgium
(Chapter 17)

Christopher J. Edwards, MD
Department of Anesthesiology
Wake Forest Baptist Medical Center
Winston Salem, North Carolina
United States of America
(Chapter 36)

Gert-Jan Eerdekens, MD
Department of Anesthesiology
UZ Leuven
Leuven, Belgium
(Chapters 17 and 40)

Victor Frutos, MD
Department of Anesthesiology and Pain Clinics
Hospital Universitari Germans Trias i Pujol
Badalona, Spain
(Chapter 1)

Jeff Gadsden, MD
Department of Anesthesiology
Duke University Hospital
Durham, North Carolina
United States of America
(Chapter 10)

Levin Garip, MD
Department of Anesthesiology
UZ Leuven
Leuven, Belgium
(Chapter 2)

原著名单

Admir Hadzic, MD, PhD
Director, The New York School of Regional Anesthesia
New York, United States of America
Department of Anesthesiology
Ziekenhuis Oost-Limburg
Genk, Belgium
(Chapters 3, 4, 10, and 11)

Rawad Hamzi, MD
Department of Anesthesia and Pain Management
Wake Forest Baptist Medical Center
Winston Salem, North Carolina,
United States of America
(Chapter 33)

Tyler Heijnen, MD
Department of Anesthesiology
Ziekenhuis Oost-Limburg
Genk, Belgium
(Chapter 18)

Jelena Heirbaut, MD
Department of Anesthesiology
UZ Antwerpen
Antwerpen, Belgium
(Chapter 4)

Jore Hendrikx, MD
Department of Anesthesiology
UZ Leuven
Leuven, Belgium
(Chapter 31)

Lotte Hendrix, MD
Department of Anesthesiology
UZ Leuven
Leuven, Belgium
(Chapter 13)

Daryl S. Henshaw, MD
Department of Anesthesiology and Pain Management
Wake Forest Baptist Medical Center
Winston Salem, North Carolina
United States of America
(Chapter 36)

Peter Hulsbosch, MD
Department of Anesthesiology
Regionaal Ziekenhuis Heilig Hart
Leuven, Belgium
(Chapter 15)

J. Douglas Jaffe, MD
Department of Anesthesiology and Pain Management
Wake Forest Baptist Medical Center
Winston Salem, North Carolina
United States of America
(Chapter 33)

Leen Janssen, MD
Department of Anesthesiology
UZ Antwerpen
Antwerpen, Belgium
(Chapter 5)

Manoj K. Karmakar, MD
Director of Pediatric Anesthesia
Chinese University of Hong Kong
Prince of Wales Hospital
Sha Tin, Hong Kong, China
(Chapter 21)

Bram Keunen, MD
Department of Anesthesiology
Ziekenhuis Oost-Limburg
Genk, Belgium
(Chapter 15)

Samantha Kransingh, FCA, FANZCA
South Canterbury District Health Board
Timaru, New Zealand
(Chapters 5 and 22)

Queenayda A. D. Kroon, MD
Department of Anesthesia and Pain Management
University Medical Centre Maastricht
Maastricht, The Netherlands
(Chapter 33)

Annelies Langenaeken, MD
Department of Anesthesiology
UZ Leuven
Leuven, Belgium
(Chapter 29)

Raphaël Lapré, MD
Department of Anesthesiology
AZ Rivierenland
Reet, Belgium
(Chapter 2)

Ana Lopez, MD, PhD
Department of Anesthesiology
Ziekenhuis Oost-Limburg
Genk, Belgium
(Chapters 1, 11, 12, 16, 18, 20, 21, and 32)

Sofie Louage, MD
Department of Anesthesiology
AZ Glorieux
Ronse, Belgium
(Chapters 27, 28, and 29)

Leander Mancel, MD
Department of Anesthesiology
UZ Leuven
Leuven, Belgium
(Chapter 6)

Berend Marcus, MD
Department of Anesthesiology
UZ Leuven
Leuven, Belgium
(Chapter 7)

Evi Mellebeek, MD
Department of Anesthesiology
Ziekenhuis Oost-Limburg
Genk, Belgium
(Chapter 24)

Felipe Muñoz-Leyva, MD
Department of Anesthesia and Pain Management
University Health Network, University of Toronto,
Toronto Western Hospital
Toronto, Ontario, Canada
(Chapters 9 and 37)

Gwendolyne Peeters, MD
Department of Anesthesiology
UZ Gent
Gent, Belgium
(Chapter 9)

Xavier Sala-Blanch, MD
Department of Anesthesiology
Hospital Clinic de Barcelona
Barcelona, Spain
(Chapters 1 and 23)

Amar Salti, MD, EDRA
Department of Anesthesia and Pain Medicine
Sheikh Khalifa Medical City
Abu Dhabi, United Arab Emirates
(Chapter 22 and 27)

Ruben Schreurs, MD
Department of Anesthesiology
Ziekenhuis Oost-Limburg
Genk, Belgium
(Chapter 25)

Jeroen Smet, MD
Department of Anesthesiology
UZ Gent
Gent, Belgium
(Chapter 3)

Filiep Soetens, MD
Department of Anesthesiology
AZ Turnhout
Turnhout, Belgium
(Chapters 2 and 9)

Sam Van Boxstael, MD
Department of Anesthesiology
Ziekenhuis Oost-Limburg
Genk, Belgium
(Chapters 24, 25, and 26)

Imré Van Herreweghe, MD
Department of Anesthesiology
AZ Turnhout
Turnhout, Belgium
(Chapters 2 and 7)

Astrid Van Lantschoot, MD
Department of Anesthesiology
Ziekenhuis Oost-Limburg
Genk, Belgium
(Chapters 34 and 35)

Kathleen Van Loon, MD
Department of Anesthesiology
UZ Leuven
Leuven, Belgium
(Chapter 9)

Jill Vanhaeren, MSc
Research Associate
The New York School of Regional Anesthesia
New York, United States of America
(Chapter 39)

Catherine Vandepitte, MD, PhD
Department of Anesthesiology
Ziekenhuis Oost-Limburg
Genk, Belgium
(Chapters 6, 8, 11, 15, 17, 19, and 28)

Stefanie Vanhoenacker, MD
Department of Anesthesiology
Sint-Jozefskliniek Izegem
Izegem, Belgium
(Chapter 14)

Thibaut Vanneste, MD
Department of Anesthesiology
Ziekenhuis Oost-Limburg
Genk, Belgium
(Chapters 13, 14, 23, and 30)

原著名单

Rob Vervoort, MD
Department of Anesthesiology
UZ Leuven
Leuven, Belgium
(Chapter 8)

Daquan Xu
Associate Researcher
The New York School of Regional Anesthesia
New York, United States of America
(Chapter 5)

中文版序

现代外科手术方案不断优化，不断突破新的禁区，原来不能进行外科手术的患者通过综合治疗后得以手术根治。同时微创技术快速发展，从小切口到单孔腔镜乃至机器人手术，在最大限度地切除病灶的同时，最大限度地保留了正常功能组织，以实现患者快速康复和生存获益最大化。在这种背景下，对麻醉技术的要求也随之增加。现代外科技术和快速康复理念的发展召唤麻醉与围术期医学的进步。超声引导下区域麻醉与镇痛技术的快速发展，使得我们可以更少地依赖全身麻醉与镇痛药物，更多更精准地通过区域阻滞技术实现围术期镇痛，患者术后恢复更快更舒适，并避免了全身用药的毒副作用，降低了经济负担，因此，现代麻醉精准技术的进步无疑将助力外科患者的快速康复。

该书有以下几个特点：首先，它是美国纽约局部麻醉学院教科书的第3版，具备规范、传承的特点。该书的第2版在国内外麻醉界广受欢迎，第3版主编和中文版主译均与第2版一致，确保了该书具备可预期的质量、接受度和传承性。其次，该书继续秉承第2版广受欢迎的基本特点，实用性和教育性强：①以实际的临床应用作为章节内容基础，并深入解释技术要点、实操技巧及规范流程。使用已被本领域最前沿国际专家认可并经主编团队临床实践验证的技术，未纳入尚存争议或模棱两可的新技术并为每项推荐意见提供了详实的参考文献和循证依据，因此实用性强。②该书图文并茂，通过大量精美且专业3D解剖图像、超声图解和镜像示意图，使读者易于理解且印象深刻；还有良好的框架结构和每章规范操作的流程图小结，方便归纳和记忆。这些内容明显增加了教育性，使得本书成为不可多得的专业教材。最后，该书的前沿性是第3版区别于第2版的关键：第2版介绍的部分神经阻滞技术已被更具选择性的新技术所取代，以减少运动阻滞，促进早期康复和恢复。在权衡方法的有效性、简洁性、安全性和感觉-运动阻滞比后，第3版介绍了最前沿的超声引导下的筋膜平面阻滞、远端神经阻滞和选择性的关节周围注射等，这些无疑是最吸引此领域爱好者的画龙点睛之笔。

该书译者来自临床麻醉与围术期医学的一线，他们在繁忙临床工作之余做出了艰辛劳动和无私奉献。该书的出版无疑会为中国麻醉学同道提供有效的参考和帮助，进而惠及广大国内患者。

赫捷
中国科学院院士
国家癌症中心主任
中国医学科学院肿瘤医院院长
中国医学科学院肿瘤医院深圳医院党委书记
2023年春

译 者 前 言

十年前，因为偶然的机会我拜读了美国纽约局部麻醉学院 Hadzic 教授的著作 *Hadzic's Peripheral Nerve Blocks and Anatomy for Ultrasound-Guided Regional Anesthesia*（第 2 版）。当时我正在起步学习超声引导下外周神经阻滞新技术，这本书图文并茂、言简意赅、清晰明了的特点立即吸引了我！这本书对我使用超声进行相关操作的能力提升帮助很大，于是我下定决心要将这部著作介绍给中国同道。2014 年该书的中译本《外周神经阻滞与超声介入解剖》面世了，立即受到了广大读者的一致好评！第 2 版中译本印数逾万册，成为很多麻醉与疼痛从业人员的入门必备教材。

时光荏苒，我们期待已久的英文版第 3 版在新冠肺炎疫情肆虐的 2022 年终于出版了，仍然是 Hadzic 教授领衔的优秀原著团队，我也欣然接受了北京大学医学出版社王智敏老师的邀请，组织原班人马再次配合承担了第 3 版的中文翻译工作。经过了这些年临床超声操作的"摸爬滚打"，我们确实感觉第 2 版的很多内容已经明显落后了，而第 3 版不负众望，它很好地完善和更新了各章节内容，三分之一的章节是全新的，真正体现了与时俱进。在翻译过程中，我们由衷地赞叹 Hadzic 教授团队一丝不苟的敬业精神和专业能力，他们无愧是全球该领域的先驱！第 3 版由更广泛的国际著名专家共同撰写，并配有高清彩色图片，是超声引导神经阻滞技术的实用指南，也体现了该领域最前沿的专业认识和规范，涵盖了区域麻醉的许多新发展和临床实践的新趋势。

由衷感谢我们第 3 版中译本翻译团队！非常感谢我最尊敬最亲爱的导师俞卫锋教授，他在自己椎间盘手术住院期间仍然坚持逐字逐句地卧床审稿；感谢深圳医学会麻醉学专业委员会刘友坦主任委员，在百忙之中为指导本书翻译工作所奉献的大量时间和精力；还有陈志霞博士、丁曦冰博士等各位麻醉科青年才俊们，在繁重的一线工作之余，夜以继日地伏案工作，继续发扬了第 2 版翻译工作中的一丝不苟和团队精神。与第 2 版中译本相比，新版翻译最大的进步是我们邀请了实力强大的审校专家团队，他们是国内最顶级的麻醉专家。屡屡让我震惊的是这些成名专家仍然保持孜孜以求的敬业精神和专业态度，见微知著，他们是中国麻醉学界真正的脊梁！当然，北京大学医学出版社以一如既往的专业精神为本译著的完美诠释提供了可能。在这个举世闻名并将载入人类史册的新冠肺炎大流行时期，第 3 版中译本的翻译和问世，倾注着我们每一个参与者的心血和不易，没有他们每一位的辛勤付出，就不可能有此中译本的出现！每一位读者在受益于此书的同时，也一定会感念此书面世过程中的不易与艰辛。

由于学术水平有限，加之诸如技术水准、文化差异、医疗管理及法律法规等方面的差异，我们难以将全部内容准确无误地以中文完美呈现，书中难免有不妥之处。我们诚挚地希望读者能够谅解，并给予批评指正。

李泉
中国医学科学院肿瘤医院深圳医院
2022.12.11

原著前言

这本超声引导神经阻滞标准教科书的第 3 版是在人类历史的特殊时期出版的。COVID-19 的大流行对患者和医护人员造成了巨大威胁，使围手术期实践指南得以相应改变。在 COVID-19 大流行期间，尽可能地首选区域麻醉，而不是全身麻醉。神经阻滞保留了呼吸功能，避免了麻醉医师在插管和拔管时产生气溶胶，从而避免将病毒传播给其他患者和医护人员。举例来说，在 COVID-19 大流行期间，使用神经阻滞作为外科手术首选的麻醉方法，可以满足大部分四肢手术的需要，不仅减少了医务人员的暴露，也减轻了麻醉恢复室和医院床位的负担。使用区域麻醉，患者可以快速康复，离开术后早期监护机构，从而避免占用有限的住院床位。在我们中心，使用区域麻醉和神经阻滞作为主要的麻醉方法，可以满足很多择期骨科手术的需求。

在过去的几年里，超声引导下局部区域麻醉的使用快速增长。重新定义传统技术，并设计一系列新的技术，以更好地适应不断发展的临床实践。在术后快速康复（ERAS）方案中，神经阻滞是多模式镇痛中的一个重要组成部分。它们的使用不仅可以增强镇痛效果，还可以减少术后阿片类镇痛药的使用。一些传统的神经阻滞技术已被更具选择性的技术所取代，以减少运动阻滞，促进早期康复和恢复。在权衡方法的有效性、简洁性、安全性和感觉–运动阻滞比后，越来越多的人选用新的超声引导下的筋膜平面阻滞、远端神经阻滞和选择性的关节周围注射。

第 3 版的纽约局部麻醉学院（New York School of Regional Anesthesia，NYSORA）教材，进行了大量的更新和修订，包含区域麻醉临床实践的许多新发展和新趋势。新版以全新的绘图、新的临床图像和新的筋膜层面阻滞技术为特色。总而言之，纳入了约 500 种新的流程图、示意图、超声图像、临床图像和认知辅助工具来促进学习。鉴于本书高度的教学性和系统的技术以及功能解剖学原理描述，除了麻醉医生之外，麻醉护理人员、急慢性疼痛专家以及介入性疼痛治疗、肌肉骨骼医学和急诊医生都可从中获益。

NYSORA 的镜像超声解剖学™（RUA）图像，以功能解剖学或阻滞技术为特色，对每项技术的原理和目的都有明确的说明。NYSORA 的创意人员和编辑人员花费大量的时间开发这些具有高度教学性的认知辅助工具，促进对解剖学、筋膜平面及神经阻滞原理的学习。RUA 可以帮助医学生记忆超声解剖模式图，这对超声图像的解读非常重要。对超声解剖图像的了解会大大提升超声的熟练程度和技能。在适用的情况下，本书提供患者体位的临床图像，超声探头的放置和解剖细节。最相关的文献被添加到"推荐阅读"中，供那些喜欢探索文中信息原始来源的读者检索。我们选择这种方法是为了提供最实用、最实际的信息，使读者从大量引用文献中解脱出来。

请读者注意，这本书并不是包含所有技术及其变化的百科全书。相反，我们的教材应该被看作是一部汇编，具有组织教学性，可向麻醉学学生传授知识。通过这种方法，这本书旨在帮助规范化实施成熟的技术，学习适应证、药理学、监测和神经阻滞。本书主要包括临床上最实用及有效的神经阻滞技术，而不是用未经证实的实验性阻滞技术给读者造成负担。新版增加或全面修改了有关围手术期管理和局部麻醉药毒性治疗等章节。因为患者通常会有模糊的局麻药过敏史，新版还增加了高度实用的流程图，以帮助识别和处理局部麻醉药过敏。

我们相信，本书将继续成为全球医疗实践中外周神经阻滞的主要参考来源之一。

Hadzic，Lopez，Balocco 和 Vandepitte

免费访问在线视频链接，www.accessanesthesiology.com。在图书馆中搜索此书，并在该书的登录页面上选择"查看所有视频"（"View All Videos"）

献　词

谨以此书献给 Jerry Vloka 博士，
以纪念他在区域麻醉领域的开创性贡献
以及对几代麻醉学学生和学者的巨大鼓舞。

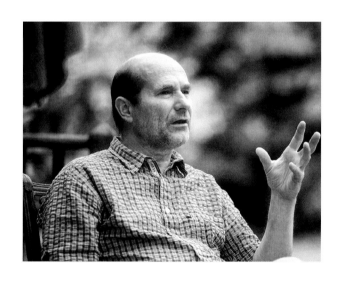

致　谢

如果没有他们所付出的不懈努力，没有他们所贡献的大量的时间和精力，绝不会有此教育杰作的问世。非常感谢 Ana Lopez 博士（高级主编）、Angela Lucia Balocco 和 Catherine Vandepitte（第 3 版主编），书中的每一页都体现了他们将知识理论与临床实践相结合的理念。

非常感谢 Ziekenhuis Oost-Limburg（ZOL；Genk，Belgium）的领导对我们的支持，医院良好的临床环境为我们提供了一个富有创造性的平台。特别要感谢医疗总监 Griet Vander Velpen 博士，以及"能解决一切问题"的经理 Chantal Desticker 以及卓越的 ZOL 区域麻醉中心。没有你们的支持，本书是无法完成的。感谢各部门的领导，特别是 Rene Heylen、Jan Van Zundert 和 Pieter De Vooght，你们的远见卓识使我们在欧洲的中心地带创建了最好的区域麻醉中心之一。感谢我们的区域麻醉团队和病房护士 Birgit Lohmar、Joelle Caretta、Ine Vanweert、Kristell Broux、Ilse Cardinaels、Sydney Herfs、Elke Janssen、Hüda Erdem、Mohamed Rafiq、Danny Baens，以及骨科手术室 N 区的所有手术护士们。

非常感谢所有区域麻醉团队的优秀专科培训医生。这些年轻聪明的医生对我们的教学任务贡献巨大，并在毕业后继续承担着国家区域麻醉大使的使命。非常感谢我们麻醉科的住院医生，他们来自 Leuven（KUL）Gent、Antwerp 等大学。

我们的骨科是欧洲及更大范围内最好的科室之一，由成绩优异、技术精湛，保障过国家队、奥运队和专业足球队的一群充满激情的外科医生组成。与你们一起共事，为骨科麻醉服务，是一种乐趣。从 ZOL 的骨科网站不难看出，ZOL 的 NYSORAEUROPE 骨科由真正的骨科手术界大咖组成。（https://www.zol.be/raadplegingen/orthopedie）。

感谢 NYSORA 的国际团队 Pat Pokorny（UK）、Kusum Dubey（New Delhi）、Katherine Hughey-Kubena（USA）、Elvira Karovic、Medina Brajkovic、Ismar Ruznjic（B&H）、Nenad Markovic（SER）、Jill Vanhaeren 和 Greet van Meir（BE）。这是一个由 NYSORA 积极进取的优秀人才组成的杰出团队。

感谢 NYSORA 的插画师 Ismar Ruznjic 为本书提供的堪比艺术品的插图。Ismar 与 NYSORA 一起成长，成为世界上最优秀的解剖插图师之一。

衷心感谢我们的设计师和三维大师，Nenad Markovic，一个终极的完美主义者，以他独到的眼光对本书的艺术风格提出了很多建设性的建议和意见。

最后，我要感谢这本书的所有贡献者。这本书包含了大量的解剖学信息，尽管我们依靠大量的作者尽可能地去甄别纠正，但是仍可能存在隐匿的错误。如果读者发现任何有需要修正的地方，请将意见发送到 info@nysora.com。我们保证在此基础上进行改进，并预先感谢您的反馈。

感谢大家！

主编团队

（陈志霞　译　李泉　审）

目　录

第一部分 基础篇

第1章 区域麻醉的功能解剖学

掌握解剖学知识对于区域麻醉的实践和超声引导区域麻醉的操作是必不可少的。本章简要概述实施传统和超声引导下的区域麻醉技术所必须掌握的重要功能解剖学。图1-1展示了贯穿全书常用的解剖学平面和方向。

外周神经（周围神经）解剖

神经元是神经冲动传导的基本功能单位。它是体内最长的细胞，可长达1米。大部分神经元细胞损伤后无法进行自我修复。与神经元再生有关的神经生物学机制研究进展以及生物工程技术的突破，可有助于我们在将来找到促进轴突生长和减少神经元死亡的新策略。

典型的神经元由一个胞体（神经元胞体）和一个较大的胞核组成。胞体与许多被称为树突的分支和一个轴突相连（图1-2）。其中树突负责接收神经元传入信息，而每个神经元的单个轴突负责传导传出信息。外周神经的轴突长且细，通常也被称为神经纤维。

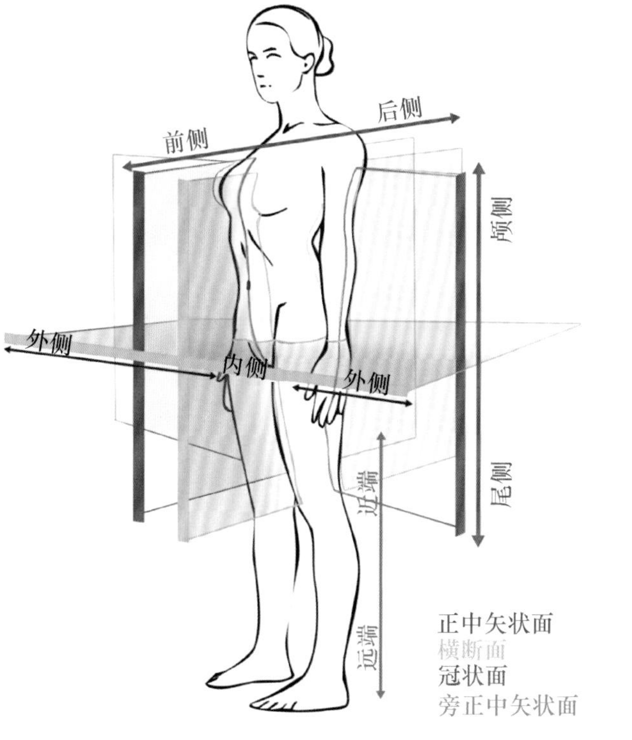

正中矢状面
横断面
冠状面
旁正中矢状面

图1-1 传统的人体平面和方向。红色，矢状面；橙色，旁正中矢状面；绿色，横断面；紫色，冠状面

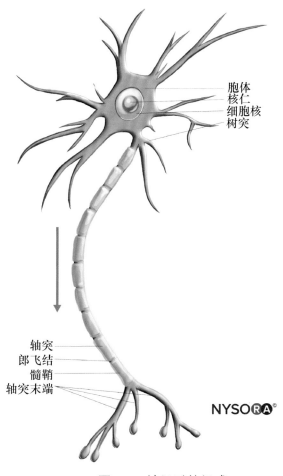

胞体
核仁
细胞核
树突

轴突
郎飞结
髓鞘
轴突末端

图1-2 神经元的组成

3

结缔组织

外周神经由三种纤维组成：（1）躯体感觉或传入神经；（2）运动神经或传出神经；（3）自主神经。在一条外周神经中（图 1-3），单个轴突被包裹在疏松柔软的结缔组织，即**内膜**之中。多条神经的轴突排列成束（神经束），被**神经束膜**包绕。神经束膜不仅赋予了外周神经一定的机械强度，还可隔绝神经束内外物质弥散，发挥屏障作用，分隔神经束内间隙，

维持轴突周围离子环境稳定。在每个分支点，神经束膜与束分离。神经束随后被包埋在疏松的结缔组织中，称为**束间神经外膜**，其中还包含了脂肪组织、成纤维细胞、肥大细胞、血管以及淋巴管。**神经外膜**包绕在神经周围最外层，是一层保护神经的致密胶原结缔组织。**神经旁膜**由疏松的结缔组织构成，维持其内部包裹的各种相邻结构的稳定性，如包裹神经血管束的肌间隔组织。这一组织有助于神经在关节和肌肉运动过程中也能够随之活动。

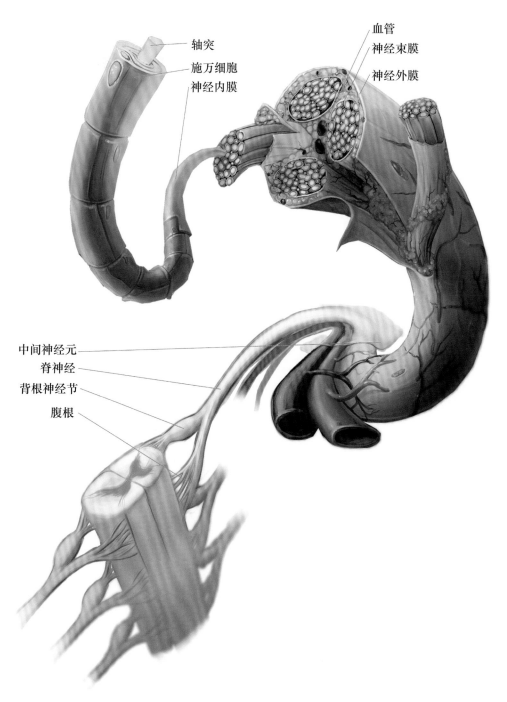

图 1-3　外周神经的组成

值得注意的是，在外周神经中，神经束并非呈单独连续走行，而是可以频繁发出分支后与其他神经束相互吻合，分支间隔最小可达数毫米（图1-4）。这样的排列结构解释了为什么神经内注射破坏这种结构后，可能导致比针头直接切割神经更严重的灾难性后果，相比之下后者反而更容易愈合。关节附近分布的神经束较细，数量更多，而且会被更多的结缔组织所包绕，这可以减少运动产生的压力与牵拉对神经束的损伤。

外周神经从邻近的伴行血管获得血液供应，神经束内有两套独立且相互连接的血管系统。外部供血系统由位于神经外膜内的动脉、小动脉和静脉组成，而内部供血系统包括一组沿着神经束和神经内膜纵向走行的毛细血管。神经阻滞后的神经元损伤可能至少有一部分可归咎为结缔组织鞘内部产生的压力或牵拉，继而影响神经的血液供应。

中枢神经系统和外周神经系统之间的联系

中枢神经系统（central nervous system，CNS）通过脊神经联通人体各个部位，脊神经含有感觉和运动纤维（图1-5）。感觉纤维来源于背根神经节的神经元，进入脊髓背外侧，形成背根。运动纤维由脊髓腹角的神经元产生，穿过脊髓腹外侧，形成腹根。**背根和腹根**在椎间孔汇合，形成脊神经，随即由椎管穿出分为**背神经支**和**腹神经支**。背神经支支配沿后正中线分布的肌肉、骨骼、关节和皮肤。腹神经支支配颈部、胸部、腹部、骨盆和四肢前外侧的肌肉、骨骼、关节和皮肤（图1-6）。

脊神经

脊神经有31对，其中包括颈神经8对、胸神经12对、腰神经5对、骶神经5对和尾神经1对。脊神经经相应的椎间孔由椎管穿出（图1-7）。第

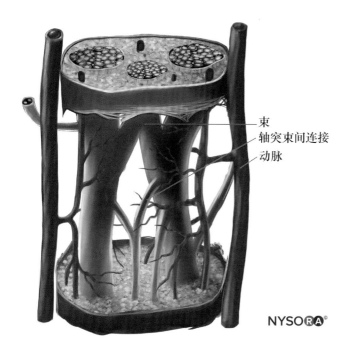

束
轴突束间连接
动脉

NYSORA®

图1-4　外周神经束排列示意图

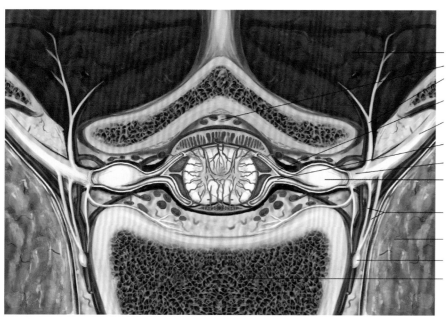

竖脊肌
硬膜外隙
背神经支
背根
腹神经支
（肋间神经）
腹根
脊神经
脊髓感觉
（背根）神经节
白交通支和灰交通支
肺
交感神经节
椎体

图1-5　胸椎横断面示意图，显示脊柱结构和脊神经的起源

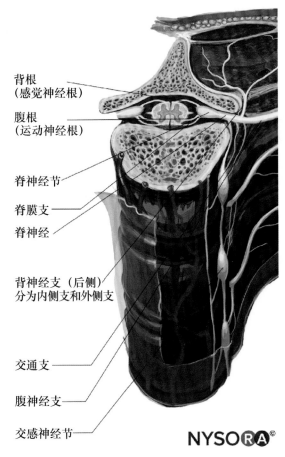

图 1-6　典型的脊柱肋间神经解剖示意图

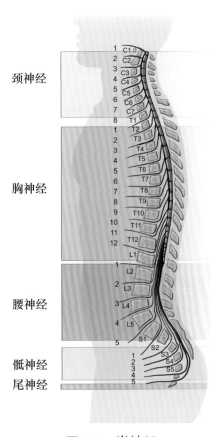

图 1-7　脊神经

1 对颈神经（C1）在 C1 椎体（寰椎）上方通过。第 2 对颈神经（C2）在 C1（寰椎）和 C2（枢椎）椎体之间通过，以此类推一直延续到 C7 神经，由于没有 C8 颈椎，C8 神经在 C7 颈椎和 T1 胸椎之间通过。

在胸椎部分，T1 神经在 T1 和 T2 椎体之间通过。以此类推一直延续到脊柱的其余部分。由于第 5 骶椎和第 1 尾椎的椎弓发育不完整，因此，椎管在此处向下形成骶管裂孔，第 5 骶神经和第 1 尾神经由此处穿出。成人的脊髓末端（脊髓圆锥）位于 L1 ～ L2 腰椎椎体水平，因此脊神经根一般会在椎管内向下走行一段之后再从对应的椎间孔穿出。这些分出的神经根统称为马尾神经。

在椎管之外，由颈椎与腰骶椎水平发出的脊神经前支分别汇聚成复杂的神经网络，称为神经丛，广泛分布于颈部、手臂和腿。

皮节、肌节和骨节

皮节是由特定脊神经的背根（感觉纤维）支配

的皮肤区域（图 1-8）。在躯干中，每个节段都是水平分布的，除了没有感觉纤维的 C1 段。第 5 颈椎到第 1 胸椎（C5 ～ T1）和第 3 腰椎到第 2 骶椎（L3 ～ S2）的肢体皮节像一根根条带从躯干中线向后延伸到四肢。值得注意的是，相邻的脊神经皮节间有明显的重叠。

肌节是指由特定脊神经的腹根对骨骼肌的节段性支配（图 1-8）。**骨节**是指由特定脊神经的感觉神经根支配的骨区。

在某些区域，当不同的神经分别支配深层和浅层结构时，皮节、肌节和骨节的分布遵循不同的模式（图 1-8）。因此，掌握神经纤维分布的知识与区域麻醉有关，可以帮助我们选择特定外科手术中最佳的阻滞技术，为手术提供足够的镇痛和麻醉。

胸壁和腹壁

胸壁

肋间神经起源于前 11 对胸神经（T1 ～ T11）的

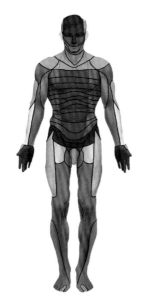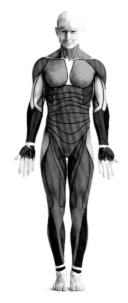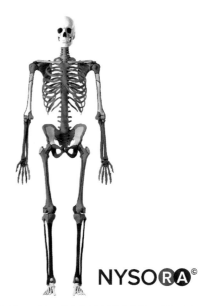

头部和颈部	上肢	胸部和腹部	下肢
■ 眼神经（Ⅰ）	■ 腋神经	■ 胸神经	■ 髂腹股沟神经
■ 下颌神经（Ⅲ）	■ 臂内侧皮神经	■ 外侧皮支	■ 生殖股神经
■ 上颌神经（Ⅱ）	■ 桡神经	■ 前皮支	■ 股外侧皮神经
■ 肩胛上神经	■ 肌皮神经	■ 胸长神经	■ 闭孔神经
	■ 前臂内侧皮神经	■ 髂腹下神经	■ 股神经
	■ 正中神经	■ 髂腹股沟神经	■ 腓浅神经
	■ 尺神经		■ 腓深神经
			■ 胫神经
			■ 隐神经

A

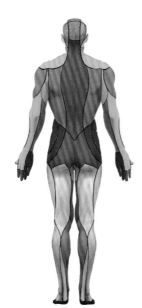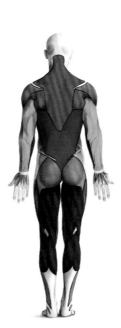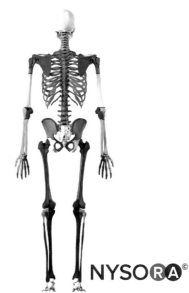

头部和颈部	上肢	胸部和腹部	下肢
■ 眼神经（Ⅰ）	■ 腋神经	■ 胸神经	■ 髂腹股沟神经
■ 下颌神经（Ⅲ）	■ 臂内侧皮神经	■ 外侧皮支	■ 生殖股神经
■ 上颌神经（Ⅱ）	■ 桡神经	■ 前皮支	■ 股外侧皮神经
■ 肩胛上神经	■ 肌皮神经	■ 胸长神经	■ 闭孔神经
	■ 前臂内侧皮神经	■ 髂腹下神经	■ 股神经
	■ 正中神经	■ 髂腹股沟神经	■ 腓浅神经
	■ 尺神经		■ 腓深神经
			■ 胫神经
			■ 隐神经

B

图 1-8　皮节、肌节和骨节的分布：（**A**）正面图和（**B**）背面图

脊神经前支。肋间神经是肋骨神经血管束的一部分，并负责支配感觉和运动（图 1-9）。

除第 1 条肋间神经外，每条肋间神经在腋中线附近都会发出一个外侧皮支，穿透肌肉并分为腹支和背支，支配邻近的皮肤区域。肋间神经从第 2 至第 6 肋间隙到达前胸壁，穿过胸骨外侧缘附近的浅筋膜，分为皮内侧支和皮外侧支。

第 1 胸脊神经腹支的大部分神经纤维加入臂丛神经支配上肢。第 1 肋间神经是侧支，仅支配肋间肌而非皮肤感觉。相比之下，下面的 5 对肋间神经在肋缘处离开肋间，支配相应的腹壁肌肉和皮肤。

前腹壁

后 6 对胸神经和第 1 对腰神经支配着前腹壁的皮肤、肌肉和壁腹膜。在肋缘处，第 7 至第 11 对胸神经（T7 ～ T11）离开相应的肋间隙，经腹横肌和腹内斜肌之间的筋膜平面进入腹壁。第 7 和第 8 对肋间神经沿着肋缘的轮廓向上斜行，第 9 对肋间神经呈水平走行，而第 10、11 对肋间神经呈向下走行的轨迹。在前腹壁，神经穿过腹直肌和腹直肌鞘前层成为前皮支，支配该区域内的皮肤（图 1-9）。

肋下神经（T12）在后腹壁沿着第 12 肋骨走行，后沿侧腹壁继续下行，终点与其余肋间神经相似。第 7 至第 12 对胸神经（T7 ～ T12）发出外侧皮神经，进一步分为前支和后支，其中前支支配皮肤的区域至腹直肌的外侧，后支支配背阔肌上部的皮肤。肋下神经的外侧皮支则分布于一侧臀部的皮肤。

髂腹下神经和髂腹股沟神经均为第 1 腰神经

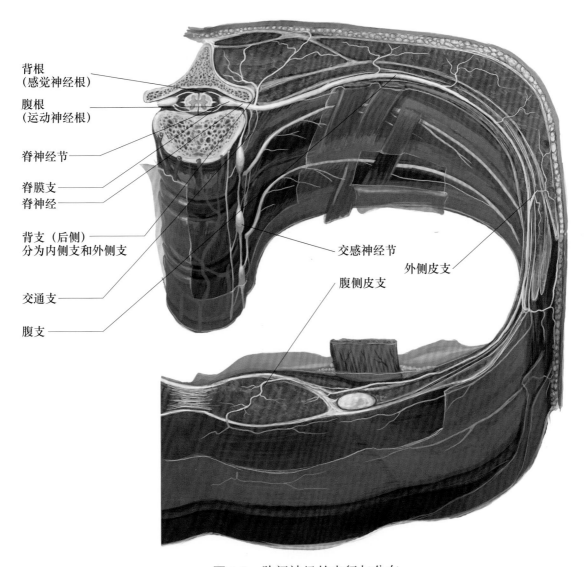

图 1-9　肋间神经的走行与分布

（L1）的分支，支配腹壁的下半部。髂腹下神经在髂嵴上方穿行，分为两个末端分支，其中外侧皮支支配臀部一侧的皮肤，前皮支支配耻骨上区域的皮肤。

髂腹股沟神经在髂嵴上方穿过腹内斜肌，离开肌间平面，之后继续走行于两块斜肌之间，通过精索进入腹股沟管。穿出腹股沟浅环后，发出皮支支配大腿根部内侧的皮肤、男性的阴茎近端和阴囊前部的皮肤以及女性的阴阜和大阴唇前部的皮肤。

腹膜的神经支配

低位胸神经和第1对腰神经支配腹壁壁层腹膜。同时低位胸神经还支配着覆盖在膈肌周围的腹膜。因此，腹膜炎会引起下胸部和腹壁的疼痛。相比之下，膈肌中央部位的腹膜则接受来自膈神经（C3、C4和C5）的感觉分支，该区域的刺激可能会导致肩部区域的疼痛（第4颈椎皮节）。

▶ 神经丛

颈椎、腰椎和骶椎的脊神经腹支形成神经网络，称为神经丛。来自这些脊柱节段的神经纤维分布于不同的终末神经，其中4个主要的神经丛是颈丛、臂丛、腰丛和骶丛。

颈丛

颈丛起源于C1至C5的腹支，并形成3个神经环路（图1-10）。源于这些环路的颈神经深丛分支支配舌骨下肌群和斜角肌。C3～C5的神经纤维组成膈神经，它沿着前斜角肌的前表面下行，穿过胸廓上口，并沿着纵隔胸膜下行支配膈肌（膈神经）。因此，颈丛在维持呼吸功能方面发挥着极其重要的作用。颈神经浅丛的分支绕过胸锁乳突肌的后缘，支配头皮外侧、颈部、锁骨、肩部和上胸部的皮肤（图1-11）。表1-1描述了颈丛的起源和其分支的支

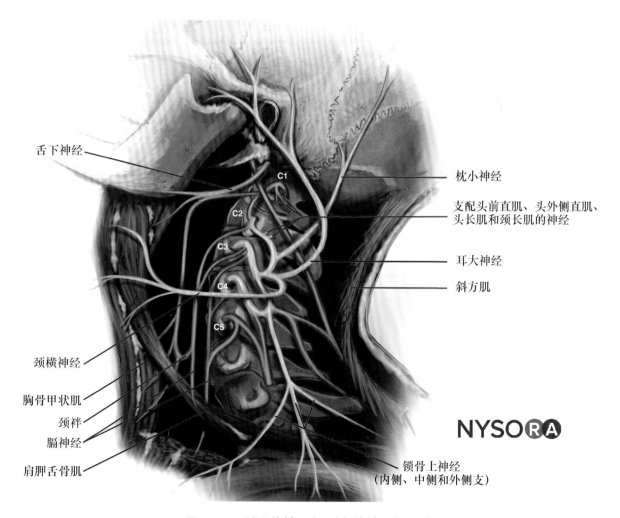

图 1-10　颈丛从神经根到末端神经的组成

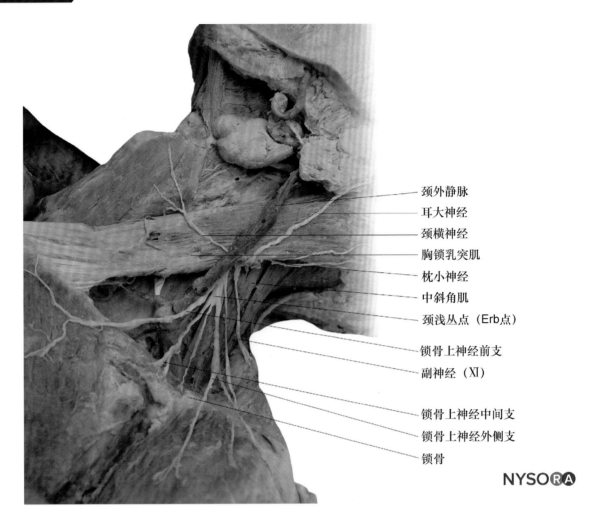

图 1-11   颈丛浅支的解剖

（图中标注，自上而下）
颈外静脉
耳大神经
颈横神经
胸锁乳突肌
枕小神经
中斜角肌
颈浅丛点（Erb点）
锁骨上神经前支
副神经（XI）
锁骨上神经中间支
锁骨上神经外侧支
锁骨

NYSORA

表 1-1	颈丛的组成与分布	
神经	脊髓节段	分布
颈袢（上支和下支）	C1 ～ C3	通过第 XII 脑神经支配喉外肌的 5 块肌肉（胸骨甲状肌、胸骨舌骨肌、肩胛舌骨肌、颏舌骨肌和甲状舌骨肌）
枕小、颈横、锁骨上、耳大神经	C2 ～ C4	上胸部、肩部、颈部和耳部皮肤
膈神经	C3 ～ C5	膈肌
颈神经	C1 ～ C5	通过第 XI 脑神经支配肩胛提肌、斜角肌、胸锁乳突肌和斜方肌

配范围。

臂丛

臂丛由脊神经 C5 ～ T1 的腹支组成，支配着上肢和肩胛部的骨骼、关节、肌肉和皮肤。在前斜角肌和中斜角肌之间，神经根汇合形成上（C5 ～ C6）、中（C7）和下（C8 ～ T1）干（图 1-12）。每个干在锁骨水平又分为前、后两股，每股中的神经纤维重新融合形成外侧束、内侧束和后束，这些束随后发出支配上肢的外周神经（图 1-13）。表 1-2 描述了臂丛的起源和其分支的支配范围。

腰丛

腰丛由脊神经 L1 ～ L4 的腹支组成。它们分为前股和后股，各自汇合形成终末神经（图 1-14）。腰丛神经支配着下腹壁的皮肤、肌肉、腹膜和下肢的

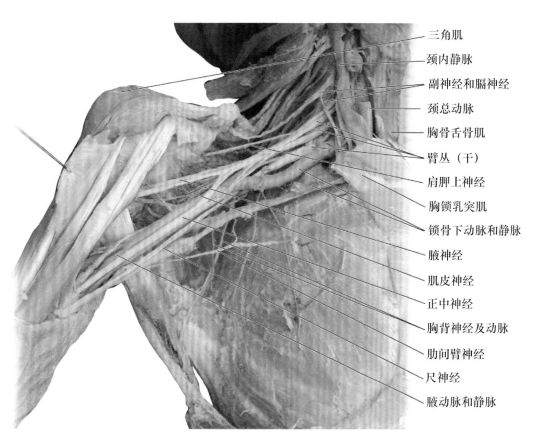

图 1-12　臂丛从神经根到末端神经的组成

肩胛背神经
支配胸长肌和斜角肌
支配膈神经
支配锁骨下肌
上干 ▦
中干 ▪
下干 ▪
肩胛上神经
支配胸长肌和斜角肌
胸外侧神经
胸袢
外侧束
后束
胸内侧神经
上肩胛下神经
胸背神经
下肩胛下神经

C5
C6
C7
C8
T1

肌皮神经
腋神经
桡神经
正中神经

臂内侧皮神经
前臂内侧皮神经
尺神经

NYSORA

图 1-13　臂丛从颈部的神经根到腋窝的神经解剖

三角肌
颈内静脉
副神经和膈神经
颈总动脉
胸骨舌骨肌
臂丛（干）
肩胛上神经
胸锁乳突肌
锁骨下动脉和静脉
腋神经
肌皮神经
正中神经
胸背神经及动脉
肋间臂神经
尺神经
腋动脉和静脉

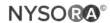

表 1-2	臂丛 C5 ～ T1 解剖						

神经（末端分支）	脊神经	干	束	肌节		骨节	皮节
				肌肉	运动反应		
胸长神经	C5 ～ C7			前锯肌	手臂前屈和前锯肌收缩		
肩胛背神经	C5			肩胛提肌、菱形肌	肩胛骨上抬		
锁骨下神经	C4 ～ C6	上		锁骨下肌		胸锁关节	
肩胛上神经	C5 ～ C6	上		冈上肌、冈下肌	肩关节的外展和侧旋	盂肱关节和肩锁关节，肩峰下滑囊	
肩胛下神经（上支和下支）	C5 ～ C6	上	后	肩胛下肌、大圆肌	肩关节的内收和内旋	肩胛骨深面	
胸背神经	C6 ～ C8	上、中、下	后	背阔肌	肩关节的伸直、内收和内旋		
腋神经	C5 ～ C6	上	后	三角肌、小圆肌	肩关节的外展和侧旋	盂肱关节（前）和肩锁关节	肩关节的前后面
桡神经	C5 ～ T1	上、中、下	后	肱三头肌、肘肌、肱桡肌、桡侧腕长和短伸肌、旋后肌、指总伸肌、小指伸肌、尺侧腕伸肌、示指伸肌、拇长伸肌、拇短伸肌、拇展肌	肘、腕和手指的伸直，前臂后旋，腕和拇指外展	肱骨上 1/3、肘关节、桡骨、尺骨、腕骨、第 1 ～ 3 掌骨和指骨	前、后臂，手背侧（第 1 ～ 4 指）
胸外侧神经	C5 ～ C7	上、中	外	胸小肌、胸大肌		盂肱关节和肩锁关节	
肌皮神经	C5 ～ C6	上	外	喙肱肌、肱二头肌、肱肌	肘部屈曲和前臂后旋	肱部肘关节和近端桡尺关节	前臂外侧缘
正中神经	C6 ～ T1	上、中、下	外、内	**肘部**：旋前圆肌、桡侧腕屈肌、掌长肌；**前臂**：指浅屈肌、拇长屈肌、旋前方肌；**手部**：鱼际肌群，第 1、2 蚓状肌	手腕和第 2、3 指的屈曲，前臂的旋前运动	肘关节（前）、桡骨、尺骨、第 1 ～ 4 掌骨和指骨	手的掌侧（第 1 ～ 4 指）和背侧第 2 ～ 4 指远端的一半
胸内侧神经	C8 ～ T1	下	内	胸小肌和胸大肌		锁骨	
臂内侧皮神经	T1	下	内				臂内侧
前臂内侧皮神经	C8 ～ T1	下	内				前臂内侧
尺神经	C8 ～ T1	中	内	尺侧腕屈肌、指深屈肌、骨间肌（第 4 ～ 5 指）、蚓状肌、拇收肌、拇短屈肌	手腕和第 4、5 指的屈曲，拇指的内收	肘关节，尺骨、腕部和手的内侧及第 4、5 指	手的内侧，第 4 ～ 5 指

前内侧。腰丛于腰大肌和腰方肌之间沿着后腹壁向尾侧走行。腰丛的主要分支是髂腹下神经、髂腹股沟神经、生殖股神经、股外侧皮神经、闭孔神经和股神经（图 1-15 和图 1-16）。表 1-3 描述了腰丛的起源和其分支的支配范围。

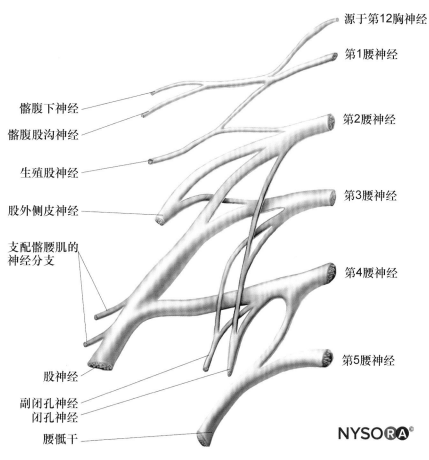

源于第12胸神经

第1腰神经

髂腹下神经

髂腹股沟神经

生殖股神经

第2腰神经

股外侧皮神经

第3腰神经

支配髂腰肌的
神经分支

第4腰神经

第5腰神经

股神经

副闭孔神经

闭孔神经

腰骶干

图 1-14　腰丛从神经根到末端神经
的组成

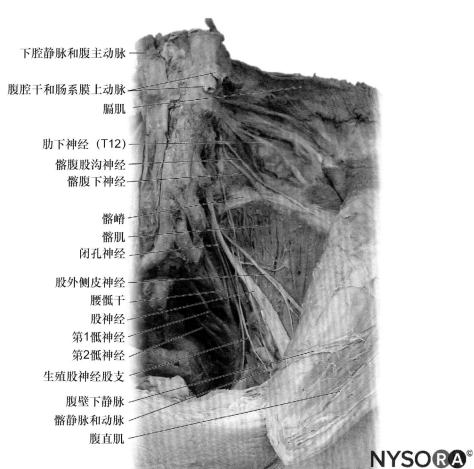

下腔静脉和腹主动脉

腹腔干和肠系膜上动脉

膈肌

肋下神经（T12）

髂腹股沟神经

髂腹下神经

髂嵴

髂肌

闭孔神经

股外侧皮神经

腰骶干

股神经

第1骶神经

第2骶神经

生殖股神经股支

腹壁下静脉

髂静脉和动脉

腹直肌

图 1-15　盆腔内腰丛的解剖

图 1-16　腹股沟韧带下方股神经的解剖

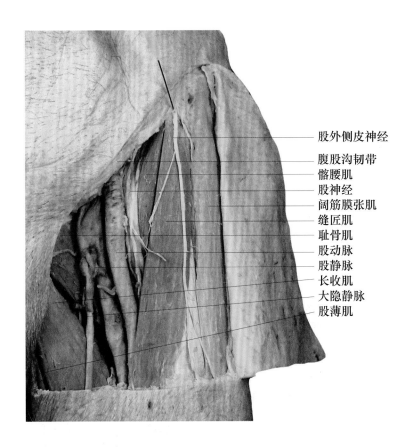

股外侧皮神经
腹股沟韧带
髂腰肌
股神经
阔筋膜张肌
缝匠肌
耻骨肌
股动脉
股静脉
长收肌
大隐静脉
股薄肌

表 1-3	腰丛 L1 ~ L4 解剖				
神经（末端分支）	脊神经	肌节		骨节	皮节
		肌肉	运动反应		
髂腹下神经	T12 ~ L1	腹部肌肉（腹内斜肌、腹外斜肌、腹横肌）	腹壁收缩（腹股沟区）		下腹部和臀部的皮肤
髂腹股沟神经	L1	腹内斜肌	腹壁收缩（腹股沟区）		大腿上侧、内侧和部分外生殖器的皮肤
生殖股神经	L1 ~ L2	提睾肌	阴囊上升		大腿前内侧和部分生殖器皮肤
股外侧皮神经	L2 ~ L3				大腿前外侧
股神经（前 / 浅支）：股外侧皮神经，股内侧皮神经	L2 ~ L4	缝匠肌，耻骨肌	髋关节屈曲和外旋		大腿前内侧
股神经（后分支）：隐神经，至股四头肌的神经	L2 ~ L4	股四头肌	膝关节、髌骨的伸展	髂骨，股骨前外侧，胫骨上关节面；髋关节和膝关节	大腿前表面，腿部内侧面和足部
闭孔神经	L2 ~ L4	大腿内收肌群（大收肌、短收肌和长收肌），股薄肌，闭孔外肌	大腿内收，臀部外旋	坐骨、耻骨、股骨内侧、髋关节和膝关节	大腿内侧面

骶丛

骶丛由腰 4、腰 5 与骶 1 到骶 4 的脊神经腹支组成，支配臀部、会阴部、大腿后侧和膝关节以下的全部区域（隐神经支配的感觉区域除外）（图 1-17）。骶丛主要的神经是坐骨神经，经坐骨大孔离开骨盆，在大转子和坐骨结节之间穿过抵达臀部（图 1-18）。

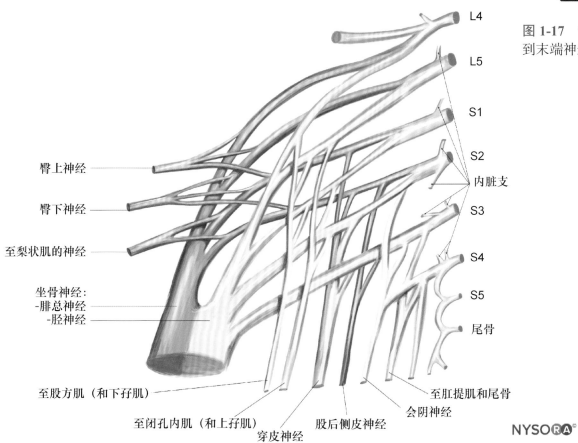

L4
L5
S1
S2
S3
S4
S5
尾骨

臀上神经
臀下神经
至梨状肌的神经
坐骨神经:
-腓总神经
-胫神经

内脏支

至肛提肌和尾骨
会阴神经

至股方肌（和下孖肌）
至闭孔内肌（和上孖肌）
穿皮神经
股后侧皮神经

图 1-17　骶丛从神经根到末端神经的组成

NYSORA

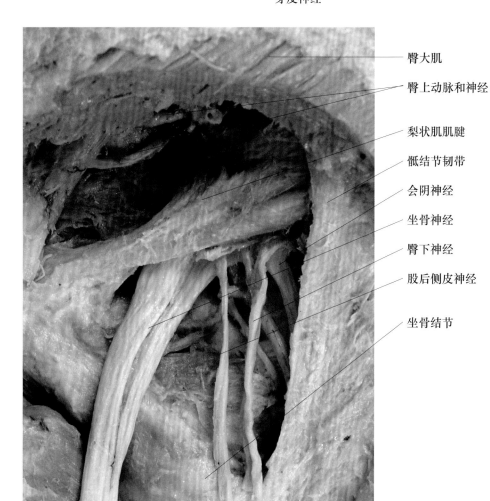

臀大肌
臀上动脉和神经
梨状肌肌腱
骶结节韧带
会阴神经
坐骨神经
臀下神经
股后侧皮神经
坐骨结节

图 1-18　坐骨神经在骨盆出口处的解剖

在大腿近端，该神经位于股骨小转子的后面，被股二头肌的长头腱覆盖。坐骨神经在靠近腘窝时分为两条主要的分支：腓总神经和胫神经。表 1-4 描述了骶丛的起源和其分支的支配范围。

主要关节的神经支配

大部分外周神经阻滞涉及骨科和关节手术。因此，掌握主要关节的感觉神经支配有助于更好地理解手术麻醉或术后镇痛需要麻醉的神经部分。表 1-5 总结了上肢和下肢主要肌群的神经支配和运动功能。

表 1-4		骶丛 L4 ～ S4 解剖结构				
神经（末端分支）		脊神经	神经支配的肌肉	对神经刺激的运动反应	皮节	骨节
臀上、臀下神经		L4 ～ S2	大腿外展肌（臀小肌、臀中肌、阔筋膜张肌）和大腿伸肌（臀大肌）	臀部收缩，髋关节外旋	臀部的内侧和上部	
股后侧皮神经		S1 ～ S3			会阴部皮肤及大腿、腿部后表面	
坐骨神经	臀部		腘绳肌（股二头肌长头、半腱肌和半膜肌）；大收肌（伴随闭孔神经）	髋关节伸展，膝关节屈曲		髋关节；坐骨，股骨后部
	胫骨	L4 ～ S3	屈膝肌和踝跖屈肌（腘肌、腓肠肌、比目鱼肌跖部、胫骨后肌、股二头肌长头）；脚趾屈肌	膝关节屈曲，足部和脚趾的跖屈，足部的内翻	腿后部，足底部	膝关节、踝关节和所有足部关节；胫骨、腓骨和足底部
	腓总神经	L4 ～ S2	股二头肌（短头）；腓骨（短肌和长肌）和胫骨前肌；脚趾伸肌	膝关节屈曲，脚和脚趾的背屈，脚的外翻	腿部前表面和足背侧；足外侧部分的皮肤（通过腓肠神经）	膝关节、踝关节和所有足关节；胫骨和腓骨近端和足背侧
会阴神经		S2 ～ S4	会阴部肌肉，包括泌尿生殖膈、外肛门、尿道括约肌；骨骼肌（球海绵体肌、坐骨海绵体肌）	相关肌肉的运动收缩	外生殖器，尿道下 1/3 和阴道以及肛周皮肤和直肠下 1/3	
至股方肌和下孖肌的神经		L4 ～ L5	股方肌和下孖肌	髋关节内收和外旋		髋关节
至闭孔神经和上孖肌的神经		L5 ～ S1	闭孔内肌和上孖肌	髋关节内收		
至梨状肌的神经		S1 ～ S2	梨状肌	髋关节内收和侧旋		
至尾骨和肛提肌的神经		S3 ～ S4	尾骨和肛提肌	相关肌肉的运动收缩		

表 1-5	关节运动汇总表	

上肢

肩关节（盂肱关节）

屈曲	肱二头肌长头	肌皮神经
	喙肱肌	
	三角肌	腋神经
	胸大肌	胸内侧神经和胸外侧神经
伸展	肱三头肌长头	桡神经
	背阔肌	胸背神经
	三角肌	腋神经
内收	背阔肌	胸背神经
	胸大肌	胸内侧神经和胸外侧神经
	大圆肌	肩胛下神经
	肩胛下肌	肩胛下神经上、下支
外展	冈上肌	肩胛上神经
	三角肌	腋神经
内旋	胸大肌	胸内侧神经和胸外侧神经
	背阔肌	胸背神经
	大圆肌	肩胛下神经下支
	肩胛下肌	肩胛下神经上、下支
侧旋	小圆肌	腋神经
	冈下肌	肩胛上神经

肘（肱尺、肱桡）关节

屈曲	肱肌	肌皮神经
	肱二头肌——长头和短头	
	桡侧腕屈肌	正中神经
伸展	肱三头肌——长头、外侧头和内侧头	桡神经

尺桡关节

旋后	肱二头肌——长头和短头	肌皮神经
	旋后肌	桡神经
旋前	旋前圆肌	正中神经
	旋前方肌	

腕（桡腕、尺腕）关节

屈曲	桡侧腕屈肌	正中神经
	掌长肌	
	下面列出的指屈肌	
	尺侧腕屈肌	尺神经
伸展	桡侧腕长伸肌和腕短伸肌	桡神经
	下面列出的指伸肌	
	尺侧腕伸肌	

腕掌关节

掌侧	拇对掌肌	正中神经
	小指对掌肌	尺神经

表 1-5	关节运动汇总表（续）	
上肢		
掌指关节		
屈曲	指浅屈肌	正中神经
	指深屈肌	正中神经和尺神经
	拇长屈肌和拇短屈肌	正中神经
	骨间肌	尺神经
	蚓状肌	正中神经和尺神经
伸展	指总伸肌	桡神经
	示指伸肌	
	小指伸肌	
内收	骨间掌侧肌	尺神经
	拇展肌	
外展	骨间背侧肌	尺神经
	小指展肌	
	拇长展肌	桡神经
	拇短展肌	正中神经
指骨间关节		
屈曲	指浅屈肌	正中神经
	指深屈肌	正中神经和尺神经
	拇长、短屈肌	正中神经
伸展	指总伸肌	桡神经
	示指伸肌	
	小指伸肌	
	蚓状肌（示指、中指）	正中神经
	蚓状肌（无名指、小指）	尺神经
	骨间肌	
下肢		
髋关节		
屈曲	髂腰肌	股神经
	耻骨肌	
	股直肌	
	缝匠肌	
	大收肌	闭孔神经
	长收肌和短收肌	
	阔筋膜张肌	臀上神经
伸展	股二头肌长头	坐骨神经
	半膜肌	
	半腱肌	
	臀大肌	臀下神经
	大收肌	闭孔神经
髋关节		
内收	大收肌、长收肌、短收肌	闭孔神经
	股薄肌	
	耻骨肌	股神经

表 1-5	关节运动汇总表（续）	
下肢		
外展	臀小肌 臀中肌 阔筋膜张肌	臀上神经
内旋	臀小肌 臀中肌 阔筋膜张肌	臀上神经
侧旋	梨状肌 闭孔内肌 上孖肌 下孖肌 股方肌 缝匠肌	至梨状肌的神经 至闭孔内肌的神经 至闭孔内肌的神经 至股方肌的神经 至股方肌的神经 股神经
膝关节（胫股关节）		
屈曲	股二头肌长头和短头 半腱肌 半膜肌 腘肌 腓肠肌 缝匠肌	坐骨神经 胫神经 股神经
伸展	股直肌 股外侧肌 股中间肌 股内侧肌	股神经
内旋	腘肌 半膜肌 半腱肌	胫神经 坐骨神经
侧旋	股二头肌	坐骨神经
踝关节（距骨关节）		
跖屈	比目鱼肌 腓肠肌 胫骨后肌 趾长屈肌 踇长屈肌 腓骨长肌和腓骨短肌	胫神经 腓浅神经
背屈	胫骨前肌 趾伸肌 踇长伸肌	腓深神经

肩关节

支配肩关节的神经起源于臂丛的上干和中干，可以在肌间沟水平进行麻醉阻滞。肩关节囊大部分受腋神经和肩胛上神经支配，可以在肌间沟远端进行选择性阻滞（图 1-19）。

肘关节

臂丛的所有主要分支均穿过肘关节，包括肌皮神经、桡神经、正中神经和尺神经，均可支配肘关节（图 1-20）。

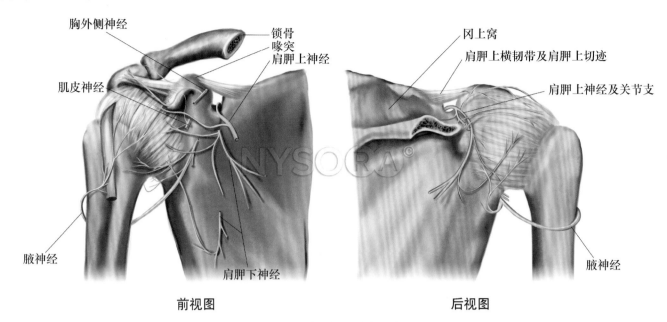

前视图　　　　　　　　　　　后视图

图 1-19　肩关节的神经支配

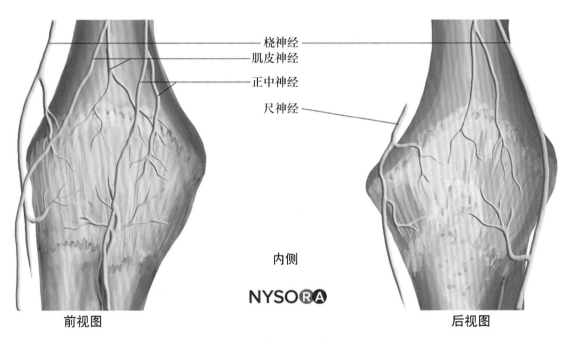

前视图　　　　　　　　　　　后视图

图 1-20　肘关节的神经支配

髋关节

来自腰丛的股神经和闭孔神经，以及来自骶丛的坐骨神经和股四头肌神经的分支共同支配着髋关节（图 1-21）。

膝关节

股神经的分支支配着膝关节前部，闭孔神经后支的分支支配其内侧，而坐骨神经的两个分支（腓总和胫神经）支配着其后侧（图 1-22）。

腕关节和手

臂丛的大部分终末分支，包括桡神经、正中神经和尺神经，都支配着手腕和手部关节（图 1-23）。

踝关节和足部

踝关节和足部关节的神经支配复杂，涉及腓总神经（腓深、浅神经）、胫神经（胫骨神经）和股神经（隐神经分支）的末端分支。简单的说，整个踝关节的神经支配均源于坐骨神经，除了踝关节的内

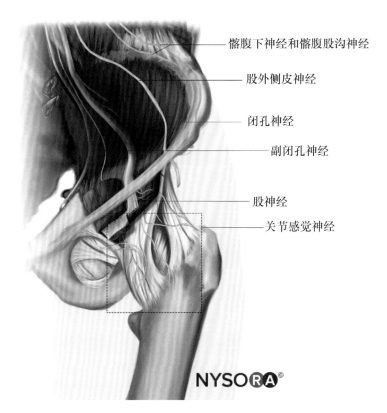

图 1-21 髋关节的神经支配

髂腹下神经和髂腹股沟神经

股外侧皮神经

闭孔神经

副闭孔神经

股神经

关节感觉神经

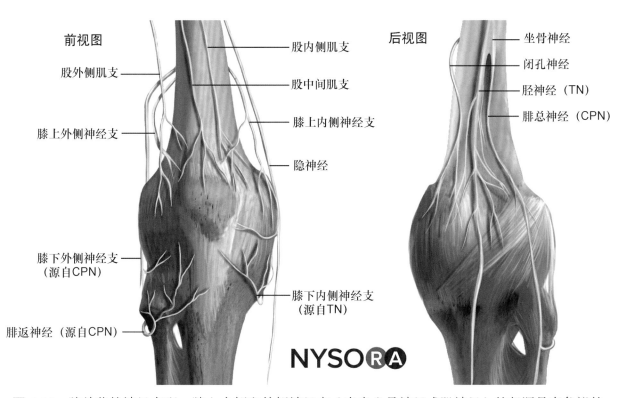

前视图

股外侧肌支

膝上外侧神经支

膝下外侧神经支（源自CPN）

腓返神经（源自CPN）

股内侧肌支

股中间肌支

膝上内侧神经支

隐神经

膝下内侧神经支（源自TN）

后视图

坐骨神经

闭孔神经

胫神经（TN）

腓总神经（CPN）

图 1-22 膝关节的神经支配。膝上内侧和外侧神经支（来自坐骨神经或股神经）的起源是有争议的

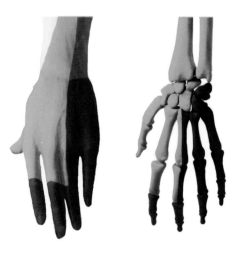

后视图　　　　　　　　　　　　　　　　前视图

□ 肌皮神经　　■ 前臂内侧皮神经　　■ 桡神经　　■ 尺神经　　■ 正中神经

NYSO**R**A

图 1-23　腕部的神经支配

侧（内踝周围）由隐神经支配（图 1-24）。

▶ 脊神经的自主神经成分

　　所有的脊神经均能发出交感神经纤维到它们所支配区域的腺体和平滑肌。但脊神经中没有副交感神经纤维。交感神经纤维起源于 T1～L2 之间的脊髓，随 T1～L2 脊神经的腹根穿过脊髓。它们从脊

神经出发，通过白交通支进入交感神经干。交感神经干由一系列相互连接的椎旁神经节形成，与椎体相邻，从枢椎（C2 椎体）延伸到骶骨。神经元胞体上的节前纤维突触形成椎旁神经节。椎旁神经节的轴突（节后纤维）入交感干后终于相应节段的干神经节，或上行或下降一节段。这些纤维可通过灰交通支由神经干传到脊神经。交感神经与脊神经的分支伴行，到达相应支配区域（图 1-25）。

足底视图　　　　　　　　　　　　　　足背视图

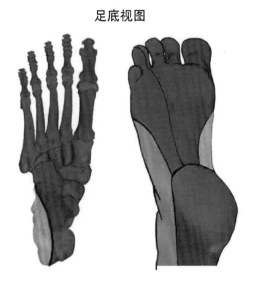
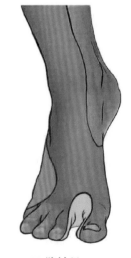

■ 胫神经　　■ 腓肠神经　　■ 腓深神经　　　　　■ 腓浅神经　　　　■ 隐神经

图 1-24　踝部的神经支配

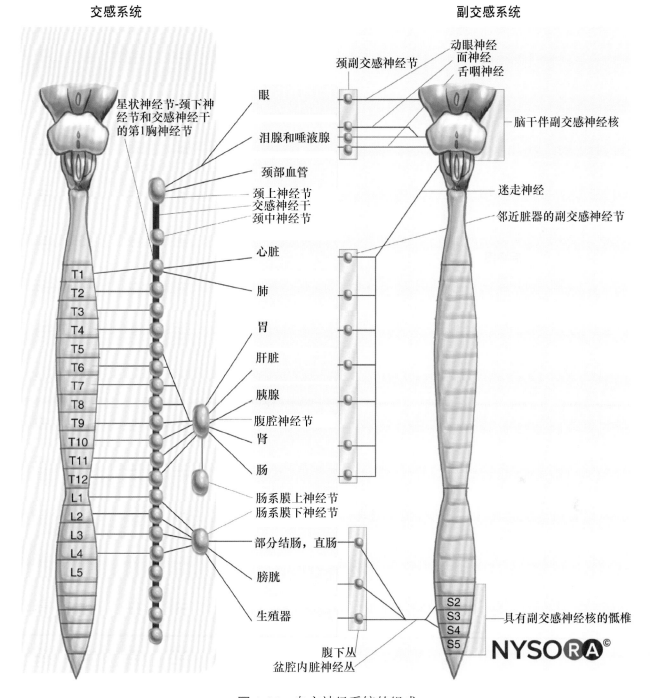

交感系统

副交感系统

星状神经节-颈下神经节和交感神经干的第1胸神经节

眼

泪腺和唾液腺

颈部血管

颈上神经节
交感神经干
颈中神经节

心脏

肺

胃

肝脏

胰腺

腹腔神经节

肾

肠

肠系膜上神经节
肠系膜下神经节

部分结肠，直肠

膀胱

生殖器

颈副交感神经节

动眼神经
面神经
舌咽神经

脑干伴副交感神经核

迷走神经

邻近脏器的副交感神经节

具有副交感神经核的骶椎

腹下丛
盆腔内脏神经丛

图 1-25　自主神经系统的组成

（陈晓娜　陈志霞　译　姚伟峰　审）

推荐阅读

Clemente CD. *Anatomy: A Regional Atlas of the Human Body.* 4th ed. Philadelphia, PA: Lippincott; 1997.

Dean D, Herbener TE. *Cross-Sectional Human Anatomy.* Philadelphia, PA: Lippincott; 2000.

Gosling JA, Harris PF, Whitmore I, Willan PLT. *Human Anatomy: Color Atlas and Text.* 5th ed. London, UK: Mosby; 2008.

Gray H. *Anatomy, Descriptive and Surgical.* Pick TP, Howden R, eds. New York, NY: Portland House; 1977.

Hahn MB, McQuillan PM, Sheplock GJ. *Regional Anesthesia: An Atlas of Anatomy and Techniques.* St. Louis, MO: Mosby; 1996.

Kubiak CA, Kung TA, Brown DL, Cederna PS, Kemp SWP. State-of-the-art techniques in treating peripheral nerve injury. *Plast Reconstr Surg.* 2018;141(3):702-710.

Martini FH, Timmons MJ, Tallitsch RB. *Human Anatomy.* 7th ed. Upper Saddle River, NJ: Prentice Hall; 2011.

Netter FH. *Atlas of Human Anatomy.* Summit, NJ: Ciba-Geigy; 1989.

Panagopoulos GN, Megaloikonomos PD, Mavrogenis AF. The present and future for peripheral nerve regeneration. *Orthopedics.* 2017;40(1):e141-e156.

Pernkopf E. *Atlas of Topographical and Applied Human Anatomy.* 2nd ed. Munich, Germany: Saunders; 1980. Head and Neck; vol 1.

Pernkopf E. *Atlas of Topographical and Applied Human Anatomy.* 2nd ed. Munich, Germany: Saunders; 1980. Thorax, abdomen and extremities; vol 2.

Rohen JW, Yokochi C, Lütjen-Drecoll E. *Color Atlas of Anatomy.* 4th ed. Baltimore, MD: Williams and Wilkins; 1998.

Rosse C, Gaddum-Rosse P. *Hillinshead's Textbook of Anatomy.* 5th ed. Philadelphia, PA: Lippincott-Raven; 1997.

第 **2** 章 局部麻醉药：临床药理学和合理选择

局部麻醉药（简称局麻药；local anesthetics，LAs）用于阻断痛觉信号传导已超过了一个世纪。它们与神经细胞中钠（Na^+）通道上的特定受体位点结合，阻断离子进入细胞膜，中断神经冲动的传导。在神经细胞中，LAs 还可通过 G 蛋白偶联受体与钙、钾和超极化门控离子通道、配体门控通道相互作用，激活多条下游信号通路。LAs 的临床性质由其化学和药理学性质决定，个体反应差异显著。目前，LAs 的研发集中在延长局麻药的作用持续时间上。缓释型 LAs、按需释放和具有选择性痛觉传导阻断的制剂正在研发中。本章讨论 LAs 的作用机制及其临床应用。LAs 的毒性及过敏反应的预防和治疗将在第 9 章进行阐述。

▶ 神经传导

神经传导是电化学信号从一个神经元传递到另一个神经元。轴突是神经元胞体的延长，在神经传导中起着至关重要的作用。根据神经纤维的类型，轴突分为有髓鞘或无髓鞘。髓鞘是一种脂肪物质，包围轴突，具有绝缘作用。但是髓鞘不是连续的。没有髓鞘的部分被称为郎飞结。郎飞结上聚集了大量的离子通道，导致有髓神经纤维的"跳跃式"传导。郎飞结的间距越大，传导速度越快。由于无髓神经纤维不具备"跳跃式"传导机制，因此传导速度比有髓神经纤维慢。

神经传导中电脉冲的传播是由少量阳离子——钠（Na^+）和钾（K^+）——快速移动跨越细胞膜产生的。Na^+（细胞外高，细胞内低）和 K^+（细胞内高，细胞外低）离子梯度由神经细胞膜上的 Na^+/K^+-三磷酸腺苷（ATP 酶）泵维持。在静息状态下，神经细胞膜对 K^+ 的通透性大于对 Na^+ 的通透性，导致 K^+ 连续、缓慢地外流。这种阳离子的外移，反过

来又会造成相对于膜外，膜内变负的状态，在神经细胞膜上产生 -60 mV 至 -70 mV 的电位差，也称为静息电位（图 2-1）。

感觉神经远端的受体发挥机械、化学或热刺激的感受器和传感器的作用。然后刺激被转换为微小的电流。例如，手术切口释放的化学介质与受体相互作用。这些介质与细胞膜上的受体相互作用，改变跨膜电势，使膜内负电荷减少。当达到阈值电位时，产生动作电位，此时神经细胞膜对 Na^+ 的通透性突然增加。结果，带正电荷的 Na^+ 迅速内流（图 2-2）。这种电荷的瞬态反转称为去极化。去极化产生电流，该电流流向神经的相邻节段并按顺序去极化。这种由 Na^+ 快速内流改变跨膜电位引起的沿神经细胞膜按序去极化过程对于神经传导至关重要。因此，神经细胞中的 Na^+ 通道又被称为"电压门控通道"。这些通道是由三个亚基构成的蛋白质结构，分别是一个主要的 α 亚基和两个辅助亚基。它们穿透整个细胞膜的双分子层，传递神经细胞膜外表面和神经轴质（细胞内）信号。α 亚基具有孔形结构域，负责电压门控，可通过通道失活来进行单向信号传输。这种时间依赖性失活称为不应期。

复极化发生在不应期之后，并将电平衡恢复到静息电位。在复极化过程中，Na^+ 通透性降低，而 K^+ 通透性增加，导致 K^+ 从细胞内外流。随后，两种离子通过 Na^+/K^+-ATP 酶泵都恢复到初始细胞内和细胞外浓度。

▶ 局麻药动作电位相关作用机制

LAs 通过结合 Na^+ 通道并抑制 Na^+ 内流，来阻滞神经冲动的产生和传导，从而阻滞前进的去极化波沿着神经全长传递（图 2-3）。

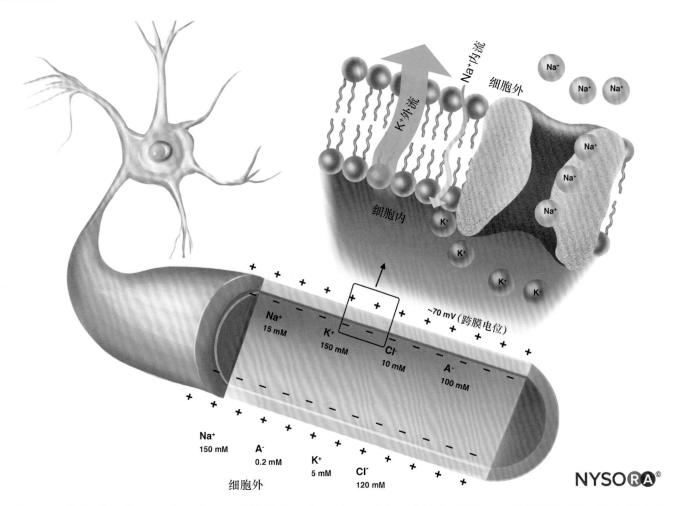

图 2-1 静息膜电位。Na$^+$/K$^+$泵负责维持神经细胞内 Na$^+$ 和 K$^+$ 的离子梯度。通常情况下，静息膜电位在 $-60\,mV$ 到 $-70\,mV$ 之间

LAs 以可逆和浓度依赖性的方式结合到位于 Na$^+$ 通道内表面的 α 亚基上。由于 LA 分子不能直接穿过通道到达结合位点，因此它们需要先穿过神经细胞膜，然后从细胞质进入通道（图 2-3）。LAs 以两种形式存在：非离子型（亲脂）和离子型（亲水）。非离子型更容易穿透磷脂膜，而离子型形式更亲水，并且与开放的钠通道具有更大的亲和力。

电压门控 Na$^+$ 通道有三种状态：①激活；②失活；③静息。与静息状态相比，LAs 与电压门控 Na$^+$ 通道的激活和失活状态具有更高的亲和力。重复去极化有助于 LA 分子与处于激活或开放状态的 Na$^+$ 通道相遇，而不是静息状态的 Na$^+$ 通道。静息状态的神经对 LA 的敏感性低于反复被刺激的神经。增加刺激频率，即使低剂量的 LAs 也可使 Na$^+$ 内流减少。

局麻药结构相关的临床特性

LAs 是水溶性盐，根据所处溶液的 pH 值表现为弱酸性或弱碱性脂溶性碱。LA 的典型结构由亲水性（叔胺）和亲脂性（芳香环）结构域组成，被中间的酯键或酰胺键分开（图 2-4）。每一个组分都与 LA 特定的临床作用有关。

- **氨基**决定了局麻药的 pK$_a$ 和水溶性，对 LA 与钠通道的结合很重要。pK$_a$ 是指 50% 药物呈离子型状态，其余 50% 呈碱基时的 pH 值。pK$_a$ 与 pH 值以及离子型（阳离子）和非离子型（碱基）的浓度有关，取决于 Henderson-Hasselbalch 方程：pH = pK$_a$ + log（[非离子型] / [离子型]）。将 Henderson-Hasselbalch 方程重组为 log（[非离子型] / [离子型]）=

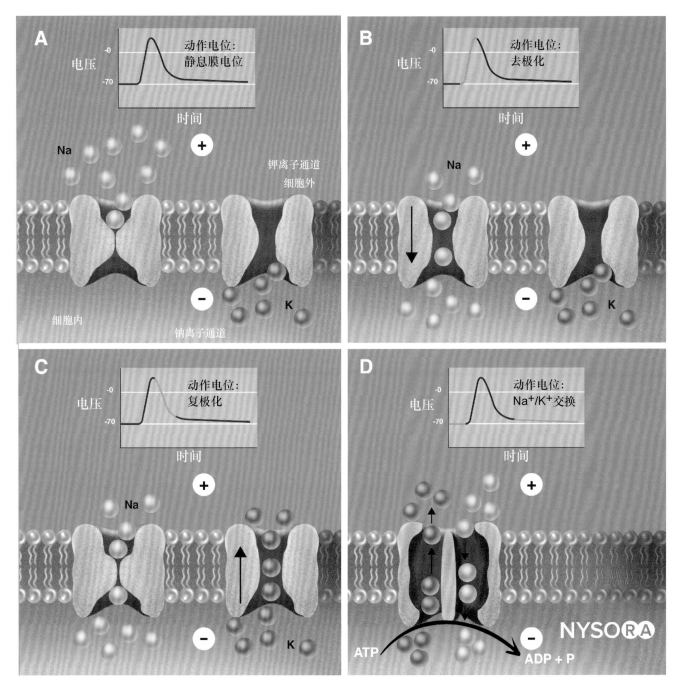

图 2-2　动作电位的工作机制。（**A**）在静息状态下，Na$^+$/K$^+$泵负责维持 Na$^+$和 K$^+$之间的离子梯度。神经细胞膜对 K$^+$的通透性比 Na$^+$高，导致 K$^+$从细胞内外流，表现为膜内电位较膜外为负，从而形成静息膜电位为 -60 mV 至 -70 mV 的跨膜压。（**B**）刺激产生微弱的电流，使膜电位负电荷减少。当达到阈值电位时，动作电位使细胞膜对 Na$^+$离子的通透性突然增加（电压门控 Na$^+$通道打开），带正电的 Na$^+$离子快速进入细胞内，导致去极化（电荷的瞬态反转）。（**C**）在动作电位的峰值处，电压门控 Na$^+$通道失活，防止 Na$^+$的进一步进入。同时电压门控 K$^+$通道开放，K$^+$外流。这使细胞内部相对于外部为负（复极化）。（**D**）最后，两种离子通过 Na$^+$/K$^+$泵机制恢复到初始细胞内和细胞外浓度

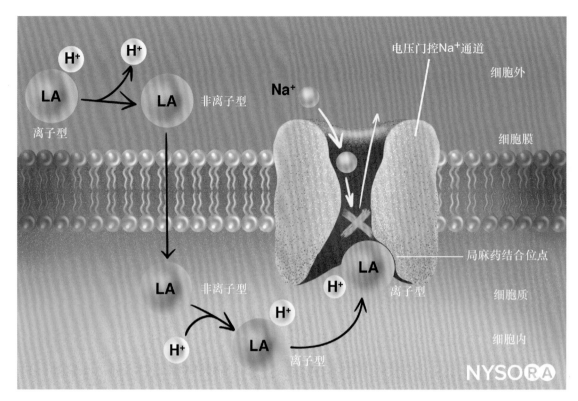

图 2-3 局麻药的作用机制。局麻药与电压门控 Na⁺ 通道的 α 亚基结合抑制神经冲动的产生和传导。随后，Na⁺ 不能进入细胞内，从而阻止前进的去极化波沿着神经下传。一部分局麻药分子以离子型存在。局麻药分子可瞬间从离子型变为非离子型

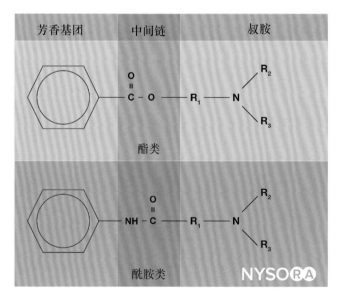

图 2-4 常用局麻药的化学结构

pH − pKₐ，很明显，较低的 pKₐ 会增加非离子型 LA 的量，促进 LA 穿过神经细胞膜。因此，LA 的 pKₐ 越低，起效越快。值得注意的是，组织 pH 值也会影响 LA 的起效和持续时间。缺血或感染组织 pH 值降低，LA 起效延迟。这是因为 LA 穿透神经细胞膜需要以碱基（非离子型）形式通过神经脂质膜，并且局部组织 pH 值可能会影响 LA 非离子型和离子型之间的平衡。

- **芳香基团**及其替代物决定了 LA 分子的脂溶性（疏水性），用分配系数来表示。脂溶性越大，与脂质膜的亲和力越高，局麻药越接近作用部位，效果越持久（图 2-5）。因此，脂溶性增加了药物的作用效力和持续时间。不幸的是，脂溶性越高，毒性也越强，降低了治疗指数。在实际情况中，较高的脂溶性并不会提高 LA 的起效速度，尽管通过脂质膜的扩散速度更快。这是由于脂肪组织和髓鞘的摄取量更高。

- **连接基团**的性质决定了 LA 的药代动力学特性。可分为两类：**酯类** LA 通过拟胆碱酯酶在血浆中迅速水解为代谢物对氨基苯甲酸（para-aminobenzoic acid，PABA）；**酰胺类** LA 在肝中代谢。不包括可卡因，它是一种通过羧酸酯酶在肝中代谢的酯类 LA；还有阿替卡因，它是一种由血浆羧酸酯酶水解的酰胺类 LA。

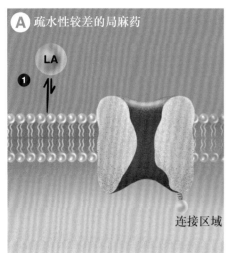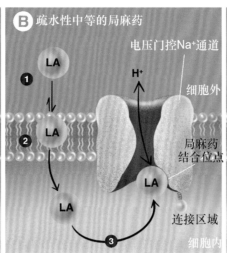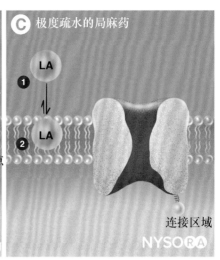

图 2-5　局麻药的疏水性、扩散和结合。局麻药与细胞内电压门控 Na^+ 通道（α 亚基）结合发挥作用。局麻药的疏水性决定了它在脂质细胞膜上的扩散效率，以及它与 Na^+ 通道结合的紧密程度，从而控制其效能。（A）疏水性较差的局麻药不能有效地穿过疏水性脂质双分子层，因其稳定在细胞外溶液中。（B）疏水性中等的局麻药是最有效的药物。这些局麻药对脂质细胞膜具有更高的亲和力，并且与作用部位的距离更近。（C）极度疏水的局麻药会被神经细胞膜吸收，不太可能从细胞膜游离或扩散出来。因此，它们会被困在脂质双分子层中

局麻药的药理特性

一般来说，LA 分子的分子量越大，亲脂性以及蛋白质结合力越强，LA 的作用持续时间就越长，效力和毒性也越大。然而，就起效速度而言，情况正好相反。影响 LA 作用的其他因素包括剂量、内在的血管弹性、神经周围组织的生理特征以及 LA 的配方。例如，缓释制剂起效延迟但持续时间延长。

总的来说，阻滞持续时间主要由三个因素决定：①脂溶性；②组织的血流量；③使用血管收缩剂。在这三者中，影响传导阻滞持续时间最重要的因素是 LA 的脂溶性。

注射部位

在外周神经阻滞中，LA 注射到神经附近或周围，通常在包含神经的筋膜鞘内。注射溶液扩散的模式是纵向还是四周扩散，决定了神经表面暴露于 LA 的程度。神经内或神经外膜下注射虽然阻滞起效更快，但是不建议，因其不是一种安全操作。这些注射增加针尖对神经的机械性损伤风险，以及神经纤维束内血肿或 LA 神经毒性的风险。

神经因素

神经纤维的解剖学特征

神经周围覆盖结缔组织的解剖结构，是 LA 扩散和起效的屏障。外周神经有 3 个结缔组织鞘。混合外周神经由神经外膜包绕的单个神经组成。神经外膜是胶原组织，包裹着许多神经束，这些神经束被脂肪和其他结缔组织以及营养血管分开。最外层的神经外膜环绕着外周神经，在屈曲和拉伸期间提供机械支撑。神经束膜包裹着的一束神经纤维称为神经束，神经束膜充当内皮样结构，同时赋予神经机械强度。在神经束膜内，单个神经纤维嵌入神经内膜，神经内膜是由神经胶质细胞、成纤维细胞和毛细血管组成的疏松结缔组织。

当 LA 注射到外周神经附近时，LA 从外层沿着浓度梯度向神经核心弥散。因此，位于混合神经外层的神经纤维首先被阻断（图 2-6）。相较于神经核心附近的纤维，外层神经纤维分布通常更靠近解剖结构的近端。因此，阻滞起效发展是从肢体近端到远端（核心通常由运动纤维组成）。LA 最终沿着浓度梯度向内扩散，阻滞位于中心的神经纤维。较小剂量和（或）浓度的 LA 主要阻滞外层较小和更敏感的神经。

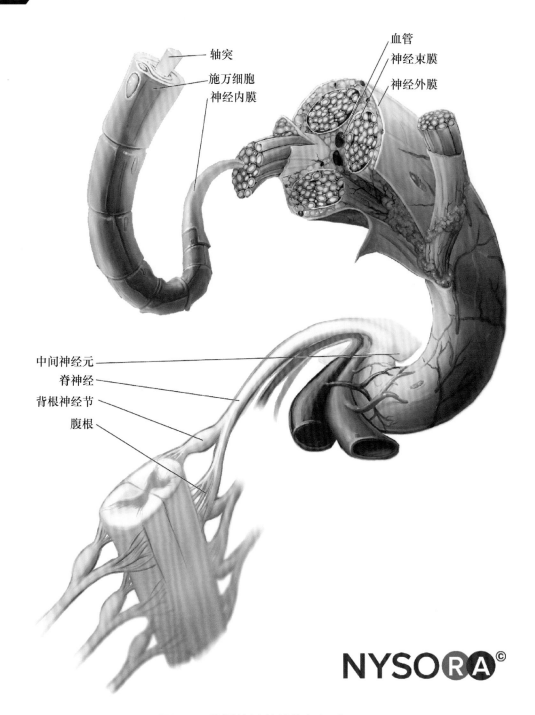

轴突
施万细胞
神经内膜

血管
神经束膜
神经外膜

中间神经元
脊神经
背根神经节
腹根

NYSORA ©

图 2-6   外周神经的结构与组成

神经纤维对局麻药敏感性的差异

不同的神经纤维不仅因髓鞘厚度和大小而异，而且因电生理特性和离子通道组成模式的不同而不同。关于神经纤维对 LA 的敏感性，遵循以下两条原则。第一，与较大的神经纤维相比，较小的神经纤维对 LA 更敏感（图 2-7）。较小的纤维优先被阻滞，因为只需要阻滞较短的轴突就可以完全阻止传导。第二，有髓神经纤维比无髓神经纤维更容易被阻滞。通常，横截面直径大于 1 μm 的神经纤维是有髓鞘的。

临床上，神经传导阻滞和恢复的速度可能有所不同，这取决于注射的部位（蛛网膜下、硬膜外或外周神经）以及所用 LA 的类型和浓度。一般来说，痛觉通常是最先消失的，其次是冷觉、温觉、触觉、深感觉，最后才是运动功能。

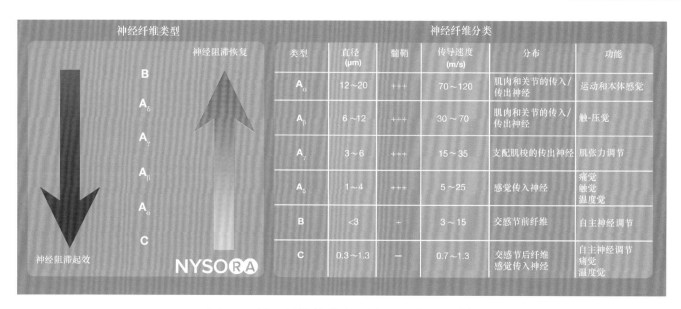

图 2-7　神经纤维的分类和神经阻滞的差别率

局部麻醉药的类型

LAs 大致分为两类：酯类和酰胺类。除代谢途径外，氨基酯和氨基酰胺的物理化学性质相似，主要由它们的解离常数、亲脂成分和分子的空间排列决定（表 2-1）。

酯类局麻药

酯类局麻药的酯键通过血浆拟胆碱酯酶水解。酯类局麻药的水解速率取决于芳香环取代物的类型和位置。例如，2- 氯普鲁卡因的水解速率是普鲁卡因的 4 倍，而后者的水解速率又是丁卡因的 4 倍。在非典型血浆拟胆碱酯酶患者中，所有酯类 LAs 的

局麻药	pK_a	电离度（%）（pH 7.4 时）	分配系数（脂溶性）	蛋白结合率（%）
酰胺类				
布比卡因 [a]	8.1	83	3420	95
依替卡因	7.7	66	7317	94
利多卡因	7.9	76	366	64
甲哌卡因	7.6	61	130	77
丙胺卡因	7.9	76	129	55
罗哌卡因	8.1	83	775	94
酯类				
氯普鲁卡因	8.7	95	810	N/A
普鲁卡因	8.9	97	100	6
丁卡因	8.5	93	5822	94

表 2-1　临床使用的局麻药的理化性质

[a] 左布比卡因具有与外消旋体相同的理化性质。N/A 不适用。

Data from Liu SS. Local anesthetics and analgesia. In：Ashburn MA，Rice LJ，eds. The Management of Pain. New York：Churchill Livingstone；1997：141.

Adapted from Barash PG，Cullen BF，Stoelting RK，Cahalan MK，Stock MC，Ortega R，et al. Clinical Anesthesia，8th ed. Philadelphia，PA：Wolters Kluwer；2017

水解速率均可能减慢（不常见；纯合子的发生率为 1：2000 ～ 4000）。酯类 LAs 的代谢（水解）形成对氨基苯甲酸（PABA），会引起过敏反应。LAs 的过敏史通常是因为酯类局麻药分解形成的 PABA。值得注意的是，虽然很罕见，但酰胺类局麻药也会产生过敏反应，很可能是因为 PABA 作为防腐剂常常被添加到多剂量瓶中。

2- 氯普鲁卡因

2- 氯普鲁卡因是 1952 年引入的酯类局麻药，是代谢最快的 LA。由于它在血浆中降解速度快（小于 1 min），它的全身毒性非常低。据报道，过去制备氯普鲁卡因时加入亚硫酸氢钠和乙二胺四乙酸二钠（ethylenediaminetetraacetate，EDTA）作为防腐剂，可引起神经系统的症状，直到最近才禁用于蛛网膜下腔麻醉。最新的 2- 氯普鲁卡因制剂是不含防腐剂的，通常用于短效蛛网膜下腔麻醉。

手术麻醉时间较短或患者接受较小手术时，3% 2- 氯普鲁卡因溶液是外周神经阻滞（peripheral nerve blocks，PNBs）的良好选择，不会导致术后疼痛（例如腕管综合征、膝关节镜检查、肌肉活检、肩关节脱位治疗）。使用氯普鲁卡因（2% ～ 3%）进行 PNBs 的特点是起效快，作用时间短（60 ～ 90 min）。

可卡因

可卡因存在于古柯灌木的叶子中，是一种苯甲酸酯。可卡因可以阻断神经传导，并抑制局部去甲肾上腺素的再摄取引起局部血管收缩。它的毒性和潜在滥用限制了临床的广泛使用。可卡因的欣快感特性，主要是因为抑制了中枢神经系统（central nervous system，CNS）突触对儿茶酚胺的摄取，特别是多巴胺。

普鲁卡因

普鲁卡因是第一个合成的酯类麻醉药。普鲁卡因的特点是效能低、起效慢、持续时间短。由于存在更有效（和低过敏性）的替代品例如利多卡因，现如今已经很少使用普鲁卡因。像其他 LAs（例如甲哌卡因和丙胺卡因）一样，普鲁卡因是一种血管扩张剂。

丁卡因

丁卡因是一种长效酯类局麻药，于 1932 年引入临床使用。它比上述的酯类普鲁卡因或者 2- 氯普鲁卡因麻醉效能更强，作用持续时间更长。与其他常用酯类 LAs 相比，丁卡因的起效更慢，而且毒性更大。由于它起效慢和毒性大，因此很少用于 PNBs。

酰胺类局麻药

酰胺类局麻药在肝中通过脱碱作用代谢，其中乙基从叔胺上脱落。肝血流量和肝功能决定了这些局麻药的肝清除率。因此，使肝血流量降低的因素或者使用损害肝功能的药物均会导致该类药物半衰期延长。（LAs 以原型从肾清除是一种次要的消除途径，仅占总给药物量的 3% ～ 5%。）

利多卡因

利多卡因于 1948 年引进临床，目前仍是应用最广泛的局麻药之一。利多卡因经胃肠外给药或经胃肠道及呼吸道表面给药，均可迅速被吸收。使用高浓度（5%）利多卡因进行蛛网膜下腔麻醉与暂时性神经综合征（transient neurologic symptoms，TNS）有关。1.5% 或 2% 的利多卡因（复合或不复合肾上腺素）是外科手术麻醉 PNBs 最常用的剂型。稀释浓度常用于疼痛治疗中的诊断性阻滞。

甲哌卡因

甲哌卡因于 1957 年引入临床，具有与利多卡因相似的药理学性质。虽然有人认为甲哌卡因对新生儿的毒性更大（因此不用于产科麻醉），但在成人中的治疗指数与利多卡因相似。它的起效时间与利多卡因相似，但作用持续时间略长于利多卡因。2% 甲哌卡因的神经阻滞可引起中等持续时间的阻滞（3 ～ 6 h）。

丙胺卡因

丙胺卡因是一种中效 LA，其药理学特征与利多卡因相似，但不会引起血管扩张。它还有更大的分布容积降低了中枢神经系统毒性。它能够诱导高铁血红蛋白血症的发生，这在酰胺类 LA 中是特有的。高铁血红蛋白血症是由它的芳环代谢分解为甲苯胺引起的，其程度取决于给药的总剂量（通常需要 8 mg/kg），对健康成人无明显影响。可以通过静脉注射（intravenous，IV）亚甲蓝（1 ～ 2 mg/kg）来治疗。丙胺卡因很少用于 PNBs，但越来越多地用于蛛网膜下腔麻醉，特别是用于快速康复外科手术。

布比卡因

自 1963 年推出以来，布比卡因一直是区域麻醉中使用最广泛的 LAs 之一，无论是在中轴性神经阻滞还是 PNBs 中。它的结构与利多卡因类似，不同之处在于含丁基哌啶结构的胺基团。布比卡因的特征是传导阻滞起效慢但持续时间较长，在某些神经阻滞（例如坐骨神经阻滞和踝关节阻滞）中麻醉和镇痛时间 > 24 h。复合血管收缩药（如肾上腺素 1 ∶ 300 000）可延长 30% 的阻滞时间。布比卡因心脏毒性比利多卡因强，与其他 LAs 合用时，心脏毒性会叠加。它的心脏毒性部分可能由中枢介导，因为将小剂量布比卡因直接注射到延髓中可产生恶性室性心律失常。布比卡因引起的心脏毒性很难逆转。由于布比卡因的毒性特征，应避免大剂量使用。

左布比卡因

左布比卡因是盐酸布比卡因的对映异构体（S 左旋体）。与大多数具有手性中心的 LAs 一样，S- 对映异构体的毒性低于 R- 对映异构体。研究表明左布比卡因传导阻滞特性与布比卡因相似。因此，左布比卡因被认为是布比卡因的替代品，在心血管毒性方面更有优势。

罗哌卡因

罗哌卡因是一种长效局麻药（1- 丙基 -2,6- 二甲基苯基的 S- 对映异构体）。它的吸收速度比布比卡因慢，因此同等剂量下血药浓度较低。在相同的浓度下，罗哌卡因的效能也比布比卡因略低。然而，在 0.5% 或更高的浓度下，罗哌卡因能起到完全阻滞效果，但维持时间比布比卡因短（通常长达 12 h）。在 0.75% ～ 1% 的浓度下，阻滞起效速度快，接近 1.5% 的甲哌卡因或 3% 的 2- 氯普鲁卡因。罗哌卡因的亲脂性比布比卡因低，穿透较大有髓运动纤维的量少，因此阻滞运动的能力较弱。但是在临床上表现并不明显。由于罗哌卡因的中枢神经系统毒性和心脏毒性较弱，因此在临床上广泛使用，在一些地方甚至取代了布比卡因。由于超声引导下区域麻醉可以降低 LA 成功阻滞的最低有效剂量，减少了 LA 的毒性风险，因此布比卡因和左布比卡因又重新回归临床，作为长效 LA，越来越多地用于长效镇痛中。

▶ 局麻药的辅助用药

临床麻醉医生一直使用各种辅助剂来延长 LAs 的神经阻滞持续时间。虽然这些辅助剂的神经毒性风险相对较小，但不同的临床试验结论中其优势并不统一，其临床价值仍值得探讨。最常见的辅助剂包括肾上腺素、可乐定、右美托咪定、阿片类药物

和地塞米松。

血管收缩药

LA 复合血管收缩药能延迟周围组织血管对药物的吸收，并增加 LA 与神经接触的时间。其净效应是延长 30% ～ 50% 的阻滞时间，同时减少 LA 的系统性吸收。该效果在不同种类的 LA 和不同个体的神经阻滞中差异较大。与具有较强血管扩张作用的 LA 合用（如布比卡因），其效果明显优于与罗哌卡因合用，因其具有轻微的血管收缩作用。在 PNBs 中，肾上腺素是最常用的血管收缩药，浓度范围为 1 ∶ 400 000 到 1 ∶ 200 000（2.5 ～ 3.3 µg/ml）（图 2-8）。

肾上腺素也可以作为 LA 血管内注射的标志。如果注射 10 ～ 15 µg 的肾上腺素之后，心率增加 10 次 / 分或更高和（或）收缩压上升 15 mmHg 或更高时，就应该高度怀疑发生了血管内注射。值得注意的是，超声引导下神经阻滞中 LA 的使用剂量较小，肾上腺素的这些血管内注射的表现可能不太显著。

阿片类药物

将阿片类药物注射到硬膜外或蛛网膜下腔来治疗急性或慢性疼痛，是因为脊髓胶质细胞中存在阿片受体。鞘内加入阿片类药物可以增强中轴性神经阻滞效能，延长镇痛持续时间。然而，阿片类药物在外周神经阻滞中的效果甚微。也许研究最多的阿片类药物是丁丙诺啡，一种部分 µ 阿片受体激动剂。丁丙诺啡作用于 κ 和 δ 阿片受体，同时还具有阻断电压门控钠通道的特性。以往有研究提出，丁丙诺啡可能用来代替 LAs 提供术后镇痛。虽然它可以将感觉-运动阻滞延长几个小时，甚至本身就可以提供一定程度的传导阻滞，但是它明显增加了恶心和呕吐的风险，导致其临床应用受限。

可乐定

可乐定是作用于中枢的选择性 α_2 肾上腺素受体激动剂。可乐定常用作抗高血压药物，因其可以降低中枢神经系统交感神经信号传出。将无防腐剂的可乐定用于硬膜外或者蛛网膜下腔（150 ～ 450 µg），可以通过脊髓上或脊髓肾上腺素受体产生剂量依赖性的镇痛作用。但与阿片类药物不同的是，可乐定不会导致呼吸抑制、瘙痒、恶心和呕吐。可乐定对外周神经传导（A 和 C 神经纤维）也有直接的抑制作用，还能使感觉和运动阻滞的时间延长 1.5 ～ 2 h。使用可乐定进行连续神经周围注射似乎没有益处。可乐定的副作用有镇静、直立性低血压和共济失调，

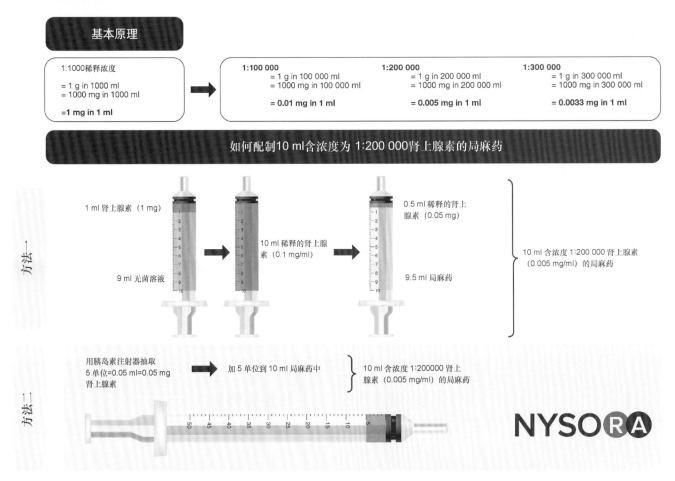

图 2-8   在局麻药混合液中加入肾上腺素以减少局麻药的吸收并增加作用持续时间

但比较局限。虽然在 PNBs 中使用可乐定并没有发生严重的低血压或者心动过缓的报道，但是在发生局麻药全身毒性反应时可能会因循环系统的副作用使复苏更困难。

右美托咪定

与可乐定相比，右美托咪定是更有效和更特异的 α_2 激动剂。它可以将运动和感觉阻滞延长约 4 h，超过 LA 的作用持续时间。常见的副作用是心动过缓、低血压和镇静，但通常是一过性的，不需要干预。右美托咪定的最佳剂量尚未明确，大概是在 $50 \sim 100 \, \mu g$ 之间。

地塞米松

地塞米松是研究得最多、效果最好、也可能是使用最广泛的辅助用药，用于延长阻滞持续时间，且副作用风险最低。它的确切作用机制尚不明确。但是在 LA 中复合地塞米松可使阻滞持续时间延长 4 h 或更长。这种延长可能伴有运动阻滞时间的延长。

值得注意的是，静脉注射可能同样有效，且更易于给药。通常情况下，神经周围或静脉注射 $4 \sim 10$ mg 地塞米松。尽管经常使用，但神经周围注射地塞米松仍然是超适应证用药。

其他辅助药物

其他药物例如镁、新斯的明、抗炎药等，也可用于神经周围，但效果不一。早期文献研究建议添加碳酸氢钠来减少甲哌卡因和利多卡因的起效时间和注射痛。然而，最新的 LA 制剂的 pH 值已非常接近组织的 pH 值，因此不再需要使用碳酸氢钠。

▶ 外周神经阻滞局麻药的选择

LA 的选择通常是根据需要阻滞的时间来选择，如外科手术时长以及预期术后疼痛水平和持续时间。例如，动静脉瘘手术时间相对较短，术后疼痛轻。因此，选择短效局麻药（如利多卡因或甲哌卡因）就可以保证非常好的手术麻醉状态，同时降低系统风险，还避免了术后长时间的肢体麻木。相反，肩袖撕裂修复术术后疼痛剧烈且疼痛持续时间长。因此，最好选择长效 LA 进行镇痛，例如布比卡因或罗哌卡因。布比卡因是目前阻滞时间最长的 LAs。

即便是同一种 LA，应用于不同的神经或神经丛阻滞，其起效时间和持续时间也不尽相同。例如，进行臂丛阻滞时，0.5% 的罗哌卡因可以产生 10 ～ 12 h 的镇痛。同样容积、剂量和浓度的罗哌卡因阻滞坐骨神经时，阻滞时间明显延长（例如，延长 30% ～ 50%）。如前所述，还有多种因素影响阻滞

持续时间，例如神经周围血流量的差异也会影响局麻药的吸收和摄取。

预计术后疼痛持续时间超过 24 h 的患者，如有指征，应该考虑留置导管进行连续神经阻滞，或者联合使用布比卡因和脂质体布比卡因。

表 2-2 列举了常用 LAs 及其预期起效和持续时间。如前所述，这些结论并不适用于所有的病例、所有的神经和神经丛阻滞，但是可以在临床实际问题中作为参考。

表 2-3 列举了常用 LAs 的最大剂量（含和不含肾上腺素）。

表 2-2	外周神经阻滞的局麻药选择		
局麻药	平均起效时间（min）	麻醉平均持续时间（h）	镇痛平均持续时间（h）
3% 氯普鲁卡因	6 ～ 12	0.5 ～ 1	
2% 利多卡因＋肾上腺素	10 ～ 20	2 ～ 5	3 ～ 8
1.5% 甲哌卡因＋肾上腺素	10 ～ 20	2 ～ 5	3 ～ 8
0.5% 罗哌卡因	13 ～ 30	4 ～ 8	5 ～ 12
0.75% 罗哌卡因	10 ～ 15	5 ～ 10	6 ～ 24
0.5% 布比卡因或左布比卡因＋肾上腺素	15 ～ 30	5 ～ 15	6 ～ 30

表 2-3	局麻药的最大剂量	
局麻药	不含肾上腺素的最大剂量（mg/kg）	含肾上腺素的最大剂量（mg/kg）
氯普鲁卡因	11	14
利多卡因	5	7
甲哌卡因	5	7
普鲁卡因	6 ～ 7	8
罗哌卡因	3	—
左布比卡因	2	3
布比卡因	2	3 ～ 4

局麻药的混合使用

在临床实践中经常将 LAs 混合使用（例如利多卡因和布比卡因），目的是缩短阻滞起效时间和延长传导阻滞时间。不幸的是，当 LAs 混合使用时，它们的起效速度、持续时间和麻醉效能常难以预料。有文献报道，与单独给药相比，将 1.5% 甲哌卡因与 0.5% 的布比卡因联合使用并不能提供有价值的临床优势。布比卡因单独给药或联合使用的起效时间类

似，而联合使用的持续时间却短于单独给药。因此，如果需要长时间阻滞，单独使用长效药物效果更好。另外，复合使用 LAs 也会有用药错误的风险。大部分的神经阻滞仅使用一种短效 / 中效和长效 LA 即可达到阻滞目的。

缓释型局麻药

目前对 LAs 的研究主要集中在通过在一段时间缓慢、连续释放来延长药物作用持续时间的制剂上。研究最多的 LAs 缓释给药机制包括脂质体、蔗糖和胶原基复合系统。研发延长释放或延迟释放的 LAs 制剂是有充分理由的，例如能延长作用持续时间，或降低局部和系统毒性的风险，因释放的游离 LA 的数量和浓度很小。新制剂可能在很大程度上取代神经周围置管，解决导管尖端移位和异位、管理繁琐、费用昂贵以及存在感染风险等问题。

在撰写本书时，布比卡因脂质体注射混悬液 Exparel（Pacira Pharmaceuticals, Inc.; US）或布比卡因脂质体是目前唯一被批准用于临床的缓释剂型 LA。在美国，Exparel 被批准用于手术部位的浸润麻醉和肌间沟臂丛阻滞。在欧盟，Exparel 也被批

准用于股神经阻滞。脂质体是一种由磷脂双分子层包裹水性腔室组成的多囊结构。布比卡因脂质体的起效时间和持续时间取决于囊泡的降解和脂质体的释放程度。从本质上讲，多囊脂质体是由无数个囊泡组成的，这些囊泡可以填充各种药物制剂。大型号的脂质体形成了一个药库，随着脂质体膜的自然破裂，逐步释放 LA（或其他内容物）。1965 年首次提出将多囊脂质体作为药物载体，如今已经用来封装布洛芬、新斯的明、化疗药物和阿片类药物等多种药物。2004 年，吗啡脂质体（DepoDur；Pacira Pharmaceuticals；US）成为第一个被美国食品药品监督管理局批准用于术后镇痛的药物脂质体。随后，美国和欧盟都批准其在局部浸润麻醉和一些神经阻滞中使用。

虽然布比卡因脂质体可以在没有复合药物的情况下使用，但它经常复合普通布比卡因（盐酸布比卡因）使用来缩短起效时间，这样布比卡因脂质体通过逐步释放布比卡因来进行持续阻滞。但是布比卡因脂质体不应复合其他药物（例如利多卡因）使用，因为其他局麻药会与布比卡因争夺脂质体。因此，将 Exparel 与非布比卡因局麻药混合可能会导致布比卡因从脂质体中移出。布比卡因脂质体用于手术和伤口部位的浸润麻醉有较多的临床经验，该制剂可为术后提供 72 h 以上的镇痛。然而，自从它被批准用于肌间沟臂丛阻滞后，越来越多的证据和临床经验表明 Exparel 的有效镇痛可持续几天，特别是与布比卡因复合使用的情况下。

与单独使用普通布比卡因相比，即使在完善的多模式镇痛情况下，使用布比卡因复合布比卡因脂质体进行肌间沟臂丛阻滞可以进一步减轻术后一周内的疼痛。最近的综述和荟萃分析对布比卡因脂质体在神经周围应用的临床相关疗效大于布比卡因提出了质疑。然而，布比卡因脂质体必须复合布比卡因才能实现它的优点。选择布比卡因脂质体用于批准的神经阻滞的重要考虑因素是适应证，选择的神经阻滞技术能对整个目标区域进行感觉阻滞。例如，在行肩部或髌骨（膝关节）大手术的患者中，用布比卡因进行肌间沟臂丛阻滞或股神经阻滞可以提供完好的镇痛效果；布比卡因联合布比卡因脂质体的镇痛效果比单用布比卡因更好。值得注意的是，由于布比卡因脂质体释放出的有活性的游离布比卡因不足而不能满足手术麻醉需要。因此布比卡因脂质体主要阻滞感觉神经用于术后镇痛，普通布比卡因提供手术麻醉。由于布比卡因脂质体的安全性有据可查，目前正在研究布比卡因脂质体在其他外周神经或中轴性神经阻滞中的适应证。

其他正在研发的缓释药是蔗糖和胶原蛋白基质复合控释系统。SABER- 布比卡因（DURECT Corporation，Inc.；US）由乙酸异丁酸蔗糖酯（sucrose acetate isobutyrate，SAIB）、布比卡因和溶剂组成。浸润注射后，SAIB 即刻溶解并释放布比卡因，无延迟起效，产生约 72 h 的镇痛。盐酸布比卡因海绵植入剂［XaraColl（Innocoll Pharmaceuticals，Inc.；Ireland）］是一种以胶原蛋白基质为载体的布比卡因制剂，在手术过程中植入后即刻释放布比卡因。基质的再吸收使镇痛的持续时间延长 72 h 以上。

缓释剂可能会被整合到多种多模式镇痛方案中，并进一步降低术后阿片类药物的用量。布比卡因脂质体和其他即将推出的缓释剂的适应证和使用方式还需要进一步的研究。同时，在批准的外周神经阻滞适应证中，布比卡因联合布比卡因脂质体可延长镇痛时间，可能是大多数急性疼痛治疗的最佳选择。

（孙梓奇　陈志霞　译　董海龙　审）

推荐阅读

Athar M, Ahmed S, Ali S, Siddiqi O. Levobupivacaine: a safer alternative. *J Curr Res Sci Med*. 2016;2:3-9.

Balocco AL, Van Zundert PGE, Gan SS, Gan TJ, Hadzic A. Extended release bupivacaine formulations for postoperative analgesia: an update. *Curr Opin Anaesthesiol*. 2018;31:636-642.

Bajwa SJS, Kaur J. Clinical profile of levobupivacaine in regional anesthesia: a systematic review. *J Anaesthesiol Clin Pharmacol*. 2013;29:530-539.

Blanch SA, Lopez AM, Carazo J, et al. Intraneural injection during nerve stimulator-guided sciatic nerve block at the popliteal fossa. *Br J Anaesth*. 2009;102:855-861.

Braid BP, Scott DB. The systemic absorption of local analgesic drugs. *Br J Anaesth*. 1965;37:394.

Butterworth JF, Strichartz GR. The molecular mechanisms by which LAs produce impulse blockade: a review. *Anesthesiology*. 1990;72:711-734.

Casati A, Magistris L, Fanelli G, et al. Small-dose clonidine prolongs postoperative analgesia after sciatic-femoral nerve block with 0.75% ropivacaine for foot surgery. *Anesth Analg*. 2000;91:388.

Clarkson CW, Hondeghem LM. Mechanism for bupivacaine depression of cardiac conduction: fast block of sodium channels during the action potential with slow recovery from block during diastole. *Anesthesiology*. 1985;62:396-405.

Courtney KR, Strichartz GR. Structural elements which determine local anesthetic activity. In: Strichartz GR, ed. *Handbook of Experimental Pharmacology*. Vol 81. Berlin, Germany: Springer-Verlag; 1987:53-94.

Cousins MJ, Bridenbaugh PO, eds. *Neural Blockade in Clinical Anesthesia and Management of Pain*. 3rd ed. Philadelphia, PA: Lippincott; 1995.

Cousins MJ, Mather LE. Intrathecal and epidural administration of opioids. *Anesthesiology*. 1984;61:276-310.

DiFazio CA, Rowlingson JC. Additives to local anesthetic

solutions. In: Brown DL, ed. *Regional Anesthesia and Analgesia*. Philadelphia, PA: Saunders; 1996:232-239.

Dinges HC, Wiesmann T, Otremba B, et al. The analgesic efficacy of liposomal bupivacaine compared with bupivacaine hydrochloride for the prevention of postoperative pain: a systematic review and meta-analysis with trial sequential analysis. *Reg Anesth Pain Med*. 2021. Epub ahead of print.

El-Boghdadly K, Brull R, Sehmbi H, Abdallah FW. Perineural dexmedetomidine is more effective than clonidine when added to local anesthetic for supraclavicular brachial plexus block: a systematic review and meta-analysis. *Anesth Analg*. 2017;124:2008-2020.

Gadsden J, Hadzic A, Gandhi K, et al. The effect of mixing 1.5% mepivacaine and 0.5% bupivacaine on duration of analgesia and latency of block onset in ultrasound-guided interscalene block. *Anesth Analg*. 2011;112:471-476.

Garfield JM, Gugino L. Central effects of local anesthetics. In: Strichartz GR, ed. *Handbook of Experimental Pharmacology*. Vol 81. Berlin, Germany: Springer-Verlag; 1987:187-212.

Ghisi D, Bonarelli S. Ambulatory surgery with chloroprocaine spinal anesthesia: a review. *Ambul Anesth*. 2015;2:111-120.

Guay J. The epidural test dose: a review. *Anesth Analg*. 2006;102(3):921-929.

Hadzic A, Minkowitz HS, Melson TI, et al. Liposome bupivacaine femoral nerve block for postsurgical analgesia after total knee arthroplasty. *Anesthesiology*. 2016;124:1372-1383.

Harwood TN, Butterworth JF, Colonna DM, et al. Plasma bupivacaine concentrations and effects of epinephrine after superficial cervical plexus blockade in patients undergoing carotid endarterectomy. *J Cardiothorac Vasc Anesth*. 1999;3:703-706.

Hilgier M. Alkalinization of bupivacaine for brachial plexus block. *Reg Anesth*. 1985;10:59-61.

Kasten GW, Martin ST. Bupivacaine cardiovascular toxicity: comparison of treatment with bretylium and lidocaine. *Anesth Analg*. 1985;64:911-916.

Kim S, Turker MS, Chi EY, Sela S, Martin GM. Preparation of multivesicular liposomes. *Biochim Biophys Acta*. 1983;728:339-348.

Kosel J, Bobik P, Tomczyk M. Buprenorphine —the unique opioid adjuvant in regional anesthesia. *Expert Rev Clin Pharmacol*. 2016;9:375-383.

Manassero A, Fanelli A. Prilocaine hydrochloride 2% hyperbaric solution for intrathecal injection: a clinical review. *Local Reg Anesth*. 2017;10:15-24.

Ragsdale DR, McPhee JC, Scheuer T, et al. Molecular determinants of state-dependent block of Na^+ channels by local anesthetics. *Science*. 1994;265:1724-1728.

Raymond SA, Gissen AJ. Mechanism of differential nerve block. In: Strichartz GR, ed. *Handbook of Experimental Pharmacology*. Vol 81. Berlin, Germany: Springer-Verlag; 1987:95-164.

Reiz S, Haggmark S, Johansson G, et al. Cardiotoxicity of ropivacaine—a new amide local anesthetic agent. *Acta Anaesthesiol Scand*. 1989;33:93-98.

Santos AC, Arthur GR, Padderson H, et al. Systemic toxicity of ropivacaine during bovine pregnancy. *Anesthesiology*. 1994;75:137-141.

Singelyn FJ, Gouvernuer JM, Robert A. A minimum dose of clonidine added to mepivacaine prolongs the duration of anesthesia and analgesia after axillary brachial plexus block. *Anesth Analg*. 1996;83:1046.

Strichartz GR, Ritchie JM. The action of local anesthetics on ion channels of excitable tissues. In: Strichartz GR, ed. *Handbook of Experimental Pharmacology*. Vol 81. Berlin, Germany: Springer-Verlag; 1987:21-53.

Vandepitte C, Kuroda M, Witvrouw R, et al. Addition of liposome bupivacaine to bupivacaine HCl versus bupivacaine HCl alone for interscalene brachial plexus block in patients having major shoulder surgery. *Reg Anesth Pain Med*. 2017;42:334-341.

Viscusi ER, Martin G, Hartrick CT, Singla N, Manvelian G. Forty-eight hours of postoperative pain relief after total hip arthroplasty with a novel, extended-release epidural morphine formulation. *Anesthesiology*. 2005;102:1014-1022.

Vorobeichik L, Brull R, Abdallah FW. Evidence basis for using perineural dexmedetomidine to enhance the quality of brachial plexus nerve blocks: a systematic review and meta-analysis of randomized controlled trials. *Br J Anaesth*. 2017;118:167-181.

Wagman IH, Dejong RH, Prince DA. Effect of lidocaine on the central nervous system. *Anesthesiology*. 1967;28:155-172.

Winnie AP, Tay CH, Patel KP, et al. Pharmacokinetics of local anesthetics during plexus blocks. *Anesth Analg*. 1977;56:852-861.

第3章 外周神经阻滞相关器材

▶ 引言

由于科技的进步，区域阻滞的器材发生了重大的变革。随着超声（ultrasound，US）、更先进的穿刺针、导管套件以及超声引导穿刺显影技术和注射压力监测技术的引入，区域阻滞的临床操作已基本实现现代化。

▶ 诱导和阻滞室

区域阻滞最好是在特定的区域进行，要求可以快速有效地获取所需器材并保证实施外周神经阻滞（peripheral nerve blocks，PNBs）时的安全。足够的空间、合适的光线、器材、药物和进行阻滞所需的材料，这些都是必不可少的。完善的生命体征监测、氧源、紧急气道管理和正压通气的设备，以及能随时获取抢救药物都是至关重要的（图 3-1）。在进行神经阻滞时，有一位接受过培训的助手帮忙准备和操作设备对于临床操作是很有好处的。

提示

神经阻滞过程中的常规监测：
- 氧饱和度
- 无创血压
- 心电图
- 二氧化碳描记图
- 精神状态（语言交流）

区域阻滞过程中的循环与呼吸系统监测

与全麻患者一样，区域阻滞的患者也需同等程度的监护。虽然局麻药（local anesthetic，LA）血管内注射或者过快被循环系统吸收导致局麻药中毒反应不常见，但具有潜在的致命危险。同样地，术前用药往往有利于提高区域阻滞过程的舒适化，但有可能导致呼吸抑制、通气不足和缺氧的发生。患者通常有合并症和其他临床症状，因此在阻滞的过程中及完成阻滞后均需要进行监护，如果没有进行适当的监护，很可能会因忽视患者而出现不良事件（例如：心律失常、高血压、低氧血症）。因此，接受外周神经阻滞的患者应当常规开放静脉通路并给予适当监护。常规心电监护应包括氧饱和度、无创血压、心电图，同时还应观察患者的呼吸频率和神志变化。局麻药毒性反应具有双向型，应在注射过程中、注射后即刻以及注射后 10～30 min 内进行观察。在注射过程中或注射后即刻就出现毒性反应的症状和体征是由于血管内注射或局麻药快速进入循环系统（1～2 min）。若无血管内注射，局麻药吸收高峰通常发生在外周神经阻滞后 10～30 min。因此，为防治局麻药中毒反应，应该持续密切监测患者至

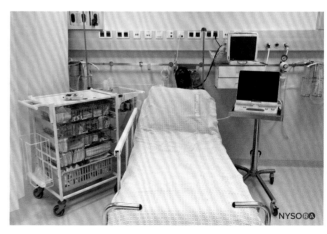

图 3-1　标准的阻滞室配置。图中所示的是监护仪、氧源、吸引器、超声机及含有所需器材的阻滞车

少 60 min。

区域阻滞车

区域阻滞车应该能便捷、方便地移动到患者床旁。区域阻滞车还应储备所有的必要器材和用品，并明确标识以易于识别，这样操作者可以有效、安全和高效地进行外周神经阻滞（图 3-2 和图 3-3）。

每个抽屉都要合理安排，方便拿取物品（表 3-1）。有一单独放置急救物品的抽屉，包括喉镜和不同尺寸的镜片、不同规格带管芯的气管导管和不同尺寸的通气道。快速获取的急救药物应包括阿托品、麻黄碱、去氧肾上腺素、丙泊酚、琥珀胆碱和20%的脂肪乳注射液（表 3-2）。后者可以存放于药品车或者靠近阻滞室的药品调配室，需确保随时可取。这样，万一发生局麻药中毒时，可以快速准备好。建议在醒目的地方附上局麻药中毒的抢救流程图。

外周神经阻滞包

商品化的专用外周神经阻滞包可提高外周神经的阻滞效率。一种可以满足多种神经阻滞需求的通用阻滞包是最实用的，可以为一切特殊操作提供多种可选的针和导管。合适的穿刺针、导管及一些专科器材需方便打开，可根据需要加入阻滞包中（图 3-4）。

神经阻滞针

穿刺针可因尖端设计、长度、规格以及有无电绝缘和是否特殊处理（例如，蚀刻增强显影）而各不相同。穿刺针的选择取决于阻滞类型、患者体型和临床医生的习惯。

神经损伤可由穿刺针穿透神经直接引起或由暴力操作导致继发性损伤。不同斜面的针在穿刺过程中对神经的损伤程度也不同（图 3-5）：短斜面（45°）的针头可能具有不易损伤神经的优点，因其不易切割或穿透神经。与短斜面针相比，长斜面（14°~15°）的针头更有可能穿透神经束膜并造成神经束损伤，特别是在垂直于神经纤维的方向上。最常用的针头角度介于两者之间（30°），这似乎是一个合理的平衡点。

针尖的设计可以直接影响医生在操作过程中的

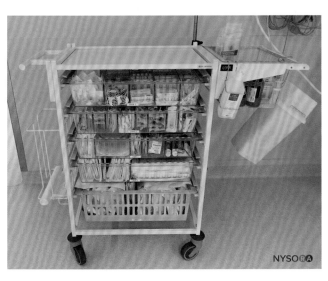

图 3-2 标准的神经阻滞车

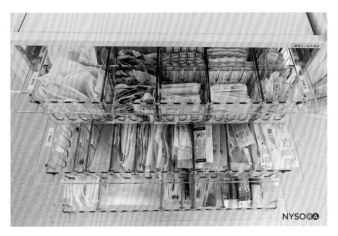

图 3-3 神经阻滞车的物品应合理摆放，确保可以方便快捷地获得所需物品

表 3-1	神经阻滞车的配置建议
抽屉	包含物品
抢救设备	喉镜，各种型号的刀片，插管钳，管芯，气管导管，各种型号的喉罩，鼻咽通气道，口咽通气道，氧气面罩
药物	无菌生理盐水，丙泊酚，长效和短效局麻药，抢救药物，注射器标签
穿刺针	刺激针，非刺激性导管，腰椎穿刺针
常规设备	各种规格的注射器，心电图导联，压力监测仪，皮肤粘合和导管固定套件，酒精棉签，透明敷贴，胶带，耦合剂，无菌手套
无菌物品组套	组套包括无菌巾、海绵棒、探头保护套

表 3-2	局麻药全身毒性反应抢救药物使用建议
药物	推荐剂量（70 kg 成人）
20% 脂肪乳	负荷剂量 ● 如果患者＞ 70 kg，推注 100 ml（2 ～ 3 min） ● 如果患者＜ 70 kg，推注 1.5 ml/kg（2 ～ 3 min） 静滴 ● 如果患者＞ 70 kg，输注 200 ～ 250 ml（15 ～ 20 min） ● 如果患者＜ 70 kg（理想体重），按 0.25 ml/（kg·min）输注 如果循环仍不稳定，可再给予一次负荷量或者增加输注剂量到 0.5 ml/（kg·min）
癫痫处理： 　咪达唑仑 　丙泊酚 * 　肌松药（琥珀胆碱）	2 ～ 10 mg IV 1 mg/kg IV 1 ～ 2 mg/kg IV
如果发生心脏骤停： 　肾上腺素 　胺碘酮（如果发生室性心律失常）	≤ 1 μg/kg（初始剂量推荐小剂量）
阿托品	0.2 ～ 0.4 mg IV 可按需增加
麻黄碱	5 ～ 10 mg IV
去氧肾上腺素	50 ～ 200 μg IV

* 丙泊酚可以阻止惊厥发作，但大剂量的丙泊酚会进一步抑制心脏功能；因此，应避免或谨慎使用丙泊酚

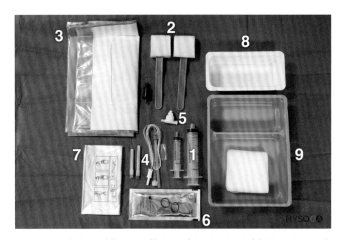

图 3-4　常规的神经阻滞包示例：（1）注射器，（2）消毒刷，（3）手术洞巾，（4）带延长管的神经阻滞针，（5）注射压力监测器，（6）超声耦合剂，（7）超声探头保护套，（8）药物盘，（9）消毒液托盘

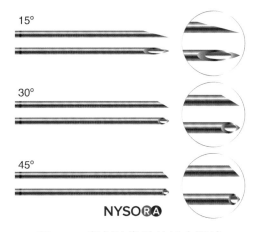

图 3-5　穿刺针常见的针尖设计

使用手感。Tuohy 短斜面钝性穿刺针穿过组织时会遇到较大的阻力，因此在穿刺不同组织时手感区分更明显。举例来说，短斜面针在穿过筋膜平面时，通常会感觉到突破或落空感。这种触觉反馈可以补充或确认操作者从超声图像获取的信息。长斜面锐性穿刺针在穿刺不同组织时手感区分较弱。最后，笔尖样穿刺针可能比短斜面穿刺针的组织损伤更小。但是在外周神经阻滞的操作中，笔尖样针头穿刺过程中受到的组织阻力过大，需经常改变穿刺针角度，因此笔尖样针并不实用。

操作过程中根据阻滞的类型选择合适的穿刺针长度（表 3-3）。短针可能无法到达穿刺目标。长针却由于较难操作或者可能会插入过深而具有更大的损伤风险。为了在超声图像上显示进针路径需要在阻滞目标的较远处作为进针点，因此超声引导下阻滞的穿刺针长度往往要长出 2 ～ 3 cm。选择正确长度的穿刺针才能做出最佳的操作。理想情况下，穿刺针针体上应标明刻度，以便操作中随时了解穿刺针的进针深度。

表 3-3	阻滞技术及相应穿刺针推荐长度
阻滞技术	穿刺针推荐长度
颈丛阻滞 腕部阻滞 踝部阻滞	30 ～ 40 mm
肌间沟、锁骨上、腋路臂丛阻滞 髂筋膜阻滞 股神经阻滞 腘窝阻滞	50 mm
肩部阻滞 肋锁间隙和锁骨下臂丛阻滞 竖脊肌平面阻滞 胸壁神经阻滞和前锯肌平面阻滞 腹横肌平面阻滞 内收肌管阻滞 闭孔神经阻滞	50 ～ 100 mm
胸椎旁阻滞 腰椎旁阻滞 腰丛阻滞 腰方肌阻滞 腘窝区神经阻滞 坐骨神经近端阻滞（后入路）	80 ～ 100 mm
坐骨神经近端阻滞（前入路）	100 ～ 150 mm

穿刺针型号

型号是指针的内径，常用一英寸的几分之一来表示，型号越大，针的直径越小，反之亦然。依据阻滞深度和是否置入连续性导管选择合适的穿刺针型号。最近 Steinfeldt 等研究发现，故意穿透神经后，穿刺针型号与神经损伤程度呈正相关。虽然大直径的针（20 ～ 22 G）可能增加组织损伤和患者的不适，但非常适合较深部位的阻滞，因其不易弯曲，更易控制穿刺路径。反之，细针（25 G 和 26 G）容易弯曲，当穿刺深部阻滞平面时操作比较困难，并且容易插入神经内。直径越小的针，其内部阻力越大，此时测量注射压力较为困难，另外通过回抽以排除血管内注射的可靠性降低。当置入连续性导管时，穿刺针必须足够大以利于导管通过。因此，连续性阻滞置管时往往选择 17 ～ 19 G 穿刺针和 18 G 导管。

"回声"穿刺针及针尖追踪系统

针尖显影是超声引导下 PNB 更具挑战性的方面之一。为了增强穿刺针显影，目前已设计出特殊的穿刺针。一些设计是包被了携带有空气微泡的生物相容性聚合物涂层，从而产生空气镜面反射。另一种设计通过蚀刻针尖或针身的表层以增强超声波反射回探头，来提高穿刺针的显影。改善针尖显影的技术不断发展。例如最近研发的基于尖端传感器，电磁引导，针的磁化以及用于追踪进针轨迹的复杂图像处理系统。这些技术在培训和教育方面具有巨大的潜力，可以提高深部神经阻滞的能力。无论选择哪种类型的针，实时追踪穿刺针路径和穿刺针与神经的解剖关系有助于提高阻滞的安全性。

▶ 超声设备

超声可以显影解剖结构、穿刺针路径及局麻药扩散。易用性、画面质量、人体工程设计、轻便性及成本均是选择超声设备时的重要考虑因素。在空间有限的情况下，许多更新、更轻便的超声设备可以挂在一些可旋转的装置上来进行神经阻滞。由于超声技术持续和快速地发展，超声在区域麻醉和护理方面的应用越来越受到关注。较新的仪器还具有更高的分辨率和帧率，并且更多地合并使用自动针头检测、组织模式识别和穿刺针追踪技术（图 3-6）。

▶ 消毒

由 PNBs 造成的感染并不常见，并且在很大程度上是可以预防的。在区域麻醉操作中，必须严格遵守无菌操作。1 例死于外周神经阻滞感染并发症的个案报道，强调了无菌操作的重要性。Cuvillon 等发现，57% 的股神经置管有细菌定植，但 208 例中只有 3 例患者有明确的细菌感染表现（寒战和发热），并在拔除导管后得到缓解。Bergman 等记录的 405 例腋窝置管中仅有 1 例发生感染，反映了此类事件的相对罕见性。但也有一些个案报道了由于留置导管而导致严

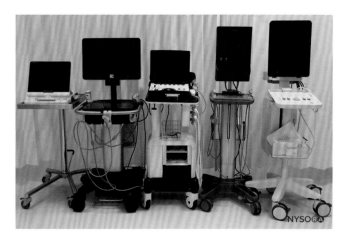

图 3-6 不同型号的超声机示例

重的感染，包括 1 例留置股神经导管后发生腰大肌脓肿，以及连续性肌间沟臂丛置管后引起的急性蜂窝织炎和纵隔炎。这些病例说明在神经阻滞操作的各个阶段、导管置入与维护以及局麻药给药过程中，坚持无菌操作的重要性。

医护人员的双手是微生物从一个患者传播到另一个患者的最重要载体。研究表明，虽然肥皂和水可以去除细菌，但只有酒精类消毒剂、聚维酮碘和氯己定才能提供足够的消毒。在整个过程中应佩戴无菌手套和遵守无菌操作。

探头套和耦合剂

受污染的超声探头和耦合剂是院内感染的潜在载体。因此，应常规使用无菌探头保护套和无菌耦合剂。应准备多种无菌超声探头保护套。有一些包装配备了无菌耦合剂和橡皮圈，可以将探头保护套与探头牢牢扎紧，方便成像。探头保护套可能含有一次性可弃 STOP 标志，用来提醒临床医生在操作前进行最后一次核查（核查表）（图 3-7）。

▶ 注射压力监测

外周神经阻滞操作中发生的神经纤维束内注射可能与局麻药注射时的高压注射有关。这种注射在动物模型中会引起神经损伤和神经功能缺损。因此，在临床操作中常规评估注射阻力，以降低神经纤维束内注射的发生率，已经成为外周神经阻滞的共识。传统上，麻醉医生依赖于主观的"注射感觉"，即在注射时阻力增加的感觉。然而，研究表明，虽然操作者可以很容易地感知到阻力或压力的变化（例如，硬膜外穿刺时阻力的消失），但在注射药物时估测压力数值很有挑战性。这是因为操作者没有阻力的参考点（注射之前和之后），但必须在注射之前评估开启压力。串联式注射压力监测仪可以放置在注射器和带有穿刺针的延长管之间，以客观地测量和监测注射压力（图 3-8）。当注射压力大于 15 psi 时，很可能与神经纤维束内穿刺和神经纤维束内注射有关。或者，通过注射器中的空气挤压试验来避免注射压力大于 20 psi（图 3-9）。在实际的临床操作中，注射压力 < 15 psi 是降低神经纤维束内注射或局麻药广泛扩散风险的一个安全边界。现在已经有多种商品化的串联式注射压力监测仪和指示器。

▶ 连续外周神经阻滞导管

实施连续外周神经阻滞可以选择多种类型的穿刺针和导管。两种主要类型的导管是刺激性导管和非刺激性导管，前者可以通过导管本身提供刺激，后者则没有。使用电刺激定位更能确定导管放置的位置，从而提高成功率，虽然这看起来是合理的，但关于刺激性导管比非刺激性导管更有优势的数据尚存在争议。无论哪种设计，在超声引导下，最好使用非刺激性导管。使用超声是确认导管位置的客观方法。非刺激性导管尖端的位置应通过超声直视下进行确认，并通过导管注射局麻药或生理盐水，观察注射液能否在神经周围正确扩散（图 3-10）。

固定神经阻滞导管

正确固定神经阻滞导管对于预防阻滞失败至关重要。置管失败可分为原发性和继发性。原发性置

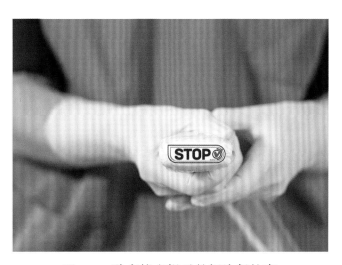

图 3-7　贴有核查提示的探头保护套

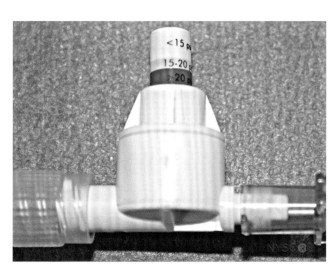

图 3-8　注射压力监测仪（BSmart，美国医师协会）。在阻滞过程中可通过观察带有颜色标记的活塞移动来了解其注射压力

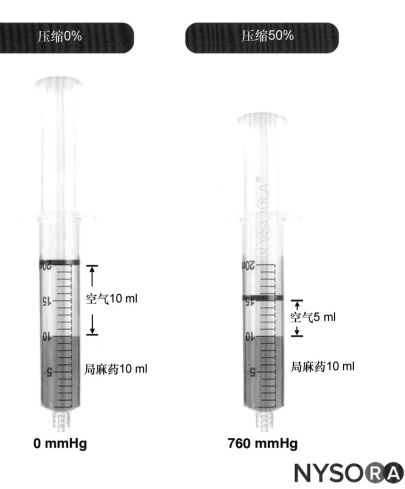

图 3-9　由 Tsui 发明的注射压力相关技术。左边的注射器：无压缩，含有 10 ml 空气和 10 ml 局麻药。右边注射器：压缩 50% 的空气时，需施加 760 mmHg 的压力（约 15 psi）

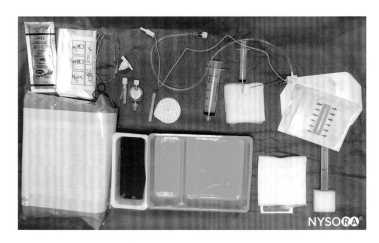

图 3-10　非刺激性导管套件，包括非刺激性导管、延长管、钳夹式导管接管、2 英寸的 Tuohy 型电刺激穿刺针、4 英寸的 Tuohy 型电刺激穿刺针及标签

管失败定义为在超声引导导管置入的初始阶段就发生置管错位。继发性置管失败定义为在有效镇痛一段时间后，通过导管无法继续发挥镇痛作用。继发性失败可能由导管移位、渗漏、断开或输液泵故障引起。原发性和继发性失败都会导致意想不到的爆发性疼痛。

　　导管脱落相对常见，无法提供有效镇痛，需要重新置入导管。有多种方法和装置用于固定留置连

续导管，其中大多数的方法都是通过装置一侧的胶带将装置和（或）导管固定在皮肤上。

一些医生通过皮下隧道来更好地固定留置导管。但是通过将导管置于皮下隧道来防止脱落的有效性尚未得到充分证明。应权衡隧道的优点及其置管过程中导管移位的可能性。在导管通过的穿刺部位涂抹皮肤粘合剂可以帮助固定导管并防止局麻药渗漏，因为导管穿刺部位的直径大于导管本身。导管应覆盖透明、无菌的敷料，以便每天检查导管出口部位。这样也便于观察导管是否有移位和感染的早期迹象。

输液泵

外周神经阻滞留置管可以连接到便携式输液泵上，以确保局麻药的可靠输注。输液泵可以是弹性泵也可以是电子泵。弹性泵通过非机械球囊机制来注入局麻药，由保护壳和弹性膜组成。当球囊被拉伸时对液体产生一定的压力，而压力由弹性膜的材料（例如，乳胶，硅或异戊二烯橡胶）及其形状决定。这类泵的装置通常包含一个带有填充口的弹性泵、一个夹子、一个空气过滤器、一个调节器、一个流速盘、一个流速控制键和一个可锁闭的盖子。大部分电子泵的容量为 400 ml 局麻药，麻醉医师可以轻松地对浓度、速度和容积进行设置。这类泵质量轻，通常配备收纳盒，并且不会限制患者的移动。一项在门诊骨科手术患者中的研究发现，弹性泵提供的术后镇痛效果与电子泵一样，但是患者对弹性泵的满意度更高，因其技术故障少。但是，若弹性泵填充不足，会导致流速过快；而过量填充，则会导致流速过慢。由于温度变化会影响液体的黏度，从而影响弹性泵的流速。应向患者提供紧急联系方式，并告知患者局麻药过度吸收后的体征和症状。通常导管术后留置 2 ~ 3 天，医务人员可以通过电话指导患者在家自行拔除。

▶ 神经刺激仪

神经刺激仪的出现使区域麻醉得以进步。神经刺激仪的功能差异很大，这就是为什么操作者应该熟悉他们实际操作中使用的型号。理想情况下，神经刺激仪的电流输出不应随着针头在前进过程中遇到的组织、针头和其他物体的不同电阻（阻抗）而改变。阻抗是衡量交流电通过组织的阻力，阻抗（电阻）与引起运动反应所需最低电流阈值成反比。现代的型号在遇到各种电阻的情况下能提供恒定的电流输出。有些型号可以设置刺激频率、脉冲宽度

和输出电流（mA）。神经刺激仪在第 4 章中有更详细的描述。

（陈志霞 孙梓奇 译 赵高峰 审）

推荐阅读

Adam F, Jaziri S, Chauvin M. Psoas abscess complicating femoral nerve block catheter. *Anesthesiology.* 2003;99:230-231.

Barrington MJ, Olive DJ, McCutcheon CA, et al. Stimulating catheters for continuous femoral nerve blockade after total knee arthroplasty: a randomized, controlled, double-blinded trial. *Anesth Analg.* 2008;106:1316-1321.

Belkin NL. The surgical mask: are new tests relevant for OR practice? *AORN J.* 2009;89:883-891.

Bergman BD, Hebl JR, Kent J, Horlocker TT. Neurologic complications of 405 consecutive continuous axillary catheters. *Anesth Analg.* 2003;96:247-252.

Bigeleisen PE, Hess A, Zhu R, Krediet A. Modeling, production, and testing of an echogenic needle for ultrasound-guided nerve blocks. *J Ultrasound Med.* 2016;35:1319-1323.

Boezaart A. Perineural infusion of local anesthetics. *Anesthesiology.* 2006;104:872-880.

Boyce JM, Pittet D. Guideline for hand hygiene in health-care settings. Recommendations of the healthcare infection control practices advisory committee. 2002.

Capdevila X, Jaber S, Pesonen P, Borgeat A, Eledjam J-J. Acute neck cellulitis and mediastinitis complicating a continuous interscalene block. *Anesth Analg.* 2008;107:1419-1421.

Capdevila X, Macaire P, Aknin P, Dadure C, Bernard N, Lopez S. Patient-controlled perineural analgesia after ambulatory orthopedic surgery: a comparison of electronic versus elastomeric pumps. *Anesth Analg.* 2003;96:414-417.

Casati A, Fanelli G, Koscielniak-Nielsen Z, et al. Using stimulating catheters for continuous sciatic nerve block shortens onset time of surgical block and minimizes postoperative consumption of pain medication after hallux valgus repair as compared with conventional non-stimulating catheters. *Anesth Analg.* 2005;101:1192-1197.

Clendenen SR, Robards CB, Wang RD, Greengrass RA. Case report: continuous interscalene block associated with neck hematoma and postoperative sepsis. *Anesth Analg.* 2010;110:1236-1238.

Cuvillon P, Ripart J, Lalourcey L, et al. The continuous femoral nerve block catheter for postoperative analgesia: bacterial colonization, infectious rate and adverse effects. *Anesth Analg.* 2001;93:1045-1049.

Deam RK, Kluger R, Barrington J, McCutcheon CA. Investigation of a new echogenic needle for use with ultrasound peripheral nerve blocks. *Anaesth Intensive Care.* 2007;35:582-586.

Gadsden J. Current devices used for the monitoring of injection pressure during peripheral nerve blocks. *Expert Rev Med Devices.* 2018;15:571-578.

Gerancher J, Viscusi E, Liguori G, et al. Development of a standardized peripheral nerve block procedure note form. *Reg Anesth Pain Med.* 2005;30:67-71.

Gitman M, Fettiplace MR, Weinberg GL, Neal JM, Barrington MJ. Local anesthetic systemic toxicity: a narrative literature review and clinical update on prevention, diagnosis, and management. *Plast Reconstr Surg.* 2019;144:783-795.

Grant CRK, Fredrickson MJ. Regional anaesthesia elastomeric pump performance after a single use and subsequent refill: a laboratory study. *Anaesthesia.* 2009;64:770-775.

Hadzic A, Dilberovic F, Shah S, et al. Combination of intraneural injection and high injection pressure leads to fascicular injury and neurologic deficits in dogs. *Reg Anesth Pain Med.* 2004;29:417-423.

Hauritz RW, Hannig KE, Balocco AL, et al. Peripheral nerve catheters: a critical review of the efficacy. *Best Pract Res Clin Anaesthesiol.* 2019; doi:10.1016/j.bpa.2019.07.015.

Hayek SM, Ritchey RM, Sessler D, et al. Continuous femoral nerve analgesia after unilateral total knee arthroplasty: stimulating versus non-stimulating catheters. *Anesth Analg.* 2006;103:1565-1570.

Hebard S, Hocking G. Echogenic technology can improve needle visibility during ultrasound-guided regional anesthesia. *Reg Anesth Pain Med.* 2011;36:185-189.

Hebl J. The importance and implications of aseptic techniques during regional anesthesia. *Reg Anesth Pain Med.* 2006;31:311-323.

Hebl JR, Horlocker TT. You're not as clean as you think! The role of asepsis in reducing infectious complications related to regional anesthesia. *Reg Anesth Pain Med.* 2003;28:1-4.

Hebl JR, Neal JM. Infectious complications: a new practice advisory. *Reg Anesth Pain Med.* 2006;31:289-290.

Horlocker TT, Wedel DJ. Regional anesthesia in the immunocompromised patient. *Reg Anesth Pain Med.* 2006;31:334-345.

Jack NTM, Liem EB, Vonhögen LH. Use of a stimulating catheter for total knee replacement surgery: preliminary results. *Br J Anaesth.* 2005;95:250-254.

Morin AM, Eberhart LHJ, Behnke HKE, et al. Does femoral nerve catheter placement with stimulating catheters improve effective placement? A randomized, controlled, and observer-blinded trial. *Anesth Analg.* 2005;100:1503-1510.

Morin AM, Kranke P, Wulf H, Stienstra R, Eberhart LHJ. The effect of stimulating versus non-stimulating catheter techniques for continuous regional anesthesia. *Reg Anesth Pain Med.* 2010;35:194-199.

Neal JM, Barrington MJ, Fettiplace MR, et al. The third American Society of Regional Anesthesia and Pain Medicine practice advisory on local anesthetic systemic toxicity: executive summary 2017. *Reg Anesth Pain Med.* 2018;43:113-123.

Nseir S, Pronnier P, Soubrier S, et al. Fatal streptococcal necrotizing fasciitis as a complication of axillary brachial plexus block. *Br J Anaesth.* 2004;92:427-429.

Paqueron X, Narchi P, Mazoit J-X, Singelyn F, Bénichou A, Macaire P. A randomized, observer-blinded determination of the median effective volume of local anesthetic required to anesthetize the sciatic nerve in the popliteal fossa for stimulating and non-stimulating perineural catheters. *Reg Anesth Pain Med.* 2009;34:290-295.

Parker RK, White PF. A microscopic analysis of cut-bevel versus pencil-point spinal needles. *Anesth Analg.* 1997;85: 1101-1104.

Pham-Dang C, Kick O, Collet T, Gouin F, Pinaud M. Continuous peripheral nerve blocks with stimulating catheters. *Reg Anesth Pain Med.* 2003;28:83-88.

Philips BJ, Fergusson S, Armstrong P, Anderson FM, Wildsmith JAW. Surgical face masks are effective in reducing bacterial contamination caused by dispersal from the upper airway. *Br J Anaesth.* 1992;69:407-408.

Remerand F, Vuitton AS, Palud M, et al. Elastomeric pump reliability in postoperative regional anesthesia: a survey of 430 consecutive devices. *Anesth Analg.* 2008;107:2079-2084.

Rettig HC, Lerou JGC, Gielen MJM, Boersma E, Burm AGL. The pharmacokinetics of ropivacaine after four different techniques of brachial plexus blockade. *Anaesthesia.* 2007;62:1008-1014.

Rice ASC, McMahonc SB. Peripheral nerve injury caused by injection needles used in regional anesthesia: influence of bevel configuration, studied in a rat model. *Br J Anaesth.* 1992;69:433-438.

Salinas F, Neal JM, Sueda LA, Kopacz DJ, Liu SS. Prospective comparison of continuous femoral nerve block with non-stimulating catheter placement versus stimulating catheter-guided perineural placement in volunteers. *Reg Anesth Pain Med.* 2004;29:212-220.

Saloojee H, Steenhoff A. The health professional's role in preventing nosocomial infections. *Postgrad Med J.* 2001;77:16-19.

Sauter AR, Dodgson MS, Kalvøy H, Grimnes S, Stubhaug A, Klaastad Ø. Current threshold for nerve stimulation depends on electrical impedance of the tissue: a study of ultrasound-guided electrical nerve stimulation of the median nerve. *Anesth Analg.* 2009;108:1338-1343.

Scholten HJ, Pourtaherian A, Mihajlovic N, Korsten HHM, Bouwman RA. Improving needle tip identification during ultrasound-guided procedures in anaesthetic practice. *Anaesthesia.* 2017;72:889-904.

Selander D. Peripheral nerve injury caused by injection needles. *Br J Anaesth.* 1993;71:323-325.

Selander D, Sjöstrand J. Longitudinal spread of intraneurally injected local anesthetics: an experimental study of the initial neural distribution following intraneural injections. *Acta Anaesthesiol Scand.* 1978;22:622-634.

Selander D, Dhunér K-G, Lundborg G. Peripheral nerve injury due to injection needles used for regional anesthesia. An experimental study of the acute effects of needle point trauma. *Acta Anaesthesiol Scand.* 1977;21:182-188.

Sites BD, Brull R, Chan VWS, et al. Artifacts and pitfall errors associated with ultrasound-guided regional anesthesia. *Reg Anesth Pain Med.* 2007;32:419-433.

Steinfeldt T, Nimphius W, Werner T, et al. Nerve injury by needle nerve perforation in regional anaesthesia: does size matter? *Br J Anaesth.* 2010;104:245-253.

Sviggum HP, Ahn K, Dilger JA, Smith HM. Needle echogenicity in sonographically guided regional anesthesia. *J Ultrasound Med.* 2013;32:143-148.

Theron PS, Mackay Z, Gonzalez JG, Donaldson N, Blanco R. An animal model of "syringe feel" during peripheral nerve block. *Reg Anesth Pain Med.* 2009;34:330-332.

Tsui B, Knezevich M, Pillay J. Reduced injection pressures using a compressed air injection technique (CAIT): an in vitro study. *Reg Anesth Pain Med.* 2008;33:168-173.

Tsui BCH, Li LXY, Pillay JJ. Compressed air injection technique to standardize block injection pressures. *Can J Anesth.* 2006;53:1098-1102.

Wynd KP, Smith HM, Jacob AK, Torsher LC, Kopp SL, Hebl JR. Ultrasound machine comparison: an evaluation of ergonomic design, data management, ease of use, and image quality. *Reg Anesth Pain Med.* 2009;34:349-356.

第4章 神经电刺激仪

引言

虽然超声在区域麻醉操作中的应用越来越多，但是外周神经刺激仪（peripheral nerve stimulation，PNS）在监测穿刺针和神经之间的关系，降低神经损伤风险方面仍然有一定的价值。本章归纳了神经电刺激仪的基础知识及其在外周神经阻滞（peripheral nerve blocks，PNBs）操作中的作用。

外周神经电刺激仪的基础知识

电压、电流和电阻

电压（voltage，U）是两点之间携带不同数量正电荷和负电荷产生的电势差，单位是伏（V）或毫伏（mV）。电压可以比作水箱的液位，它决定了底孔的压力（图 4-1A）。

电流（current，I）由定向流动的正电荷或负电荷形成，单位是安培（A）或毫安（mA）。电流可以比喻为水流。

电阻（electrical resistance，R）表示导体对电流阻碍作用的大小，单位为欧姆（Ω）或千欧（kΩ）。也可以说在特定电压下，电阻限制电流的流动（见欧姆定律）。

欧姆定律

欧姆定律按照下述公式描述了电压，电流与电阻的关系：

$$U[V] = R[\Omega] \times I[A]$$

或相反

$$I[A] = U[V]/R[\Omega]$$

这意味着，在特定电压下，电流的强度取决于两个电极之间的电阻（对于患者来说，取决于穿刺针和接地电极之间的皮肤和组织的电阻）。图 4-1（欧姆定律）说明了欧姆定律和恒流电源的功能性原理。

电阻与恒流电源

在 PNS 期间，电回路由神经刺激仪、神经穿刺针、针尖、患者的组织构造、皮肤、皮肤-电极（接地电极）和电线构成。活体组织中的电路拥有复杂的电阻，因为组织、血管内液体、电极-皮肤连接处和针尖各自的电容量不同。针尖设计和电极-皮肤连接处对整体阻抗有很大的影响。前者在很大程度上取决于尖端的几何形状和绝缘性（导电区域），而后者的个体差异很大（例如，皮肤类型，水合状况），并且可能受到心电图（ECG）电极材料质量的影响。现代神经刺激仪是一种**恒流电源**，可自动增加或减少输出电压来应对电阻的变化，以保持设定的电流（mA）不变。它们解决了不同患者之间可能存在电阻范围差距大的问题。

库仑定律、电场和电流密度

电流密度是用来衡量电流的分布情况，定义为某一横截面积的电量。根据**库仑定律**，**电场**的强度、相应的电流**密度（current density，J）**和相对于电源的距离，以公式表达为：

$$J(r) = k \times I_0/r^2$$

其中 k 是库仑常数，I_0 是初始电流，r 是到电源的距离。这意味着，如果与神经的距离增加 1 倍，那么到达神经的电流（或电荷）则减少至 1/4，或者相反，如果距离减为原来的 1/2 时，电流（或电荷）则增强至原来的 4 倍（理想条件下）。库仑定律被用于估算穿刺针与神经之间的距离，穿刺针与神经的距离越短，通过刺激神经诱发运动反应所需要的电流

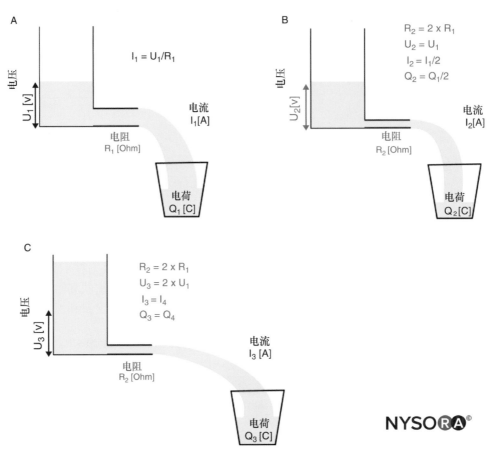

图 4-1　欧姆定律和恒流电源的功能性原理：（**A**）低电阻 R_1 需要电压 U_1，达到所需的电流 I_1。（**B**）电压 U 恒定时（ $U_2 = U_1$ ），高电阻 R_2 增加为原来的 2 倍（ $R_2 = 2R_1$ ）导致电流 I_2 变为原来的 1/2（ $I_2 = 1/2I_1$ ）。（**C**）恒流电源自动增加输出电压到 U_3（ $U_3 = 2U_1$ ）来补偿增高的电阻 R_2，因此电流 I_3 增加至所需的电流 I_1（ $I_3 = I_1$ ）

越小。尽管这种关系相当复杂，目前普遍认为，在 0.5 mA 或更低的电流刺激诱发运动反应提示穿刺针与神经接触或神经内穿刺。

图 4-2 显示了有髓鞘 Aα 类纤维（运动）和无髓鞘 C 类纤维（痛觉）的基本解剖结构。图 4-3 分别显示了在运动和痛觉纤维当中，不同刺激与触发动作电位之间的关系。

神经刺激仪的工作原理

区域麻醉中使用的神经刺激仪通过脉冲式方波电流使神经快速去极化并产生动作电位（即运动反应）。施加到神经的**总电荷（charge，Q）**等于**电流强度或振幅（刺激强度；stimulus strength，I）**和电流脉冲持续时间（**脉冲宽度；pulse width**，t）的乘积：

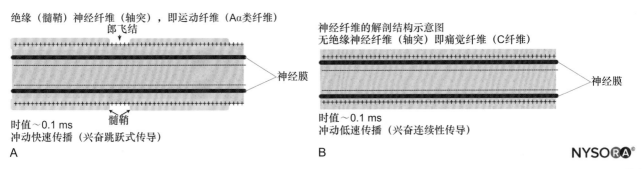

图 4-2　神经纤维的解剖结构示意图。（**A**）绝缘（髓鞘）神经纤维（轴突），（Aα 类纤维）。（**B**）无绝缘神经纤维（轴突）（C 类纤维）

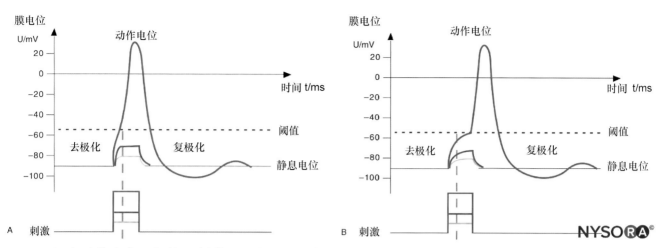

图 4-3　（**A**）动作电位、阈值和刺激。运动纤维时值较短，因为有髓神经鞘膜电容量相对较低（仅仅在郎飞结区），因此运动纤维使膜去极化达到阈值的时间较短。（**B**）动作电位、阈值和刺激。痛觉纤维的时值较长，因为无髓神经鞘膜电容量相对较高（整个神经膜区域），因此痛觉纤维使膜去极化达到阈值的时间较长。低于阈值水平的短脉冲（图中垂直虚线所示）不能使膜发生去极化

$\mathbf{Q} = \mathbf{I} \times \mathbf{t}$。因此，去极化需要足够的电流强度（I）和持续时间（t）。

阈值水平、基强度和时值

要达到神经细胞兴奋的**阈值水平**，必须在给定的脉冲持续时间内达到一个最低限度的电流强度。电流强度（current intensity，$I_{阈值}$）取决于三个变量：基强度（rheobase，$I_{基强度}$），时值（chronaxie，C）和脉冲持续时间（pulse duration，t），可以用以下公式表示：

$$I_{阈值} = \frac{I_{基强度}}{1 - e^{-t/c}}$$

其中 c 是神经膜与时值相关的时间常数。

基强度（以安培为单位）是指在无限长脉冲持续时间内刺激（即去极化）神经所需的最小阈值电流。换句话说，电流低于基强度时不会产生运动反应。**时值**（以毫秒为单位）是指用 2 倍基强度电流刺激（即去极化）神经所需的最小脉冲持续时间。在时值范围内的电冲动最能有效诱发（处于相对低的振幅下）动作电位。时值取决于神经纤维的性质，例如轴突直径、有无髓鞘和郎飞结之间的距离。有髓 A α 运动神经纤维直径较大，而无髓 C 类痛觉神经纤维直径较小。PNS 利用这些差异使用短脉冲持续时间（例如 0.1 ms）和相对较低的电流振幅激活运动纤维，同时避免刺激 C 类痛觉纤维。典型的时值数据如下：50 ～ 100 μs（A α 神经纤维），170 μs（A δ 神经纤维）和 400 μs 或更久（C 类神经纤维）。图 4-4（基强度和时值）阐述了基强度和时值在运动

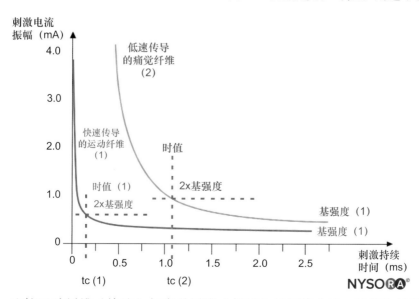

图 4-4　比较运动纤维（快速）与痛觉纤维（低速）的阈值曲线、时值和基强度水平

和痛觉神经纤维中的关系。

神经与穿刺针的距离

以下公式阐述了电流-距离的关系：

$$I_{阈值}(r) = I_0 + kr^2$$

其中 I$_{阈值}$ 是兴奋神经细胞的阈值电流，I$_0$ 是偏移量，k 是电流-距离常数，r 是穿刺针与神经的距离。因此，阈值电流随着平方距离的增加而增大。因此，当穿刺针越靠近神经时，刺激神经诱发运动反应所需的电流就越小。当使用恒流电源时，可通过这一原则来估测穿刺针与神经的距离。

神经刺激仪与超声引导神经阻滞联合使用的作用

当使用超声引导时，如果操作者在超声图像上没有辨认出穿刺针与神经的关系，PNS 可以在穿刺针与神经接触时进行提示。在进针过程中，出现意料之外的运动反应提醒操作者穿刺针在神经附近需停止继续进针，从而预防穿刺针引起的继发性机械损伤。与辨识超声图像或患者在穿刺针接触神经时的疼痛反应（主观）相比，PNS 诱发的运动反应更为客观，对操作者的依赖性更小。在超声图像显影不清时，神经刺激仪也可以用来确认当前显影的结构就是所寻找的神经。图 4-5 展示了超声引导神经阻

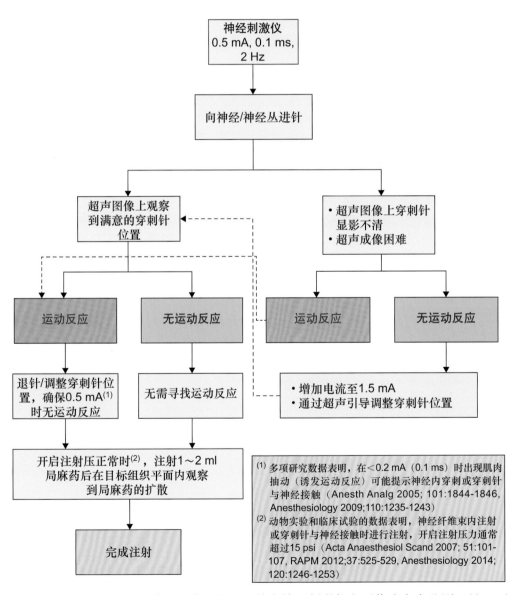

图 4-5　神经刺激仪联合超声引导进行神经阻滞的流程，其中神经刺激仪主要作为安全监测工具，而不是神经定位工具。神经刺激仪设置为 0.5 mA（0.1 ms），通常不再调整电流大小。无须寻找运动反应，一旦出现，应立刻停止进针。缓慢退针直至运动反应消失。可以注射少量的注射液来确定针尖的位置，同时避免开启注射压大于 15 psi

滞时联合使用神经刺激仪进行监测的流程。

外周神经刺激仪的局限性

当电流强度≤ 0.5 mA 时诱发运动反应可能提示穿刺针与神经接触或神经内穿刺（特异度高）。不幸的是，这种反应并不总是出现（灵敏度低）。此外，采用多次重复注射技术行 PNBs 时，在注射过程中部分神经已经被阻滞，因此 PNS 的灵敏度降低。同样，使用了神经肌肉阻滞剂（肌松药）的患者，其 PNS 结果是不可靠的，应禁用于该类患者。

PNS 明显的缺点包括需要专门的设备（神经刺激仪和绝缘针）、需要进行设备维护以及神经阻滞操作过程中需要一心多用。操作者必须对患者进行监护，观察患者的生命体征、超声图像、神经刺激的反应以及神经刺激仪的功能状态。

临床精粹

- 非常低的电流强度（即 < 0.5 mA；0.1 ms）即可诱发运动反应可能提示穿刺针与神经接触或神经内穿刺，应停止进针。
- PNS 在肌松药使用者中并不可靠。
- 蛛网膜下腔麻醉或硬膜外麻醉不会影响 PNS 的可靠性。
- 使用多次重复注射技术可使诱发运动反应所需的最低电流强度增加，PNS 检测穿刺针与神经接触的灵敏度降低。

神经刺激仪对起搏器和除颤仪的干扰

虽然 PNS 干扰起搏器或其他植入性电子设备的可能性非常低，但是对于使用起搏器或除颤仪的患者，建议使用最低有效电流强度和持续时间，以及将 PNS 设置为低频模式（例如 1 Hz）。将神经刺激仪电极片放置在远离起搏器组件（即脉冲发生器和导线）的位置，可以降低 PNS 电流通过这些组件的概率。目前尚无研究认为给予低刺激强度和低频率的 PNS 需关闭除颤系统。无论是否植入了电子设备，所有患者在 PNBs 期间应常规按美国麻醉医师协会推荐的标准进行监护。

刺激针

在**非绝缘针**中，电流沿针体向各个方向分散，需要更大的电流强度来刺激神经。而**绝缘针**可以使刺激靠近针尖的注射点，因此成为行业的标准。

PNS 穿刺针应具有以下特点：

- 完全绝缘的针头接口和针杆，以免漏电
- 标有刻度，以便于识别和记录进针的深度

图 4-6 比较了无绝缘涂层穿刺针与针杆有绝缘涂层而斜面无涂层的穿刺针（图 4-6A）和仅针尖裸露的全绝缘涂层穿刺针（图 4-6B）之间的电特性。一旦针尖穿过神经，无绝缘涂层穿刺针就无法确定针与神经的关系。因此，与无绝缘涂层穿刺针（图 4-6A）相比，仅针尖裸露的全绝缘涂层穿刺针（图 4-6B）在神经周围有更好的辨别能力。

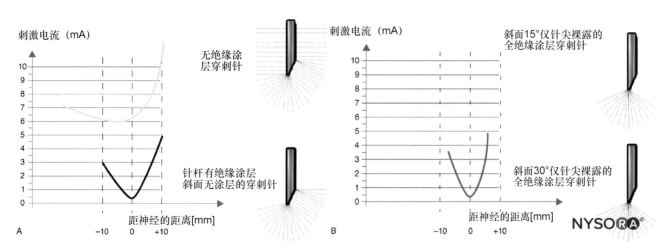

图 4-6 （A）无绝缘涂层的穿刺针和针杆有绝缘涂层而斜面无涂层的穿刺针达到的振幅阈值。（B）仅针尖裸露的全绝缘涂层穿刺针达到的振幅阈值

外周神经电刺激仪的临床应用

仪器的设置和检查

以下是使用 PNS 成功电定位外周神经的几个重要方面：

- 使用专门为神经阻滞制造的神经刺激仪。
- 在开始操作之前，检查神经刺激仪的功能和连接线。
- 多数情况下电流持续时间选择 0.1 ～ 0.3 ms。
- 联合超声引导时，选择 0.5 mA 的电流；几乎不需要调整电流强度，因为在超声引导下不需要寻找运动反应。
- 使用绝缘神经刺激穿刺针。
- 使用低阻抗的高质量皮肤电极片。一些价格较低的 ECG 电极片阻抗 / 电阻过高。

基本设置和含义

- **电流强度或振幅**（刺激强度）：联合超声引导进行神经阻滞时，使用低电流强度（0.5 mA）刺激。在操作过程中无需改变电流强度。
- **脉冲持续时间**（脉冲宽度）：在 0.1 ～ 1.0 ms 之间，运动神经更容易受到较短持续时间（0.1 ms）的电流刺激，而感觉神经需要更长的持续刺激时间（1.0 ms）。
- **刺激频率**（神经刺激仪 1 s 内发出的电流脉冲数）：在 1 ～ 3 Hz（即每秒 1 ～ 3 次脉冲）之间。在 1 Hz 时，必须缓慢进针，以便有时间让发出的脉冲诱发运动反应，而在 2 Hz 时，可以以两倍的速度进针。此外，使用 2 Hz 的频率可以让操作者进针时得到更多的反馈，从而能更有效快速地控制穿刺针，使其走向神经的方向。因此，最佳折衷方案是 2 Hz，可设置为默认值。

电极的位置

电极极性是电子（即电流）从负极到正极（即电极）的定向流动。穿刺针和回路电极片是 PNS 中的两个电极。这些电极的方向，无论是负的还是正的，都会影响诱发运动反应所需的电流。负极（阴极）应该接到穿刺针上，而正极（阳极）应该接到患者的皮肤上。电流从穿刺针（作为阴极）流出，改变了附近细胞的静息膜电位，使神经去极化产生动作电位。回路电极片的位置并不重要，当使用的神经刺激仪为恒流电源时，它可以放置在皮肤的任何地方。

没有超声引导时外周神经刺激仪可作为定位工具

用于刺激神经的起始振幅（即电流强度）取决于当地习惯和预计的皮肤-神经深度。对于大多数浅表神经，通常选择的起始振幅为 1 mA。对于较深的神经，可能需要增加起始振幅到 1.5 mA 至 3 mA，直到在距神经安全的距离处诱发运动反应。然而，过高的电流强度会直接导致肌肉抽动或让患者感到不适，这两者都不是我们所期望的。

在观察到我们想要的肌肉反应后，将电流强度逐渐减小，缓慢向前进针。过快地进针会遗漏两个刺激之间的运动反应。继续进针并减弱电流，直到电流在 0.2 mA 至 0.5 mA 时也可诱发所需的运动反应。在继续进针过程中肌肉抽动消失，首先增加刺激强度恢复肌肉抽动，而不是盲目地进针。一旦针尖所处的位置在电流约为 0.3 mA（0.1 ms）时出现运动反应，注射 1 ～ 2 ml 局麻药（local anesthetic，LA）作为试验剂量，使运动反应消失。溶液具有导电性，如生理盐水和 LAs，增加了针尖的导电面积，从而降低了电流密度。换句话说，在相同的距离诱发动作电位（即运动反应），则需要更高的阈值电流。注射导电性较差的 5% 葡萄糖，降低针尖处的导电面积，从而增加电流密度，这样既不会遗漏肌肉抽动，也可以用来确定穿刺针的位置。

请记住，在高达 1.5 mA 的刺激电流下没有出现运动反应并不能排除神经内穿刺的可能（低灵敏度）。但是低强度电流（≤ 0.2 mA，0.1 ms）诱发的运动反应仅发生在神经内穿刺和神经束内穿刺。因此，如果在 0.2 mA 或以下（0.1 ms）的电流仍然能诱发运动反应，则应稍退针，避免神经束内注射的风险。图 4-7 描述了穿刺针-神经靠近的原理及其与刺激之间的关系。

为了防止或尽量减少患者在神经定位过程中的不适，建议避免使用高强度刺激电流。同样，在观察运动反应的同时，应缓慢进针。进针过快可能会错过最佳位置，以及错过近阈值诱发的运动反应。

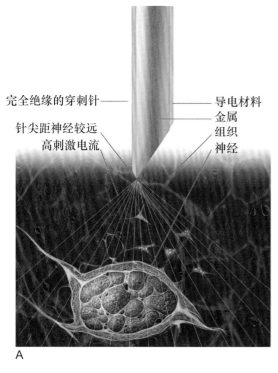

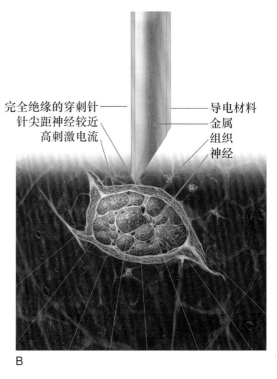

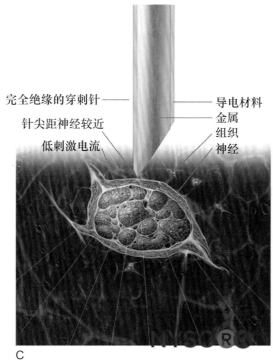

图 4-7　（**A**）神经刺激针距神经较远时，高强度的刺激电流诱发较弱的运动反应。（**B**）神经刺激针靠近神经时，高强度的刺激电流诱发较强的运动反应。（**C**）神经刺激针靠近神经时，低强度的刺激电流（近阈值）诱发较弱的运动反应

表 4-1	外周神经电-定位常见的问题及纠正措施
问题	解决办法
神经刺激仪根本不工作	检查并重装电池，查阅神经刺激仪操作手册
神经刺激仪突然停止工作	检查并重装电池
即便穿刺针位置合适，但无运动反应	• 检查连接插头、皮肤电极片、电线及穿刺针，看是否有电回路中断或阻抗过高 • 检查并确定电流-刺激仪上未连接指示灯未亮 • 检查振幅（mA）和脉冲持续时间的设置 • 检查刺激仪的模式设定（一些刺激仪具有测试模式和暂停模式，防止电流输出）
运动反应消失，即使增加刺激振幅和持续时间也不能再诱发	• 检查上述原因 • 可能是注射局麻药引起

临床精粹

- 超声引导 PNS 时，0.5 mA 电流刺激出现非预期的运动反应时，应停止进针并通过以下方式来确定针尖位置：
  - 重新聚焦并优化超声图像质量。
  - 轻轻晃动穿刺针，使针在超声图像上更容易被观察到。
  - 注射少量注射液，同时避免开启注射压力大于 15 psi。

▶ 疑难解答

表 4-1 列举了神经刺激仪使用期间常见的问题和纠正措施。

（陈志霞　孙梓奇　译　徐波　审）

推荐阅读

Bomberg H, Wetjen L, Wagenpfeil S, et al. Risks and benefits of ultrasound, nerve stimulation, and their combination for guiding peripheral nerve blocks: a retrospective registry analysis. *Anesth Analg.* 2018;127:1035-1043.

Dalrymple P, Chelliah S. Electrical nerve locators. *Contin Educ Anaesth Crit Care Pain.* 2006;6:32-36.

Denny NM, Barber N, Sildown DJ. Evaluation of an insulated Tuohy needle system for the placement of interscalene brachial plexus catheters. *Anaesthesia.* 2003;58:554-557.

Ertmer M, Klotz E, Birnbaum J. The concept of protective nerve stimulation for ultrasound guided nerve blocks. *Med Hypotheses.* 2017;107:72-73.

Gadsden JC, Choi JJ, Lin E, Robinson A. Opening injection pressure consistently detects needle-nerve contact during ultrasound-guided interscalene brachial plexus block. *Anesthesiology.* 2014;120:1246-1253.

Gadsden J, Latmore M, Levine DM, Robinson A. High opening injection pressure is associated with needle-nerve and needle-fascia contact during femoral nerve block. *Reg Anesth Pain Med.* 2016;41:50-55.

Hadzic A, Vloka JD, Claudio RE, Thys DM, Santos AC. Electrical nerve localization: effects of cutaneous electrode placement and duration of the stimulus on motor response. *Anesthesiology.* 2004;100:1526-1530.

Jochum D, Iohom G, Diarra DP, Loughnane F, Dupré LJ, Bouaziz H. An objective assessment of nerve stimulators used for peripheral nerve blockade. *Anaesthesia.* 2006;61:557-564.

Kaiser H. Periphere elektrische Nervenstimulation. In: Niesel HC, Van Aken H, eds. *Regionalanästhesie, Lokalanästhesie, Regionale Schmerztherapie.* 2nd ed. Stuttgart, Germany: Thieme; 2002.

Kaiser H, Neuburger M. How close is close enough—how close is safe enough? *Reg Anesth Pain Med.* 2002;27:227-228.

Klein SM, Melton MS, Grill WM, Nielsen KC. Peripheral nerve stimulation in regional anesthesia. *Reg Anesth Pain Med.* 2012;37:383-392.

Luedi MM, Upadek V, Vogt AP, Steinfeldt T, Eichenberger U, Sauter AR. A Swiss nationwide survey shows that dual guidance is the preferred approach for peripheral nerve blocks. *Sci Rep.* 2019;9:1-8.

McKay RE, Rozner MA. Preventing pacemaker problems with nerve stimulators. *J Assoc Anaesth Gt Britain Irel.* 2008;63:554-557.

Melnyk V, Ibinson JW, Kentor ML, Orebaugh SL. Updated retrospective single-center comparative analysis of peripheral nerve block complications using landmark peripheral nerve stimulation versus ultrasound guidance as a primary means of nerve localization. *J Ultrasound Med.* 2018;37:2477-2488.

Neuburger M, Rotzinger M, Kaiser H. Electric nerve stimulation in relation to impulse strength. A quantitative study of the distance of the electrode point to the nerve. *Acta Anaesthesiol Scand.* 2007;51:942-948.

Tsui BC, Guenther C, Emery D, Finucane B. Determining epidural catheter location using nerve stimulation with radiological confirmation. *Reg Anesth Pain Med.* 2000;25:306-309.

Tsui BC, Gupta S, Finucane B. Confirmation of epidural catheter placement using nerve stimulation. *Can J Anesth.* 1998;45:640-644.

Tsui BC, Kropelin B. The electrophysiological effect of dextrose 5% in water on single-shot peripheral nerve stimulation. *Anesth Analg.* 2005;100:1837-1839.

Ueshima H, Hiroshi O. Ultrasound and nerve stimulator guidance decreases the use of local anesthetic for 1st injection in pectoral nerve blocks. *J Clin Anesth.* 2018;48:21.

Urmey WF, Grossi P. Percutaneous electrode guidance. A non-invasive technique for prelocation of peripheral nerves to facilitate peripheral plexus or nerve block. *Reg Anesth Pain Med.* 2002;27:261-267.

Urmey WF, Grossi P. Percutaneous electrode guidance and subcutaneous stimulating electrode guidance. Modifications of the original technique. *Reg Anesth Pain Med*. 2003;28:253-255.

Venkatraghavan L, Chinnapa V, Peng P, Brull R. Non-cardiac implantable electrical devices: brief review and implications for anesthesiologists. *Can J Anesth*. 2009;56:320-326.

Wang ZX, Zhang DL, Liu XW, Li Y, Zhang XX, Li RH. Efficacy of ultrasound and nerve stimulation guidance in peripheral nerve block: a systematic review and meta-analysis. *IUBMB Life*. 2017;69:720-734.

Zhang XH, Li YJ, He WQ, et al. Combined ultrasound and nerve stimulator-guided deep nerve block may decrease the rate of local anesthetics systemic toxicity: a randomized clinical trial. *BMC Anesthesiol*. 2019;19:1-9.

引言

在超声引导外周神经阻滞过程中，超声图像优化技术对相关解剖结构的可视化具有重要意义。因为神经阻滞是将局部麻醉药（local anesthetic，LA；简称局麻药）注射到包含神经的组织间隙中，所以识别包含神经的筋膜间隙比识别被阻滞的神经更加实用且容易。优化超声图像，需要掌握如何操作超声设备和采集图像等相关知识。在本章中，我们详细介绍了标准化的扫描步骤，包括超声模式的选择、功能键的调整、必要的探头操作、伪像辨别，以优化的超声成像引导穿刺针向靶向目标进针。

超声仪器的设置

常规成像、复合成像和组织谐波成像（tissue harmonic imaging，THI）是医用超声诊断中常用的三种超声成像和信号处理模式。这三种模式在可视化区域麻醉阻滞过程中都会应用到。

常规成像由探头决定的主频单一角度扫描声束产生图像。

复合成像由不同频率和角度声束帧频叠加形成。图 5-1 显示了肘关节近端桡神经常规成像和复合成像的图像差异。与常规成像相比，复合成像中肌肉和神经之间的对比分辨率提高了。多角度声束复合成像不适用于彩色多普勒超声成像，当加用彩色多普勒技术的时候，复合成像技术自动失活。

组织谐波成像（THI）由声束在组织中传播所产生的数倍于主频的谐波综合信息成像。因此，THI 抑制了来自组织界面的散射信号，从而提高了轴向分辨率和边界检测。例如在肥胖患者中，其解剖结构往往较深，更能体现它的优势。相比较于传统超声，由于组织谐波成像技术具有更好的图像分辨力，更强的组织穿透性，更佳的组织界面的检测和边缘增强能力，现代超声设备都将该技术作为基本配置内置于设备。

在外周神经阻滞过程中，为获得最佳分辨率图像，以下超声设备上的功能键是必不可少的：

1. 探头频率：超声频率决定轴向分辨率或者对沿

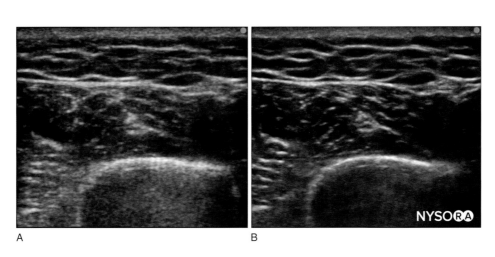

图 **5-1** 肘部桡神经超声图像的（**A**）常规成像和（**B**）复合成像

声波传播方向上相邻两个点的分辨率。然而，频率和深度是相互依存的（反比），两者对于穿刺决策都非常重要。第一步是选择最佳频率范围的探头，使目标神经所在深度显影佳；第二步是依据神经目标位置的深度，调整宽频探头的最佳频率。一些超声仪器显示全频，而另外一些仪器显示分段频率（例如，高、中、低）。超声的能量会逐渐衰减，最终被成像的组织吸收。超声的频率越高，则吸收速度越快，传播的距离也就越短。因此低频超声穿透力强，比较适合于深部组织，但对于浅表组织轴向分辨力低，图像质量较差。高频超声图像分辨力高，图像质量较好，但是穿透性差，因此，高频超声仅仅用于浅表神经（结构）阻滞。值得注意的是，通过增加频率提高图像质量具有天花板效应。在大多数区域麻醉操作中，频率超过 18 MHz 并不能进一步提高图像的质量（图 5-2）。

2. 成像深度：预计观察目标的不同深度来控制超声图像视野的大小。增加深度会降低图像的分辨率。

因此设置所需的最小深度通常会提供更好的图像（图 5-3）。外周神经和筋膜平面的深度不同，取决于覆盖于神经和筋膜前方的皮下组织的厚度。表 5-1 展示了常见区域麻醉阻滞推荐的初始深度和探头设置。超声仪器的制造商经常内置软件算法来优化图像中心分辨率。这简化了设备的使用，并使得神经附近或靶点周围的解剖结构得到充分显示。因此目标神经或筋膜平面应该尽可能地放置在超声显示器的中心位置。

3. 聚焦：声束的宽度决定了横向分辨力，即超声系统在声束横断面上两个独立点的分辨能力（垂直于纵向声束的平面）。在聚焦点附近声束最窄，横向分辨力在聚焦点附近最大。聚焦区域的位置和焦点数目可以通过调节超声脉冲来调整。通过选择一个更高频率的探头（深度较浅，通常 4 ~ 5 cm）并将声束聚焦放置于目标水平（聚焦带），空间分辨力将得到提高（图 5-4）。尽管大多数设备提供多点聚焦功能，但与选择多个聚焦带相比，选择不超过两

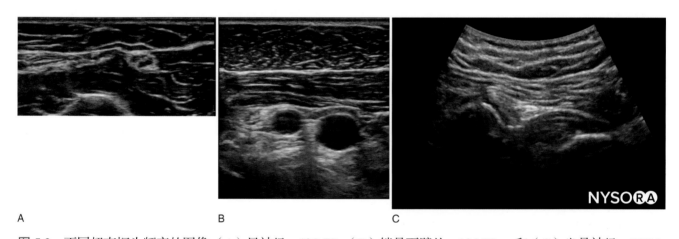

图 5-2　不同超声探头频率的图像：（**A**）尺神经，13 MHz；（**B**）锁骨下臂丛，10 MHz；和（**C**）坐骨神经，5 HMz

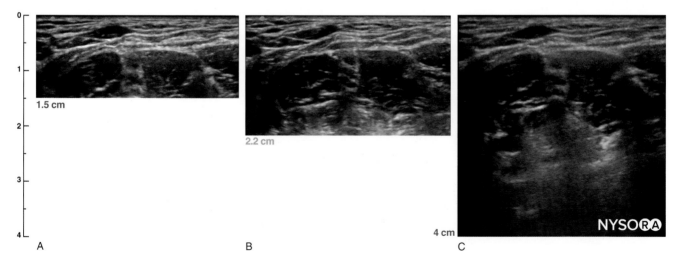

图 5-3　不同深度的肌间沟臂丛超声图像：（**A**）深度不足，（**B**）最佳深度，（**C**）过深

表 5-1		常见筋膜平面和外周神经阻滞推荐的最佳成像深度和频率
景深（cm）	探头	阻滞神经类型
< 2.0	高频	颈丛、手腕、肘部和脚踝
2.0 ～ 3.0	高频	肌间沟、锁骨上或腋窝臂丛阻滞，胸肌和前锯肌，髂筋膜
3.0 ～ 4.0	高频	股神经，腹横肌平面阻滞，竖脊肌
3.0 ～ 5.0	高频或低频	锁骨下、收肌管、腘窝、臀部坐骨神经阻滞
7.0 ～ 10.0	低频	阴部、臀部坐骨神经，腰丛阻滞，腰方肌
> 10.0	低频	坐骨神经前入路，腹腔神经节阻滞

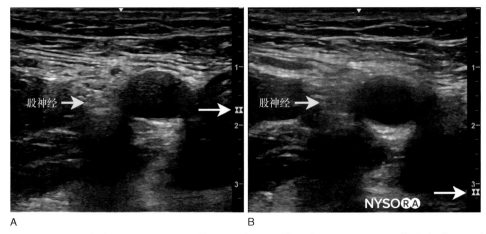

图 5-4　聚焦调整（白色箭头）。（**A**）图像焦点位于股神经水平和（**B**）图像焦点位于股神经下方

个焦点将产生更好的图像分辨率。这是因为多焦点会降低帧数，从而降低了时间分辨率。

4. 增益：增益是指从不同深度组织界面反射至探头的超声信号被放大。在超声图像上，这些信号在屏幕上表现为白点（亮点）。这些反射回来的信号能够被总增益调节（图 5-5）或者对特定深度的增益进行调节（时间增益补偿，TGC）（图 5-6）。时间－增益补偿是对从组织反射和传播回探头的信号衰减或损失进行补偿。对于不同的深度，通过时间－增益补偿功能可以获得均一且可选择的增益水平。为了简单起见，床旁便携式超声系统一般只有总增益补偿而没有时间－增益补偿功能。对于外周神经成像，以对比度最佳的周围神经与邻近肌肉和结缔组织交界处作为最优增益调节。过大或不足的增益将牺牲组织边界显示及对比分辨率。不正确的时间－增益补偿可能会增加伪影，导致图像质量下降，从而干扰图像解释。增加焦点下方的增益可以很好地改善目标区域和较深部位的解剖结构图像质量。技术人员可以通过时间－增益补偿在不同的深度选择性地调节增益来获得更理想的图像。

5. 多普勒成像：多普勒成像模式用于检测靶向神经周围和穿刺路径上的血管结构。彩色多普勒也

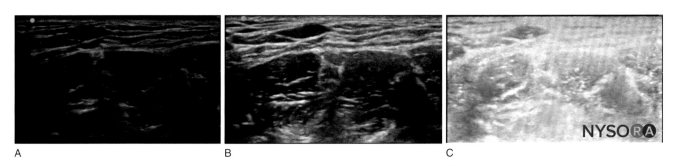

图 5-5　整体增益调整的影响：（**A**）不足，（**B**）最佳，（**C**）过度

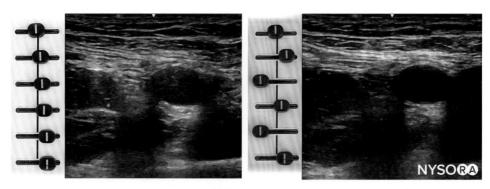

图 5-6 时间–增益补偿调整对股神经成像的影响。最佳（左）和次优时间–增益补偿（右）

可用于观察注射过程中局麻药的扩散。为了更好显示小血管，建议进行以下调整（图 5-7）。

a. 降低多普勒速度标尺，最好设置在 15 ～ 35 cm/s 之间，以减少彩色多普勒成像的混叠伪像和彩色伪像。混叠伪像无法准确记录血流的方向和速度。

b. 在侦测血流信号上，能量多普勒比彩色多普勒敏感，建议使用能量多普勒。能量多普勒能敏感探测血流信号，不能判断血流方向和速度。但是这不影响在区域性麻醉中的使用，我们的目的是侦测并避开血管结构。

c. 在纵向方向上尽量调小取样容积门的大小，取样容积门大小调节以刚刚覆盖目标血管为最佳，这样可以获得更高的敏感性。同样可以减少周围组织的干扰信号并以更快的帧频来增加时间分辨率。

d. 值得注意的是，在成像过程中应注意避免探头对组织施加过多的压力，因为过大压力将使中小血管被压瘪而影响成像。

◤ 超声伪影

超声伪影经常发生，它是超声成像内在的固有部分。根据定义，超声伪像是指任何不能代表正确的解剖结构的图像畸形。大多数伪影并非所需，因此操作人员在使用超声练习区域麻醉时必须学会如何识别它们和防范干扰。以下是在区域麻醉中最常见的六种伪影。

1. 各向异性伪像被看成是在不同入射角度上组织的回声改变。一些纤维组织如肌腱和神经，它们在同方向上反射最大的超声波，这些纤维组织往往表现各向异性特性。当声束垂直于纤维，回声最大，探头接收到最大量反射波。当声束角度越偏离纤维垂直面，大部分超声波不被探头接收，反射波信号接收越少（图 5-8）。

2. 声影是指超声波经过像骨、钙化或者空气的时候，由于这些组织的阻抗、吸收、反射而损失或衰减能量从而产生超声信号衰减。该图像表现为后方带有声影的高回声界面，界面后方超声是微弱或缺失的。声影为钙化（例如胆囊结石）、瘢痕组织或气体的诊断提供了便利。在区域麻醉中，声影被用来确定局部骨性标记，但是对神经的显示会有干扰。改变扫描角度、对齐方法或成像平面来寻找声窗是避免阴影干扰成像的最佳策略（图 5-9）。

3. 后方回声增强表现为当声波在组织中的传播比周围组织传播快的时候组织后方显示回声增强（如，血管或者囊肿等含液性结构）。这种伪影的出现是因为回声信号被过度放大，与相同深度的其他

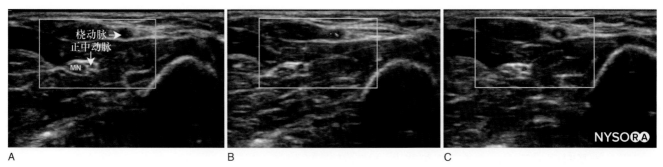

图 5-7 小正中动脉的多普勒成像：（**A**）高流量彩色多普勒，（**B**）低流量彩色多普勒，（**C**）能量多普勒。MN，正中神经

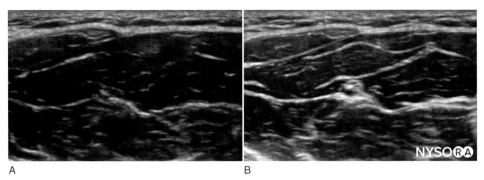

图 5-8　各向异性伪影或在不同照射角度下组织回声变化。前臂正中神经显影（**A**）回声强度降低和（**B**）最佳回声

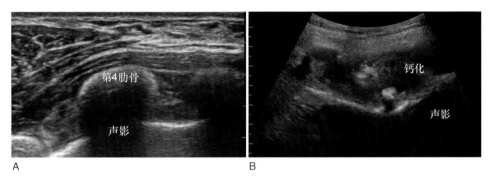

图 5-9　声影的示例：（**A**）骨性结构深部和（**B**）钙化灶深部

回声信号不成比例。必要时，改变成像的角度或平面有助于减少或消除增强伪影。校正 TGC 也可以用来减少后方回声增强伪像（图 5-10）。

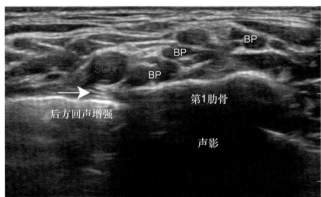

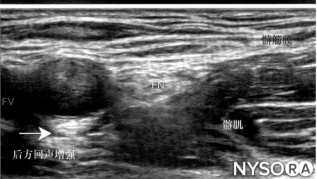

图 5-10　后方回声增强的示例：（**A**）锁骨下动脉下方，（**B**）股动脉下方。BP，臂丛；FA，股动脉；FN，股神经；FV，股静脉；SCA，锁骨下动脉

4. 混响伪影 可能发生在两个高反射平行界面之间或者探头与平行强反射界面之间。与单一界面反射回波形成强回声反射信号并被探头接收不同，混响反射是两个平行界面之间反复多次的声波反射。混响伪像表现为在强反射体深面平行的、相等间隔的、明亮的线性回声，其强度随着深度增加而减小。由于混响回声需要更长的时间才能返回探头，因此它们似乎是随深度的增加而出现。稍微改变扫描方向或降低超声频率可以衰减或消除混响伪像（图 5-11）。

5. 镜像伪影 发生于一个强回声边界，这个边界

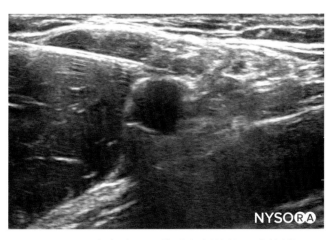

图 5-11　腋路臂丛阻滞时穿刺针的混响伪影

就像是超声波的"镜子"。位于界面一侧的结构也在另一侧以相同的距离重复。探头接收来自物体的直接回声和来自"镜子"的间接回声（图5-12）。重复的伪影图像比真实图像的亮度更低，位置更深，因为间接回声传输的距离更长，它们的能量在传输过程中不断衰减。改变扫描方向可以减少镜像伪影。

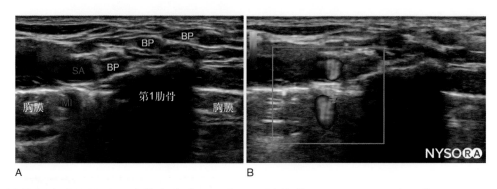

图5-12　位于锁骨上水平的锁骨下动脉在胸膜上下方出现镜像伪影（MI）的超声图像。BP，臂丛；SA，锁骨下动脉

6. 传播速度误差被认为是由超声在软组织中的实际传播速度与校准速度（系统设定的恒定速度为1540 m/s）的差异引起的界面的错位或不连续。因此，由于距离计算的误差，反射物在更接近探头的位置成像，造成图像移位（图5-13）。

扫描过程中固有的伪影始终无法完全消除。然而，识别和了解超声的伪像有助于操作者避免对图像错误解释并可使用机器设置来控制和限制它们对图像质量的影响。

▶ 进针技巧

两种最常见的进针技术是平面内技术和平面外技术（图5-14）。

在平面内技术中，穿刺针位于超声波束的平面内。因此，当向目标神经进针时，可以在整个操作过程中通过纵向视图实时监测穿刺针。当在图像上看不到针尖时，应停止进针。使针位于声束平面内的最佳方法是滑动探头，使针与探头长轴对齐。虽然倾斜或旋转探头也可以使超声波束与针对齐，但这样操作可能会损失相关解剖结构的成像图像质量。此外，轻微、快速地抖动穿刺针和（或）注入少量注射液可以帮助检测针尖位置。

平面外技术包括垂直于探头或与探头形成一定倾斜的角度进针。针轴以横截面成像，在图像上针杆被识别为明亮的白色反射点。使用平面外技术观察针尖，需要很高的水平。为了追踪穿刺针，需要稍微抖动穿刺针，以区分针尖与周围组织的反射。常用的一种方法是，当穿刺针到达目标浅表位置，一旦针尖反射进入到声束平面内，在连续观察穿刺针朝向目标的情况下，以更陡的角度进一步进针。此外，当针持续插入直到达到目标过程中，微调整探头实时跟踪穿刺针前进。当肉眼看不到针的轨迹时，操作人员应停止进针，并调整探头以识别针。注射少量液体（"水分离技术"）也可用于估计针尖位置。

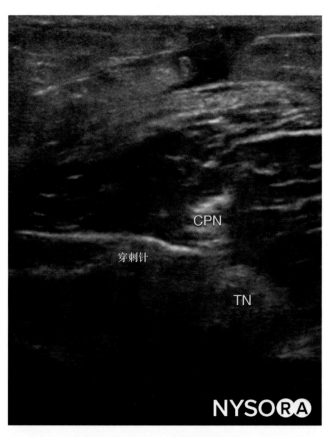

图5-13　传播速度误差。针接近腘窝坐骨神经的"刺刀效应"。CPN，腓总神经；TN，胫神经

平面内　　　　　　　　　　　　平面外

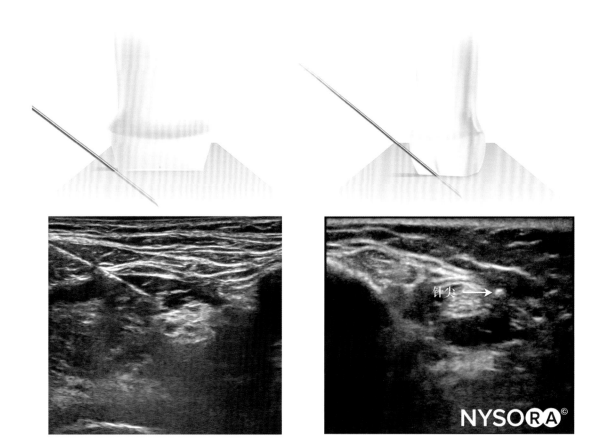

针尖 →

图 5-14　平面内和平面外进针技术及其相应的超声图像

导管可视化

连续外周神经阻滞是一种常见的做法，但导管位置可视化具有一定的挑战性。沿穿刺针置入导管，当导管与针尖距离较短（例如，距离穿刺针尖端 2 cm）时，可以直接看到导管的尖端（图 5-15）。如果沿穿刺针将导管置入更深的位置（如超过针尖 3～5 cm）将导致导管位于声束外，这时候，针头、神经和导管处于不同的声束平面，对导管可视化是

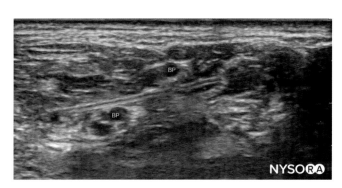

图 5-15　肌间沟臂丛阻滞平面内置管。BP，臂丛

个挑战。有时候，可视化导管可能很困难，因为导管经常在神经周围的间隙内弯曲。确定导管尖端位置有以下两种方法：

1. 操作人员可以滑动探头，使导管与探头长轴对齐以完全显示导管反射。
2. 通过导管注射 1～2 ml 注射液，观察液体的扩散，从而明确导管尖端的位置。彩色多普勒也可以帮助观察扩散（图 5-16）。观察注射液在治疗区域的扩散情况是确定导管尖端位置最方便和最重要的方法，而不是观察导管。

最新针迹追踪技术

附着于探头的穿刺引导器可以机械地引导穿刺针朝向目标，有助于校准穿刺针位于超声波声束平面内，从而控制针道路径。近来各种更先进技术的引入，方便在穿刺过程中显示针尖，其中包括改进

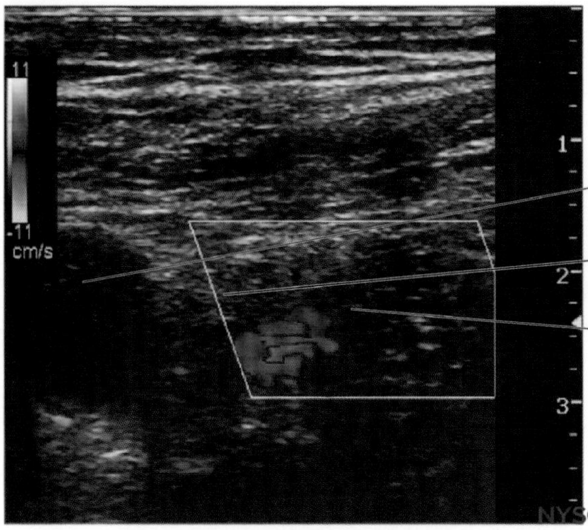

股动脉

股神经

局麻药
扩散

图 5-16 通过观察注射液的扩散和使用彩色多普勒成像检测导管尖端位置

针尖设计、电磁、针尖磁化、光学跟踪、增强现实、针尖检测软件、三维超声和机器人辅助。在未来几年，这些技术最终将为提高床旁超声介入治疗的准确性提供便利。

（陈志霞　陈嘉博　译　张伟民　审）

推荐阅读

Bushberg JT, Seibert JA, Leidholdt E Jr, Boone JM. Ultrasound image quality and artifacts. In *The Essential Physics of Medical Imaging*. 3rd ed. Lippincott Williams & Wilkins; 2012: 560-567.

Gadsden JC, Choi JJ, Lin E, Robinson A. Opening injection pressure consistently detects needle-nerve contact during ultrasound-guided interscalene brachial plexus block. *Anesthesiology*. 2014;120:1246-1253.

Jespersen SK, Wilhjelm JE, Sillesen H. Multi-angle compound imaging. *Ultrason Imaging*. 1998;20:81-102.

NYSORA YouTube Chanel. How to Improve US Image in 15 Seconds! https://www.youtube.com/watch?v=DlQULVSlhL0&t=32s. Accessed May 2021.

Oláh L. Ultrasound principles. *Man Neurosonology*. 2016;1-14. doi:10.1017/cbo9781107447905.002.

Powles AE, Martin DJ, Wells IT, Goodwin CR. Physics of ultrasound. *Anaesth Intensive Care Med*. 2018;19:202-205.

Shanthanna H. Review of essential understanding of ultrasound physics and equipment operation. *World J Anesthesiol*. 2014;3:12-17.

Scholten HJ, Pourtaherian A, Mihajlovic N, Korsten HHM, Bouwman RA. Improving needle tip identification during ultrasound-guided procedures in anaesthetic practice. *Anaesthesia*. 2017;72:889-904.

Silvestri E, Martinoli C, Derchi LE, Bertolotto M, Chiaramondia M, Rosenberg I. Echotexture of peripheral nerves: correlation between US and histologic findings and criteria to differentiate tendons. *Radiology*. 1995;197:291-296.

Sites BD, Brull R, Chan VWS, et al. Artifacts and pitfall errors associated with ultrasound-guided regional anesthesia. Part II: A pictorial approach to understanding and avoidance. *Reg Anesth Pain Med*. 2007;32:419-433.

Sites BD, Brull R, Chan VWS, et al. Artifacts and pitfall errors associated with ultrasound-guided regional anesthesia. Part I: Understanding the basic principles of ultrasound physics and machine operations. *Reg Anesth Pain Med*. 2007;32:412-418.

Stuart RM, Koh ESC, Breidahl WH. Sonography of peripheral nerve pathology. *Am J Roentgenol*. 2004;182:123-129.

Tempkin BB. *Ultrasound Scanning: Principles and Protocols*. 3rd ed. Saunders Elsevier; 2009.

第6章

区域麻醉中的监测和记录

引言

就如全身麻醉患者一样，区域麻醉患者同样需要全面系统的术前评估、患者宣教和术前准备。同时，在进行区域麻醉时为了确保治疗过程中的安全性以及指导治疗决策，需要监测和记录呼吸和循环参数（例如，脉搏氧饱和度、呼气末二氧化碳、心电图）。在区域麻醉中，一些穿刺针和注药监测系统已经用于临床，这些技术可降低神经损伤、局麻药毒性反应和意外损伤邻近组织的风险。

本章的第一节主要介绍穿刺针和注药监测系统及其使用原理。后续部分的重点是神经阻滞过程的记录或监护仪采集的医疗病例记录中的客观数据。客观、可靠地记录如何实施神经阻滞阻滞可为评价该阻滞的安全性和有效性提供理论依据，并可能具有法律效力。

第一节 监测

现有监测穿刺针–神经之间关系的方法

医用监测仪是一种用来评估特定生理状态，提供客观数据信息，进行趋势分析，并可以对突发情况进行预警的设备。在这一节中，我们将讨论现有的临床监测仪，如超声、神经刺激仪和注射压力监测系统，并对一些新兴技术进行评价。每一种监测仪都有其优点和局限性，若将其联合、互补使用（图 6-1），而不是仅仅依赖于一种监测技术，则可最大限度地减少患者受伤的可能性。循证医学数据表

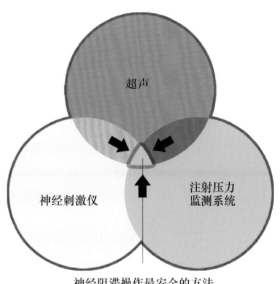

图 6-1 监测外周神经阻滞时患者神经损伤的 3 种方式。三者重叠区域（蓝色区域）代表了神经阻滞操作最安全的方法

明，联合使用多种监测仪有可能提高外周神经阻滞（peripheral nerve blocks，PNBs）的安全性。

肾上腺素用于监测血管内注射

一些临床医生在局麻药中加入肾上腺素以进行药理学监测，提高血管内注射的发现率，增加外周神经阻滞的安全性。即使是使用了术前用药或接受 β 受体阻滞剂治疗的患者，静脉注射 10 ~ 15 μg 肾上腺素仍可使收缩压升高超过 15 mmHg。血压的升高有助于早期发现血管内注射并及时停止输注。肾上腺素也会减少神经周围组织或局部浸润中局麻药的吸收，可致局麻药血浆浓度峰值水平下降，降低全身毒性的风险。关于添加肾上腺素后的血管收缩

和神经缺血的风险尚未得到证实。实际上，浓度为 2.5 μg/ml（1：40 万）的肾上腺素可能会增加神经内血流量，因为小剂量肾上腺素注射时以激活 β 受体为主。总而言之，肾上腺素可以提高大剂量注射局麻药时的安全性，且不增加神经缺血和神经病变的风险。

超声监测

超声彻底改变了区域麻醉的格局，并将该亚专科从少数人特有的技术转变为可重复的医学学科。超声提供实时的针靶引导和注射监测，从而使区域阻滞操作更快和更准确。超声使将追加的局麻药精确地注入组织间隙成为可能，可用于重复的神经阻滞麻醉或镇痛。对于无法通过神经刺激诱发运动反应的患者，超声也使这类患者的神经阻滞成为可能。

超声引导有助于重要相邻结构的可视化并及时避开，从而提高了外周神经阻滞的安全性。例如，在超声使用前，很少使用锁骨上臂丛阻滞，因为操作靠近胸膜和胸腔，担心引起气胸。同样，组织筋膜的可视化也促进了新的介入性区域镇痛技术的发展。但是超声依赖于术者的技术和图像的质量。因此，并发症如血管内注射、神经损伤或气胸仍可能发生。

测量皮肤到目标的距离，以及使用超声可识别的深度标记穿刺针（图 6-2），当到达"停止距离"时，提醒操作者停止进针并重新评估，以提供额外的安全边界。

实时监测局麻药弥散是超声的另一个优势（图 6-3）。例如，如果注射时在治疗区域没有发生组织扩张，则可能需要调整针尖位置。随后，操作者需要重新评估针尖的位置并进行相应的调整。这种方法在血管丰富的区域特别有用，若局麻药注射后没有看到组织扩张，很有可能是误入血管。超声可检测到动脉内

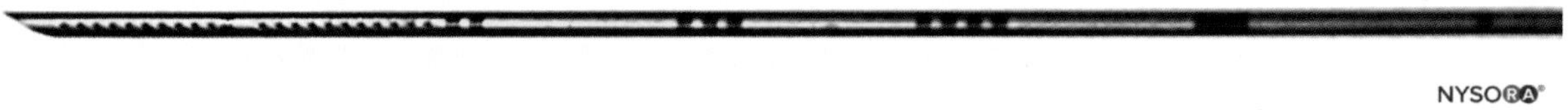

图 6-2 1 cm 深度标记的穿刺针（或 0.5 cm 深度标记的短针）其蚀刻表面有助于可视化和控制置入深度

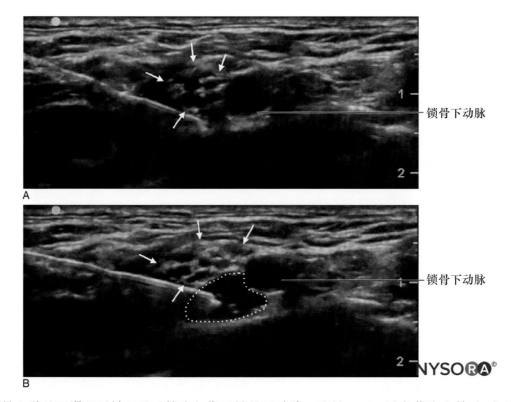

图 6-3 锁骨上臂丛阻滞显示神经丛（箭头）靠近锁骨下动脉，这是 10 ml 局麻药注入前（**A**）和后（**B**）的图像（虚线轮廓）

的针尖，通常表现为动脉腔内出现"亮点"。

使用超声引导进行外周神经阻滞，能够降低严重的局麻药全身毒性反应（local anesthetic systemic toxicity，LAST）的风险。一项大型、多中心外周神经阻滞（PNBs）（> 25 000 PNBs）数据分析显示，使用超声引导，LAST 的风险降低 > 65%。使用超声后 LAST 风险较低的原因之一是完成阻滞所用局麻药的容量和剂量减少了。许多研究发现，与以往无超声引导的区域麻醉技术相比，使用超声引导后成功实施神经阻滞所需的局麻药容量减小了。比如，在不影响麻醉或镇痛效果的前提下，完成臂丛阻滞只需少于 10 ml 的局麻药。例如一个中等身材的成年人，意外注射 7 ml 0.5% 罗哌卡因也不太可能会引起严重的 LAST。此外，在超声引导下观察进针的路径，避免穿刺针误入血管以及确认局麻药在组织中的扩散，都可以降低 LAST 的风险。

不幸的是，在外周神经阻滞期间使用超声引导并没有降低神经损伤的风险。造成这种差异的原因是多因素的。辨别穿刺针-神经关系的能力依赖于解剖结构和操作者。研究表明操作者每 10 次注射中有 1 或 2 次未察觉穿刺针已置入神经内并注射。超声图像的分辨率也可能不足以识别神经内或神经束内注射。然而，当发现神经内注射后神经已经肿胀时，此时想要预防损伤可能已经太晚了。这是因为，即使是少量的局麻药（如 0.1 ~ 0.5 ml），如果注射到神经束中，也会导致神经损伤。

▶ 神经刺激

20 世纪 80 年代，神经刺激取代了感觉异常成为神经定位的主要手段。然而，当穿刺针与神经接触时，即使用 1.0 mA 或更强的电流刺激，也可能无法引出神经刺激后的运动反应。在某些情况下，穿刺针即使已位于神经内，仍需 > 1 mA 的电流强度获得诱发运动反应（evoked motor response，EMR）。因此，神经刺激的敏感性相对较低（约 70%）。然而，当电流强度为 0.5 mA 或更小的时候出现了运动反应，这表明穿刺针-神经距离非常近、针与神经接触或置入神经内（100% 的特异性）。多种因素共同降低了神经刺激检测穿刺针-神经接触的敏感度：（1）即使穿刺针靠近神经，电流也可能不会流向神经，而是沿着阻力最小的路径从神经分流，返回皮肤电极；（2）神经运动纤维和感觉纤维组成存在差异。

然而，即使在超声引导时代，外周神经电刺激技术也没有过时。几项动物和人体研究的数据表明，

极低电流（即 < 0.2 mA）诱发的运动反应与针尖位于神经内和神经内注射引起神经内炎症反应有关（表 6-1）。Voelckel 等报道，当电流强度在 0.3 ~ 0.5 mA，注射局麻药后，神经组织没有显示出炎症反应的迹象。当电流强度小于 0.2 mA 注射，会导致 50% 的神经出现淋巴细胞和粒细胞浸润。在类似的研究中，Tsai 等研究了神经距离对所需电流的影响。虽然记录了不同距离所需的电流范围，但只有针尖位于神经内时，小于 0.2 mA 的电流才能诱发运动反应。

Bigeleisen 等研究了 55 例接受超声引导锁骨上臂丛阻滞的上肢手术患者。作者明确了穿刺针位于最先遇到的神经干内部和外部诱发运动反应所需的最小电流阈值。他们发现位于神经外的中位最小刺激阈值为 0.60 mA，位于神经内为 0.3 mA。当穿刺针位于神经外时，在 0.2 mA 或更小的电流刺激下，没有观察到运动反应。当穿刺针位于神经内时，36% 的患者在小于 0.2 mA 的电流刺激下，产生诱发运动反应，肌肉发生抽搐。

Wiesmann 等在改变脉冲持续时间（即 0.1、0.3 和 1.0 ms）的同时，在 3 个不同的位置（即神经内，针接触神经外膜，距离神经 1 mm）对猪的臂丛施加电流。针置入神经和针与神经外膜接触，这两个位置引起的运动反应的最小电流阈值是相同的，而且两者都显著低于针距离神经 1 mm 的位置。脉冲持续时间不影响最小阈值电流。作者的结论是，无论脉冲持续时间如何，当电流小于 0.2 mA 诱发运动反应时，这表明针置入神经内或与神经发生接触。这个观点很重要，因为在没有穿破神经外膜的情况下，即使是针与神经（神经外膜）用力接触也会导致炎症和潜在的神经损伤。同样，Gadsden 证明了当电流强度为 0.5 mA（0.1 ms）时，超过 70% 的情况都检测到穿刺针与神经接触。

综上所述，现有数据表明"低电流"诱发 EMR 预测穿刺针-神经接触的潜在危险敏感度约为 75%。然而，当诱发 EMR 的电流小于 0.5 mA 时，其特异性接近 100%。换句话说，当低强度电流刺激引起运动反应时，针尖总是位于神经内或与神经外膜密切接触。因此，神经刺激仪的实用性是显而易见的。在 0.5 mA 电流刺激下，出现非预期的运动反应，表明针与神经位置关系密切（例如，针与神经接触），此时操作者应停止进针，防止进入神经内。

局麻药包绕神经是一种更安全的做法，因为将局麻药注射到神经中有很高的神经损伤风险。毫无疑问超声非常有用，但它成为监测穿刺针-神经关系的金标准还有很长的一段距离。因此，增加电流刺

表 6-1	刺激神经的电流及针尖位置关系的研究		
研究	研究对象	方法	结果
Voelckel 等（2005）	猪（$n = 10$）	• 双侧坐骨神经阻滞 • 两组：（1）0.3、0.5 mA 出现 EMR 后注射；（2）< 0.2 mA 出现 EMR 后注射 • 注射 6 h 后取坐骨神经进行组织学分析	• 高电流组神经外观正常、健康 • 低电流组 50% 的神经下方、周围和神经内有淋巴细胞和多形粒细胞浸润 • 低电流组的一个标本其神经束膜和多个神经纤维严重破坏
Tsai 等（2008）	猪（$n = 20$）	• 全身麻醉 • 暴露双侧坐骨神经 • 对距神经不同距离（从 2 cm 处到神经内）的针施加电流 • 两名观察者采用盲法并就猪蹄抽搐时所需的最小电流达成一致 • 每段距离尝试 40 次	• 坐骨神经抽搐仅在 0.1 cm 或更近的位置发生 • 诱发运动反应所需的电流范围较广 • 只有位于神经内时电流 < 0.2 mA 即可引起运动反应
Bigeleisen 等（2009）	手 / 手腕手术的患者（$n = 55$）	• 锁骨上臂丛阻滞 • 记录最小电流（mA）：（1）针在神经干外侧（但接触神经）；（2）针在神经干内 • 利用超声引导注射 5 ml 局麻药确认位于"神经内"	• 神经外最小电流阈值中位数为 0.60±0.37 mA • 神经内最小电流阈值中位数为 0.30±0.19 mA • 当穿刺针位于神经外，只要电流强度 < 0.2 mA，无轮何时都无 EMR
Wiesmann 等（2014）	猪（$n = 6$）	• 开放性臂丛阻滞模型 • 刺激三个位置：神经内，针-神经接触，距神经 1 mm 处 • 测试三个脉冲持续时间（0.1、0.3 和 1 ms）	• 电流强度不能区分针位于神经内和针-神经接触 • 当电流强度 < 0.2 mA 出现 EMR（不分脉冲持续时间），表明针位于神经内或针-神经接触

EMR，诱发运动反应

激判断针尖位置，特别是超声成像困难或图像质量较差的情况下，对患者安全而言是很有必要的。总的来说，在神经阻滞过程中，神经刺激在时间或成本方面增加不大，但可以为超声显示的解剖图像增加一个有意义的安全电生理确认（例如，"这是正中神经还是尺神经？"）。由于这些原因，神经刺激应与超声一起常规使用，来作为判断针尖位置的有价值的附加监测。

▶ 注射压力监测

犬的坐骨神经束内注射利多卡因与高 OIP（> 20 psi）相关，当神经束破裂后注射压力随即正常（即< 5 psi）。相比之下，神经维管束周围和维管束内注射会产生低 OIPs。与高 OIPs 相关的坐骨神经内注射的肢体出现了神经病变的临床症状（如肌肉萎缩、无力）以及神经损伤的组织学证据（如炎症反应、神经结构破坏）。这意味着在低顺应性腔室内注射，如神经束膜包绕的神经束内，在注射之前需要一个高 OIP 来

启动。因此，注射前检测到高注射压力有助于避免注射到神经束内或其他顺应性差的组织。

在人类尸体标本中发现，针尖位于神经内也与高 OIPs 有关。Orebaugh 等使用超声将穿刺针放入尸体的颈神经根，测量 15 s 内注射 5 ml 罗哌卡因和墨水的压力。与置于神经根外的对照组（峰值压力 < 20 psi）相比，神经内注射的平均峰值压力为 49 psi（范围 37 ～ 66 psi）。同样，Krol 等在超声引导下对新鲜尸体的远端神经（即正中神经、尺神经和桡神经）进行神经内和神经周围注射发现神经内的 OIPs 大于 15 psi，而神经外的 OIPs 小于 10 psi。

Gadsden 等发现，在 16 例接受肩部手术的患者中进行肌间沟臂丛阻滞和股神经阻滞时，当针与神经发生接触时，注射压力大于 15 psi。当针-神经接触或针刚好在臂丛根部之前，压力小于 15 psi 时，局麻药不会开启注射。在 97% 的受试者中，当所需的 OIP 达到 15 psi 时应停止注射，以避免在这种危险的位置注射。与此相反，在距神经 1 mm 处的位置时，

注射启动 OIPs 小于 15 psi。因此，把 OIP 大于 15 psi 作为针-神经接触的监测指标远比最小阈值电流为 0.5 或 0.2 mA，或感觉异常这两种方式更为敏感。

这些数据表明，当注射筒-针系统的压力接近 15 psi 而无法开启注射时，高 OIP 意味着针-神经关系危险或针位于错误的组织平面。因此，当开启压力接近 15 psi 时，临床医生应停止注射并重新评估针的位置。

不幸的是，通过"手感"来避免高注射压力是不可靠的。对经验丰富的医生进行测试，他们在不知道注射压力的情况下使用标准设备进行模拟注射，发现施加的压力存在很大差异，有些严重超过了既定的安全阈值。同样，在动物模型中，麻醉医生在区分神经内注射和向其他组织（如肌肉或肌腱）注射时表现也不佳。因此，监测 OIP 是唯一的一种客观、可量化且可重复的方法。

虽然在外周神经阻滞期间进行注射压力监测相对较新，但仍有几种其他监测选择。Tsui 等介绍了一种"压缩空气注入技术"，即将 10 ml 的空气与局麻药一起吸入注射器。保持注射器直立，使注射器内的气体部分压缩到原始体积的一半（即 5 ml），此时系统最大压力阈值为 1 atm（或 14.7 psi）（图 6-4）。这是基于玻意耳定律，该定律指出，压力 × 体积必须是恒定的。在外周神经阻滞时，安全注射的开启压力阈值为 20 psi 或更小。玻意耳定律也被用于另一个简单的装置。该装置使用一个四通旋塞和一个 1 ml 充气注射器。当开启注射的时候，液体平面达到 1 ml 注射器的中点（即 0.5 ml），这表明系统中的压力增加了一倍（即另一个 atm 或 14.7 psi）。这两种都是外周神经阻滞期间限制高 OIP 便宜且普遍适用的方法。实际使用的局限性包括需要将注射器保持直立放置，或抽吸时需定期关闭 1 ml 注射器的旋塞，以避免空气进入注射筒。

另一种选择是使用专门设计生产的串联式一次性压力计。这个装置将注射器和针筒连接，临床医生通过一个弹簧加载的活塞连续监测注射筒-针系统中的压力。活塞轴上的标记代表三个不同的压力阈值：小于 15 psi，15 ～ 20 psi 之间，以及大于 20 psi

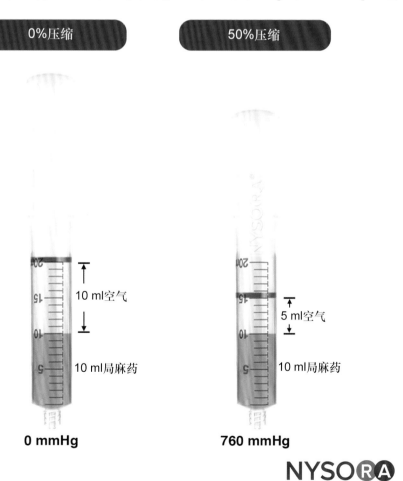

图 6-4　压缩空气注射技术。将混有 10 ml 空气的注射器抽满局麻药，然后倒立。在封闭的系统中将空气压缩到原始体积的一半（即 5 ml），可使系统内的压力增加 1 atm（即 14.7 psi）

（图 6-5）。这种方法的优点是，执行注射的助手能够监测和传达所获得的压力，并在 PNB 过程中客观地记录注射压力。其他设计包括注射筒系统内的压力限制器（NerveGuard，Pajunk GmbH）和各种内置压力监测系统的自动注射泵。

重要的是，开启压力（液体开始流动的压力）与注射器、延长管、针头的尺寸和注射速度无关（帕斯卡定律）（图 6-6）。虽然快速注射可能导致更高的注射压力，但在标准注射筒 – 针系统中（即 18 ～ 25 G），液体开始流动的开启压力与注射速度或液体的横截面无关。然而，当注射开始后，这些因素将影响到达目标时所需的注射压力。因此，对于所有的神经阻滞操作，建议以缓慢、稳定的速度（即 10 ～ 15 ml/min）注射。每次针的重新定位和注射都与 OIP 相关。

在外周神经阻滞操作过程中，注射压力监测对患者的安全与舒适有着重要的意义。Gadsden 等证实，腰丛阻滞使用高压注射（＞ 20 psi）时，60% 的患者会出现双侧硬膜外阻滞和高位胸段硬膜外阻滞。类似地，Gautier 等将接受肌间沟臂丛阻滞的志愿者随机分为低压注射（＜ 15 psi）组和高压注射（＞ 20 psi）组，高压注射组中有 11% 的志愿者发生颈段硬膜外弥散（低压注射组为 0%）。此外，高压注射组所有受试者均因不适而要求停止注射，但低压注射组则没有出现。

小结

区域麻醉已经从一门特殊技术过渡到可重复的临床学科。通过超声、神经刺激仪和注射压力监测系统对外周神经阻滞进行标准化监测，这三者联合使用，提供了一套互补的客观数据，提高了阻滞效果的一致性和安全性。图 6-7 是我们在实际操作中如何使用这些监测器的流程图。

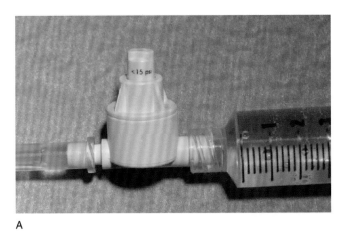

A

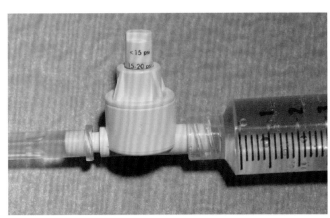

B

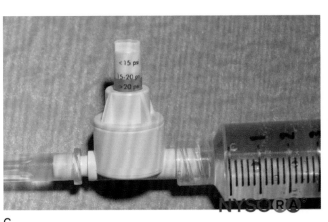

C

图 6-5 一个商业化串联式压力计的例子（B-Smart，B.Braun 医疗公司，伯利恒，宾夕法尼亚州）。如图（A ～ C）所示，分别在活动活塞上用颜色代表压力范围：0 ～ 15 psi（白色），15 ～ 20 psi（黄色），和超过 20 psi（橙色）。在临床应用中，防止超过与神经损伤相关的开启注射压的范围（＞ 15 psi）比准确的开启注射压更为重要。实际上，在整个注射周期（＞ 15 psi）中，可以通过观察活塞变化，一旦出现任何颜色就中止注射来避免损伤。在这本书出版时，已经出现了几种其他的注射压力监测系统（NerveGuard by Pajunk，Safira by Medovate）

开启压力

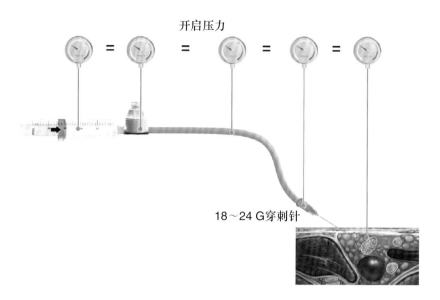

18～24 G穿刺针

NYSO**R**A©

图 6-6　开启压力（即开始注射
局麻药的压力）的大小与注射器、
延长管、穿刺针的尺寸和注射速
度无关，并且在整个注射过程中
注射压力是相等的（帕斯卡定律）

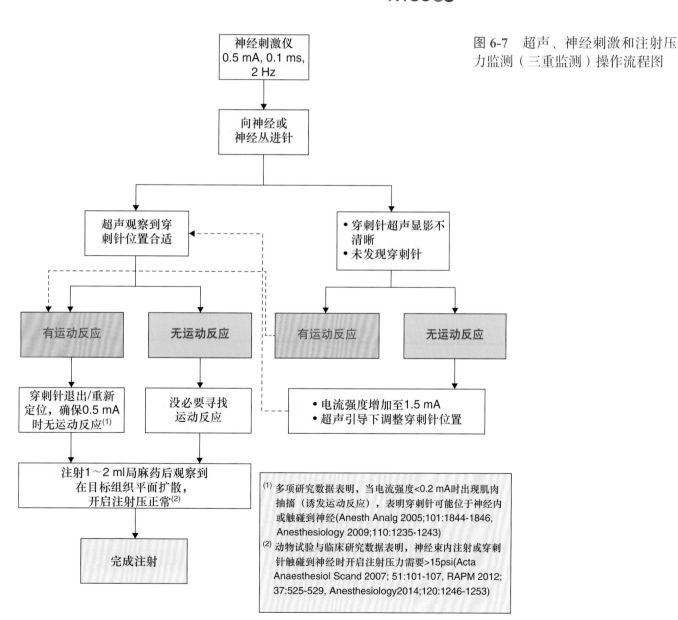

图 6-7　超声、神经刺激和注射压
力监测（三重监测）操作流程图

第二节　记录

阻滞操作记录单

神经阻滞的文书记录一直落后于全身麻醉文书

记录。日益增强的质控和计费监管力度，要求提高外周神经阻滞文书记录质量。图 6-8 和图 6-9 列举了神经阻滞过程中合并使用本章前面提到的所有监测项目的记录单模版。这些可根据具体操作加以引用和修改。在制定符合本单位情况的记录单时，应考虑涵盖表中列举的几个方面（表 6-2）。

电子病历系统逐渐取代了纸质病历。使用电子

区域麻醉操作记录单

日期		术前暂停并核查（时间）				患者标识粘贴处	
申请人							
术前诊断							
手术名称							
阻滞目的		☐ 手术　☐ 术后镇痛					
阻滞部位						操作侧：	

监护		术前用药		镇静或麻醉深度	
ASA标准监护：	☐	咪达唑仑（mg）		未镇静	☐
吸氧方式：		芬太尼（μg）		易于唤醒，醒后可对答	☐
其他：		阿芬太尼（μg）		深度镇静/全身麻醉	☐
		其他：		椎管内麻醉基础上	☐

阻滞名称：			超声引导 ☐ [76942]
技术：	☐ 单次注射　☐ 连续注射　☐ 神经刺激仪引导　☐ 体表标志定位		

穿刺针/导管	无菌措施	
类型/尺寸：	☐ 皮肤消毒	☐ 无菌单
	☐ 无菌手套	☐ 无菌探头保护套

局麻药&合并用药	
类型/浓度：	☐ 肾上腺素（浓度：　　　　　　）
容积：　　　　　ml	☐ 碳酸氢盐（0.1 mEq/ml）☐

操作记录

☐ 局麻药浸润皮肤　　　　　患者体位：

进针深度：　　　cm　　最小电流：　　　mA　　运动反应：　☐ <0.2 mA无运动反应

如果超声引导：☐ 平面内　☐ 平面外　　☐ 直接观察到局麻药向神经周围扩散

确认导管尖端位置：　☐ 超声　☐ 运动反应　　距皮肤深度：　　　cm

回抽有血：　　　　　　处理措施：

注射痛：　　　　　　　处理措施：

注射压力<15 psi：　　　处理措施：

其他注意事项：

住院医/助理医师：	签名：	NYSORA©	
主治医师：	签名：	日期：	时间：

图 6-8　区域阻滞记录单模版

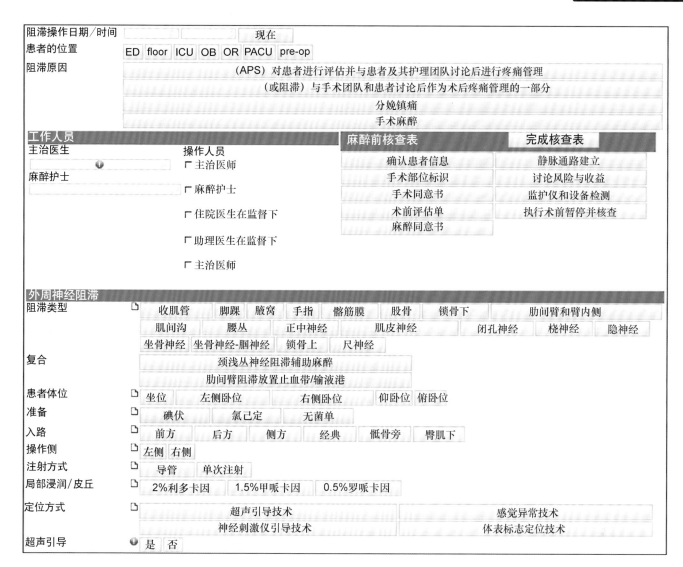

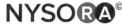

图 6-9 从电子病历中获取的区域阻滞记录单截图

表 6-2	外周神经阻滞过程中一些有用的特征性提示
推荐的外周神经阻滞过程中的注意事项	**示例**
指导操作者达到护理标准的细节	提示使用添加药物的空格
时间效率和个体化之间采取折中	提供带有勾选框和空白行的信息可根据需要进行描述
确保医疗文书规范，以防出现常见医疗纠纷	患者在操作过程中的镇静水平
文书符合监管机构（例如，联合委员会）要求	勾选显示操作侧的方框
方便缴费的详细账单	当阻滞"由外科医生要求"时，保险公司需要额外说明

病历系统，神经阻滞记录变得很简单，因为可以从相关记录列表中快速选择神经阻滞的变量。此外，任何事件都可以用键盘快速输入。

神经阻滞记录的另一个用处是可以将记录的超声图像或剪辑的视频打印放在病历夹，也可以以电子版存储在电子病历系统或单独的安全硬盘中。任何纸质版都应该有患者身份信息、日期，并用标记突出显示相关超声影像表现，比如局麻药扩散到神经周围。图 6-10 展示了区域麻醉操作记录的其他版本。

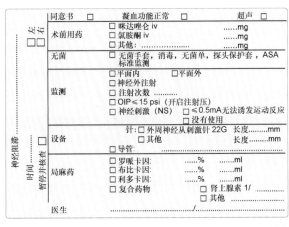

图 6-10　位于 ZOL（Ziekenhuis Oost-Limburg）的 NYSORA-Europe CREER（骨科研究、教育和加速康复中心）使用的外周神经阻滞记录单中的基本要素

📑 知情同意书

知情同意记录是实施区域麻醉的一个重要方面。在这方面，实际记录模式差异很大，并且缺乏神经阻滞专门的书面同意书。但是，出于以下几个原因，这个书面同意书非常重要：

- 在手术当天，患者通常会分心和焦虑，可能不记得与麻醉医生讨论的细节。书面的知情同意书可以帮助患者回想风险和收益。
- 一份书面同意书证明了患者和医生之间就风险和收益进行了讨论。
- 区域麻醉专用知情同意书应包括所有常见和严重的风险；医生可以将它们作为例行事项向患者解释，并减少遗漏重要风险的概率。

以下技巧有助于知情同意书的签署：

- 简明扼要。一个简单、简短的解释比长篇阔论更有助于患者回忆风险和收益。
- 不仅包括拟实施的区域麻醉的严重和主要风险，还应包括收益和预期效果。如果只讨论风险，患者很难做出明智的选择。
- 同时把知情同意的过程当作一种向患者宣教的方式。
- 给患者一份复印件。这有助于患者回忆与知情同意相关的信息。

📑 核查表

核查表的使用解决了患者安全隐患和卫生保健中许多其他质量问题。这是一种广泛适用、便宜且实施简单的方法，可以有效避免常见的人为错误。尽管核查表在诊疗过程中已常规使用来防止医疗事故和错误的发生，但是不断有阻滞了对侧（错误部位）的病例报告发生，说明这个问题没有简单的解决方案，核查表并不是万能方案。卫生保健中的核查表旨在增加团队沟通与合作（例如，讨论患者的风险因素）和完成直接简单的核查（例如，洗手，获得知情同意）。但是，要想成功地完成与操作有关的核查，就需要在多学科环境中培训如何执行。

暂停并核查

如果阻滞的位置发生改变，需要分次阻滞或由其他团队实施，在每一次新的阻滞进针前都应暂停，完成核查。在实施神经阻滞前，操作者应核查患者的身份、拟手术方式和部位、是否获得知情同意以及阻滞哪一侧。然而，在临床实践中，最常见的错误是忘记执行核查表或暂停并核查。NYSORA 设计了一种具有"暂停并核查"功能的超声探头保护套（图 6-11）。该保护套贴有含"STOP"标志的标签，在使用超声探头之前需要撕去"STOP"标签。

NYSORA 的 RAPT 核查表

在每次注射局麻药前应用 RAPT 方法，以排除神经刺激诱发的运动反应（R；0.5 mA 时未诱发）；确认回抽阴性（A）和低 OIP（P；< 15 psi），以避免针置入血管内和防止神经内注射。T 代表注射的局麻药总容量，应该记录在神经阻滞记录单内。

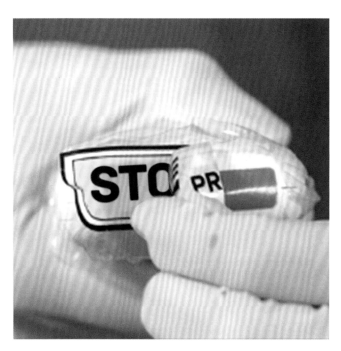

图 6-11　一个贴有可去除标签的探头保护套的例子，提醒操作者在进行神经阻滞操作前先核查（在阻滞前"STOP"）

（陈志霞　陈嘉博　译　马武华　审）

推荐阅读

Balocco AL, Kransingh S, Lopez A, et al. Wrong-side nerve blocks and the use of checklists: part 1. *Anesthesiol News.* 2019:24-31.

Barrington MJ, Kluger R. Ultrasound guidance reduces the risk of local anesthetic systemic toxicity following peripheral nerve blockade. *Reg Anesth Pain Med.* 2013;38:289-297.

Barrington MJ, Lirk P. Reducing the risk of neurological complications after peripheral nerve block: what is the role of pressure monitoring? *Anaesthesia.* 2019;74(1):9-12.

Bigeleisen PE. Nerve puncture and apparent intraneural injection during ultrasound-guided axillary block does not invariably result in neurologic injury. *Anesthesiology.* 2006;105:779-783.

Bigeleisen PE, Moayeri N, Groen GJ. Extraneural versus intraneural stimulation thresholds during ultrasound-guided supraclavicular block. *Anesthesiology.* 2009;110:1235-1243.

Buhre W, Rossaint R. Perioperative management and monitoring in anaesthesia. *The Lancet.* 2003;362:1839-1846.

Casati A, Baciarello M, Di Cianni S, et al. Effects of ultrasound guidance on the minimum effective anaesthetic volume required to block the femoral nerve. *Br J Anaesth.* 2007;98:823-827.

Chan VWS, Brull R, McCartney CJL, Xu D, Abbas S, Shannon P. An ultrasonographic and histological study of intraneural injection and electrical stimulation in pigs. *Anesth Analg.* 2007;104:1281-1284, table of contents.

Claudio R, Hadzic A, Shih H, et al. Injection pressures by anesthesiologists during simulated peripheral nerve block. *Reg Anesth Pain Med.* 2004;29:201-205.

Gadsden J. Current devices used for the monitoring of injection pressure during peripheral nerve blocks. *Expert Rev Med Devices.* 2018;15:571-578.

Gadsden JC, Choi JJ, Lin E, Robinson A. Opening injection pressure consistently detects needle–nerve contact during ultrasound-guided interscalene brachial plexus block.

Anesthesiology. 2014;120:1246-1253.

Gadsden J, Latmore M, Levine DM, Robinson A. High opening injection pressure is associated with needle-nerve and needle-fascia contact during femoral nerve block. *Reg Anesth Pain Med.* 2016;41(1):50-55.

Gadsden JC, Lindenmuth DM, Hadzic A, Xu D, Somasundarum L, Flisinski KA. Lumbar plexus block using high-pressure injection leads to contralateral and epidural spread. *Anesthesiology.* 2008;109:683-688.

Gadsden J, McCally C, Hadzic A. Monitoring during peripheral nerve blockade. *Curr Opin Anaesthesiol.* 2010;23:656-661.

Gauss A, Tugtekin I, Georgieff M, Dinse-Lambracht A, Keipke D, Gorsewski G. Incidence of clinically symptomatic pneumothorax in ultrasound-guided infraclavicular and supraclavicular brachial plexus block. *Anaesthesia.* 2014;69:327-336.

Gautier P, Vandepitte C, Schaub I, et al. The disposition of radio-contrast in the interscalene space in healthy volunteers. *Anesth Analg.* 2015;120:1138-1141.

Gerancher JC, Grice SC, Dewan DM, Eisenach J. An evaluation of informed consent prior to epidural analgesia for labor and delivery. *Int J Obstet Anesth.* 2000;9:168-173.

Guinard JP, Mulroy MF, Carpenter RL, Knopes KD. Test doses: optimal epinephrine content with and without acute beta-adrenergic blockade. *Anesthesiology.* 1990;73:386-392.

Hadzic A, Dilberovic F, Shah S, et al. Combination of intraneural injection and high injection pressure leads to fascicular injury and neurologic deficits in dogs. *Reg Anesth Pain Med.* 2004;29:417-423.

Hara K, Sakura S, Yokokawa N, Tadenuma S. Incidence and effects of unintentional intraneural injection during ultrasound-guided subgluteal sciatic nerve block. *Reg Anesth Pain Med.* 2012;37:289-293.

Hogan QH. Pathophysiology of peripheral nerve injury during regional anesthesia. *Reg Anesth Pain Med.* 2008;33:435-441.

Karmakar MK, Ho AM-H, Law BK, Wong ASY, Shafer SL, Gin T. Arterial and venous pharmacokinetics of ropivacaine with and without epinephrine after thoracic paravertebral block. *Anesthesiology.* 2005;103:704-711.

Kaye AD, Urman RD, Vadivelu N. *Essentials of Regional Anesthesia.* 2nd ed. Springer; 2018.

Krediet AC, Moayeri N, Bleys RLAW, Groen GJ. Intraneural or extraneural: diagnostic accuracy of ultrasound assessment for localizing low-volume injection. *Reg Anesth Pain Med.* 2014;39:409-413.

Krol A, Szarko M, Vala A, De Andres J. Pressure monitoring of intraneural and perineural injections into the median, radial and ulnar nerves: lessons from a cadaveric study. *Anesth Pain Med.* 2015;5:e22723.

Liu SS, YaDeau JT, Shaw PM, Wilfred S, Shetty T, Gordon M. Incidence of unintentional intraneural injection and postoperative neurological complications with ultrasound-guided interscalene and supraclavicular nerve blocks. *Anaesthesia.* 2011;66:168-174.

Loubert C, Williams SR, Hélie F, Arcand G. Complication during ultrasound-guided regional block: accidental intravascular injection of local anesthetic. *Anesthesiology.* 2008;108:759-760.

Martínez Navas A, DE LA Tabla González RO. Ultrasound-guided technique allowed early detection of intravascular injection during an infraclavicular brachial plexus block. *Acta Anaesthesiol Scand.* 2009;53:968-970.

McCombe K, Bogod D. Regional anaesthesia: risk, consent and complications. *Anaesthesia.* 2021;76(Suppl 1):18-26.

Mulroy MF, Weller RS, Liguori GA. A checklist for performing regional nerve blocks. *Reg Anesth Pain Med.* 2014;39:195-199.

Neal JM. Effects of epinephrine in local anesthetics on the central and peripheral nervous systems: neurotoxicity and neural blood flow. *Reg Anesth Pain Med.* 2003;28:124-134.

O'Donnell B, Riordan J, Ahmad I, Iohom G. Brief reports: a clinical evaluation of block characteristics using one milliliter 2% lidocaine in ultrasound-guided axillary brachial plexus block.

Anesth Analg. 2010;111:808-810.

Orebaugh SL, Kentor ML, Williams BA. Adverse outcomes associated with nerve stimulator-guided and ultrasound-guided peripheral nerve blocks by supervised trainees: update of a single-site database. *Reg Anesth Pain Med.* 2012;37:577-582.

Orebaugh SL, Mukalel JJ, Krediet AC, et al. Brachial plexus root injection in a human cadaver model: injectate distribution and effects on the neuraxis. *Reg Anesth Pain Med.* 2012;37:525-529.

Patil J, Ankireddy H, Wilkes A, Williams D, Lim M. An improvised pressure gauge for regional nerve blockade/anesthesia injections: an initial study. *J Clin Monit Comput.* 2015. doi:10.1007/s10877-015-9701-z.

Perlas A, Niazi A, McCartney C, Chan V, Xu D, Abbas S. The sensitivity of motor response to nerve stimulation and paresthesia for nerve localization as evaluated by ultrasound. *Reg Anesth Pain Med.* 2006;31:445-450.

Riazi S, Carmichael N, Awad I, Holtby RM, McCartney CJL. Effect of local anaesthetic volume (20 vs 5 ml) on the efficacy and respiratory consequences of ultrasound-guided interscalene brachial plexus block. *Br J Anaesth.* 2008;101:549-556.

Robards C, Hadzic A, Somasundaram L, et al. Intraneural injection with low-current stimulation during popliteal sciatic nerve block. *Anesth Analg.* 2009;109:673-677.

Russon K, Blanco R. Accidental intraneural injection into the musculocutaneous nerve visualized with ultrasound. *Anesth Analg.* 2007;105:1504-1505, table of contents.

Sala-Blanch X, Ribalta T, Rivas E, et al. Structural injury to the human sciatic nerve after intraneural needle insertion. *Reg Anesth Pain Med.* 2009;34:201-205.

Sandhu NS, Bahniwal CS, Capan LM. Feasibility of an infraclavicular block with a reduced volume of lidocaine with sonographic guidance. *J Ultrasound Med.* 2006 Jan;25(1):51-56.

Schafhalter-Zoppoth I, Zeitz ID, Gray AT. Inadvertent femoral nerve impalement and intraneural injection visualized by ultrasound. *Anesth Analg.* 2004;99:627-628.

Selander D, Dhunér KG, Lundborg G. Peripheral nerve injury due to injection needles used for regional anesthesia. An experimental study of the acute effects of needle point trauma. *Acta Anaesthesiol Scand.* 1977;21:182-188.

Sites BD, Taenzer AH, Herrick MD, et al. Incidence of local anesthetic systemic toxicity and postoperative neurologic symptoms associated with 12,668 ultrasound-guided nerve blocks: an analysis from a prospective clinical registry. *Reg Anesth Pain Med.* 2012;37(5):478-482.

Steinfeldt T, Graf J, Schneider J, et al. Histological consequences of needle-nerve contact following nerve stimulation in a pig model. *Anesthesiol Res Pract.* 2011;2011:591851.

Steinfeldt T, Poeschl S, Nimphius W, et al. Forced needle advancement during needle-nerve contact in a porcine model: histological outcome. *Anesth Analg.* 2011;113:417-420.

Swisser F, Marques M, Bringuier S, Capdevila X. Injection pressure monitoring during peripheral nerve blocks: from bench to operating theatre. *Anaesth Crit Care Pain Med.* 2020;39(5):603-610.

Tanaka M, Sato M, Kimura T, Nishikawa T. The efficacy of simulated intravascular test dose in sedated patients. *Anesth Analg.* 2001;93:1612-1617, table of contents.

Theron PS, Mackay Z, Gonzalez JG, Donaldson N, Blanco R. An animal model of "syringe feel" during peripheral nerve block. *Reg Anesth Pain Med.* 2009;34:330-332.

Tsai TP, Vuckovic I, Dilberovic F, et al. Intensity of the stimulating current may not be a reliable indicator of intraneural needle placement. *Reg Anesth Pain Med.* 2008;33:207-210.

Tsui BCH, Knezevich MP, Pillay JJ. Reduced injection pressures using a compressed air injection technique (CAIT): an in vitro study. *Reg Anesth Pain Med.* 2008;33:168-173.

Vadeboncouer T, Weinberg G, Oswald S, Angelov F. Early detection of intravascular injection during ultrasound-guided supraclavicular brachial plexus block. *Reg Anesth Pain Med.* 2008;33:278-279.

Vandepitte C, Gautier P, Xu D, Salviz EA, Hadzic A. Effective volume of ropivacaine 0.75% through a catheter required for interscalene brachial plexus blockade. *Anesthesiology.* 2013;118:863-867.

Van Obbergh LJ, Roelants FA, Veyckemans F, Verbeeck RK. In children, the addition of epinephrine modifies the pharmacokinetics of ropivacaine injected caudally. *Can J Anaesth.* 2003;50:593-598.

Voelckel WG, Klima G, Krismer AC, et al. Signs of inflammation after sciatic nerve block in pigs. *Anesth Analg.* 2005;101:1844-1846.

Whitlock EL, Brenner MJ, Fox IK, Moradzadeh A, Hunter DA, Mackinnon SE. Ropivacaine-induced peripheral nerve injection injury in the rodent model. *Anesth Analg.* 2010;111(1):214-220.

Wiesmann T, Bornträger A, Vassiliou T, et al. Minimal current intensity to elicit an evoked motor response cannot discern between needle-nerve contact and intraneural needle insertion. *Anesth Analg.* 2014;118:681-686.

第**7**章 外周神经阻滞的适应证

引言

外周神经阻滞（peripheral nerve blocks，PNBs）是急性疼痛管理的多模式镇痛的重要组成部分。外周神经阻滞可作为单独的麻醉方式或与椎管内麻醉或全身麻醉联合使用。现已充分证明区域麻醉的使用给临床带来许多益处。临床上床旁超声的广泛使用和快速康复策略的推广增加了外周神经阻滞的适应证和实用性。许多新的区域麻醉技术的应用促进了患者术后早期活动。这些新技术倾向于阻滞特定的远端感觉分支，减少对肢体运动的阻滞。例如，有人提议用多个躯干筋膜平面阻滞来替代硬膜外镇痛，避免胸腹部手术后的不良影响（如体位性低血压、运动障碍）。

对于特定的手术，选择正确的神经阻滞是手术成功的关键。本章旨在为临床医生选择合适的神经阻滞提供指导。表 7-1 讨论了外周神经阻滞的禁忌证。本章以临床骨科手术患者的围手术期管理方案为例。

表 7-1	外周神经阻滞禁忌证
绝对禁忌证	**相对禁忌证**
患者拒绝	患者无法配合或情绪激动
明确有多种局麻药过敏史	局麻药过敏史不明确（通常为口腔外科手术）
神经 / 神经丛创伤或者进行性神经病变	沿阻滞神经分布的神经功能缺损病史
有凝血功能障碍需深部阻滞，特别是阻滞部位靠近神经轴的患者	凝血功能障碍或抗凝治疗周围血管病变的患者
注射部位感染	

上肢阻滞

由于臂丛支配着整个上肢，所以区域麻醉可以作为许多上肢外科手术的主要麻醉和镇痛方式。臂丛阻滞的水平（近端-远端）可以根据具体手术区域神经支配来决定，是颈神经根还是远端外周神经。表 7-2 列出了常见的神经阻滞技术及其适应证。

上肢手术选择外周神经阻滞技术需要综合考虑与手术密切相关的术中和围手术期的需求。例如，预期手术过程中涉及的解剖结构、是否需要止血带及止血带的位置（手臂或前臂）决定了选择的麻醉技术能否提供最佳感觉-运动阻滞区域。同样，术中神经功能的监测对于肌腱修复或其他功能恢复手术很重要，在这类手术中，保留运动功能的远端外周神经阻滞可以非常有用地监测和确保预期的神经功能结果。

单侧膈肌麻痹是近端臂丛阻滞如肌间沟臂丛阻滞或锁骨上臂丛阻滞最常见的一种短暂不良反应。这是由于局麻药在颈筋膜下向膈神经扩散，和（或）局麻药向 C3 ～ C5 近端扩散引起的，导致呼吸功能暂时性下降约 20%。对于既往存在严重呼吸功能障碍且不能耐受这种呼吸功能进一步下降的患者，应选择其他方法替代近端臂丛阻滞。

下肢阻滞

通过神经阻滞实现下肢完全麻醉比上肢更有挑战性。这是因为下肢神经由腰丛和骶丛共同支配。因此常需要联合多种神经阻滞，来实现下肢完全的麻醉或镇痛。表 7-3 列出了常见的下肢阻滞及其选择后需实际考虑的因素。

许多涉及髋关节和膝关节的手术多在椎管内麻醉下进行，并结合神经阻滞来进行术后镇痛。这种

表 7-2	常见的上肢阻滞及其适应证		
外周神经阻滞	适应证	优点	缺点
肌间沟臂丛阻滞	● 肩部手术 ● 冻结肩松解术 ● 上臂和肱部的手术	● 远端向锁骨上神经扩散 ● 不阻滞臂丛下干并保留手部部分活动能力	● 由于向膈神经扩散可引起单侧膈肌麻痹 ● 与远端神经阻滞相比，复杂的神经丛结构具有更高的短暂性神经病变风险 ● 不阻滞臂丛下干，因此不建议用于肘部及以下部位的手术 ● 副作用：霍纳综合征，喉返神经阻滞
锁骨上臂丛阻滞	● 肩关节手术（如果臂丛上干被阻滞） ● 手臂、前臂和手部的手术	● 单个阻滞可以麻醉包括肩部的整个手臂 ● 起效迅速	● 由于局麻药向膈神经扩散可引起单侧膈神经麻痹（容量依赖性） ● 有发生气胸和穿破血管的风险
肩关节阻滞（肩胛上神经＋腋神经阻滞）	● 肩关节手术 ● 冻结肩松解术	● 保留膈神经 ● 对肩关节前后囊的有效镇痛作用	● 在肥胖患者中获得合格的超声图像可能具有挑战性 ● 阻滞范围不含胸神经、肌皮神经和肩胛下神经
肋锁间隙臂丛阻滞	● 肩部手术（也可能需要肩胛上阻滞） ● 手臂手术（可能需要进行肋间臂阻滞） ● 前臂和手部的手术	● 连续阻断臂丛的三个束 ● 保留膈神经	● 在肥胖患者中获得合格的超声图像可能具有挑战性 ● 需要更高的神经阻滞技术
锁骨下臂丛阻滞	● 腋窝远端至远端手臂的手术	● 导管放置方便 ● 膈神经阻滞发生率低 ● 发生气胸的风险低于锁骨上入路	● 在肥胖患者中获得合格的超声图像可能具有挑战性 ● 阻滞位置较深 ● 阻滞臂丛的三束需要更多容积的局麻药 ● 可能需要肋间臂神经阻滞
腋路臂丛阻滞	● 手臂、肘部及以下部位的手术	● 阻滞位置较浅 ● 在抗凝治疗的情况下容易压迫止血 ● 适用于双侧阻滞	● 需要手臂的外展才能暴露腋窝 ● 需要多次注射 ● 感染风险高
正中神经、尺神经和桡神经阻滞（肘部水平）	● 前臂、手部和手腕的手术	● 保留肘部的功能 ● 可以选择特定神经进行阻滞 ● 阻滞位置表浅 ● 与其他臂丛阻滞相比，需要更少的局麻药剂量和容量	● 每条神经都需要进行单独的阻滞 ● 需要改变手臂的位置来分别阻断桡神经、正中神经和尺神经 ● 前臂完全麻醉，可能需要额外的肌皮神经阻滞 ● 不适用于手臂上止血带的情况
腕部阻滞（正中神经、尺神经和桡神经的远端阻滞）	● 手部手术	● 保留手腕和部分手指的运动功能 ● 术中可对神经功能进行监测 ● 阻滞位置表浅 ● 需要局麻药的容积少 ● 起效迅速	● 需要多次进针 ● 腕部水平的切口附近需要皮下浸润

表 7-3	常见的下肢阻滞及其适应证		
外周神经阻滞	**适应证**	**优点**	**缺点**
腰丛阻滞	• 髋关节或膝关节手术的术后镇痛 • 结合近端坐骨神经阻滞：髋关节、大腿和膝关节的手术麻醉	• 阻断了支配臀部、膝盖和大腿前部的所有腰丛分支 • 可与患者侧卧位或坐位的椎管内麻醉结合	• 属于深部阻滞，靠近神经轴，并且技术复杂 • 必须仔细考虑风险 / 收益比 • 潜在并发症：硬膜外扩散、穿破血管、局麻药中毒、刺破腹膜或肾
髂筋膜阻滞	• 髋关节骨折和髋关节手术镇痛 • 大腿前部手术的镇痛	• 同时阻断股神经和股外侧皮神经 • 阻滞位置表浅且技术简单，操作容易 • 直接损伤神经的风险较低	• 需要局麻药的容积大 • 导致运动阻滞伴股四头肌无力
髋关节囊周围阻滞	• 髋关节置换术或髋关节骨折的镇痛	• 阻滞髋关节前囊的感觉分支 • 保留髋关节和股四头肌的功能，有利于早期活动 • 技术简单，操作容易，不需要识别神经	• 镇痛作用的质量和持续时间均低于髂筋膜阻滞 • 需要更多的证据来明确该阻滞具体技术方面问题（最小有效容积、相对于腰大肌肌腱的注射部位等） • 疗效证据不足
股神经阻滞	• 髋部骨折镇痛 • 髋关节或膝关节手术的术后镇痛 • 大腿前部、股四头肌肌腱和髌骨浅表手术的手术麻醉 • 大腿止血带的镇痛	• 阻滞位置表浅 • 可持续的镇痛	• 导致运动阻滞伴股四头肌麻痹
股骨三角区阻滞 / 收肌管阻滞	• 膝关节手术镇痛 • 踝关节 / 足部内侧手术的麻醉和镇痛	• 减少与股神经阻滞相关的运动阻滞 • 在膝关节前内侧可提供有效的镇痛	• 部分股四头肌无力的风险（容积依赖性和扩散依赖性）
膝神经阻滞	• 膝关节镇痛	• 选择性膝关节感觉阻滞，无运动阻滞	• 镇痛不完全 • 需要在膝关节周围进行多点注射 • 不能预测扩散范围 • 疗效证据不足
后路坐骨神经阻滞 （经臀或臀下）	• 大腿后部和膝盖以下部位手术的麻醉 • 髋关节和膝关节手术的补充镇痛	• 经臀入路完全阻滞坐骨神经和股后皮神经 • 联合股神经阻滞进行单侧下肢麻醉	• 阻滞位置深，获得合格的超声图像可能具有挑战性 • 患者不舒适 • 需要侧卧位 / 俯卧位 • 广泛的运动阻滞（膝盖、脚和踝部） • 臀下入路不阻滞股后皮神经
前路坐骨神经阻滞	• 膝关节后部手术的补充镇痛 • 膝关节以下下肢手术的麻醉	• 阻滞时患者不需要侧卧位 / 俯卧位 • 与股神经阻滞联合使用方便	• 阻滞位置深，获得合格的超声图像可能具有挑战性 • 患者不舒适

表 7-3	常见的下肢阻滞及其适应证（续）		
外周神经阻滞	适应证	优点	缺点
腘窝坐骨神经阻滞	• 膝关节以下、脚和脚踝部位手术的手术麻醉 • 膝关节后部手术的补充镇痛	• 单次注射 • 联合隐神经阻滞使膝关节以下部位完全麻醉/镇痛 • 阻滞位置表浅，技术简单，操作容易 • 与近端坐骨神经阻滞相比，保留了膝关节的功能 • 在仰卧位、倾斜位和俯卧位下均可操作	• 膝关节以下（踝关节和足部）运动均被阻滞
iPACK	• 膝关节后侧腔室镇痛	• 选择性膝关节后侧感觉阻滞，无运动阻滞	• 进针路径长 • 肥胖患者的腘血管和坐骨神经的超声成像很困难
踝关节阻滞	• 脚和脚趾的手术	• 踝关节周围神经的位置分布表浅 • 保留踝关节的功能，可以早期行走无需助行器辅助	• 需要多次注射，这可能会让患者感到不舒服

方式结合了两种方法的优点，与全身麻醉相比，椎管内麻醉的预后更好，而保留运动的特定神经阻滞有助于早期活动和恢复。例如，通过分别阻滞坐骨神经和隐神经远端分支，踝关节阻滞现已成为踝关节和足部手术加速康复外科（ERAS）的首选技术并且被越来越多地应用。它不仅可以为手术提供持续和完善的麻醉效果，还可延长术后镇痛的效果。

▶ 胸壁和腹壁阻滞

超声引导提高了胸腹部体表标志定位技术的准确性，如肋间和椎旁阻滞。超声的使用可以客观和精确地识别筋膜平面，促进了许多新的筋膜平面镇痛技术的发展。因此，躯干阻滞在多模式镇痛方案中的使用越来越多，特别是在胸腹部手术的患者中（表 7-4）。

表 7-4	常见的胸腹壁阻滞及其适应证		
外周神经阻滞	适应证	优点	缺点
椎旁阻滞	• 乳腺、胸部、上腹部手术的镇痛 • 肋骨骨折的镇痛	• 单侧目标脊神经的前、后部完全阻滞 • 交感神经干阻滞	• 阻滞位置深，接近神经轴和胸膜 • 技术上具有挑战性 • 并发症的风险：气胸、硬膜外扩散、刺破血管 • 可能需要多节段穿刺
肋间神经阻滞	• 乳房、胸部、上腹部手术的镇痛	• 节段性脊神经（前支和侧支）完全阻滞 • 体表标志很容易找到	• 需要多次注射 • 有气胸风险 • 多节段注射有局麻药全身中毒的风险 • 未能覆盖腹部内脏疼痛
胸肌平面阻滞	• 小型乳腺外科手术和腋窝淋巴结清扫术的麻醉 • 乳腺手术和胸壁前外侧手术的辅助镇痛	• 属于浅表筋膜平面阻滞，技术简单，容易操作 • 可以在仰卧位进行 • 发生气胸的风险低	• 不能阻滞肋间神经的前支 • 无法预测阻滞的扩散平面
前锯肌平面阻滞	• 乳腺、胸部或心脏手术的补充镇痛 • 肋骨骨折镇痛	• 属于浅表筋膜平面阻滞 • 发生气胸的风险低	• 不能阻滞肋间神经的前皮支 • 阻滞扩散平面不稳定 • 不适合肋骨后部骨折

表 7-4	常见的胸腹壁阻滞及其适应证（续）		
外周神经阻滞	适应证	优点	缺点
竖脊肌平面阻滞	• 肋骨骨折镇痛 • 胸、上腹部手术的辅助镇痛	• 属于椎旁筋膜平面阻滞，技术简单，易于操作 • 为胸后壁提供有效镇痛	• 作用机制不明确 • 没有足够证据支持在胸腹壁前外侧和下肢手术中的有效性 • 可能需要注射多个水平或高容积的局麻药
腹横肌平面（TAP）阻滞	• 腹部手术的辅助镇痛	• 阻滞平面表浅 • 仰卧位操作简单 • 通过不同的入路特异性地阻滞上、中、下腹壁	• 阻滞扩散平面不确定 • 根据腹壁被阻滞的面积，可能需要多次注射和大容积的局麻药
腹直肌鞘阻滞	• 腹正中线或脐周围腹部切口的补充镇痛	• 属于浅表筋膜平面阻滞 • 明确阻滞胸腹神经的前皮支	• 阻滞扩散平面不定 • 需要双侧注射，才能在正中线进行有效的镇痛 • 镇痛的持续时间、程度和质量可能各不相同 • 穿破上腹壁血管可导致腹直肌鞘内血肿形成的风险
腰方肌阻滞（QLB 1，2，TQLB）	• 前外侧腹壁和腹膜壁层的镇痛 • 该阻滞方法的一些变化目的是为下肢手术提供镇痛	• 阻断支配腹壁的脊神经前支 • 不同的方法导致不同的镇痛效果	• 阻滞扩散平面不确定 • 镇痛的持续时间、程度和质量可能各不相同 • 获得合格的超声图像通常具有挑战性（最常见的是阻滞的深度变化，即TQLB） • 有肾、肝和（或）脾损伤的风险

根据临床证据和经验，针对特定的手术适应证，合理、明智地选择胸腹部阻滞技术，对临床相关镇痛至关重要。手术部位是最重要的考虑因素，因为它决定了需要进行镇痛的区域（后壁、侧壁或前壁）以及需要进行镇痛干预覆盖的皮节数量。还需要考虑的其他因素包括引流管和敷料的存在和位置，以及镇痛过程中患者的体位。双侧多节段阻滞需要注意局麻药的总量。对于近来频繁发表的大量新型筋膜平面注射及其改进方法，我们需认真考虑、不断试验、详尽研究不同方法的有效性、持续时间和风险 / 收益比。这是因为一些新技术的作用机制和实际镇痛效果尚未明确。

围手术期管理

有效的镇痛最好是通过围手术期管理途径来实现，目的是提供标准化的和基于循证医学证据的护理。该方案应考虑患者和手术因素以及实际情况，如科室和医院的规章制度。多学科团队成员（如外科医师、麻醉医师、护理人员、物理治疗师）之间的有效沟通是建立和评估这些路径有效性的关键。本节概述的常见主要骨科手术管理方案是基于当前指南建议和公认的围手术期管理临床实践的几个例子（图 7-1 和图 7-2）。

表 7-5 列出了一些用于常见手术麻醉和镇痛的外周神经阻滞技术，以及其他常见的镇痛选择。

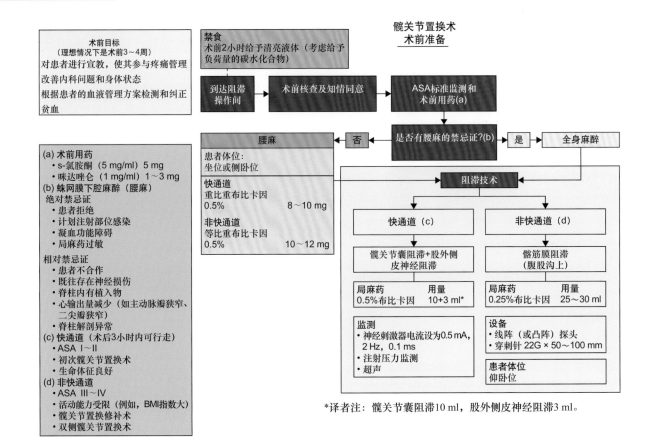

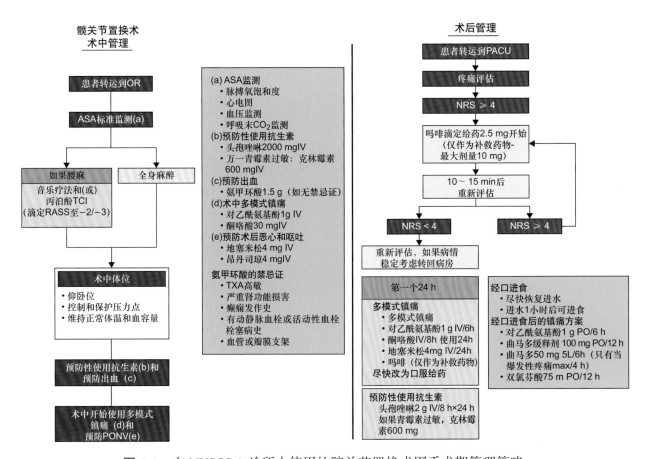

图 7-1　在 NYSORA 诊所中使用的髋关节置换术围手术期管理策略

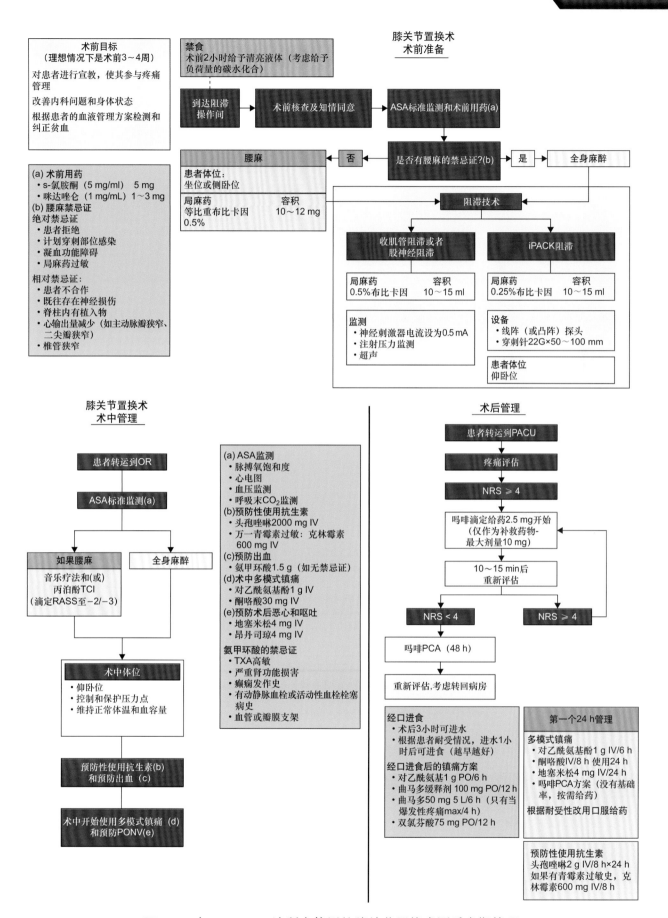

图 7-2　在 NYSORA 诊所中使用的膝关节置换术围手术期管理

| 表 7-5 | 常见外科手术的神经阻滞适应证汇总 | |

解剖区域	常见外科手术	阻滞类型
肩	• 人工全肩关节置换术 • 冻结肩松解术 • 肩袖损伤修补术	• 肌间沟阻滞（单次或置管） • 锁骨上臂丛阻滞 • 肩关节阻滞 • 肋锁间隙臂丛阻滞
肘	• 骨折 • 肌腱修复	• 锁骨上臂丛阻滞 • 肋锁间隙臂丛阻滞 • 锁骨下臂丛阻滞 • 腋路臂丛阻滞 • +/-皮下浸润
前臂	• 骨折 • 置换术 • 截骨术	• 锁骨上臂丛阻滞 • 锁骨下臂丛阻滞 • 肋锁间隙臂丛阻滞 • 腋路臂丛阻滞
手 腕	• 腕管 • 肌腱修复 • 置换术 • 骨折	• 锁骨上臂丛阻滞 • 腋路臂丛阻滞 • 肘关节水平进行选择性外周神经阻滞
手 手指	• 腕管 • 扳机指	• 腋路臂丛阻滞 • 前臂水平进行选择性外周神经阻滞 • +/-皮下浸润
胸部	• 乳房切除术 • 胸廓切开术 • 治疗装置植入术 • 肋骨骨折	• 椎旁阻滞 • 肋间神经阻滞 • 胸肌平面阻滞 • 前锯肌平面阻滞 • 竖脊肌平面阻滞
腹部	• 腹部手术 • 妇科手术	• 腹横肌平面阻滞 • 腰方肌阻滞 • 腹直肌鞘阻滞
髋关节	• 髋关节置换 • 髋关节骨折 • 髋关节修补	• 髂筋膜阻滞 • 髋关节囊周围阻滞 • 腰丛阻滞
膝关节	• 膝关节置换 • **前交叉韧带（ACL）**	• 股神经阻滞 • 股三角区阻滞 / 收肌管阻滞 • 膝神经阻滞 • iPACK 阻滞
踝关节	• 关节融合术 • 关节镜手术 • 骨折 • 肌腱修复	• 胫神经阻滞（单次注射或置管） • +/-隐神经阻滞
前脚 脚趾	• 蹈指外翻	• 胫神经阻滞 • +/-隐神经阻滞 • 踝关节阻滞

（陈嘉博　陈志霞　译　陈潮金　审）

推荐阅读

Abdallah FW, Brull R, Joshi GP. Pain management for ambulatory arthroscopic anterior cruciate ligament reconstruction: evidence-based recommendations from the society for ambulatory anesthesia. *Anesth Analg.* 2019;128:631-40.

Alain D, Philippe M, Clément C, Olivier R, Coppens S. Ultrasound-guided ankle block: history revisited. *Best Pract Res Clin Anaesthesiol.* 2019;33:79-93.

Albrecht E, Chin KJ. Advances in regional anaesthesia and acute pain management: a narrative review. *Anaesthesia.* 2020;75:e101-10.

Albrecht E, Mermoud J, Fournier N, Kern C, Kirkham KR. A systematic review of ultrasound-guided methods for brachial plexus blockade. *Anaesthesia.* 2016;71:213-27.

Børglum J, Gögenür I, Bendtsen TF. Abdominal wall blocks in adults. *Curr Opin Anaesthesiol.* 2016;29:638-43.

El-Boghdadly K, Madjdpour C, Chin KJ. Thoracic paravertebral blocks in abdominal surgery —a systematic review of randomized controlled trials. *Br J Anaesth.* 2016;117:297-308.

Feigl GC, Litz RJ, Marhofer P. Anatomy of the brachial plexus and its implications for daily clinical practice: regional anesthesia is applied anatomy. *Reg Anesth Pain Med.* 2020;45:620-7.

Grape S, Kirkham KR, Baeriswyl M, Albrecht E. The analgesic efficacy of sciatic nerve block in addition to femoral nerve block in patients undergoing total knee arthroplasty: a systematic review and meta-analysis. *Anaesthesia.* 2016;71:1198-209.

Guay J, Parker MJ, Griffiths R, Kopp S. Peripheral nerve blocks for hip fractures. *Cochrane Database Syst Rev.* 2017; 5(5):CD001159.

Hussain N, Ghazaleh G, Ragina N, Banfield L, Laffey JG, Abdallah FW. Suprascapular and interscalene block shoulder surgery: a systematic review and meta-analysis. *Anesthesiology.* 2017;127:998-1013.

Hussain N, Ferreri TG, Prusick PJ, et al. Adductor canal block versus femoral canal block for total knee arthroplasty: a meta-analysis: What does the evidence suggest? *Reg Anesth Pain Med.* 2016;41:314-20.

Kohring JM, Orgain NG. Multimodal analgesia in foot and ankle surgery. *Orthop Clin North Am.* 2017;48:495-505.

Korwin-Kochanowska K, Potié A, El-Boghdadly K, Rawal N, Joshi G, Albrecht E. PROSPECT guideline for hallux valgus repair surgery: a systematic review and procedure-specific postoperative pain management recommendations. *Reg Anesth Pain Med.* 2020;45:702-8.

Morrison C, Brown B, Lin DY, Jaarsma R, Kroon H. Analgesia and anesthesia using the pericapsular nerve group block in hip surgery and hip fracture: a scoping review. *Reg Anesth Pain Med.* 2020:1-7. doi:10.1136/rapm-2020-101826

Park SK, Lee SY, Kim WH, Park HS, Lim YJ, Bahk JH. Comparison of supraclavicular and infraclavicular brachial plexus block: a systemic review of randomized controlled trials. *Anesth Analg.* 2017;124:636-44.

Polshin V, Petro J, Wachtendorf LJ, et al. Effect of peripheral nerve blocks on postanesthesia care unit length of stay in patients undergoing ambulatory surgery: a retrospective cohort study. *Reg Anesth Pain Med.* 2021. doi:10.1136/rapm-2020-102231

Steenberg J, Møller AM. Systematic review of the effects of fascia iliaca compartment block on hip fracture patients before operation. *Br J Anaesth.* 2018;120:1368-80.

Tran DQH, Elgueta MF, Aliste J, Finlayson RJ. Diaphragm-sparing nerve blocks for shoulder surgery. *Reg Anesth Pain Med.* 2017;42:32-8.

Warfield DJ Jr, Barre S, Adhikary SD. Current understanding of the fascial plane blocks for analgesia of the chest wall: techniques and indications update for 2020. *Curr Opin Anaesthesiol.* 2020;33:692-7.

第8章　连续外周神经阻滞

引言

单次外周神经阻滞（peripheral nerve blocks，PNBs）的镇痛时间大约在 8 ～ 24 h。虽然我们常期望能延长镇痛时间，但实际上可供临床选择的方法有限。例如肌间沟臂丛阻滞，应用美国食品和药物管理局（Food and Drug Administration，FDA）批准的脂质体布比卡因（Exparel）作为单次阻滞的药物，其镇痛效果长达 72 h。2021 年 4 月，欧盟也批准 Exparel 用于肌间沟臂丛阻滞和股神经阻滞。同样可在局部神经的周围置管，持续输注局麻药（local anesthetic，LA）来实现更长的镇痛时间，虽然此方法对技能和管理水平要求较高，但其设备和耗材在全球均有供应。连续外周神经阻滞（continuous peripheral nerve blocks，CPNBs）的适应证广泛，最典型的是应用于麻醉或镇痛的临床指征越来越多，也可用于筋膜鞘置管（例如胸大肌、竖脊肌）。大多数 CPNBs 相关报道与围手术期疼痛的治疗有关。尽管有一些关于 CPNBs 新应用的报道，但是缺乏置管输注有效性的证据。

连续外周神经阻滞的历史和背景

近 70 年来，随着连续外周神经阻滞技术的不断发展，其临床实践也不断增加。对导管目标位置定位的方法包括解剖标志、感觉异常、电刺激、透视和超声（ultrasound，US）。1946 年 Ansbro 报道了连续外周神经阻滞方法，在大量上肢手术患者中行锁骨上臂丛阻滞后，使用软木塞固定穿刺针。其他早期报道包括 1950 年 Humphries 采用的类似做法。1951 年 Sarnoff 等报道了采用电刺激，将高级聚乙烯管通过绝缘穿刺针，留置于外周神经附近。到 1995 年已有多种方式引导置入连续外周神经阻滞导管。

Pham-Dang 等报道了在 X 线透视引导下置入腋路臂丛阻滞导管。

Guzeldemir 报道了采用超声引导留置腋路臂丛阻滞导管。20 世纪 90 年代后期，在门诊实施 CPNB 变得普遍。对于住院和门诊的患者，留置外周神经阻滞导管并通过相对较小、重量轻且价格低廉的便携式输液泵持续输注局麻药。

连续外周神经阻滞输注的设备已经从一个简单的稳定输液针的软木塞，发展到在针头前方设计导管鞘，再到通过刺激针留置类似硬膜外导管的方法。电刺激导管的引入是为了提高导管远端放置的准确性，但随着超声引导下置入神经阻滞导管并观察局麻药扩散的广泛应用，电刺激方法已被逐渐淘汰。

无论使用何种置管技术或方法，导管总是放置在目标神经丛或神经周围的组织内（图 8-1）。选择神经阻滞置管的患者也从单纯的住院患者扩大到门诊患者，患者可以居家进行输注治疗，以便更早出院。如今，连续外周神经阻滞技术可用于各类患者和群体，儿童、孕妇、老年者，正常活动患者和危重患者均可应用。

杜克大学的 Klein 等是首批对局麻药输注的优点进行客观量化研究的人员。在一项随机、双盲、安慰剂对照研究中，对接受开放性肩部手术患者，电刺激引导下于肌间沟放置导管，术后采用便携式输液泵以 10 ml/h 的速率输注 0.2% 罗哌卡因或生理盐水，维持时间共 23 h。罗哌卡因组患者的疼痛评分较低，平均为 1 分（满分 10 分），而生理盐水组患者的评分为 3 分。他们的结果表明，住院患者术后采用连续外周神经输注是有益的。1998 年，Rawal 报道了 70 例门诊患者进行神经阻滞置管输注，引发了人们对门诊患者置管的兴趣。多项跟踪、随机对照研究证实了门诊患者使用 CPNBs 的有效性。因此，在门诊实施神经阻滞导管输注成为一种常见的做法。

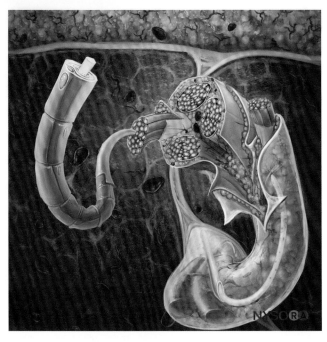

图 8-1　留置导管的定义：穿刺针成功放置在含有神经的组织平面后，通过针尖置入导管进行局麻药的输注和（或）给予负荷剂量

连续外周神经阻滞的患者选择

适应证

留置外周神经阻滞导管特别适用于预计全身性镇痛药等传统方法难以进行镇痛，而疼痛时间又超过 12 至 24 h 的急性围手术期疼痛。对于不能耐受其他镇痛方案治疗的患者，留置外周神经阻滞导管也可能是有价值的。常见适应证为血管病变患者和血管意外或栓塞后的交感神经切除 / 血管扩张患者，断指再植术，保肢手术，以及雷诺综合征的治疗。有报道在战争创伤后，伤者转送至治疗中心的过程中使用连续外周神经输注技术。也有报道此技术用于治疗慢性疼痛，如幻肢痛、复杂区域疼痛综合征、癌症疼痛、术前疼痛控制和三叉神经痛治疗。

禁忌证

CPNB 的禁忌证包括导管置入部位存在感染和对局麻药过敏的患者。其他相对禁忌证包括凝血功能障碍、既往存在神经病变、术后需要神经血管检查、有跌倒风险，以及不能按照医嘱在家中进行输注治疗的患者。另外某些禁忌证与留置导管的特定位置有关，如肌间沟或锁骨上臂丛阻滞置管会引起膈肌麻痹。

导管的置入和管理

无论采用何种置管技术或方法，导管总是放置在目标神经丛或神经的周围组织内（图 8-1）。超声引导便于导管置入，特别是通过观察局麻药在治疗区域内的扩散来确认导管的位置。

有多种类型的导管可留置于神经周围。两种主要的设计分别为电刺激和非电刺激导管（图 8-2）。电刺激导管可将电流传导到尖端，以便在不使用或无法使用超声时确定导管位置。非电刺激导管通常是"盲目"置入，或在超声引导下进行。

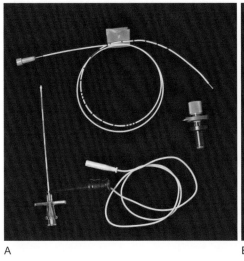
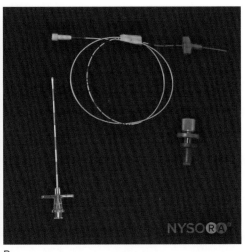

图 8-2　两种神经周围导管设计示例：（**A**）绝缘穿刺针和电刺激导管（StimuCath，Teleflex/Arrow，Reading，PA）和（**B**）非绝缘穿刺针和非电刺激导管（FlexBlock，Teleflex/Arrow，Reading，PA）

超声引导下置入外周神经阻滞导管包括五个步骤：

1. 将穿刺针放置在神经周围（治疗）区域。
2. 注射局麻药明确针尖的位置并为导管"打开空间"。
3. 置入导管的长度距导管尖端超过 5 cm。
4. 注射局麻药明确导管尖端位于治疗区域。
5. 固定导管以防止脱出。

虽然置入足够深度的导管可以防止其脱出，但导管过深可能会增加导管打结以至于需要手术取出的风险。大多数关于导管拔出困难的报道都是使用电刺激导管。这是因为尖端的线圈可能容易将纤维蛋白固定到组织上，进而导致粘连。如果置入深度超过针尖 5 cm，导管打结的风险可能更高。

常用的导管管理策略如表 8-1 所示。近期推出了一种自动、程序性泵注局麻药的方法。这种程序性输注的方法不仅可以减少患者的参与，还可以减少单次剂量注射的次数。事实上导管位置无法完全控制，且在治疗期间可能会发生改变，了解是否需要给予单次剂量注射尤为重要。因此，给予单次剂量注射是为了确保即使导管位置不理想时，局麻药也能因在阻滞区域的大范围浸润到靶神经而达到镇痛效果。

▶ 优点

众多研究证明外周神经阻滞置管的优点主要与获得良好的镇痛效果，减少阿片类药物使用，从而避免其副作用有关。同时还证实了留置导管可以达到早期关节活动的目标，获得更高的患者满意度和实现早期出院。然而，留置导管后不应舍弃其他多模式镇痛方案，这是因为许多手术部位，例如膝关节或髋关节，都受多条神经支配。因此，即使留置有效的 CPNB，也需要联合其他多模式镇痛。

导管位置和手术部位会影响镇痛效果和减少阿片类药物应用所获得的益处。若靶神经的感觉分布范围覆盖整个手术区域，通常可提供最完善的镇痛效果。因此，区域麻醉尤其适用于肩部手术（肌间沟置管）和足部手术（腘部坐骨神经置管）。随机对照实验也证实了锁骨下臂丛阻滞置管的有效性。然而，在此部位达到足够的镇痛效果通常需要相对较大剂量的局麻药，这可能会导致手臂或手指麻木。

▶ 风险

单次注射神经阻滞与连续外周神经阻滞的并发症发生率相近。多数副作用和并发症都相对较轻微，包括血肿形成、感染或神经损伤。此外，导管可能会误入血管、硬膜外、蛛网膜下腔或神经内。虽然感染性并发症并不常见，但导管菌落定植很常见，发生率大约 29% ～ 58%。任何的区域阻滞技术都可能出现神经系统并发症，虽罕见但很严重，很难界定它是由外科手术、患者体位、单次注射阻滞还是导管 / 输注导致的。据报道，连续外周神经阻滞后一过性神经系统症状的发生率为 0% ～ 1.4%。在一项3500 例患者使用外周神经置管的大型研究中发现，持续长时间阻滞者（超过 6 周）的神经系统症状的发生率为 0.2%。

导管可能会出现意外脱落、阻塞、断裂、粘连甚至难以拔出。导管在治疗位置发生移位是相对常见的，是影响其临床作用的最大因素。移位取决于置入部位（更常见于浅表位置）、置入技术和留置导管的长度。最近在一项健康志愿者的研究中发现，高达 25% 的股神经阻滞置管可能会从原来的预定位置脱落。图 8-3 展示了疑似导管脱落的排除与处理流程。

一般来说，置管失败可分为：（1）原发性失败指在操作过程中导管未放置在治疗位置，或（2）继发性失败指正确放置的导管从治疗位置脱落和移位。

患者跌倒是可能发生的，尤其是下肢的 CPNBs，因此需要采取预防措施。一项对几项研究的综合分析表明，膝关节或髋关节置换术后跌倒现象与连续股神经 / 腰大肌间沟阻滞呈正相关。

▶ 总结

CPNB 或神经周围局麻药输注是一种有效且成熟

表 8-1	常见的局麻药选择与外周神经阻滞置管管理策略

管理策略

1. 负荷剂量 5 ～ 10 ml

2. 持续输注 5 ml/h

3. 患者自控单次注射 5 ml/qh

常用局麻药

1. 布比卡因 0.075% ～ 0.125%

2. 罗哌卡因 0.1% ～ 0.2%

的方法，通过留置神经阻滞导管和局麻药输注来增加单次神经阻滞技术的疗效。无论是住院患者还是门诊患者都需要严格掌握适应证，筛选合适的患者并进行宣教。使用不同的技术来精确定位导管尖端。多项随机对照试验证明了患者能从中受益，其中大多数是由于改善了镇痛效果和减少了阿片类药物的使用。不良反应轻微且易于治疗，而严重并发症则鲜有报道。

未来留置导管的方法可能会被缓释型局麻药所取代，这类药物单次注射就可提供长时间的镇痛效果，而不需要导管、泵、患者管理和置入导管所需的额外专业技术。

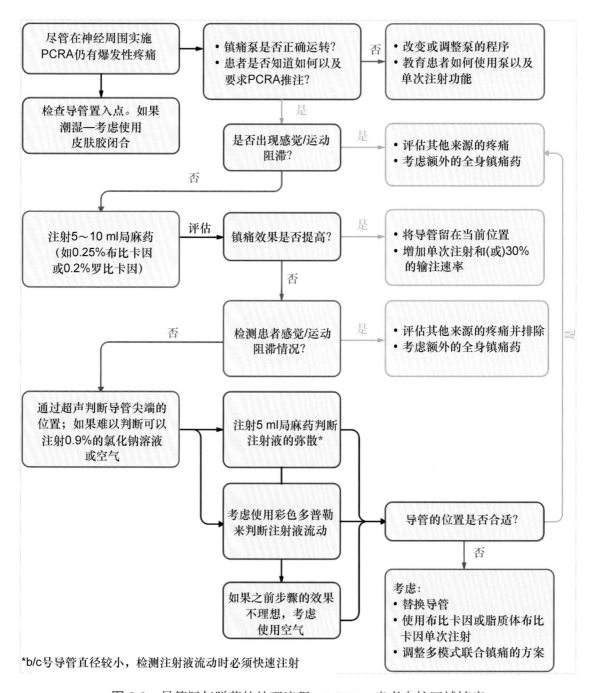

*b/c号导管直径较小，检测注射液流动时必须快速注射

图8-3 导管疑似脱落的处理流程。PCRA，患者自控区域镇痛

（陈志霞　刘泽宇　译　周延然　董庆龙　审）

推荐阅读

Ansbro FP. A method of continuous brachial plexus block. *Am J Surg.* 1946;71:716-722.

Berger A, Tizian C, Zenz M. Continuous plexus blockade for improved circulation in microvascular surgery. *Ann Plast Surg.* 1985;14:16-19.

Boezaart AP. Perineural infusion of local anesthetics. *Anesthesiology.* 2006;104:872-880.

Borgeat A, Ekatodramis G, Kalberer F, Benz C. Acute and nonacute complications associated with interscalene block and shoulder surgery:a prospective study. *Anesthesiology.* 2001;95:875-880.

Buckenmaier CC III, Rupprecht C, McKnight G, et al. Pain following battlefield injury and evacuation: a survey of 110 casualties from the wars in Iraq and Afghanistan. *Pain Med.* 2009;10:1487-1496.

Burgher AH, Hebl JR. Minimally invasive retrieval of knotted non-stimulating peripheral nerve catheters. *Reg Anesth Pain Med.* 2007;32:162-166.

Capdevila X, Bringuier S, Borgeat A. Infectious risk of continuous peripheral nerve blocks. *Anesthesiology.* 2009;110:182-188.

Cheeley LN. Treatment of peripheral embolism by continuous sciatic nerve block. *Curr Res Anesth Analg.* 1952;31:211-212.

Cook LB. Unsuspected extradural catheterization in an interscalene block. *Br J Anaesth.* 1991;67:473-475.

Faust A, Fournier R, Hagon O, et al. Partial sensory and motor deficit of ipsilateral lower limb after continuous interscalene brachial plexus block. *Anesth Analg.* 2006;102:288-290.

Gallagher RM, Polomano RC, Giordano NA, et al. Prospective cohort study examining the use of regional anesthesia for early pain management after combat-related extremity injury. *Reg Anesth Pain Med.* 2019;44:1045-1052.

Greengrass RA, Feinglass NG, Murray PM, Trigg SD. Continuous regional anesthesia before surgical peripheral sympathectomy in a patient with severe digital necrosis associated with Raynaud's phenomenon and scleroderma. *Reg Anesth Pain Med.* 2003;28:354-358.

Guzeldemir ME, Ustunsoz B. Ultrasonographic guidance in placing a catheter for continuous axillary brachial plexus block. *Anesth Analg.* 1995;81:882-883.

Hauritz RW, Hannig KE, Balocco AL, et al. Peripheral nerve catheters: a critical review of the efficacy. *Best Pract Res Clin Anaesthesiol.* 2019;33:325-339.

Humphries S. Brachial plexus block; report on 350 cases. *BMJ.* 1950;21:163.

Ilfeld BM, Duke KB, Donohue MC. The association between lower extremity continuous peripheral nerve blocks and patient falls after knee and hip arthroplasty. *Anesth Analg.* 2010;111:1552-1554.

Ilfeld BM, Fredrickson MJ, Mariano ER. Ultrasound-guided perineural catheter insertion: three approaches but few illuminating data. *Reg Anesth Pain Med.* 2010;35:123-126.

Ilfeld BM, Le LT, Ramjohn J, et al. The effects of local anesthetic concentration and dose on continuous infraclavicular nerve blocks: a multicenter, randomized, observer-masked, controlled study. *Anesth Analg.* 2009;108:345-350.

Ilfeld BM, Moeller-Bertram T, Hanling SR, et al. Treating intractable phantom limb pain with ambulatory continuous peripheral nerve blocks: a pilot study. *Pain Med.* 2013;14(6):935-942.

Ilfeld BM, Morey TE, Enneking FK. Infraclavicular perineural local anesthetic infusion: a comparison of three dosing regimens for postoperative analgesia. *Anesthesiology.* 2004;100:395-402.

Ilfeld BM. Continuous peripheral nerve blocks: an update of the published evidence and comparison with novel, alternative analgesic modalities. *Anesth Analg.* 2017;124:308-335.

Lekhak B, Bartley C, Conacher ID, Nouraei SM. Total spinal anaesthesia in association with insertion of a paravertebral catheter. *Br J Anaesth.* 2001;86:280-282.

Lierz P, Schroegendorfer K, Choi S, et al. Continuous blockade of both brachial plexus with ropivacaine in phantom pain: a case report. *Pain.* 1998;78:135-137.

Litz RJ, Vicent O, Wiessner D, Heller AR. Misplacement of a psoas compartment catheter in the subarachnoid space. *Reg Anesth Pain Med.* 2004;29:60-64.

Liu SS, Salinas FV. Continuous plexus and peripheral nerve blocks for postoperative analgesia. *Anesth Analg.* 2003;96:263-272.

Loland VJ, Ilfeld BM, Abrams RA, Mariano ER. Ultrasound-guided perineural catheter and local anesthetic infusion in the peri-operative management of pediatric limb salvage: a case report. *Paediatr Anaesth.* 2009;19:905-907.

Mahoudeau G, Gaertner E, Launoy A, et al. Interscalenic block: accidental catheterization of the epidural space. *Ann Fr Anesth Reanim.* 1995;14:438-441.

Manriquez RG, Pallares V. Continuous brachial plexus block for prolonged sympathectomy and control of pain. *Anesth Analg.* 1978;57:128-130.

Marhofer D, Marhofer P, Triffterer L, et al. Dislocation of perineural catheters: a volunteer study. *Br J Anaesth.* 2013;111(5):800-806.

Mariano ER, Afra R, Loland VJ, et al. Continuous interscalene brachial plexus block via an ultrasound-guided posterior approach: a randomized, triple-masked, placebo-controlled study. *Anesth Analg.* 2009;108:1688-1694.

Mariano ER, Loland VJ, Sandhu NS, et al. Comparative efficacy of ultrasound-guided and stimulating popliteal-sciatic peri-neural catheters for postoperative analgesia. *Can J Anaesth.* 2010;57:919-926.

Mezzatesta JP, Scott DA, Schweitzer SA, Selander DE. Continu-ous axillary brachial plexus block for postoperative pain relief. Intermittent bolus versus continuous infusion. *Reg Anesth.* 1997;22:357-362.

Motamed C, Bouaziz H, Mercier FJ, Benhamou D. Knotting of a femoral catheter. *Reg Anesth.* 1997;22:486-487.

Neuburger M, Breitbarth J, Reisig F, et al. Complications and adverse events in continuous peripheral regional anesthesia. Results of investigations on 3,491 catheters. *Anaesthesist.* 2006;55:33-40.

Offerdahl MR, Lennon RL, Horlocker TT. Successful removal of a knotted fascia iliaca catheter: principles of patient position-ing for peripheral nerve catheter extraction. *Anesth Analg.* 2004;99:1550-1552.

Pham-Dang C, Meunier JF, Poirier P, et al. A new axillary approach for continuous brachial plexus block. A clinical and anatomic study. *Anesth Analg.* 1995;81:686-693.

Pousman RM, Mansoor Z, Sciard D. Total spinal anesthetic after continuous posterior lumbar plexus block. *Anesthesiology.* 2003;98:1281-1282.

Rawal N, Allvin R, Axelsson K, et al. Patient-controlled regional analgesia (PCRA) at home: controlled comparison between bupivacaine and ropivacaine brachial plexus analgesia. *Anesthe-siology.* 2002;96:1290-1296.

Richman JM, Liu SS, Courpas G, et al. Does continuous peripheral nerve block provide superior pain control to opioids? A meta-analysis. *Anesth Analg.* 2006;102:248-257.

Rodriguez J, Taboada M, Blanco M, et al. Intraneural catheterization of the sciatic nerve in humans: a pilot study. *Reg Anesth Pain Med.* 2008;33:285-290.

Sarnoff SJ, Sarnoff LC. Prolonged peripheral nerve block by means of indwelling plastic catheter. Treatment of hiccup. *Anesthesiology.* 1951;12:270-275.

Wildgaard K, Petersen RH, Hansen HJ, et al. Multimodal analgesic treatment in video-assisted thoracic surgery lobectomy using an intraoperative intercostal catheter. *Eur J Cardiothorac Surg.* 2012;41:1072-1077.

Zaric D, Boysen K, Christiansen J, et al. Continuous popliteal sciatic nerve block for outpatient foot surgery—a randomized, controlled trial. *Acta Anaesthesiol Scand.* 2004;48:337-341.

第9章 局部麻醉药全身毒性和过敏反应

引言

局部麻醉药（局麻药）全身毒性（Local anesthetic systemic toxicity，LAST）和局麻药（local anesthetics，LAs）过敏是区域麻醉中潜在的危及生命的并发症。

LAST 最常见的原因包括 LAs 过量、意外的血管内注射以及注射部位组织快速吸收。幸运的是，近年来 LAST 的发生率有所下降。这归功于使用超声引导进行神经阻滞操作以及超声引导下的区域麻醉可减少 LAs 用量和执行安全核查制度。据统计，接受外周神经阻滞（peripheral nerve block，PNB）的患者发生 LAST 的概率大约为 1.8/1000。但是在一份 12 666 名患者接受超声引导 PNB 的报告中，并未报道出现严重的心脏毒性。

LAs 的过敏并不常见。LAs 注射后的大多数症状被误认为过敏反应。交感神经兴奋、血管迷走神经性晕厥甚至 LAST 都有可能与过敏反应混淆。在所有 LAs 不良反应中，真正的过敏反应发生不到 1%，它是由 LAs 分子和（或）其防腐剂化合物（焦亚硫酸盐或对羟基苯甲酸甲酯）介导的免疫反应。过敏性和非过敏性不良反应都需要适当的治疗。

本章将重点介绍 LAST 和 LAs 过敏的预防、机制和治疗。本章还囊括了一个用于评估和管理疑似 LAs 过敏的处理流程。

LAST 的机制

在组织浸润、筋膜平面或神经/神经丛周围使用治疗剂量的 LAs 通常是安全、有效的。但是 LAs 血浆水平超出治疗范围可能导致 LAST。LAs 的高血药浓度可能是由意外的静脉/动脉穿刺、血管内注射或注射部位血管快速吸收导致的。LAs 的血浆水平与治疗部位的全身吸收率成正比。吸收率因组织而异，通常取决于注射部位吸收表面的大小和组织的血管化程度。显然，使用较高剂量的 LA，LAs 的血浆水平也较高，与注射的位置无关。

LAs 在细胞膜水平抑制离子通过电压门控离子通道，从而发挥抑制神经传导的作用（参见第 2 章）。LAs 的主要作用靶点是抑制电压门控钠通道，从而改变轴突中感觉和运动信号的传递。除了电压门控钠通道外，LAs 还抑制电压门控 Ca^{2+} 通道、K^+ 通道、Na-K ATP 酶以及其他通道和酶。未结合的、非离子化的 LAs 游离分子穿过脂质双分子层，在细胞内发挥抑制作用。在较低浓度时，LAs 会阻断由肿瘤坏死因子 α 诱导的蛋白激酶信号传导。在较高浓度时，LAs 可以抑制其他通道、酶和受体的信号传导，包括线粒体中的肉碱酰基转移酶。

心血管毒性可能是由心肌细胞电生理和收缩功能障碍共同引起的。由于布比卡因具有亲脂性，对电压门控钠通道具有更大的亲和力，因此具有独特的高心脏毒性特征。即使布比卡因的血药浓度较低，也可能会产生心脏毒性，因为布比卡因在线粒体和心脏组织中聚集的浓度与血浆相比约为 6 : 1（或更高）。

特殊人群以及局麻药全身毒性的风险

在本节中，我们将讨论 LAST 高风险人群、潜在的病理生理学以及对剂量调整的建议。

新生儿

未与血浆蛋白结合的 LA 分子自由扩散通过细胞膜，与 LA 的毒性作用有关。因此，低血浆蛋白水平状态（即营养不良，α1-酸性糖蛋白水平较低的患者例如婴儿）发生 LAST 的风险较高。新生儿酰胺类 LAs 清除半衰期延长了两到三倍。与成人相比，新生儿可能不能完全代谢一些 LAs，并且有更多的原型从尿液中排出。

例如，在早产儿中，43% 的甲哌卡因以原型从尿液中排出，而成人只占 3.5%。利多卡因在新生儿中也有较长的消除半衰期；另外 20% 的利多卡因以原型从尿液中排出（成人为 4%）。这是由于新生儿肝酶系统未成熟，不能完全代谢甲哌卡因和利多卡因。因此，对于 4 个月以下需接受大剂量 LAs 治疗的婴儿建议减少 15% 的剂量。

老年人

衰老与组织和器官的许多生理变化有关，影响 LAs 的代谢和药代动力学特征。随着年龄的增加，脊髓内神经元数量下降，周围神经传导速度减慢，因此神经元敏感性增加。

老年患者体内脂肪比例增高，而全身水分、肌肉和瘦体重降低。因此，亲脂性药物具有更高的分布容积（volume of distribution，Vd）。这种身体成分的变化意味着亲脂性药物的广泛再分布和更长的消除半衰期。尤其是在重复或连续给药后，很有可能会有更强的药理作用。高龄患者的这些变化使他们在快速注射或持续输注后容易出现意料之外较高的二次峰值。

老年患者也可能存在白蛋白浓度低和营养状况不良的情况。α1- 酸性糖蛋白（alpha 1-acid glycoprotein，α1-AG）是一种重要的与循环中弱碱性药物如 LA 相结合的血浆蛋白。相比之下，酸性药物更有可能与血清中的白蛋白结合；另外白蛋白的结合力比 α-1AG 更强。当 LA 的血浆浓度较低时，α1-AG 是主要的结合蛋白，而浓度较高时，主要由白蛋白发挥结合作用，与心血管系统（cardiovascular system，CVS）毒性有关。因此，老年人的低蛋白血症会降低蛋白质结合率高的 LAs 如布比卡因的血浆结合力。与白蛋白不同，α1-AG 浓度通常不受年龄的影响。此外，随着年龄的增长，肾小球滤过率（glomerular filtration rate，GFR）和肾功能的下降是影响药代动力学的一个重要因素。因此，主要通过肾消除的代谢物半衰期延长，峰值水平增高。

肝血流量减少、肝重量和酶活性逐步下降在老年人中也很常见。受年龄影响的 I 期反应降低了许多药物的代谢率，如酰胺类 LAs，这些药物依赖肝消除。上述变化使得老年人需要减少 10% ～ 20% 的 LA 剂量。

肾病

LAs 及其代谢物主要由肾排泄。肾功能不全可能会改变 LA 的药代动力学特征。虽然利多卡因只有一小部分经肾排泄，但肾衰竭也可间接影响 LA 的消除动力学。罗哌卡因及其代谢物 3- 羟基罗哌卡因和吡咯烷基内酯主要经尿液排泄，这导致血浆清除罗哌卡因的量降低。肾衰竭的患者 LA 吸收增强、与血清 α1-AG 结合增加以及通过尿液排泄的代谢产物减少，使血浆总浓度增高。代谢性酸中毒的尿毒症患者，游离利多卡因和布比卡因血浆浓度可能更高。

肝病

肝功能障碍使酰胺类 LAs 的清除量下降。在等待肝移植的患者中，静脉注射罗哌卡因后，发现清除率降低了 60%。有趣的是，由于 Vd 增加，这些患者的血浆 LAs 峰值浓度可能比他们的健康同龄人低。在单次区域麻醉中，肝功能不全似乎不影响罗哌卡因的血药浓度峰值。因此，似乎没有必要减少单次注射的 LA 剂量。然而，在终末期肝病患者中，罗哌卡因的稳态血药浓度增加了一倍以上，半衰期显著延长（最多为健康受试者的四倍）。尽管利多卡因的分布容积更大，但在晚期酒精性肝病患者中，平均血浆清除量减少，消除相半衰期似乎更长。在终末期肝病患者中采用间断注射 / 输注 LAs 进行连续区域麻醉时应谨慎。建议减少 10% ～ 50% 的剂量，以减少 LAs 及其代谢物在血液中的蓄积。

心力衰竭

心力衰竭患者 LAST 风险增加的原因包括肝灌注量减少、血浆清除率降低以及循环时间减慢导致组织中 LA 浓度升高。有报道称，静脉注射利多卡因后，LA 血浆水平增高，Vd 降低，血浆清除率降低。被动充血 / 中心静脉压升高引起肝功能障碍在右心衰患者中很常见；并且充血性肝肿大可能进一步损害肝功能。此外，白蛋白合成减少和低蛋白血症使血浆中游离的 LAs 增加。心力衰竭患者发生 LA 中毒相关心律失常的风险更高，部分原因是由钙和钾通道功能改变导致动作电位延长所致。建议尽可能选择心脏毒性较小的 LAs。重复给药或持续输注时，LAs 的剂量应减少 10% ～ 20%。

妊娠

妊娠期间的生理变化与 LAST 风险增加有关。

妊娠期间由于激素的作用使得 LA 对 Na^+ 通道敏感性增加。妊娠期间心输出量增加，使得注射部位 LAs 的全身吸收发生变化。硬膜外静脉丛充血可能会增加穿刺针 / 导管误入血管内的风险。产妇硬膜外麻醉中，血管穿刺率高达 15%。在整个妊娠期中，α1- 糖蛋白和白蛋白相对减少，使得蛋白结合减少，导致 LAs 的游离成分逐渐增加。分娩时可能会进一步增加产妇对 LAs 的敏感性，尤其是第三产程。β- 雌二醇和孕酮水平升高，改变去极化程度，增加 LAs 的心脏毒性风险。由于妊娠期间上述变化，增加了 LAST 的风险，因此有必要对大剂量阻滞进行风险效益评估，尽量减少剂量。

症状和诊断

为了能快速诊断和有效治疗 LA 毒性反应，在执行任何涉及 LA 使用的操作时，应保持高度警惕。同样，无论是区域麻醉操作时，还是阻滞完成后，都应监测患者的无创血压、心电图和脉搏氧饱和度。LAST 可在注射时立即出现（意外血管内注射）或在注射长达一小时后出现（由于组织延迟吸收）。当使用大量或有毒剂量的 LA 时，注射后必须持续监测至少 30 ～ 45 min。此外，由于 LA 引起的心血管抑制在治疗后可能持续或复发，因此对于出现任何 LAST 迹象的患者，建议延长监测时间（2 ～ 6 h）。

LAST 诊断的另一个基本建议是与患者保持频繁沟通，以便早期识别毒性反应症状（口周感觉异常、金属味、耳鸣或精神状态改变）。中枢神经系统（CNS）对 LA 毒性反应比 CVS 更敏感。因此，CNS 症状通常先于 CVS 症状。LAs 影响 CNS 抑制性和兴奋性通路之间的平衡，从而产生不同的神经系统体征 / 症状。最先阻断的是 CNS 抑制性皮质神经元的电压门控钠通道，因此 LAST 最初表现为兴奋的特征。神经系统症状包括癫痫（68%）、躁动（11%）或意识消失（7%）。许多患者曾有前驱症状，如口周感觉异常、金属味和耳鸣。随着血浆水平升高，兴奋性皮质神经元发生阻滞，导致整个 CNS 发生抑制，发生昏迷和呼吸停止。值得注意的是上述症状可以以任何组合出现并且快速进展。约 40% 的 LAST 患者表现为突然、快速发作的癫痫，并快速转为心脏骤停。使用大剂量 LA 或直接血管内注射时，可能不会出现 CNS 症状，首发表现可能就是 CVS 毒性反应（11%）。

LAST 的 CVS 毒性表现为心脏传导异常、心脏收缩功能不全和全身血管阻力降低。早期心电图改变包括 PR 和 QTc 延长。同时还可以观察到 QRS（束支传导阻滞）和 ST 段改变，伴有 / 不伴有难治性心动过缓 / 过速。抑制心脏自律性，可快速引起高度房室传导阻滞甚至停搏。由于外周血管离子通道改变引起心脏收缩功能和血管舒缩控制功能障碍，导致心源性休克和顽固性低血压。当 LA 浓度较低时，早期的心血管毒性反应可表现为全身血管阻力增加和高血压，然而当 LA 浓度较高时，主要表现为全身血管阻力明显降低。

预防

预防是最重要的方面，应当包括系统地执行每个区域麻醉操作核查表。在 NYSORA，我们使用助记词 RAPT 作为阻滞操作过程中的安全核查表：反应（**Respons**）（运动）、回抽（**Aspiration**）、压力（**Pressure**）（低）和 LA 总（**Total**）注射容量。当这些步骤结合在一起时，可能会增加神经阻滞技术的安全性。此外，关注 LAST 的高危人群也非常重要。

避免血管内注射和减少全身吸收

表 9-1 总结了目前降低 LAST 风险的建议。超声引导 PNB 可以观察 LA 的扩散并减少 LA 的使用量，明显降低了 LAST 的风险。此外，超声还有助于识别和避开阻滞过程中的血管结构。

肾上腺素被认为是血管内注射标志物，并且具有降低血浆 LAs 峰值水平的作用。静脉注射 10 ～ 15 μg 肾上腺素就会产生可检测得到的心率和血压变化。心率每分钟增加超过 10 次，意味着可能存在血管内注射，提示临床医生需要停止注射。在 LA 溶液中使用肾上腺素对于需要较大容积和剂量 LA 的筋膜平面阻滞格外有效（即胸大肌或腹横肌平面阻滞）。

处理

与围手术期大多数危象一样，LAST 的首要处理是进行气道管理，保证氧合（图 9-1）。因为低氧会增强 LA 的毒性，所以应该尽早开始氧疗。同样，为了确保氧合，预防呼吸性酸中毒，气道管理至关重要。应使用一线药物如苯二氮䓬类药物迅速控制癫痫发作。可以滴定使用小剂量的丙泊酚，但应避免发生低血压。肌松药可用于气管插管和抑制惊厥时的肌肉收缩。惊厥导致代谢性酸中毒和低氧血症，可增加 LA 的毒性。

LAs 阻断心肌收缩和传导的离子通道，可导致

表 9-1	降低 LAST 风险的建议
在有设备的情况下使用超声引导进行区域麻醉操作	如果在超声上未观察到局麻药的扩散，应停止注射，可能发生血管内注射
使用最低有效剂量的局麻药	
在实施大容量阻滞时（如躯干阻滞），降低局麻药的浓度并根据瘦体重计算剂量	
逐步增加局麻药的注射量并使用 NYSORA 的 RAPT 法注意回抽及注射的总局麻药容量	每次注射 3 ～ 5 ml 等量的局麻药，每次注射之前暂停 15 ～ 30 s 重新进行 RAPT 评估： ● R（Response）：电刺激无运动反应 ● A（Aspiration）：回抽无血 ● P（Pressure）：开启注射压＜ 15 psi ● T（Total）：注意所需局麻药的总容量
考虑使用含肾上腺素的局麻药混合液（如使用的局麻药容量较大）	成人血管内注射 10 ～ 15 μg/ml 的肾上腺素可使心率增加（≥ 10 次 / 分）或收缩压增高（≥ 15 mmHg）。 注意：假设不考虑服用 β 阻滞剂、分娩、高龄或全麻 / 椎管内麻醉影响
对于 LAST 高风险患者（如老年人、营养不良或低体重）使用局麻药的剂量需格外谨慎（保守）	
重复给药时需注意局麻药毒性反应的叠加	
将局麻药的剂量纳入手术切皮前核查指标之一	

心血管性虚脱，在确保氧合和通气后应立即处理。即将发生的心血管性虚脱最初可能表现为严重的心动过速、心动过缓或新的传导阻滞。如果病情继续发展到心脏骤停，应立即实施心肺复苏（cardio-pulmonary resuscitation，CPR）开始胸外按压，因为脑和心脏组织中 LAs 的浓度降低依赖于脑和冠状动脉的血流。通过 CPR 维持心输出量对于脂肪乳剂到达大脑和心脏也很重要。

LAST 的早期治疗建议静脉输注 20% 的脂肪乳剂，以降低 LAs 峰值水平，减少进展为心血管性虚脱的可能。应在出现心律失常、癫痫持续发作或临床症状快速恶化的第一时间开始脂肪乳剂治疗。脂肪乳剂治疗的剂量和给药方法在图 9-1 所示的 LAST 管理流程中进行了描述。

LAST- 特异性心肺复苏术

LAST 是一种急症，处理方式与传统 CPR 有所不同，因为中毒性心肌病在病理生理学上与其他原因导致的心血管系统衰竭不同。在 LAST- 特异性心肺复苏过程中，优先进行气道管理，以防止缺氧和呼吸性及代谢性酸中毒，因为这将增强 LAST 的毒性。其次，鉴于 LAST 的进展与 LA 的游离成分增加和（或）心功能恶化有关，成功治疗的关键是从 LA 毒性机制上进行中和或逆转。这意味着需要将游离 LA 浓度降低到阻断对应离子通道浓度阈值以下。在这种情况下，有效 CPR 的重要性在于确保冠状动脉灌注足以降低组织中的 LA 水平，并确保脂肪乳剂输注发挥最大作用。

必要时可使用肾上腺素，但应比普通 CPR 剂量小（≤ 1 μg/kg），避免影响肺气体交换和增加后负荷。此外，LAST 中应避免使用利多卡因作为抗心律失常药物。相反，对 CPR、除颤和血管加压药治疗无反应的室颤 / 无脉性室性心动过速应首选胺碘酮治疗。当出现稳定的宽大 QRS 波型心动过速时，不建议使用普鲁卡因。不推荐使用加压素，因为在动物模型中它与不良预后和肺出血有关。同样，也应避免使用钙通道阻滞剂和 β 受体阻滞剂。

LAST 可能需要延长 CPR 的时间，因为处理得当的话，LAST 引起的心脏骤停是可逆的。如果条件允许的话，难治性心脏骤停患者可在心脏骤停时进行体外膜肺氧合（包括体外膜肺氧合和心肺转流），通过再分配、代谢和消除来降低 LAs 水平。

脂肪乳治疗：机制

静脉使用脂肪乳剂可能通过清除和非清除效应发挥作用。清除效应发生在最开始静脉注射大剂量脂肪乳剂治疗后，在血液中形成一个脂溶室。这个脂溶室提供了亲脂性 LAs 再分配的介质，使其从对毒性敏感的器官，如大脑、心脏和肾，重新分配到储存和代谢的器官（即肌肉、脂肪组织、肝）。一些学者将这一机制称为动态效应或"穿梭"效应（脂肪沉积理论）。

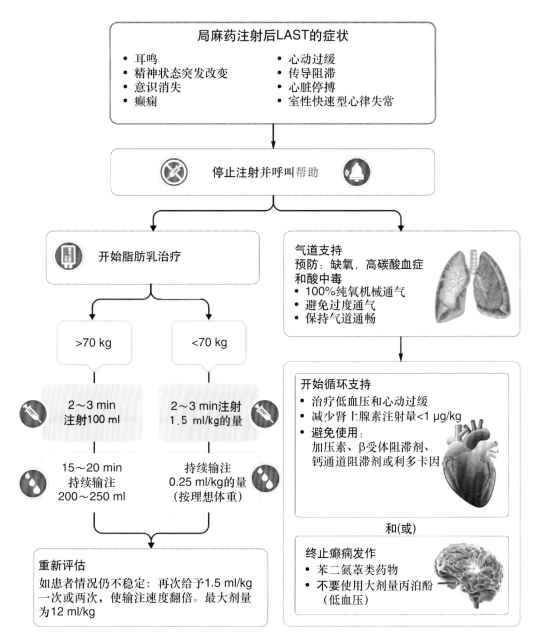

图 9-1　局麻药全身毒性反应处理流程

非清除效应与脂肪乳剂输注治疗通过血管和心脏时产生的直接血流动力学效应有关。例如，脂肪乳剂和升高的游离脂肪酸可以收缩外周血管平滑肌使血压增高。此外，还有重要的容量效应（稀释和前负荷），直接的心血管保护作用以及激活心脏的保护通路。

局麻药过敏反应

机制

事实上，在使用 LAs 后产生的所有不良反应中，只有不到 1% 的不良反应可以归咎于 LAs 过敏。患者及医疗从业者常常将肾上腺素引起的交感反应、LAST、血管迷走性晕厥和心因性反应与过敏反应混淆。

真正的 LAs 过敏反应最常见的是 Ⅰ 型和 Ⅳ 型反应。Ⅰ 型过敏反应是一种全身性超敏反应，第一次接触 LA（过敏原）会导致 B 细胞产生免疫球蛋白 E（immunoglobulin E，IgE）抗体，但没有过敏症状（致敏剂量）。然后 IgE 抗体与嗜碱性粒细胞和肥大细胞结合，当再次接触过敏原时，过敏原与 IgE 复合物结合，立即引起嗜碱性粒细胞和肥大细胞脱颗粒，释放血管活性物质。

LAs 介导的过敏反应最常见的类型是Ⅳ型反应。这涉及细胞免疫，第一次接触 LA，使 T 细胞致敏，但不产生抗体。当再次接触过敏原时，T 淋巴细胞释放淋巴因子，导致炎症反应，并激活巨噬细胞释放炎症介质。这个过程会引起接触性皮炎。

如第 2 章所述，根据化学结构可将 LAs 分为酯类或酰胺类。血浆中酯类 LAs 降解形成的代谢物对氨基苯甲酸（p-aminobenzoic acid，PABA），具有很强的致敏性，因此酯类（即氯普鲁卡因和丁卡因）比酰胺类更容易引起过敏反应。然而，酰胺类和酯类药物中使用的防腐剂（例如苯甲酸甲酯）与对氨基苯甲酸具有相似的结构，可引起过敏反应。稳定剂亚硫酸盐作为血管收缩药的添加剂，也可引起超敏反应。当发生 LAs 过敏反应时，检测与其他类型的 LAs（酯类或酰胺类）的交叉反应很重要。酯类和酰胺类之间不存在真正的交叉反应，因此与防腐剂或稳定剂有关。

症状和诊断

如前所述，LAs 过敏反应的临床表现取决于发生的过敏反应类型（Ⅰ型或Ⅳ型）。同样地，可以根据症状的严重程度分为不同等级（Ⅰ～Ⅳ级）或根据发病时间分类，有助于指导下一步处理（表 9-2）。

Ⅰ型过敏反应可表现为全身性荨麻疹和（或）在 LAs 给药后数秒至 1 h 内出现过敏症状。根据临床表现的严重程度，分为不同等级（Ⅰ至Ⅳ），包括瘙痒、荨麻疹、支气管痉挛、哮喘、血管性水肿、鼻炎、低血压和分布性休克引起的心血管衰竭。Ⅳ型反应表现为过敏性接触性皮炎，在 LAs 注射 24 至 72 h

后，给药部位出现局部肿胀。与 LAs 直接接触的受影响区域可能会出现湿疹和瘙痒性皮疹，并伴有皮肤起泡、肿胀和脱皮。

另外还需要考虑操作过程中使用的其他可引起过敏反应的过敏原（如乳胶、抗生素、非甾体抗炎药、聚维酮或氯己定）。肾上腺素引起的交感神经作用、LAST、血管迷走性晕厥或心因性反应的症状与过敏反应的症状相似，使得诊断变得困难。为了便于诊断，我们将在下一段重点关注这些具有误导性的症状。LAST 的症状和诊断在本章前面已详细讨论。LAST 症状通常由 CNS（口周感觉异常、金属味、耳鸣或精神状态改变）和心血管系统（低血压、心律失常）相互作用而致。LAST 更严重的表现是癫痫、CNS 抑制、呼吸停止和心血管衰竭。LA 中经常添加肾上腺素以延长阻滞的持续时间，若发生血管内注射，是引起心动过速、高血压和心悸等非过敏症状最常见原因。紧张的患者也可以释放内源性肾上腺素，可引起相似症状。焦虑可引起心因性反应，促进儿茶酚胺释放和换气过度（呼吸困难、呼吸急促、手指或口周感觉异常、头晕、心悸、心动过速和恶心）。疼痛、不愉快的经历或焦虑可引起血管迷走神经性晕厥，导致交感神经失衡（心动过缓、低血压、恶心、出汗或意识丧失）。

准确的既往病历对于正确诊断过敏或决定进一步的诊断检测至关重要（图 9-2）。既往有过敏史意味着需要进一步的检测。一开始可使用皮肤点刺试验和皮内注射试验。皮肤试验阳性意味着可能存在过敏，但是皮内试验可能出现假阳性结果，因此一些医疗从业者更倾向于立即进行皮下激发试验。皮

表 9-2	局麻药过敏的临床表现
按症状（严重程度分为 4 级）	
Ⅰ级	皮肤黏膜症状：红斑、荨麻疹、血管性水肿
Ⅱ级	非危及生命的症状：皮肤黏膜症状 ± 低血压、心动过速 ± 轻度支气管痉挛
Ⅲ级	危及生命的症状：皮肤黏膜症状（喉水肿）± 心血管衰竭 ± 支气管痉挛
Ⅳ级	心脏 / 呼吸骤停
按时间	
急性 / 快速发作（Ⅰ型免疫反应）	● 荨麻疹 ● 过敏反应（荨麻疹、血管性水肿、支气管痉挛、低血压） →受影响的组织与 LA 的注射部位不相邻
迟发（Ⅳ型免疫反应）	● 接触性皮炎 ● 肿胀 →在注射部位

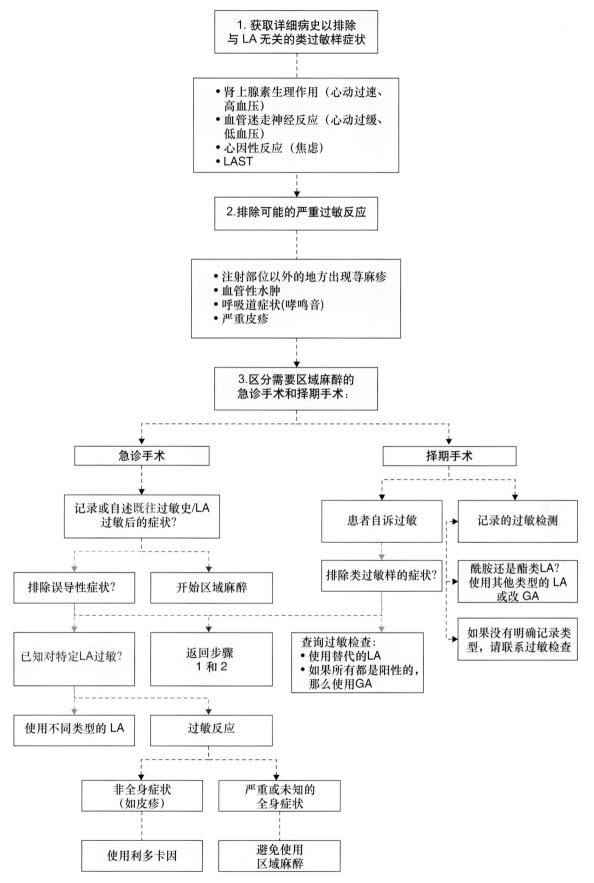

图 9-2 对有局麻药过敏史的患者进行评估的流程图。GA，全身麻醉；LA，局麻药

肤试验阴性的人群通常需要提高 LA 的浓度进一步行皮下激发试验。若给药后 20 min 内出现风团和潮红、急性皮疹、哮喘、血压下降和（或）肺功能下降，激发试验为阳性。对于检测阳性的患者，应评估其他 LA 以寻找未来可安全用于区域麻醉的替代药物。如果 LA 含有防腐剂且检测呈阳性，则应使用不含防腐剂的溶液，以明确过敏反应是由 LA 本身引起，还是由防腐剂引起。

临床医生可以进行反向激发试验辨别心因性反应。临床医生可以明确告诉患者，他或她正在注射安慰剂，但实际注射的是 LA；如果没有出现任何症状，则不良反应可能源于心因性。

皮肤斑贴试验用于明确是否存在 LA 相关的接触性皮炎或Ⅳ型反应。将不同的物质涂抹在皮肤上48 h，以确定哪些物质会引起过敏反应。

处理

由于出现症状的第一时间很难明确真正原因（即区分 LAST、血管迷走性晕厥或过敏反应），因此主要是支持治疗（图 9-3）。应当牢记Ⅰ型过敏反应是最严重的，及时给予肾上腺素至关重要。可根据症状的严重程度（Ⅰ～Ⅳ级）使用推荐剂量的肾上腺素。其他药物治疗在文献中有描述，但急性期不考虑使用。

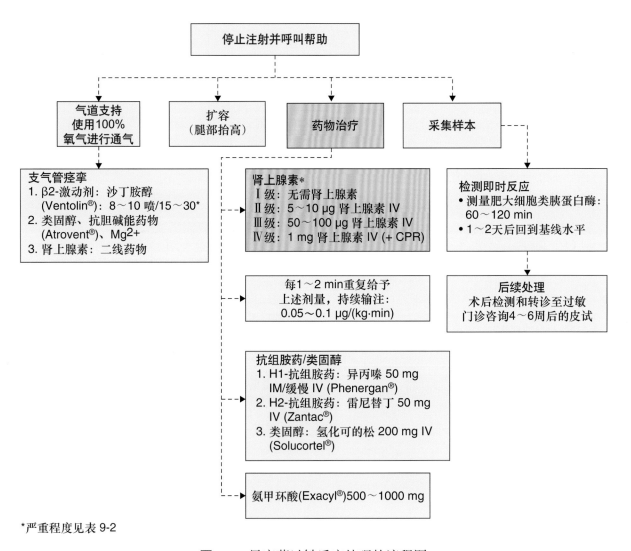

*严重程度见表 9-2

图 9-3　局麻药过敏反应处理的流程图

（陈志霞　刘泽宇　译　曾维安　审）

推荐阅读

Alvarez AM, Mukherjee D. Liver abnormalities in cardiac diseases and heart failure. *Int J Angiol.* 2011;20:135-142.

Balestrieri P, Ferguson II JE. Management of a parturient with a history of local anesthetic allergy. *Anesth Analg.* 2003;96:1489-1490.

Berkun Y, Ben-Zvi A, Levy Y, Galili D, Shalit M. Evaluation of adverse reactions to local anesthetics: experience with 236 patients. *Ann Allergy Asthma Immunol.* 2003;91:342-345.

Bern S, Weinberg G. Local anesthetic toxicity and lipid resuscitation in pregnancy. *Curr Opin Anaesthesiol.* 2011;24:262-267.

Bhole MV, Manson AL, Seneviratne SL, Misbah SA. IgE-mediated allergy to local anaesthetics: separating fact from perception: a UK perspective. *Br J Anaesth.* 2012;108:903-911.

Brockow K, Garvey LH, Aberer W, et al. Skin test concentrations for systemically administered drugs—an ENDA/EAACI Drug Allergy Interest Group position paper. *Allergy.* 2013;68:702.

Christie LE, Picard J, Weinberg GL. Local anaesthetic systemic toxicity. *BJA Educ.* 2015;15:136 -142.

Di Gregorio G, Neal JM, Rosenquist RW, Weinberg GL. Clinical presentation of local anesthetic systemic toxicity: a review of published cases, 1979 to 2009. *Reg Anesth Pain Med.* 2010;35:181-187.

Di Gregorio G, Schwartz D, Ripper R, et al. Lipid emulsion is superior to vasopressin in a rodent model of resuscitation from toxin-induced cardiac arrest. *Crit Care Med.* 2009;37:993-999.

Dillane D, Finucane BT. Local anesthetic systemic toxicity. *Can J Anesth.* 2010;57:368-380.

Eggleston ST, Lush LW. Understanding allergic reactions to local anesthetics. *Ann Pharmacother.* 1996;30:851.

El-Boghdadly K, Pawa A, Chin KJ. Local anesthetic systemic toxicity: current perspectives. *Local Reg Anesth.* 2018;11:35-44.

Fettiplace MR, Pichurko A, Ripper R, et al. Cardiac depression induced by cocaine or cocaethylene is alleviated by lipid emulsion more effectively than by sulfobutylether-β-cyclodextrin. *Acad Emerg Med.* 2015;22:508-517.

Fettiplace MR, Weinberg G. The mechanisms underlying lipid resuscitation therapy. *Reg Anesth Pain Med.* 2018;43:138-149.

Finucane BT, Tsui BCH. Chapter 17. In *Complications of Regional Anesthesia.* 3rd edition. 2017;287-301. ISBN 978-3-319-49384-8. DOI 10.1007/978-3-319-49386-2.

Gall H, Kaufmann R, Kalveram CM. Adverse reactions to local anesthetics: analysis of 197 cases. *J Allergy Clin Immunol.* 1996;97:933.

Harboe T, Guttormsen AB, Aarebrot S, et al. Suspected allergy to local anaesthetics: follow-up in 135 cases. *Acta Anaesthesiol Scand.* 2010;54:536.

Harper NJN, Cook TM, Garcez T, et al. Anaesthesia, surgery, and life-threatening allergic reactions: epidemiology and clinical features of perioperative anaphylaxis in the 6th National Audit Project (NAP6). *Br J Anaesth.* 2018;121:159.

Hiller N, Mirtschink P, Merkel C, et al. Myocardial accumulation of bupivacaine and ropivacaine is associated with reversible effects on mitochondria and reduced myocardial function. *Anesth Analg.* 2013;116:83-92.

Jayanthi R, Nasser KSGA, Monica K. Local anesthetics systemic toxicity. *J Assoc Physicians India.* 2016;64:92-93.

Jokinen MJ. The pharmacokinetics of ropivacaine in hepatic and renal insufficiency. *Best Pract Res Clin Anaesthesiol.* 2005; 19:269-274.

Jokinen MJ, Neuvonen PJ, Lindgren L, et al. Pharmacokinetics of ropivacaine in patients with chronic end-stage liver disease. *Anesthesiology.* 2007;106:43-55.

Kalkan IK, Buhari GK, Ates H, et al. Identification of risk factors and cross-reactivity of local anesthetics hypersensitivity: analysis of 14-years' experience. *J Asthma Allergy.* 2021;14:47-58.

Kruijt Spanjer MR, Bakker NA, Absalom AR. Pharmacology in the elderly and newer anaesthesia drugs. *Best Pract Res Clin Anaesthesiol.* 2011;25:355-365.

Link MS, Berkow LC, Kudenchuk PJ, et al. 2015 American Heart Association guidelines update for cardiopulmonary resuscitation and emergency cardiovascular care. *Circulation.* 2015; 132:S444-464.

Macfarlane AJR, Gitman M, Bornstein KJ, El-Boghdadly K, Weinberg G. Updates in our understanding of local anaesthetic systemic toxicity: a narrative review. *Anaesthesia.* 2021; 76 (Suppl 1):27-39.

McCutchen T, Gerancher JC. Early intralipid therapy may have prevented bupivacaine-associated cardiac arrest. *Reg Anesth Pain Med.* 2008;33:178-180.

Neal JM, Barrington MJ, Fettiplace MR, et al. The third American Society of Regional Anesthesia and Pain Medicine practice advisory on local anesthetic systemic toxicity: executive summary 2017. *Reg Anesth Pain Med.* 2018;43:113-123.

Neal JM, Bernards CM, Butterworth JF, et al. ASRA practice advisory on local anesthetic systemic toxicity. *Reg Anesth Pain Med.* 2010;35:152-161.

Neal JM, Neal EJ, Weinberg GL. American Society of Regional Anesthesia and Pain Medicine Local Anesthetic Systemic Toxicity checklist: 2020 version. *Reg Anesth Pain Med.* 2021;46(1):81-82.

Pere P, Salonen M, Jokinen M, Rosenberg PH, Neuvonen PJ, Haasio J. Pharmacokinetics of ropivacaine in uremic and nonuremic patients after axillary brachial plexus block. *Anesth Analg.* 2003;96:563-569.

Ring J, Franz R, Brockow K. Anaphylactic reactions to local anesthetics. *Chem Immunol Allergy.* 2010;95:190-200.

Rosenberg PH, Veering BT, Urmey WF. Maximum recommended doses of local anesthetics: a multifactorial concept. *Reg Anesth Pain Med.* 2004;29:564-575.

Schneider MA, Howard KA. Local anesthetic systemic toxicity: what nurses should know. *Nursing.* 2021;51(4):42-46.

Sites BD, Taenzer AH, Herrick MD, et al. Incidence of local anesthetic systemic toxicity and postoperative neurologic symptoms associated with 12,668 ultrasound-guided nerve blocks: an analysis from a prospective clinical registry. *Reg Anesth Pain Med.* 2012;37:478-482.

Stevenson WG, Ellison KE, Sweeney MO, Epstein LM, Maisel WH. Management of arrhythmias in heart failure. *Cardiol Rev.* 2002;10:8-14.

Thyssen JP, Menné T, Elberling J, Plaschke P, Johansen JD. Hypersensitivity to local anaesthetics—update and proposal of evaluation algorithm. *Contact Dermatitis.* 2008;59:69-78.

Troise C, Voltolini S, Minale P, et al. Management of patients at risk for adverse reactions to local anesthetics: analysis of 386 cases. *J Investig Allergol Clin Immunol.* 1998;8:172.

Tsui BCH, Wagner A, Finucane B. Regional anesthesia in the elderly. *Drugs Aging.* 2004;21:895-910.

Wang QG, Wu C, Xia Y, et al. Epinephrine deteriorates pulmonary gas exchange in a rat model of bupivacaine-induced cardiotoxicity a threshold dose of epinephrine. *Reg Anesth Pain Med.* 2017;42:342-350.

Zink W, Graf BM. The toxicity of local anesthetics: the place of ropivacaine and levobupivacaine. *Curr Opin Anaesthesiol.* 2008;21:645-650.

Zuo J, Gong R, Liu X, Zhao J. Risk of true allergy to local anesthetics: 10-year experience from an anesthesia allergy clinic in China. *Ther Clin Risk Manag.* 2020;16:1297-1303.

第10章　外周神经阻滞的神经系统并发症

引言

神经损伤是外周神经（peripheral nerve，PN）阻滞时可能出现的严重并发症，可导致永久性残疾。值得庆幸的是，与 PN 阻滞相关的许多神经系统功能障碍是可以逆转的。本章概述患者神经阻滞后出现神经损伤的机制、临床病程和治疗。

外周神经损伤的分类和机制

最实用的外周神经损伤分类为 Seddon 分类法，根据损伤程度分为三类（图 10-1）。

- **神经失用**：三种损伤类型中最轻，包括髓鞘损伤。常见的临床表现为外力牵拉或压迫后可能出现的短暂性神经功能障碍。这种情况下，维持神经功能的轴突和结缔组织（即神经内膜、神经束膜和神经外膜）保持完整。神经功能可在几周至几月内完全恢复，预后良好。
- **轴突断裂**：轴突损伤与神经束断裂、挤压或毒性损伤有关，此时神经内膜和神经外膜受损。恢复可能时间较长且不完全，取决于神经外膜损伤的程度（部分或完全）。
- **神经断裂**：神经完全断裂，通常需要手术治疗，预后较差。

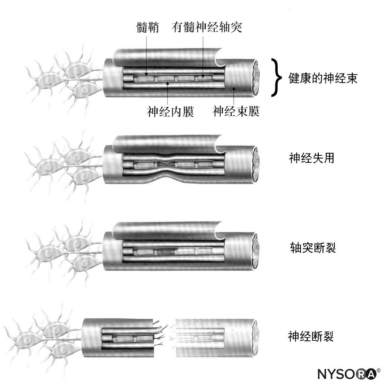

髓鞘　有髓神经轴突

健康的神经束

神经内膜　神经束膜

神经失用

轴突断裂

神经断裂

NYSORA®

图 10-1　Seddon 神经损伤分类法

多数神经损伤为混合性。神经束不同，则损伤程度不同，通常这3种不同程度的损伤并存。

PN阻滞相关损伤的机制可分为4类：

- **机械性或创伤性损伤**：包括挤压、牵拉、撕裂或注射损伤。阻滞相关神经损伤的主要原因是神经内注射导致的直接针刺和注射损伤，使神经膜破裂，神经束内的保护环境丧失，最终导致髓鞘和轴突变性。
- **血管损伤**：阻滞时神经脉管系统的损伤可导致局部或弥漫性缺血。当出现直接血管损伤、动脉急性闭塞或神经鞘内出血时可引起。
- **化学损伤**：由注射溶液［如局麻药（local anesthetic，LA）、酒精或苯酚］或其佐剂的组织毒性所致。有毒溶液直接注入神经或结缔组织，引起急性炎症反应或与神经间接相关的慢性纤维化。
- **炎症损伤**：引起PN损伤的非特异性炎症反应可能发生在手术区域或远隔部位。将炎症与其他导致PN损伤的原因区分开来可能较困难。

危险因素

许多情况下，PN损伤的病因很难辨别。损伤通常与多因素有关，可能原因包括针刺相关的机械性神经损伤、神经内血肿、神经周围和神经内炎症，以及注射剂（LAs及其佐剂）的神经毒性。可能导致神经损伤或影响诊断的混杂因素包括既往存在的神经病变（如糖尿病）、术中损伤、止血带压力和术后敷料压迫。表10-1总结了常见病因及其混杂因素，因此很难将阻滞相关的损伤与既往存在的（亚临床）神经病变或围手术期损伤区分开来。

表 10-1	外周神经损伤的机制及其相应的混杂因素
损伤机制	**混杂因素**
针头导致的机械性损伤	既往存在的神经疾病
神经水肿或血肿	手术操作
LA注射的压力效应	长时间的止血带压迫
注射压迫引起的神经毒性	术后石膏压迫
神经阻滞注射后的炎症反应和组织瘢痕形成	术后神经炎性病变

术后神经损伤的临床治疗

即使穷尽所有监测手段，也可能出现超过预期阻滞持续时间的术后神经功能不全。幸运的是，多数神经功能不全可自愈。增强患者信心至关重要，但应排除神经损伤加重（如筋膜间室综合征）或需要治疗的情况（如手术相关的神经损伤）。图10-2总结了PN阻滞后神经功能障碍患者的处理方法。

处理术后神经损伤时，应牢记以下原则：

- 术前、术中、术后的良好沟通至关重要，无论是从患者治疗还是从法律角度考虑。
- 约95%的术后感觉异常在4～6周内消失，其中多数在第一周内消失。
- 术后PN损伤的早期诊断有一定难度，原因如下：
  - 镇静和（或）PN阻滞残余
  - 术后疼痛影响检查
  - 石膏、敷料、夹板和吊索
  - 制动
- 长时间使用止血带、石膏、术中过度牵引或手术夹板错位均可导致神经病变。因此，手术团队的早期参与和多学科介入也很重要。
- 一般来说，运动障碍的存在或持续存在可能与不良预后相关，因此需要尽早请神经内科和（或）神经外科医生会诊。
- 持续进展、严重或完全的神经功能不全，应立即请神经内科医生和（或）神经外科医生会诊。

当症状不局限于单纯的感觉异常或神经病变持续时间较长时，可能需要进行电生理检查。建议进行以下检查：

- **肌电图（Electromyography，EMG）**：目的是明确神经支配区域哪些肌肉单元受到病变的影响。将细针电极放置在不同的肌肉中，分析静息状态和收缩时的电活动模式。通过该检查可确定病变位置。电活动模式还可确定损伤的时间窗。换言之，可通过EMG确定是否存在既往损伤，这种损伤诱发或加重当前神经病变的临床症状。
- **神经传导检测**：在受影响区域的各支配神经上连接与PN刺激仪类似的装置。刺激神经会产生一个特征性的波形，使神经科医生能准确定位传导阻滞。用于确定损伤发生的大致平面，寻找可能存在的可逆因素，如骨碎片压迫等。

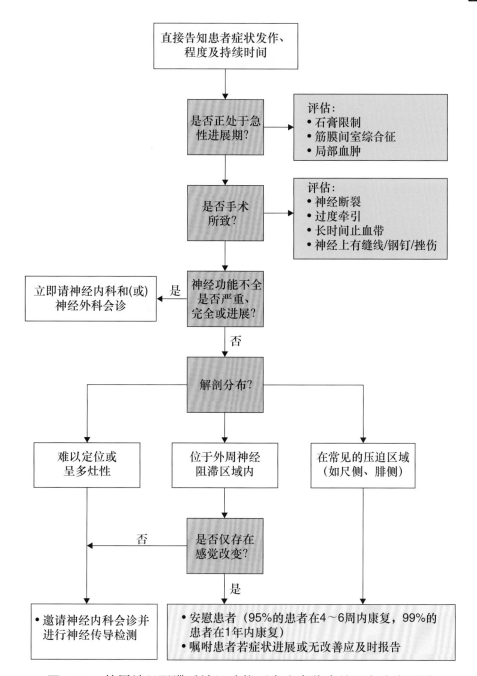

图 10-2　外周神经阻滞后神经功能不全患者临床处理方法流程图

电生理检查的最佳时机取决于适应证。当在损伤发生后 2 ~ 3 天进行时，EMG 可提供损伤相关的完整信息（预后），以及损伤持续时间，这可能具有法律意义，尤其是认为病变早于神经阻滞或外科手术时。因此，该电生理检查可被视为"基线"检查。约损伤后 4 周，电生理变化可能完全体现，从而获得更多信息。

▶ 预防

进行神经阻滞时预防神经损伤至关重要。请

参阅第 6 章。以下是 NYSORA 教学中推荐的操作建议。

- 避免对已有神经功能不全的患者实施神经阻滞，除非患者可明显获益。
- 使用三重监测：超声引导（确认神经外注射）、神经刺激（< 0.5 mA 时无运动反应）和监测注射压力（注射压力 < 15 psi），并完整记录操作全过程（图 10-3）。
- 当患者在进针或 LA 给药期间出现剧烈疼痛时应停止注射。然而，多数患者在进针和 LA

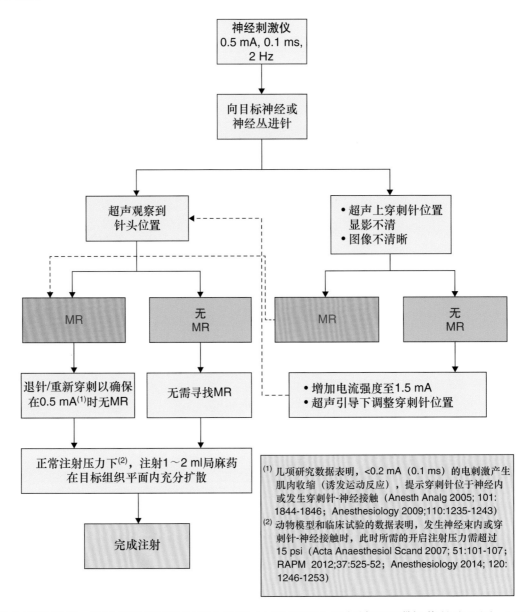

图10-3　联合使用超声、神经刺激仪和注射压力监测（三重监测）进行神经阻滞操作的流程图。MR，运动反应

注射过程中会出现一定程度的不适，因此注射时的疼痛呈非特异性。建议采取客观的监测来替代。

- 出现诱发的运动反应时（0.5 mA；0.1 ms），停止进针。此电流强度下肢体远端出现运动反应，提示穿刺针与神经关系密切、针与神经接触或针位于神经内。
- 感觉异常的存在与否不能准确预示神经损伤。
- 操作过程中避免过高的注射压力。对注射压力进行监测，可以及时发现将药液注射到顺应性较差的组织，如神经束。
- 使用超声可避免穿刺针−神经接触并发现神经内注射。请注意，当超声显示发生神经内注射

时，可能已经无法防止损伤（例如，即使是少量注射也足以使神经束断裂并损伤轴突）。

（刘泽宇　陈志霞　译　张鸿飞　审）

推荐阅读

Altermatt FR, Cummings TJ, Auten KM, et al. Ultrasonographic appearance of intraneural injections in the porcine model. *Reg Anesth Pain Med.* 2010;35(2):203-206.

Bigeleisen PE, Moayeri N, Groen GJ. Extraneural versus intraneural stimulation thresholds during ultrasound-guided supraclavicular block. *Anesthesiology.* 2009;110(6):1235-1243.

Bigeleisen PE. Nerve puncture and apparent intraneural injection during ultrasound-guided axillary block does not invariably result in neurologic injury. *Anesthesiology.* 2006;105(4):779-783.

Borgeat A, Blumenthal S. Nerve injury and regional anaesthesia.

Curr Opin Anaesthesiol. 2004;17(5):417-421.

Brull R, Hadzic A, Reina MA, Barrington MJ. Pathophysiology and etiology of nerve injury following peripheral nerve blockade. *Reg Anesth Pain Med.* 2015;40:479-490.

Brull R, McCartney CJL, Chan VWS, El-Beheiry H. Neurological complications after regional anesthesia: contemporary estimates of risk. *Anesth Analg.* 2007;104(4):965-974.

Fredrickson MJ. Case report: neurological deficit associated with intraneural needle placement without injection. *Can J Anaesth.* 2009;56(12):935-938.

Gold MS. Spinal nerve ligation: what to blame for the pain and why. *Pain.* 2000;84(2-3):117-120.

Hadzic A, Dilberovic F, Shah S, et al. Combination of intraneural injection and high injection pressure leads to fascicular injury and neurologic deficits in dogs. *Reg Anesth Pain Med.* 2004;29(5):417-423.

Helander EM, Kaye AJ, Eng MR, et al. Regional nerve blocks-best practice strategies for reduction in complications and comprehensive review. *Curr Pain Headache Rep.* 2019;23(6):43.

Hewson DW, Bedforth NM, Hardman JG. Peripheral nerve injury arising in anaesthesia practice. *Anaesthesia.* 2018;73:51-60.

Hogan QH. Pathophysiology of peripheral nerve injury during regional anesthesia. *Reg Anesth Pain Med.* 2008;33(5):435-441.

Inglis JT, Leeper JB, Wilson LR, Gandevia SC, Burke D. The development of conduction block in single human axons following a focal nerve injury. *J Physiol (Lond).* 1998;513(Pt 1):127-133.

Iohom G, Lan GB, Diarra DP, et al. Long-term evaluation of motor function following intraneural injection of ropivacaine using walking track analysis in rats. *Br J Anaesth.* 2005;94(4):524-529.

Kalichman MW, Moorhouse DF, Powell HC, Myers RR. Relative neural toxicity of local anesthetics. *J Neuropathol Exp Neurol.* 1993;52(3):234-240.

Kitagawa N, Oda M, Totoki T. Possible mechanism of irreversible nerve injury caused by local anesthetics: detergent properties of local anesthetics and membrane disruption. *Anesthesiology.* 2004;100(4):962-967.

Liu SS, Zayas VM, Gordon MA, et al. A prospective, randomized, controlled trial comparing ultrasound versus nerve stimulator guidance for interscalene block for ambulatory shoulder surgery for postoperative neurological symptoms. *Anesth Analg.* 2009;109(1):265-271.

Loubert C, Williams SR, Hélie F, Arcand G. Complication during ultrasound-guided regional block: accidental intravascular injection of local anesthetic. *Anesthesiology.* 2008;108(4):759-760.

Lupu CM, Kiehl T, Chan VWS, et al. Nerve expansion seen on ultrasound predicts histologic but not functional nerve injury after intraneural injection in pigs. *Reg Anesth Pain Med.* 2010;35(2):132-139.

McCombe K, Bogod D. Regional anaesthesia: risk, consent and complications. *Anaesthesia.* 2021;76(Suppl 1):18-26.

Moayeri N, Groen GJ. Differences in quantitative architecture of sciatic nerve may explain differences in potential vulnerability to nerve injury, onset time, and minimum effective anesthetic volume. *Anesthesiology.* 2009;111(5):1128-1134.

Myers RR, Kalichman MW, Reisner LS, Powell HC. Neurotoxicity of local anesthetics: altered perineurial permeability, edema, and nerve fiber injury. *Anesthesiology.* 1986;64(1):29-35.

O'Flaherty D, McCartney CJL, Ng SC. Nerve injury after peripheral nerve blockade: current understanding and guidelines. *BJA Educ.* 2018;18:384-390.

Robards C, Hadzic A, Somasundaram L, et al. Intraneural injection with low-current stimulation during popliteal sciatic nerve block. *Anesth Analg.* 2009;109(2):673-677.

Rodríguez J, Taboada M, Blanco M, et al. Intraneural catheterization of the sciatic nerve in humans: a pilot study. *Reg Anesth Pain Med.* 2008;33(4):285-290.

Russon K, Blanco R. Accidental intraneural injection into the musculocutaneous nerve visualized with ultrasound. *Anesth Analg.* 2007;105(5):1504-1505.

Sala-Blanch X, López AM, Carazo J, et al. Intraneural injection during nerve stimulator-guided sciatic nerve block at the popliteal fossa. *Br J Anaesth.* 2009;102(6):855-861.

Sala-Blanch X, Pomés J, Matute P, et al. Intraneural injection during anterior approach for sciatic nerve block. *Anesthesiology.* 2004;101(4):1027-1030.

Sala-Blanch X, Ribalta T, Rivas E, et al. Structural injury to the human sciatic nerve after intraneural needle insertion. *Reg Anesth Pain Med.* 2009;34(3):201-205.

Schafhalter-Zoppoth I, Zeitz ID, Gray AT. Inadvertent femoral nerve impalement and intraneural injection visualized by ultrasound. *Anesth Analg.* 2004;99(2):627-628.

Seddon HJ. Three types of nerve injury. *Brain.* 1943;66(4):237-288.

Selander D, Dhunér KG, Lundborg G. Peripheral nerve injury due to injection needles used for regional anesthesia. An experimental study of the acute effects of needle point trauma. *Acta Anaesthesiol Scand.* 1977;21(3):182-188.

Shah S, Hadzic A, Vloka JD, et al. Neurologic complication after anterior sciatic nerve block. *Anesth Analg.* 2005;100(5):1515-1517.

Sorenson EJ. Neurological injuries associated with regional anesthesia. *Reg Anesth Pain Med.* 2008;33(5):442-448.

Steinfeldt T, Nimphius W, Werner T, et al. Nerve injury by needle nerve perforation in regional anaesthesia: does size matter? *Br J Anaesth.* 2010;104(2):245-253.

Sugimoto Y, Takayama S, Horiuchi Y, Toyama Y. An experimental study on the perineurial window. *J Peripher Nerv Syst.* 2002;7(2):104-111.

Theron PS, Mackay Z, Gonzalez JG, Donaldson N, Blanco R. An animal model of "syringe feel" during peripheral nerve block. *Reg Anesth Pain Med.* 2009;34(4):330-332.

Tsai TP, Vuckovic I, Dilberovic F, et al. Intensity of the stimulating current may not be a reliable indicator of intraneural needle placement. *Reg Anesth Pain Med.* 2008;33(3):207-210.

Voelckel WG, Klima G, Krismer AC, et al. Signs of inflammation after sciatic nerve block in pigs. *Anesth Analg.* 2005;101(6):1844-1846.

Whitlock EL, Brenner MJ, Fox IK, et al. Ropivacaine-induced peripheral nerve injection injury in the rodent model. *Anesth Analg.* 2010;111(1):214-220.

第**11**章

区域麻醉的准备以及围手术期管理

引言

区域麻醉的实施流程包括术前评估、了解病史、术前准备、阻滞过程以及呼吸、循环等生命体征监测。这些流程应被标准化，并适时地记录为标准化的文件。

本章介绍了区域麻醉患者围手术期管理的建议。这里所推荐的流程适用于所有的区域麻醉，更多适用于特定阻滞的细节，将在各自的章节中详细介绍。

麻醉前评估和了解病史

- 评估与麻醉和特定阻滞相关的合并症（例如将进行近端臂丛阻滞的患者既往存在神经系统症状或呼吸功能受限、凝血功能障碍/抗凝剂）。
- 如可行的话告知患者应用局部麻醉的适应证与操作流程，并取得知情同意。
- 评估区域麻醉区域的解剖是否存在潜在的禁忌证或限制因素需要替代方案（例如瘢痕、感染、骨内固定材料、无法满足体位要求或难以暴露目标区域）。
- 采用类似全麻的禁食指南。在没有禁忌证的情况下，允许术前 2 h 摄入透明清亮液体。
- 与全身麻醉不同，接受区域麻醉的患者通常不需要取下假牙等。

患者术前准备

- 确保患者隐私和舒适度。
- 在患者入室时执行核查表（a）以及在操作前执行核查表（b）。
- 确定手术方式、区域麻醉方式和麻醉部位。

- 向患者解释拟定的麻醉方式和阻滞后的预期情况（即感觉-运动阻滞的持续时间和分布）。
- 采用美国麻醉医师学会（ASA）的监测标准。
- 建立静脉通道（Ⅳ）。
- 将患者按拟定的阻滞技术要求摆好体位（请参阅技术章节）。
- 患者吸氧。
- 必要时静脉注射镇痛药和镇静药，最好作为常规方案。

设备和人员配置

- 建立和培养专门的阻滞室麻醉护理人员队伍。
- 为每个常用的区域麻醉技术建立标准化的设备操作流程。
- 麻醉护士对于区域麻醉至关重要。当在整个服务过程中患者护理、区域麻醉技术、设备、适应证和围手术期护理都实现标准化时，才能发挥最佳作用。
- 除患者准备外，还应当建立和培训准备区域麻醉设备并协助麻醉操作的护士团队：
  ○ 准备超声（US）机器并正确摆放，符合人体工程学标准。
  ○ 帮助完成超声机器的一般设置（探头、模式、频率、时间增益补偿、初始深度）。
  ○ 准备好神经刺激器，并正确设置。
  ○ 准备好区域麻醉托盘并配有操作所需的药物、穿刺针、注射压力监测仪（如果使用）等（见图 11-1）。
  ○ 准备好无菌手套、无菌的超声探头护套与无菌手术衣以便留置导管。

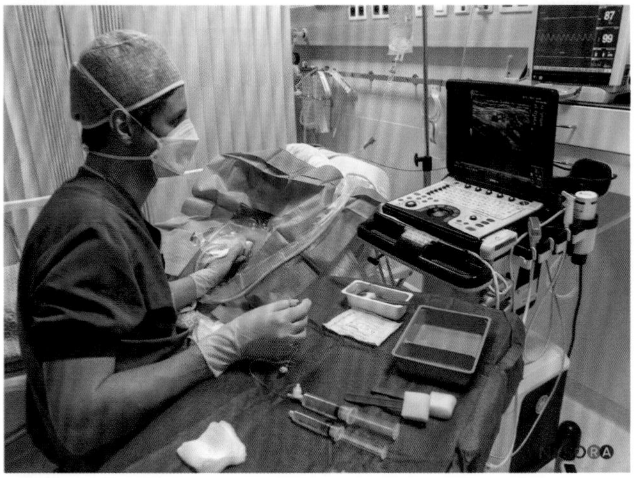

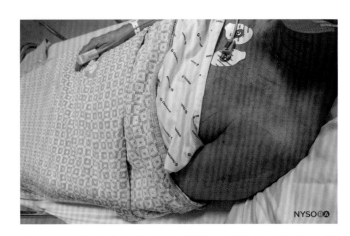

图 11-1 神经阻滞的准备包括区域麻醉托盘，配备操作所需的药物、刺激性穿刺针、注射压力监测仪和探头保护套

图 11-2 手术巾固定保护手臂，以避免在肌间沟臂丛阻滞后意外错位

阻滞过程

- 尽可能地与患者保持有意义的语言交流，同时解释整个过程中的步骤。
- 为阻滞室护士制定一个明确的配合流程，以确保在阻滞过程中得到协助。
- 考虑使用助记词 **RAPT** 作为区域麻醉注射过程中的监测和报告：
  - 反应（**R**esponse）：0.5 mA、0.1 ms、2 Hz 时无运动反应
  - 回抽（**A**spiration）：无血
  - 压力（**P**ressure）：注射压力 < 15 psi
  - 注射局麻药（LA）的总（**T**otal）容量
- 注射完成后，确保阻滞侧的肢体受到保护（图 11-2）。
- 指定一个人负责将阻滞托盘中尖锐物体安全取出，以避免针头意外刺伤人员。
- 手术前评估感觉和运动阻滞（图 11-3）。
- 对于阻滞不全，可考虑实施补救或重复阻滞，或给予额外的镇痛、镇静药物以及改为全身麻醉。
- 记录阻滞流程（有关监测和记录的详细信息，请参阅第 6 章）。

术中管理

- 应用 ASA 监测标准。

- 患者吸氧。
- 确保患者在手术中保持舒适的体位。
- 可通过加温设备（即暖风机、加温毯）确保维持患者的体温
- 如有必要，开始滴定镇静；最好使用操作流程中的方法（例如，靶控输注丙泊酚）。
- 使用耳塞、毛毯和（或）带音乐的耳机保护患者的耳朵不受手术室（OR）噪声的影响。这可以大大提升患者的舒适度和改善围手术期护理体验，并减少术中镇静药的需要（图 11-4）。
- 建立术中补液的常规操作规程。
- 为所有常见的外科手术制定并使用标准化的多模式镇痛方案（图 11-5）。

术后管理

- 陪同患者从手术室转运到术后恢复室（PACU）或日间病房。
- 与继续护理患者的护士交班，提供必要的术后护理信息［状态、背景、评估、建议（**s**ituation, **b**ackground, **a**ssessment, **r**ecommendation；SBAR）］。
- 向患者口头或书面强调有关阻滞侧肢体的护理信息。
- 确保已经对麻醉消退后的术后镇痛给予了充分的指导。

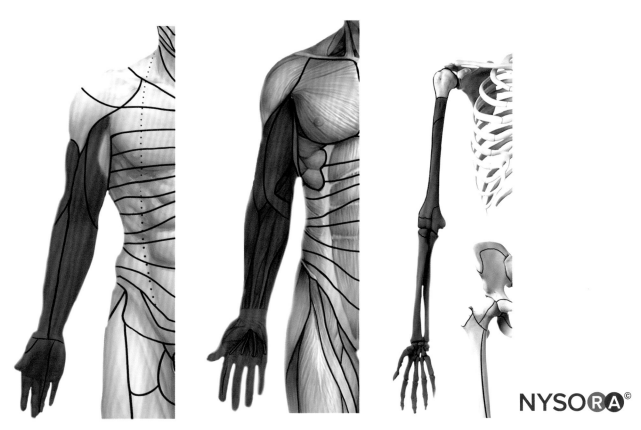

图 11-3　阻滞完成后标准化的感觉和运动评估示例。腋路臂丛阻滞后预期的阻滞分布

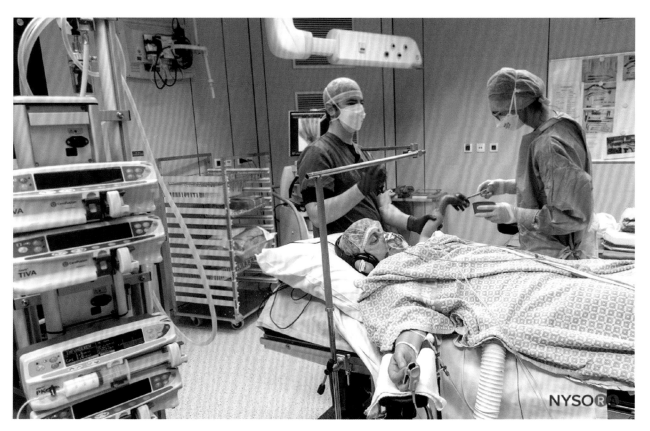

图 11-4　术中设备示例，包括标准化监测、滴定镇静、吸氧、噪声保护和加温系统

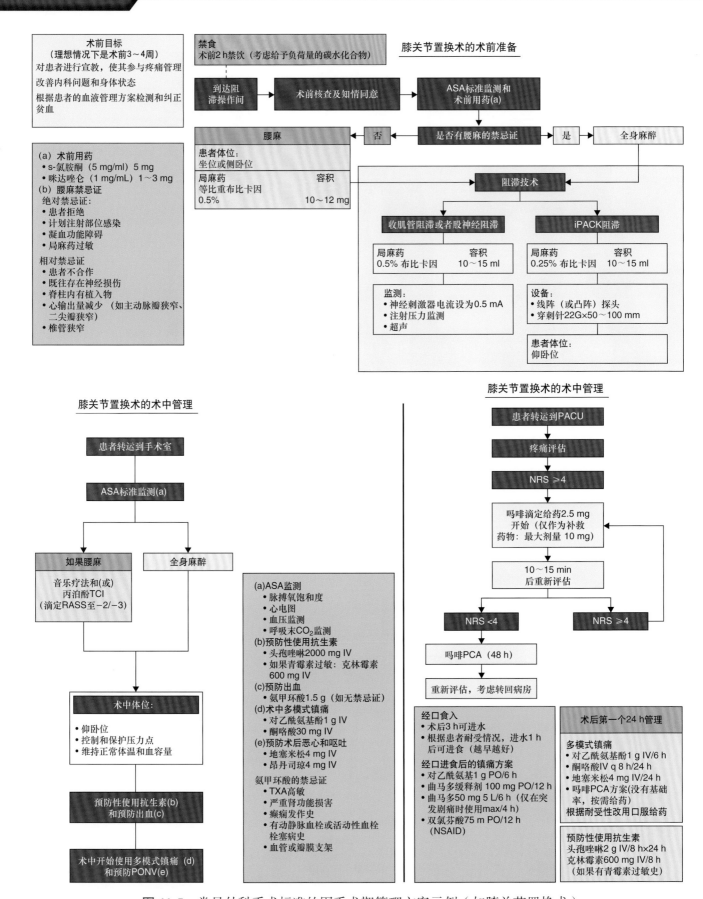

术前目标
（理想情况下是术前3～4周）
对患者进行宣教，使其参与疼痛管理
改善内科问题和身体状态
根据患者的血液管理方案检测和纠正贫血

禁食
术前2 h禁饮（考虑给予负荷量的碳水化合物）

膝关节置换术的术前准备

到达阻滞操作间 → 术前核查及知情同意 → ASA标准监测和术前用药(a)

是否有腰麻的禁忌证 —— 否 → **腰麻**
　　　　　　　　　　　　—— 是 → **全身麻醉**

腰麻
患者体位：坐位或侧卧位
局麻药　　　　　容积
等比重布比卡因
0.5%　　　　　10～12 mg

(a) 术前用药
• s-氯胺酮（5 mg/ml）5 mg
• 咪达唑仑（1 mg/mL）1～3 mg
(b) 腰麻禁忌证
绝对禁忌证：
• 患者拒绝
• 计划注射部位感染
• 凝血功能障碍
• 局麻药过敏
相对禁忌证：
• 患者不合作
• 既往存在神经损伤
• 脊柱内有植入物
• 心输出量减少（如主动脉瓣狭窄、二尖瓣狭窄）
• 椎管狭窄

阻滞技术

收肌管阻滞或者股神经阻滞
局麻药　　　　　容积
0.5% 布比卡因　10～15 ml
监测：
• 神经刺激器电流设为0.5 mA
• 注射压力监测
• 超声

iPACK阻滞
局麻药　　　　　容积
0.25% 布比卡因　10～15 ml
设备：
• 线阵（或凸阵）探头
• 穿刺针22G×50～100 mm
患者体位：仰卧位

膝关节置换术的术中管理

患者转运到手术室

ASA标准监测(a)

如果腰麻 ｜ 全身麻醉

如果腰麻
音乐疗法和(或)丙泊酚TCI
（滴定RASS至−2/−3）

术中体位：
• 仰卧位
• 控制和保护压力点
• 维持正常体温和血容量

预防性使用抗生素(b)和预防出血(c)

术中开始使用多模式镇痛 (d)和预防PONV(e)

(a)ASA监测
• 脉搏氧饱和度
• 心电图
• 血压监测
• 呼吸末CO_2监测
(b)预防性使用抗生素
• 头孢唑啉2000 mg IV
• 如果青霉素过敏：克林霉素600 mg IV
(c)预防出血
• 氨甲环酸1.5 g（如无禁忌证）
(d)术中多模式镇痛
• 对乙酰氨基酚1 g IV
• 酮咯酸30 mg IV
(e)预防术后恶心和呕吐
• 地塞米松4 mg IV
• 昂丹司琼4 mg IV
氨甲环酸的禁忌证
• TXA高敏
• 严重肾功能损害
• 癫痫发作史
• 有动静脉血栓或活动性血栓栓塞病史
• 血管或瓣膜支架

膝关节置换术的术中管理

患者转运到PACU

疼痛评估

NRS ≥4

吗啡滴定给药2.5 mg开始（仅作为补救药物：最大剂量 10 mg）

10～15 min后重新评估

NRS <4 ｜ NRS ≥4

吗啡PCA（48 h）

重新评估，考虑转回病房

经口食入
• 术后3 h可进水
• 根据患者耐受情况，进水1 h后可进食（越早越好）
经口进食后的镇痛方案
• 对乙酰氨基1 g PO/6 h
• 曲马多缓释剂 100 mg PO/12 h
• 曲马多50 mg 5 L/6 h（仅在突发剧痛时使用max/4 h）
• 双氯芬酸75 m PO/12 h（NSAID）

术后第一个24 h管理
多模式镇痛
• 对乙酰氨基酚1 g IV/6 h
• 酮咯酸IV q 8 h/24 h
• 地塞米松4 mg IV/24 h
• 吗啡PCA方案(没有基础率，按需给药)
根据耐受性改用口服给药

预防性使用抗生素
头孢唑啉2 g IV/8 h×24 h
克林霉素600 mg IV/8 h
（如果有青霉素过敏史）

图 11-5　常见外科手术标准的围手术期管理方案示例（如膝关节置换术）

（陈志霞　刘泽宇　译　曹铭辉　审）

推荐阅读

Balocco AL, Kransingh S, Lopez A, et al. Wrong-side nerve blocks and the use of checklists: part 1. *Anesthesiol News.* 2019;24-31.

Benhamou D, Auroy Y, Amalberti R. Safety during regional anesthesia: what do we know and how can we improve our practice? *Regional Anesthesia & Pain Medicine.* 2010;35:1-3.

Brahmbhatt, A., Barrington, M.J. Quality assurance in regional anesthesia: current status and future directions. *Curr Anesthesiol Rep.* 2013;3:215-222.

Hade AD, Okano S, Pelecanos A, Chin A. Factors associated with low levels of patient satisfaction following peripheral nerve block. *Anaesth Intensive Care.* 2021;30:31.

Henshaw DS, Turner JD, Dobson SW, et al. Preprocedural checklist for regional anesthesia: impact on the incidence of wrong-site nerve blockade (an 8-year perspective). *Reg Anesth Pain Med.* 2019;44(2):201-205.

Lo LWT, Suh J, Chen JY, et al. Early postoperative pain after total knee arthroplasty is associated with subsequent poorer functional outcomes and lower satisfaction. *J Arthroplasty.* 2021;25:S0883-5403.

Russell RA, Burke K, Gattis K. Implementing a regional anesthesia block nurse team in the perianesthesia care unit increases patient safety and perioperative efficiency. *J Perianesth Nurs.* 2013;28(1):3-10.

头颈阻滞

第12章 颈丛阻滞

阻滞要点

阻滞颈丛的分支（C2～C4）

- **适应证**：颈动脉手术、甲状腺和颈部浅表手术的麻醉和（或）镇痛、颈部肌肉痉挛的治疗及锁骨骨折的镇痛
- **目标**：局麻药（LA）在颈丛分支周围扩散
- **局麻药容量**：5～8 ml

概述

颈丛阻滞是一种成熟的技术，在应用超声（US）之前通常采用体表解剖标志进行定位。

虽然颈筋膜的术语和描述可能不一致，但有三种常用的方法来阻滞颈丛（图 12-1）。

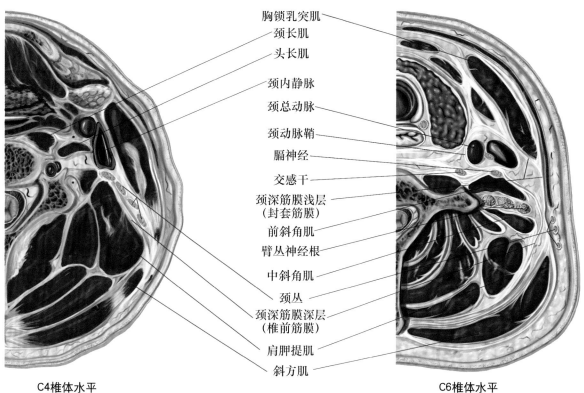

胸锁乳突肌
颈长肌
头长肌
颈内静脉
颈总动脉
颈动脉鞘
膈神经
交感干
颈深筋膜浅层（封套筋膜）
前斜角肌
臂丛神经根
中斜角肌
颈丛
颈深筋膜深层（椎前筋膜）
肩胛提肌
斜方肌

C4椎体水平　　　　　　　　　　　　　C6椎体水平

图 12-1 C4 和 C6 水平颈丛的横断面解剖

117

1. 深层阻滞技术：局麻药注射于 C2 ～ C4 椎旁间隙，椎前筋膜深面，阻滞整个神经丛。注意：此技术称为 C2 ～ C4 脊神经椎旁阻滞更为准确，而不是"颈深丛"阻滞。
2. 中层阻滞技术：在 C4 横突水平，颈深筋膜深层（椎前筋膜）与颈深筋膜浅层（封套筋膜）之间注入局麻药，阻滞神经丛浅支。
3. 浅层阻滞技术：在 C6 水平，将局麻药注射至皮下和封套筋膜之间以阻滞全部或特定的皮支。

深层阻滞技术注入椎管或椎动脉，或阻滞颅神经的风险更高。因此，在本章中，我们将只介绍中层阻滞技术及浅层阻滞技术，它们对大多数适应证都同样有效并且更加安全。深层阻滞技术适应证很少（如果有的话）。此外，由于双侧迷走神经、舌下神经和膈神经阻滞可能导致呼吸衰竭和气道阻塞，因此不推荐双侧深层阻滞技术。

▶ 特殊风险

风险包括阵发性咳嗽、喉返神经或膈神经阻滞、吞咽困难、发音困难、霍纳综合征和星状神经节阻滞。

▶ 解剖

颈丛起源于 C1 ～ C4 前支。C1 前支（枕下神经）是一种运动神经，任何颈丛阻滞技术均不涉及此神经。因此，将颈丛阻滞定义为 C2 至 C4 前支的阻滞更为准确。颈丛 C1 ～ C4 的前支合并成三个环，从中发出深部和浅部分支（图 12-2）。颈丛与舌下神经、舌咽神经和迷走神经以及交感干等相连接，这些神经共同支配与气道控制、呼吸功能、发声和吞咽相关的肌肉和结构。

深肌支支配颈部肌肉。膈神经（C3 ～ C5）支配膈肌。浅部感觉支包括枕小神经、耳大神经、颈横神经和锁骨上神经，它们分布在头、颈和肩的皮肤和浅表结构（图 12-3）。

浅支从头长肌和中斜角肌之间的椎前筋膜深面发出，沿着胸锁乳突肌（SCM）的后侧走行。随后在颈外静脉（Erb 点）与胸锁乳突肌后缘中点（即乳突与胸锁乳突肌锁骨头连线的中点）相交处穿出。（图 12-4）。

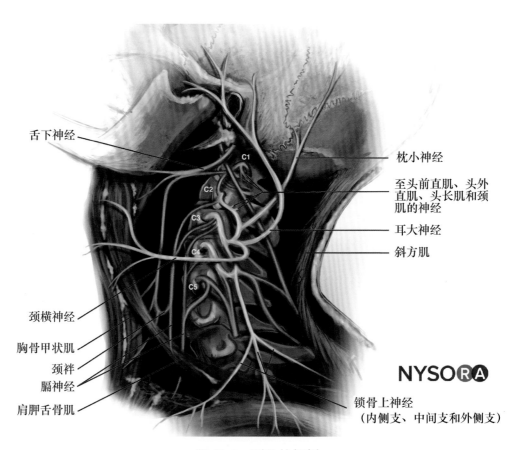

图 12-2　颈丛的解剖

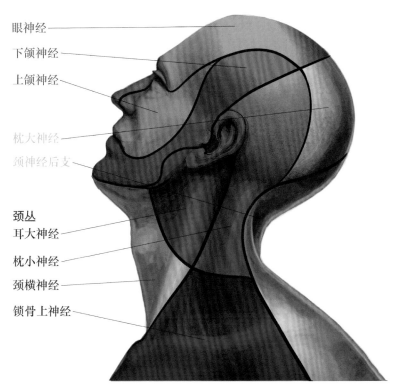

眼神经
下颌神经
上颌神经
枕大神经
颈神经后支

颈丛
耳大神经
枕小神经
颈横神经
锁骨上神经

图 12-3　颈丛皮区分布

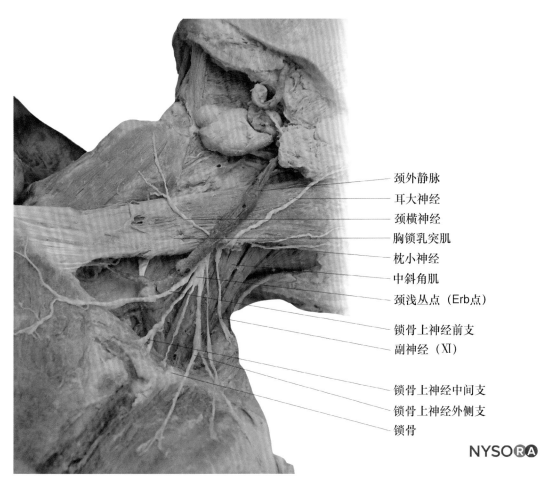

颈外静脉
耳大神经
颈横神经
胸锁乳突肌
枕小神经
中斜角肌
颈浅丛点（Erb 点）
锁骨上神经前支
副神经（XI）
锁骨上神经中间支
锁骨上神经外侧支
锁骨

图 12-4　颈丛浅支穿出 Erb 点的解剖

➤ 横断面解剖和超声视图

从头端到 C4，颈丛位于椎前筋膜深面、头长肌和中斜角肌之间的肌凹槽内。在 C4 ～ C5 水平，颈丛位于覆盖在斜角肌间沟上的椎前筋膜的浅面，紧邻 SCM 深面（图 12-1）。

在超声下，颈丛感觉支通常显示为一组椭圆形的低回声小结节影。有时，耳大神经表现为 SCM 浅面的圆形低回声结构（图 12-5）。在 C6 ～ C7 水平，颈丛浅支的分支可以位于 SCM 的后缘浅层或皮下（例如，锁骨上分支）（图 12-6）。

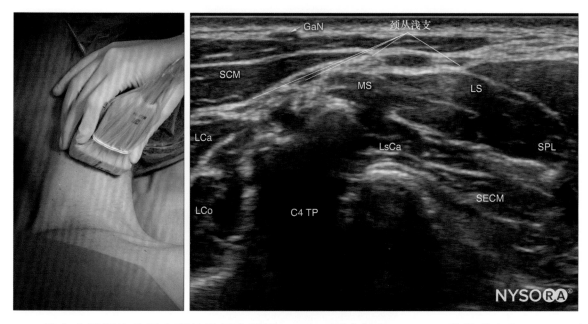

图 12-5 C4 横突水平探头位置和颈丛的超声视图。GaN，耳大神经；SCM，胸锁乳突肌；LCa，头长肌；LCo，颈长肌；MS，中斜角肌；LsCa，头最长肌；LS，肩胛提肌；SPL，头夹肌；SECM，头半棘肌

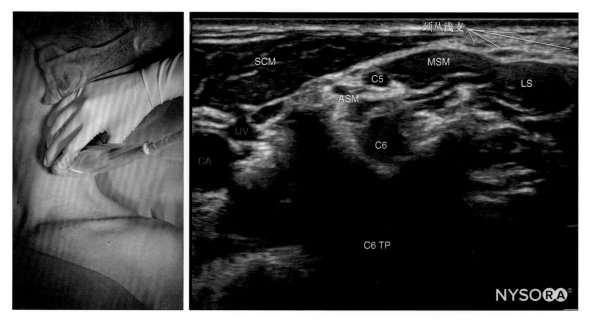

图 12-6 C6 横突水平探头位置和颈丛的超声视图。CA，颈动脉；IJV，颈内静脉；SCM，胸锁乳突肌；ASM，前斜角肌；MSM，中斜角肌；LS，肩胛提肌

麻醉与镇痛的分布范围

颈丛浅层阻滞的范围包括颈部前外侧、耳前、耳后区域的皮肤感觉，以及锁骨表面和正下方的胸壁皮肤感觉）（图 12-7）。颈丛中层阻滞还可麻醉支配 SCM 的分支和膈神经）。

阻滞前准备

器材

● 探头：高频线阵探头

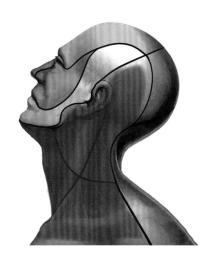

图 12-7　颈丛阻滞后的麻醉范围

● 穿刺针：50 mm，25 G，短斜面神经刺激针

局麻药

颈丛浅支是感觉神经，因此，低浓度局麻药已足够将其阻滞（例如，0.25% ～ 0.5% 罗哌卡因，0.25% 布比卡因或 1% 利多卡因）。

患者体位

将患者置于半坐位、仰卧位或半侧位，头部伸展并旋转至对侧，以暴露颈后三角。若胸锁乳突肌的后缘很难定位，尤其是在肥胖患者中，嘱患者将头部抬离床面将有助于识别其后缘（图 12-8）。

操作技术

超声探头初始位置

将探头横向放置在颈部侧面、胸锁乳突肌后缘中点（约颈外静脉横截面或甲状软骨水平）。

扫描方法

识别胸锁乳突肌并向后滑动探头，直到逐渐变细的后缘位于屏幕中间。

向颅尾侧滑动探头将有助于识别颈丛浅支，即在斜角肌和胸锁乳突肌之间向后方和浅部移行的一小束低回声结节影（图 12-5）。

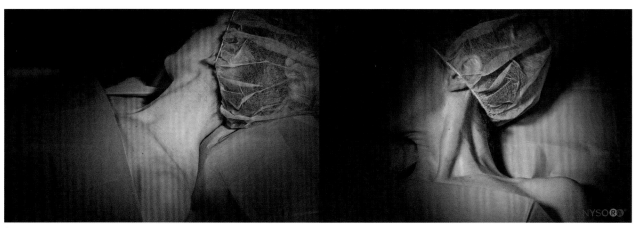

A　　　　　　　　　　　　　　B

图 12-8　（A）颈丛阻滞的患者体位。（B）患者抬头以便识别胸锁乳突肌

穿刺进针

可采用平面内或平面外进针方法。**颈丛中层阻滞**时，穿刺针依次穿过皮肤、颈阔肌和颈深筋膜浅层，将针尖置于斜角肌和 SCM 之间的颈丛分支附近（图 12-9）。**颈丛浅层阻滞**时，将 LA 注射于 SCM 后缘中点处的皮下（图 12-10）。

局麻药扩散和分布

负压回抽后，注入 1 ~ 2 ml 局麻药以确认针尖的位置，并注射 5 ~ 8 ml 完成阻滞，避免局麻药向颈动脉鞘的内侧扩散。如果局麻药未在斜角肌表面呈线状扩散，则可能需要额外追加局麻药。

纵向穿刺技术可作为颈丛中层阻滞的备选方法；将探头放置在胸锁乳突肌的冠状面上，无须显示神经丛（图 12-11）。通过这种技术，将针尖置于胸锁乳突肌后缘和椎前筋膜之间的间隙，使局麻药在此间隙内扩散。

技巧锦囊

- 颈动脉手术还需要阻滞舌咽神经分支。可通过术中在颈动脉鞘内注射局麻药来完成。

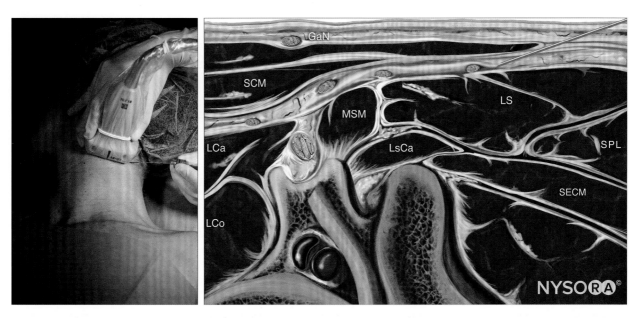

图 12-9 颈丛中层阻滞入路。平面内进针时的镜向超声解剖。GaN，耳大神经；SCM，胸锁乳突肌；LCa，头长肌；LCo，颈长肌；MSM，中斜角肌；LsCa，头最长肌；LS，肩胛提肌；SPL，头夹肌；SECM，头半棘肌

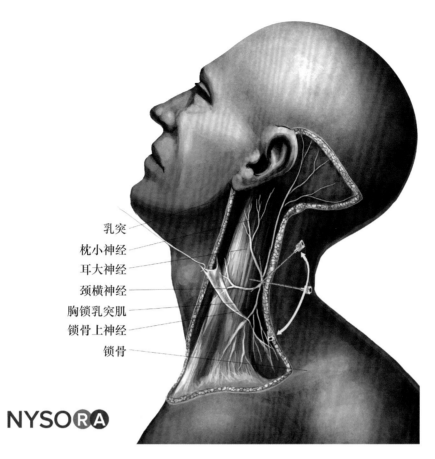

乳突
枕小神经
耳大神经
颈横神经
胸锁乳突肌
锁骨上神经
锁骨

图 12-10　Erb 点皮下浸润阻滞颈丛浅支的示意图

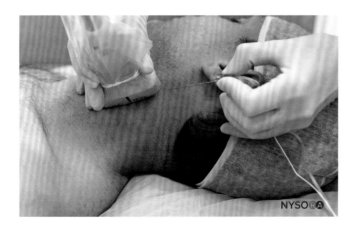

图 12-11　纵向入路阻滞颈丛浅支时探头的位置

▶ 操作流程图

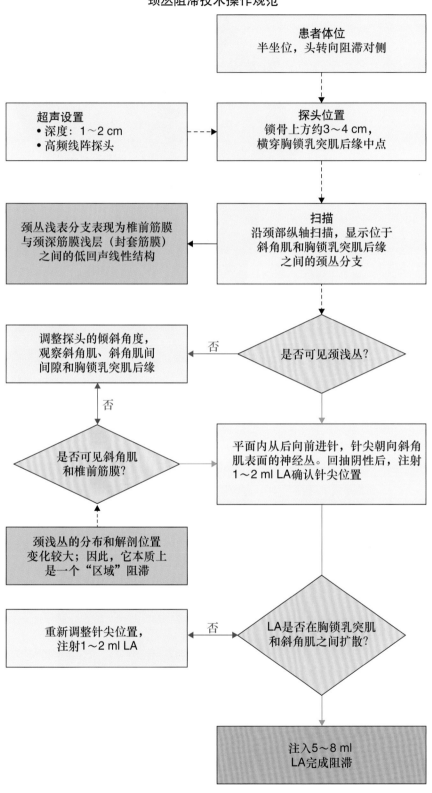

颈丛阻滞技术操作规范

患者体位
半坐位，头转向阻滞对侧

超声设置
• 深度：1～2 cm
• 高频线阵探头

探头位置
锁骨上方约3～4 cm，
横穿胸锁乳突肌后缘中点

颈丛浅表分支表现为椎前筋膜与颈深筋膜浅层（封套筋膜）之间的低回声线性结构

扫描
沿颈部纵轴扫描，显示位于斜角肌和胸锁乳突肌后缘之间的颈丛分支

调整探头的倾斜角度，观察斜角肌、斜角肌间间隙和胸锁乳突肌后缘　←否— 是否可见颈浅丛？

是否可见斜角肌和椎前筋膜？

平面内从后向前进针，针尖朝向斜角肌表面的神经丛。回抽阴性后，注射1～2 ml LA确认针尖位置

颈浅丛的分布和解剖位置变化较大；因此，它本质上是一个"区域"阻滞

重新调整针尖位置，注射1～2 ml LA　←否— LA是否在胸锁乳突肌和斜角肌之间扩散？

注入5～8 ml LA完成阻滞

（张金库　李泉　译　刘志恒　审）

推荐阅读

Calderon AL, Zetlaoui P, Benatir F, et al. Ultrasound-guided intermediate cervical plexus block for carotid endarterectomy using a new anterior approach: a two-centre prospective observational study. *Anaesthesia*. 2015;70:445-451.

Choquet O, Dadure C, Capdevila X. Ultrasound-guided deep or intermediate cervical plexus block: the target should be the posterior cervical space. *Anesth Analg*. 2010;111:1563-1564.

Dhonneur G, Saidi NE, Merle JC, Asfazadourian H, Ndoko SK, Bloc S. Demonstration of the spread of injectate with deep cervical plexus block: a case series. *Reg Anesth Pain Med*. 2007;32:116-119.

Flaherty J, Horn JL, Derby R. Regional anesthesia for vascular surgery. *Anesthesiol Clin*. 2014;32:639-659.

Guay J. Regional anesthesia for carotid surgery. *Curr Opin Anaesthesiol*. 2008;21:638-644.

Kim JS, Ko JS, Bang S, Kim H, Lee SY. Cervical plexus block. *Korean J Anesthesiol*. 2018 August;71(4):274-288.

Nash L, Nicholson HD, Zhang M. Does the investing layer of the deep cervical fascia exist? *Anesthesiol*. 2005;103:962-968.

Pandit JJ, Dutta D, Morris JF. Spread of injectate with superficial cervical plexus block in humans: an anatomical study. *Br J Anaesth*. 2003;91:733-735.

Pandit JJ, Satya-Krishna R, Gration P. Superficial or deep cervical plexus block for carotid endarterectomy: a systematic review of complications. *Br J Anaesth*. 2007;99:159-169.

Perisanidis C, Saranteas T, Kostopanagiotou G. Ultrasound-guided combined intermediate and deep cervical plexus nerve block for regional anaesthesia in oral and maxillofacial surgery. *Dentomaxillofac Radiol*. 2013;42:29945724.

Sandeman DJ, Griffiths MJ, Lennox AF. Ultrasound guided deep cervical plexus block. *Anaesth Intensive Care*. 2006;34:240-244.

Soeding P, Eizenberg N. Review article: anatomical considerations for ultrasound guidance for regional anesthesia of the neck and upper limb. *Can J Anaesth*. 2009;56:518-533.

Telford RJ, Stoneham MD. Correct nomenclature of superficial cervical plexus blocks. *Br J Anaesth*. 2004;92:775.

Tran DQ, Dugani S, Finlayson RJ. A randomized comparison between ultrasound-guided and landmark-based superficial cervical plexus block. *Reg Anesth Pain Med*. 2010;35:539-543.

Usui Y, Kobayashi T, Kakinuma H, Watanabe K, Kitajima T, Matsuno K. An anatomical basis for blocking of the deep cervical plexus and cervical sympathetic tract using an ultrasound-guided technique. *Anesth Analg*. 2010;110:964-968.

第三部分 上肢阻滞

第13章 肌间沟臂丛阻滞

阻滞要点

在肌间沟水平阻滞臂丛。
- **适应证**：肩部、上肢及锁骨手术的麻醉与镇痛。
- **目标**：局麻药包绕位于前中斜角肌之间的臂丛上干、中干。
- **局麻药容量**：5～15 ml。

概述

肌间沟臂丛阻滞技术是常见的区域麻醉方法，适用于肩部及上肢手术麻醉与镇痛，可以充分阻滞支配肩部的神经（图13-1）。超声引导增加了阻滞的成功率，使其更为普及，并减少了局麻药的用量。尽管尝试了一些技术改进来减少并发症，但同侧膈神经阻滞引起的同侧膈肌麻痹仍是肌间沟臂丛阻滞最常见的并发症。通过降低局麻药的容量（＜10 ml）和浓度，采用远端部位注射和（或）选择性上干阻滞技术能够降低膈神经阻滞发生率，但不能完全避免膈神经阻滞。因此，对于呼吸功能不全的患者，采用肌间沟臂丛阻滞需要谨慎，建议采用远端部位注射替代（见第18章）。

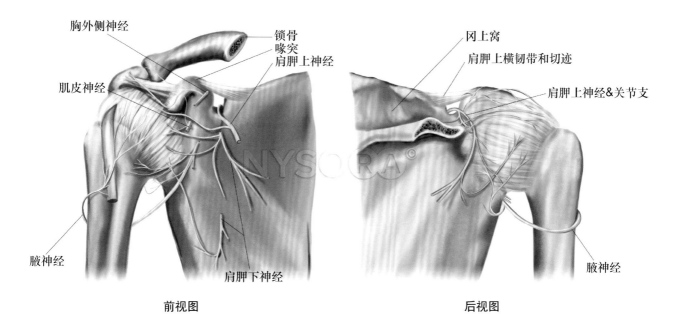

前视图　　　　　　　　　　　　后视图

图13-1　肩关节的神经支配；在肌间沟水平臂丛发出的神经分支

▶ 特殊风险

已报道的肌间沟臂丛阻滞并发症包括正中神经、桡神经、膈神经、肩胛背神经和胸长神经的损伤。肌间沟阻滞也可引起喉返神经阻滞，导致已有声带麻痹的患者发生气道阻塞。另外硬膜外或蛛网膜下腔注射、霍纳综合征、膈肌麻痹和肌肉毒性也有报道。

▶ 解剖

臂丛由 C5 ～ T1 神经前支组成（图 13-2）。各神经出椎间孔后分为根、干、股、束和支。在颈后三角区可以看到臂丛的三干（上、中和下）位于前中斜角肌之间的颈动脉与颈内静脉后方。膈神经在臂丛前方，走行于前斜角肌表面（图 13-3）。肩胛背神经向下和向后穿过中斜角肌，通常靠近胸长神经。

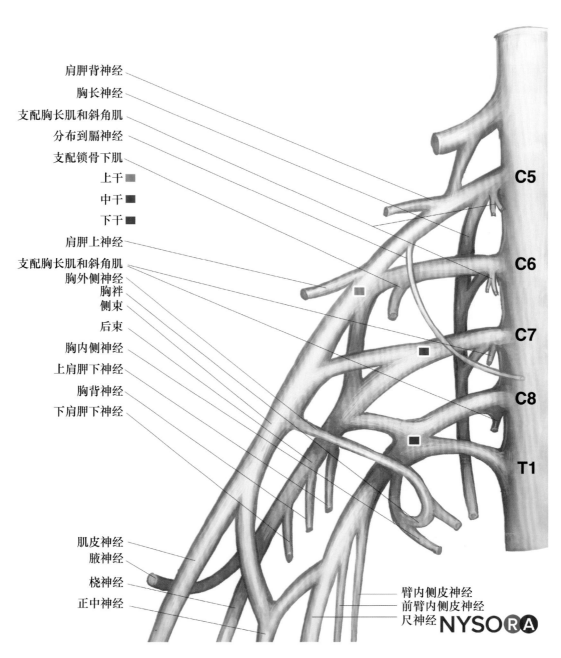

图 13-2　臂丛的组成：从根到支

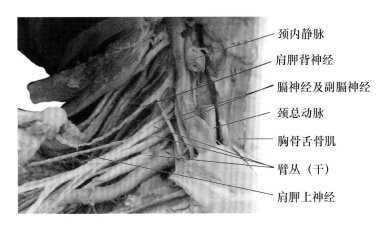

颈内静脉

肩胛背神经

膈神经及副膈神经

颈总动脉

胸骨舌骨肌

臂丛（干）

肩胛上神经

图 13-3　臂丛解剖

臂丛解剖变异很常见。例如 C5 神经根经常（35%）走行于或穿过前斜角肌而不是位于肌间沟。甲状颈干动脉分支（肩胛上动脉和颈横动脉）向后在不同水平穿过臂丛。

横断面解剖和超声视图

　　臂丛位于前、中斜角肌之间，走行于胸锁乳突肌（sternocleidomastoid muscle，SCM）和颈深（椎前）筋膜深面（图 13-4）。在超声图像上，臂丛是一个位于 1 ～ 3 cm 深处典型的低回声圆形结构。从横突出来，在几厘米内迅速改变其外观和成分，从根变成干。可以看到束状结构的分离和重新排列，在图像上显示为 2 ～ 4 个圆形结构。C6 神经根通常分成 2 个低回声影，因此常被误认为是 2 个单独的神经根。可以通过颈椎横突的高度和形状来识别每个神经根。

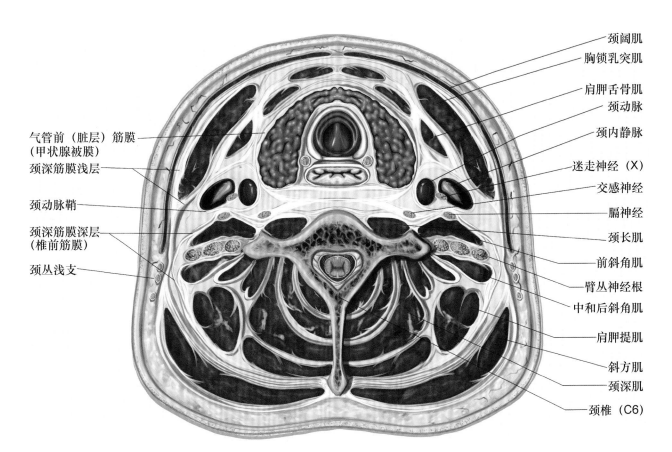

气管前（脏层）筋膜
（甲状腺被膜）

颈深筋膜浅层

颈动脉鞘

颈深筋膜深层
（椎前筋膜）

颈丛浅支

颈阔肌

胸锁乳突肌

肩胛舌骨肌

颈动脉

颈内静脉

迷走神经（Ⅹ）

交感神经

膈神经

颈长肌

前斜角肌

臂丛神经根

中和后斜角肌

肩胛提肌

斜方肌

颈深肌

颈椎（C6）

图 13-4　臂丛神经在 C6 水平横断面解剖示意图

麻醉与镇痛分布范围

肌间沟臂丛阻滞可为肩部、上肢及锁骨外 2/3 手术提供满意的麻醉效果（图 13-5）。由于局麻药向近端和浅层扩散，分布于肩部和锁骨部位皮肤的颈丛锁骨上分支通常也被阻滞。大量的局麻药也可向前扩散阻滞交感神经干，从而导致 Horner 综合征。肌间沟臂丛阻滞常不能有效阻滞下干（C8 ~ T1），除非是在锁骨上水平注射局麻药。

阻滞前准备

器材

* 探头：高频线阵探头
* 穿刺针：长 50 mm，22 G，短斜面，绝缘穿刺针

局麻药

由于肩部手术后疼痛剧烈，为了提供更长时间的镇痛作用，单次肌间沟臂丛阻滞常采用高浓度的长效局麻药（0.5% 布比卡因，0.5% ~ 0.75%

罗哌卡因）。为了使镇痛时间超过 24 h，可以在布比卡因中添加布比卡因脂质体使镇痛作用延长到 72 h 甚至更长，并且没有明显的运动阻滞。通常将 10 ml 1.33% 的布比卡因脂质体与 5 ml 0.5% 的布比卡因混合。不管是持续输注还是自控给药，同样的药物在连续阻滞时，需使用更低的浓度。值得注意的是，使用连续肌间沟阻滞置管法，需要有经验的专业人员精心管理。一旦导管移位，就需要重新留置。

患者体位

患者通常采用仰卧、半坐或半侧卧位，头转向对侧，暴露颈后三角。调整头部和肩部的位置使得空间最大化，方便探头扫描和穿刺针从颈后外侧进针（图 13-6）。

技术

超声探头初始位置

超声探头放置在锁骨上窝，呈矢状位，以识别

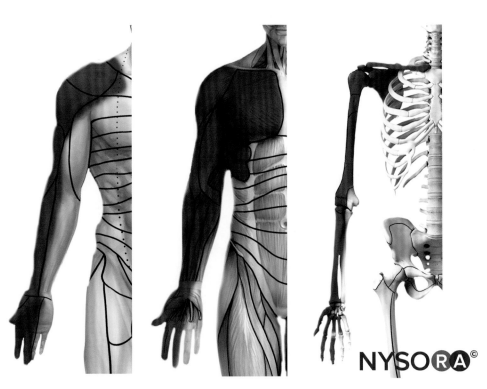

图 13-5　肌间沟臂丛阻滞感觉分布范围示意图（红色）。通常不能覆盖尺神经分布区域（C8 ~ T1）

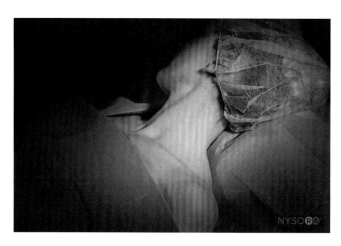

图13-6　超声引导肌间沟臂丛阻滞患者的理想体位

扫描方法

探头轻轻地向颈后侧滑动寻找前中斜角肌。倾斜探头尾部可以帮助我们识别位于斜角肌之间的圆形臂丛（图13-8）。在决定阻滞之前，我们建议使用彩色多普勒，这样有助于识别臂丛附近的动脉和静脉。

穿刺进针

通常采用平面内技术，由后向前进针。进入斜角肌间隙后，针尖应该朝向臂丛两主干之间的间隙穿刺，尽可能减少邻近神经损伤的风险。

局麻药扩散和分布

小心回抽排除穿刺针误入血管，明确穿刺针位置后，注射1～2 ml局麻药（图13-9）。注入局麻药应该让臂丛神经远离穿刺针，使局麻药在斜角肌间隙中充分扩散。当注入局麻药后没有推开臂丛或未能充分包绕臂丛干，则需要重新定位穿刺针位置并注射。

锁骨下动脉。可以看到臂丛位于锁骨下动脉的后上方（图13-7），从这开始可以一直追踪扫描到预期的平面。另外一种方法是将超声探头横向放置在颈部外侧略低于环状软骨水平，可以看到胸锁乳突肌下方的颈动脉。

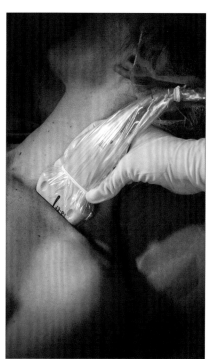
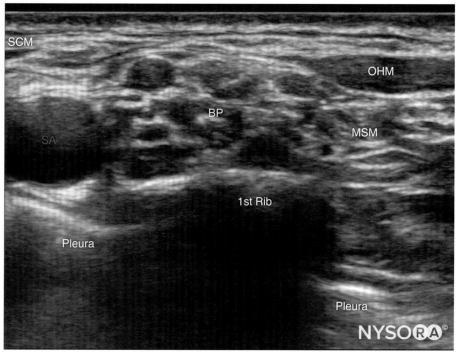

图13-7　超声探头位于锁骨上窝和该水平的超声图像。SCM，胸锁乳突肌；SA，锁骨下动脉；BP，臂丛；OHM，肩胛舌骨肌；MSM，中斜角肌

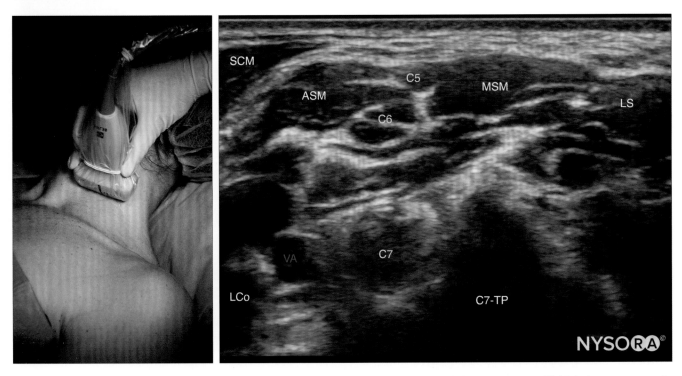

图 13-8　在肌间沟水平获取臂丛原始超声图像的探头位置。SCM，胸锁乳突肌；ASM，前斜角肌；MSM，中斜角肌；LS，肩胛提肌；LCo，颈长肌；C7-TP，C7 横突

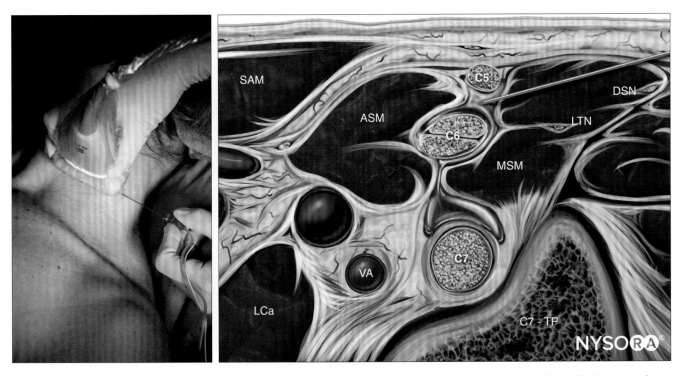

图 13-9　采用平面内进针技术行肌间沟臂丛阻滞的镜像超声解剖示意图。理想的局麻药扩散范围（蓝色）。ASM，前斜角肌；MSM，中斜角肌和臂丛神经根；SCM，胸锁乳突肌；LCa，头长肌；VA，椎动脉；LTN，胸长神经；DSN，肩胛背神经；C7-TP，C7 横突

技巧锦囊

- 颈部血管丰富，必须小心进针避免针头误入血管（椎动脉、颈干动脉、甲状腺下动脉、肩胛上动脉和颈横动脉）。进针前使用多普勒超声，从而避免误入穿刺路径中的血管。

- 避免高阻力注射，因为注射阻力高时（＞15 psi），可能意味着穿刺针靠近神经或是神经内注射。除了针刺和注射对神经根的损伤，神经内注射可能导致局麻药扩散到椎管内。

- 为了确认局麻药弥散到合适位置，操作者可以在注射几毫升后暂停，然后将探头沿着神经束由近段向远端进行扫查以确认局麻药弥散是否充分，再将探头移回穿刺针显影平面或调整穿刺针完成剩余药液的注射。

- 一般选择从外向内进针，以免损伤前斜角肌表面的膈神经，但是我们也需要知晓这种入路可能也会损伤肩胛背神经和胸长神经，因为它们都从中斜角肌中穿行（图 13-10）。

- C6 和 C7 神经通常在这个水平分离，需避免注射到单个神经根发出的两个分支之间，以防神经内注射风险。在 C5 和 C6 之间或者在上干和中干之间注射是比较安全的。

- 当 C5 神经根出现在前斜角肌前方时，应向远端继续追踪，直到它进入斜角肌间隙的位置方可注射。

- 多点注射对于臂丛阻滞是不需要的而且应当避免，因为这样做只会增加并发症的风险。

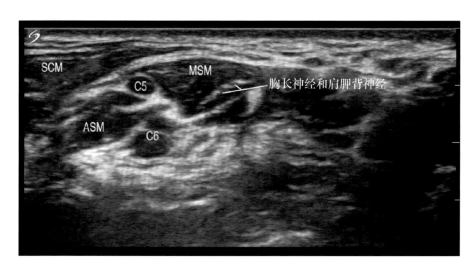

图 13-10　超声图像显示，胸长神经和肩胛背神经穿过中斜角肌。SCM，胸锁乳突肌；ASM，前斜角肌；MSM，中斜角肌

▶ 操作流程图

肌间沟臂丛阻滞操作规范

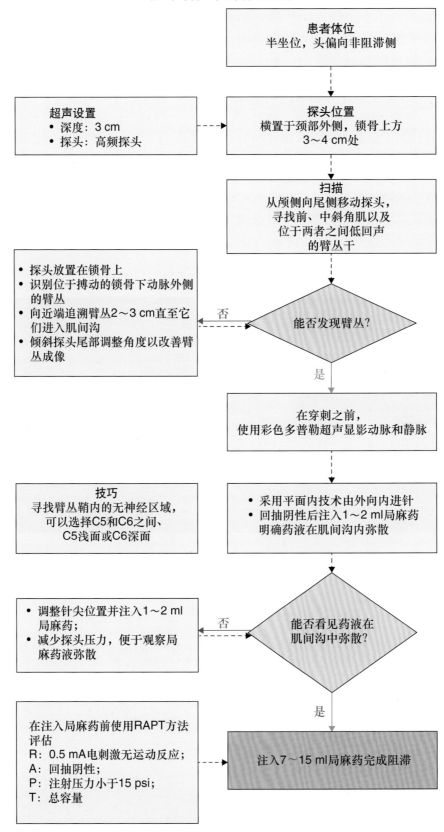

患者体位
半坐位，头偏向非阻滞侧

超声设置
• 深度：3 cm
• 探头：高频探头

探头位置
横置于颈部外侧，锁骨上方
3～4 cm处

扫描
从颅侧向尾侧移动探头，
寻找前、中斜角肌以及
位于两者之间低回声
的臂丛干

• 探头放置在锁骨上
• 识别位于搏动的锁骨下动脉外侧
  的臂丛
• 向近端追溯臂丛2～3 cm直至它
  们进入肌间沟
• 倾斜探头尾部调整角度以改善臂
  丛成像

能否发现臂丛？ 否

是

在穿刺之前，
使用彩色多普勒超声显影动脉和静脉

技巧
寻找臂丛鞘内的无神经区域，
可以选择C5和C6之间、
C5浅面或C6深面

• 采用平面内技术由外向内进针
• 回抽阴性后注入1～2 ml局麻药
  明确药液在肌间沟内弥散

• 调整针尖位置并注入1～2 ml
  局麻药；
• 减少探头压力，便于观察局
  麻药液弥散

能否看见药液在
肌间沟中弥散？ 否

是

在注入局麻药前使用RAPT方法
评估
R：0.5 mA电刺激无运动反应；
A：回抽阴性；
P：注射压力小于15 psi；
T：总容量

注入7～15 ml局麻药完成阻滞

（陈志霞　李泉　译　杨建军　审）

推荐阅读

Single-Injection Ultrasound-Guided Interscalene Block

Albrecht E, Kirkham KR, Taffé P, et al. The maximum effective needle-to-nerve distance for ultrasound-guided interscalene block: an exploratory study. *Reg Anesth Pain Med.* 2014;39:56-60.

Avellanet M, Sala-Blanch X, Rodrigo L, Gonzalez-Viejo MA. Permanent upper trunk plexopathy after interscalene brachial plexus block. *J Clin Monit Comput.* 2016;30:51-54.

Burckett-St Laurent D, Chan V, Chin KJ. Refining the ultrasound-guided interscalene brachial plexus block: the superior trunk approach. *Can J Anaesth.* 2014;61:1098-1102.

Errando CL, Muñoz-Devesa L, Soldado MA. Bloqueo interescalénico guiado por ecografía en un paciente con alteraciones anatómicas de la region supraclavicular secundarias a radioterapia y cirugía [Ultrasound-guided interscalene block in a patient with supra-clavicular anatomical abnormalities due to radiotherapy and surgery]. *Rev Esp Anestesiol Reanim.* 2011;58:312-314.

Falcão LF, Perez MV, de Castro I, Yamashita AM, Tardelli MA, Amaral JL. Minimum effective volume of 0.5% bupivacaine with epinephrine in ultrasound-guided interscalene brachial plexus block. *Br J Anaesth.* 2013;110:450-455.

Fredrickson MJ, Kilfoyle DH. Neurological complication analysis of 1000 ultrasound guided peripheral nerve blocks for elective ortho-paedic surgery: a prospective study. *Anaesthesia.* 2009;64:836-844.

Fritsch G, Hudelmaier M, Danninger T, Brummett C, Bock M, McCoy M. Bilateral loss of neural function after interscalene plexus blockade may be caused by epidural spread of local anes-thetics: a cadaveric study. *Reg Anesth Pain Med.* 2013;38:64-68.

Gadsden J, Hadzic A, Gandhi K, et al. The effect of mixing 1.5% mepivacaine and 0.5% bupivacaine on duration of analgesia and latency of block onset in ultrasound-guided interscalene block. *Anesth Analg.* 2011;112:471-476.

Gautier P, Vandepitte C, Ramquet C, DeCoopman M, Xu D, Hadzic A. The minimum effective anesthetic volume of 0.75% ropivacaine in ultrasound-guided interscalene brachial plexus block. *Anesth Analg.* 2011;113:951-955.

Ihnatsenka B, Boezaart AP. Applied sonoanatomy of the posterior triangle of the neck. *Int J Shoulder Surg.* 2010;4:63-74.

Kim YD, Yu JY, Shim J, Heo HJ, Kim H. Risk of encountering dorsal scapular and long thoracic nerves during ultrasound-guided interscalene brachial plexus block with nerve stimulator. *Korean J Pain.* 2016 July;29(3):179-184.

Koff MD, Cohen JA, McIntyre JJ, Carr CF, Sites BD. Severe brachial plexopathy after an ultrasound-guided single-injection nerve block for total shoulder arthroplasty in a patient with multiple sclerosis. *Anesthesiology.* 2008;108:325-328.

Lang RS, Kentor ML, Vallejo M, Bigeleisen P, Wisniewski SR, Orebaugh SL. The impact of local anesthetic distribution on block onset in ultrasound-guided interscalene block. *Acta Anaesthesiol Scand.* 2012;56:1146-1151.

Liu SS, Gordon MA, Shaw PM, Wilfred S, Shetty T, YaDeau JT. A pro-spective clinical registry of ultrasound-guided regional anesthesia for ambulatory shoulder surgery. *Anesth Analg.* 2010;111:617-623.

Liu SS, YaDeau JT, Shaw PM, Wilfred S, Shetty T, Gordon M. Inci-dence of unintentional intraneural injection and post-operative neurological complications with ultrasound-guided interscalene and supraclavicular nerve blocks. *Anaesthesia.* 2011;66:168-174.

Lu IC, Hsu HT, Soo LY, et al. Ultrasound examination for the opti-mal head position for interscalene brachial plexus block. *Acta Anaesthesiol Taiwan.* 2007;45:73-78.

Madison SJ, Humsi J, Loland VJ, et al. Ultrasound-guided root/trunk (interscalene) block for hand and forearm anesthesia. *Reg Anesth Pain Med.* 2013;38:226-232.

Marhofer P, Harrop-Griffiths W, Willschke H, Kirchmair L. Fifteen years of ultrasound guidance in regional anaesthesia: part 2—recent developments in block techniques. *Br J Anaesth.* 2010;104:673-683.

McNaught A, McHardy P, Awad IT. Posterior interscalene block: an ultrasound-guided case series and overview of history, anatomy and techniques. *Pain Res Manag.* 2010;15:219-223.

McNaught A, Shastri U, Carmichael N, et al. Ultrasound reduces the minimum effective local anaesthetic volume compared with peripheral nerve stimulation for interscalene block. *Br J Anaesth.* 2011;106:124-130.

Natsis K, Totlis T, Didagelos M, Tsakotos G, Vlassis K, Skandalakis P. Scalenus minimus muscle: overestimated or not? An anatomical study. *Am Surg.* 2013;79:372-374.

Orebaugh SL, McFadden K, Skorupan H, Bigeleisen PE. Subepineurial injection in ultrasound-guided interscalene needle tip placement. *Reg Anesth Pain Med.* 2010;35:450-454.

Patel MA, Gadsden JC, Nedeljkovic SS, et al. Brachial plexus block with liposomal bupivacaine for shoulder surgery improves analgesia and reduces opioid consumption: results from a mul-ticenter, randomized, double-blind, controlled trial. *Pain Med.* 2020;21(2):387-400.

Plante T, Rontes O, Bloc S, Delbos A. Spread of local anesthetic during an ultrasound-guided interscalene block: does the injection site influence diffusion? *Acta Anaesthesiol Scand.* 2011;55:664-669.

Renes SH, van Geffen GJ, Rettig HC, Gielen MJ, Scheffer GJ. Minimum effective volume of local anesthetic for shoulder anal-gesia by ultrasound-guided block at root C7 with assessment of pulmonary function. *Reg Anesth Pain Med.* 2010;35:529-534.

Roessel T, Wiessner D, Heller AR, Zimmermann T, Koch T, Litz RJ. High-resolution ultrasound-guided high interscalene plexus block for carotid endarterectomy. *Reg Anesth Pain Med.* 2007;32:247-253.

Soeding P, Eizenberg N. Review article: anatomical considerations for ultrasound guidance for regional anesthesia of the neck and upper limb. *Can J Anaesth.* 2009;56:518-533.

Spence BC, Beach ML, Gallagher JD, Sites BD. Ultrasound-guided interscalene blocks: understanding where to inject the local anaesthetic. *Anaesthesia.* 2011;66:509-514.

Vandepitte C, Kuroda M, Witvrouw R, et al. Addition of liposome bupivacaine to bupivacaine HCl versus bupivacaine HCl alone for interscalene brachial plexus block in patients having major shoulder surgery. *Reg Anesth Pain Med.* 2017;42(3):334-341.

Zisquit J, Nedeff N. Interscalene block. In: StatPearls [Internet]. Treasure Island: StatPearls Publishing; 2021.

Continuous Ultrasound-Guided Interscalene Block

Antonakakis JG, Sites BD, Shiffrin J. Ultrasound-guided posterior approach for the placement of a continuous interscalene catheter. *Reg Anesth Pain Med.* 2009;34:64-68.

Cuvillon P, Le Sache F, Demattei C, et al Continuous interscalene brachial plexus nerve block prolongs unilateral diaphragmatic dysfunction. *Anaesth Crit Care Pain Med.* 2016;35(6):383-390.

Fredrickson MJ, Ball CM, Dalgleish AJ. Analgesic effectiveness of a continuous versus single-injection interscalene block for minor arthroscopic shoulder surgery. *Reg Anesth Pain Med.* 2010;35:28-33.

Fredrickson MJ, Ball CM, Dalgleish AJ. Posterior versus anterolat-eral approach interscalene catheter placement: a prospective randomized trial. *Reg Anesth Pain Med.* 2011;36:125-133.

Fredrickson MJ, Ball CM, Dalgleish AJ, Stewart AW, Short TG. A prospective randomized comparison of ultrasound and neurostimulation as needle end points for interscalene catheter placement. *Anesth Analg.* 2009;108:1695-1700.

Fredrickson MJ, Price DJ. Analgesic effectiveness of ropivacaine 0.2% vs 0.4% via an ultrasound-guided C5–6 root/superior trunk perineural ambulatory catheter. *Br J Anaesth.* 2009;103:434-439.

Mariano ER, Afra R, Loland VJ, et al. Continuous interscalene bra-chial plexus block via an ultrasound-guided posterior approach:

a randomized, triple-masked, placebo-controlled study. *Anesth Analg.* 2009;108:1688-1694.

Mariano ER, Loland VJ, Ilfeld BM. Interscalene perineural catheter placement using an ultrasound-guided posterior approach. *Reg Anesth Pain Med.* 2009;34:60-63.

Shin HJ, Ahn JH, Jung HI, et al. Feasibility of ultrasound-guided posterior approach for interscalene catheter placement during arthroscopic shoulder surgery. *Korean J Anesthesiol.* 2011;61:475-481.

Vandepitte C, Gautier P, Xu D, Salviz EA, Hadzic A. Effective volume of ropivacaine 0.75% through a catheter required for interscalene brachial plexus blockade. *Anesthesiology.* 2013;118:863-867.

Vorobeichik L, Brull R, Bowry R, Laffey JG, Abdallah FW. Should continuous rather than single-injection interscalene block be routinely offered for major shoulder surgery? A meta-analysis of the analgesic and side-effects profiles. *Br J Anaesth.* 2018;120(4):679-692.

第14章 锁骨上臂丛阻滞

阻滞要点

在锁骨上窝水平阻滞臂丛。
- **适应证**：肩、上臂、肘部、前臂及手部手术的麻醉与镇痛
- **目标**：在臂丛下干周围及中、上干之间分别注射 10 ml 局麻药，使其在臂丛各干和股周围扩散。
- **局麻药容量**：20 ml

概述

锁骨上臂丛阻滞通常用于肩部及其远端的上肢手术。由于臂丛的干与股集中紧密地走行于锁骨和第 1 肋骨之间，因此锁骨上平面阻滞能提供较快速、稳定且完善的上臂、前臂和手部阻滞。超声引导技术的发展使神经丛、血管及胸膜等结构呈现在图像上，提高了穿刺的准确性，能更好地观察局麻药扩散，且降低穿透胸膜或误入血管的风险，又重燃了人们对此阻滞技术的兴趣。目前对于针尖的理想位置及注射次数仍有争议。比如，有研究报告称相较于臂丛深处（"袋底"）的单次注射，神经"簇内"注射起效更快。还有一些研究者建议在臂丛深处及浅处做两次注射。虽然大部分的研究表明不同的阻滞方法成功率大同小异，但"簇内"注射引起神经内注射的风险较高，并不推荐。

对于肩部手术来说，除了肌间沟阻滞，还可以使用低容量局麻药（5 ml）选择性阻滞臂丛上干。此外，肩胛上神经由上干向后发出，选择性阻滞该神经用于肩部镇痛可避免膈神经受累（详见第 18 章）。

局限性

虽然锁骨上阻滞较肌间沟阻滞膈神经麻痹风险低，但仍不能完全避免。因此，行上肢手术或镇痛的患者如果无法耐受因膈神经麻痹引起呼吸功能 20% ~ 30% 的下降，锁骨下臂丛阻滞会是更好的选择。

特殊风险

气胸较罕见，但通常会延迟出现，有可能在患者离院或回家后发生，威胁生命。所以在进针过程中，最重要的是保证针尖始终在视野内。臂丛神经损伤是由神经内穿刺引起，肩胛上神经和胸长神经损伤也有报道。因此，推荐常规使用超声引导、神经刺激仪及注射压力监测。

解剖

前、中斜角肌附着于第 1 肋骨上，臂丛从斜角肌间隙前后向穿出，走行至接近肋锁间隙出口时，改变为横向。在这个走行过程中，臂丛的三干分别发出前、后股，形成一个密集的神经丛（图 14-1）。锁骨下动脉与其伴行，于第 1 肋骨前方内侧进入锁骨下窝。肩胛上动脉和颈横动脉（甲状颈干）常穿行于其中。

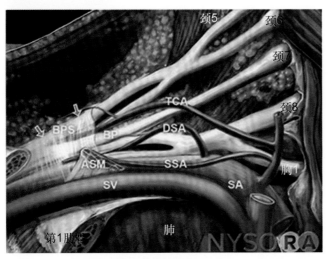

图 14-1　锁骨上平面臂丛的解剖结构。BP，臂丛；BPS，臂丛鞘；ASM，前斜角肌；SV，锁骨下静脉；SSA，肩胛上动脉；SA，锁骨下动脉；DSA，肩胛背动脉；TCA，颈横动脉

横断面解剖和超声视图

臂丛和锁骨下动脉在锁骨中点后方，于前、中斜角肌之间越过第 1 肋骨前方。臂丛在锁骨下动脉（前方）、肋骨和中斜角肌（下后方）及肩胛舌骨肌（表面）之间形成了一个倒三角的形状。胸膜顶在动脉和肋骨的尾侧。在超声下，锁骨下动脉是一个无回声的圆形结构，容易分辨。臂丛在其后方浅面，被薄层筋膜鞘包裹，为团状低回声影。锁骨下动脉深部的线状高回声影是胸膜和第 1 肋骨（图 14-2）。第 1 肋骨较胸膜表浅，伴声影（深面是无回声暗区）。胸膜在肋骨两侧，随呼吸"滑动"。在其间穿行的血管从横截面上看是一些低回声结节，跟神经结构相似，从纵

截面上看穿行于臂丛之间，因此，推荐穿刺之前使用彩色多普勒加以识别。

麻醉与镇痛的分布范围

锁骨上臂丛阻滞区域可达包括肩部在内的整个上肢，随局麻药扩散肩胛上神经也会被阻滞。但是上臂近端内侧皮肤（肋间臂神经，T2）却无法被阻滞（图 14-3）。如果皮肤切口在这个位置（例如血管植入术），可额外在腋窝皮下注射局麻药以阻滞肋间臂神经的皮神经纤维（详见第 17 章）。

阻滞前准备

器材

- 探头：高频线阵探头
- 穿刺针：长 5 cm，22 G，短斜面，绝缘神经刺激针

局麻药

根据所需麻醉或镇痛作用时长选择短效药物（2% 利多卡因）或长效药物（0.5% 布比卡因或 0.5% 罗哌卡因）。

患者体位

可采用仰卧位、半坐位或半侧卧位。轻微抬高床头会让患者更舒适且更利于颈部静脉的回流。患者头部转向阻滞对侧，肩部放松，手臂置于躯干两侧，锁骨轻微下压，更好地暴露出颈后三角（图 14-4）。

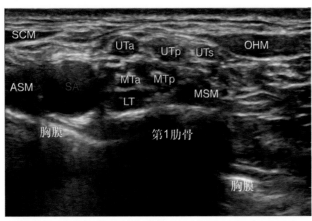
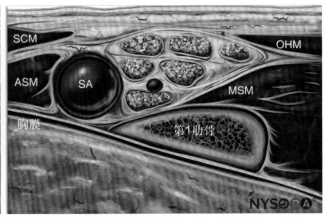

图 14-2　锁骨上平面臂丛的超声影像及镜像超声解剖图谱。SA，锁骨下动脉；SCM，胸锁乳突肌；ASM，前斜角肌；UTa、UTp 和 UTs，上干的前、后股和肩胛上神经；MTa 和 MTp，中干的前、后股；LT，下干；OHM，肩胛舌骨肌；MSM，中斜角肌

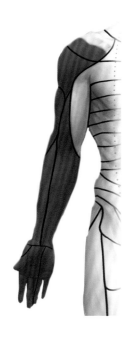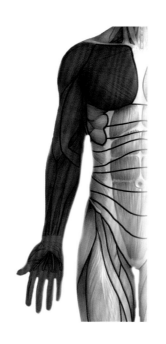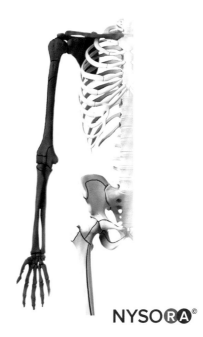

图 14-3　锁骨上臂丛阻滞的预期感觉分布范围

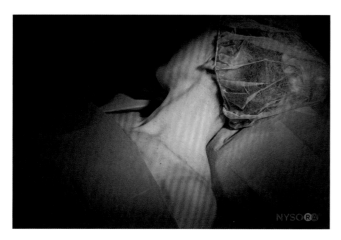

图 14-4　锁骨上臂丛阻滞患者体位

操作技术

标志和超声探头初始位置

寻找到颈后三角（锁骨中段、胸锁乳突肌外侧缘和斜方肌前缘之间）的底部。

探头置于锁骨上窝，呈斜矢状位紧邻锁骨并与之平行（图 14-5）。

扫描方法

首先是移动并适当倾斜超声探头，找到锁骨下动脉横截面、第 1 肋骨和下方胸膜的清晰图像。臂丛位于锁骨下动脉后方浅面，被神经鞘包裹，

一般深度为 1 ～ 2 cm。推荐顺时针旋转探头，交替下压探头的前缘或后缘（跟趾手法），以获得更好的成像。

倾斜探头沿着臂丛由头至尾扫描可辨认出各干和各股（图 14-5），但这并不是锁骨上臂丛阻滞成功与否的必要条件。上干最表浅，来源于 C5 ～ C6，后分成前、后股和肩胛上神经，在此水平选择性阻滞肩胛上神经可用于肩部镇痛（详见第 18 章）。C7 延续为中干，下干（C8 ～ T1）紧邻动脉和第 1 肋骨。进针之前应常规使用彩色多普勒以避开甲状颈干的各大分支。

穿刺进针

朝着臂丛的方向平面内进针，一般由后向前，穿过肩胛舌骨肌。首先在第 1 肋骨和下干之间注射局麻药（10 ml），主要阻滞正中神经和尺神经。当针进入臂丛鞘内时，往往伴有明显的突破感，后退针调整方向，向臂丛浅表面继续进针，在上干和中干之间再注入 10 ml 局麻药。当针进入筋膜层，回抽后注射局麻药，观察扩散情况，根据需要调整针尖位置，避免不必要的进针（图 14-6）。

局麻药扩散和分布

对于上肢及其以下部位的手术，局麻药需扩散至整个臂丛。而对于肩部的手术，只需扩散至上干和中干即可。

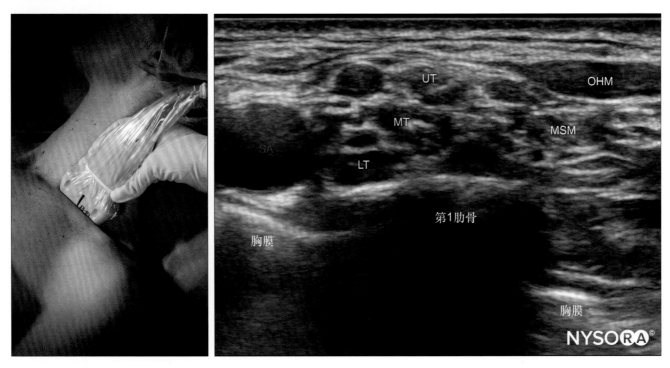

图 14-5 锁骨上臂丛阻滞的探头位置及超声影像。SA，锁骨下动脉；LT，下干；MT，中干；UT，上干；MSM，中斜角肌；OHM，肩胛舌骨肌

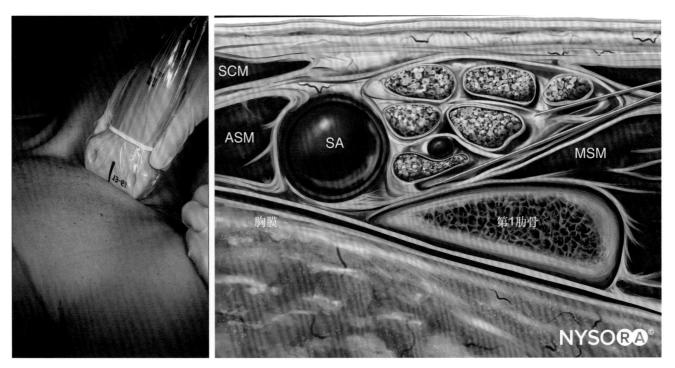

图 14-6 平面内进针行锁骨上臂丛阻滞的镜像超声解剖示意图。理想的局麻药扩散是围绕在臂丛各股之间（图中蓝色部分）。第一次注射局麻药（1）是在第 1 肋骨和下干之间，第二次（2）是在上干和中干之间。SCM，胸锁乳突肌；ASM，前斜角肌；MSM，中斜角肌；SA，锁骨下动脉

▶ 技巧锦囊

● 显影：如果锁骨下动脉成像不佳，可倾斜超

声探头。一旦找到锁骨下动脉，由头侧向尾侧移动探头即可定位臂丛。最后，尽可能向外侧扫描，找到动脉和臂丛深部的安全

"网"——第 1 肋骨。

- 避免误入血管：颈部血供丰富，肩胛上动脉常常在这个平面上穿过臂丛，颈横动脉等其他血管也在其附近，需小心避免损伤。进针前使用彩色多普勒，注射前多次回抽，每注射 5 ml 局麻药回抽一次，以免误入血管。

- 由后向前平面内进针时要注意肩胛上神经和胸长神经。可使用神经刺激仪探测冈上肌和前锯肌的反应。
- 以较小的角度进针，可使针更好显影，按需调整角度，保证针尖始终在视野内，以防穿破胸膜。

▶ 操作流程图

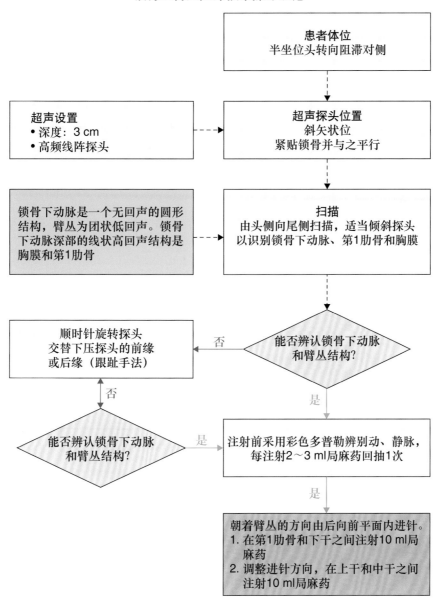

锁骨上臂丛阻滞技术操作规范

患者体位
半坐位头转向阻滞对侧

超声设置
- 深度：3 cm
- 高频线阵探头

超声探头位置
斜矢状位
紧贴锁骨并与之平行

锁骨下动脉是一个无回声的圆形结构，臂丛为团状低回声。锁骨下动脉深部的线状高回声结构是胸膜和第1肋骨

扫描
由头侧向尾侧扫描，适当倾斜探头以识别锁骨下动脉、第1肋骨和胸膜

能否辨认锁骨下动脉和臂丛结构？

顺时针旋转探头
交替下压探头的前缘或后缘（跟趾手法）

能否辨认锁骨下动脉和臂丛结构？

注射前采用彩色多普勒辨别动、静脉，每注射2～3 ml局麻药回抽1次

朝着臂丛的方向由后向前平面内进针。
1. 在第1肋骨和下干之间注射10 ml局麻药
2. 调整进针方向，在上干和中干之间注射10 ml局麻药

（张爽　李泉　译　苏帆　审）

推荐阅读

Abell DJ, Barrington MJ. Pneumothorax after ultrasound-guided supraclavicular block: presenting features, risk, and related training. *Reg Anesth Pain Med.* 2014;39:164-167.

Aguirre J, Ekatodramis G, Ruland P, Borgeat A. Ultrasound-guided supraclavicular block: is it really safer? *Reg Anesth Pain Med.* 2009;34:622.

Aguirre O, Tobos L, Reina MA, Sala-Blanch X. Upper trunk block: description of a supraclavicular approach of upper trunk at the points of its division. *BJA.* 2016;117:6,823-824.

Albrecht E, Mermoud J, Fournier N, Kern C, Kirkham KR. A systematic review of ultrasound-guided methods for brachial plexus blockade. *Anaesthesia.* 2016;71:213-227.

Arab SA, Alharbi MK, Nada EM, Alrefai DA, Mowafi HA. Ultrasound-guided supraclavicular brachial plexus block: single versus triple injection technique for upper limb arterio-venous access surgery. *Anesth Analg.* 2014;118:1120-1125.

Bhatia A, Lai J, Chan VW, Brull R. Case report: pneumothorax as a complication of the ultrasound-guided supraclavicular approach for brachial plexus block. *Anesth Analg.* 2010;111: 817-819.

Bigeleisen PE, Moayeri N, Groen GJ. Extraneural versus intraneural stimulation thresholds during ultrasound-guided supraclavicular block. *Anesthesiology.* 2009;110:1235-1243.

Chan VW, Perlas A, Rawson R, Odukoya O. Ultrasound-guided supraclavicular brachial plexus block. *Anesth Analg.* 2003;97: 1514-1517.

Collins AB, Gray AT, Kessler J. Ultrasound-guided supraclavicular brachial plexus block: a modified Plumb-Bob technique. *Reg Anesth Pain Med.* 2006;31:591-592.

Cornish P. Supraclavicular block—new perspectives. *Reg Anesth Pain Med.* 2009;34:607-608.

Duggan E, El Beheiry H, Perlas A, et al. Minimum effective volume of local anesthetic for ultrasound-guided supraclavicular brachial plexus block. *Reg Anesth Pain Med.* 2009;34:215-218.

Fredrickson MJ, Patel A, Young S, Chinchanwala S. Speed of onset of 'corner pocket supraclavicular' and infraclavicular ultrasound-guided brachial plexus block: a randomised observer-blinded comparison. *Anaesthesia.* 2009;64:738-744.

Gadsden J, Orebaugh S. Targeted intracluster supraclavicular brachial plexus block: too close for comfort. *Br J Anaesth.* 2019;122(6):713-715.

Gauss A, Tugtekin I, Georgieff M, Dinse-Lambracht A, Keipke D, Gorsewski G. Incidence of clinically symptomatic pneumothorax in ultrasound-guided infraclavicular and supraclavicular brachial plexus block. *Anaesthesia.* 2014;69:327-336.

Guirguis M, Karroum R, Abd-Elsayed AA, Mounir-Soliman L. Acute respiratory distress following ultrasound-guided supraclavicular block. *Ochsner J.* 2012;12:159-162.

Gupta PK, Pace NL, Hopkins PM. Effect of body mass index on the ED50 volume of bupivacaine 0.5% for supraclavicular brachial plexus block. *Br J Anaesth.* 2010;104:490-495.

Kakazu C, Tokhner V, Li J, Ou R, Simmons E. In the new era of ultrasound guidance: is pneumothorax from supracla-

vicular block a rare complication of the past? *Br J Anaesth.* 2014;113:190-191.

Macfarlane AJ, Perlas A, Chan V, Brull R. Eight ball, corner pocket ultrasound-guided supraclavicular block: avoiding a scratch. *Reg Anesth Pain Med.* 2008;33:502-503.

Manickam BP, Oosthuysen SA, Parikh MK. Supraclavicular brachial plexus block-variant relation of brachial plexus to subclavian artery on the first rib. *Reg Anesth Pain Med.* 2009;34:383-384.

Morfey D, Brull R. Ultrasound-guided supraclavicular block: what is intraneural? *Anesthesiology.* 2010;112:250-251.

Morfey DH, Brull R. Finding the corner pocket: landmarks in ultrasound-guided supraclavicular block. *Anaesthesia.* 2009;64:1381.

Murata H, Sakai A, Hadzic A, Sumikawa K. The presence of transverse cervical and dorsal scapular arteries at three ultrasound probe positions commonly used in supraclavicular brachial plexus blockade. *Anesth Analg.* 2012;115:470-473.

Murata H, Sakai A, Sumikawa K. A venous structure anterior to the brachial plexus in the supraclavicular region. *Reg Anesth Pain Med.* 2011;36:412-413

Pavičić Šarić J, Vidjak V, Tomulić K, Zenko J. Effects of age on minimum effective volume of local anesthetic for ultrasound-guided supraclavicular brachial plexus block. *Acta Anaesthesiol Scand.* 2013;57:761-766.

Perlas A, Lobo G, Lo N, Brull R, Chan VW, Karkhanis R. Ultrasound-guided supraclavicular block: outcome of 510 consecutive cases. *Reg Anesth Pain Med.* 2009;34:171-176.

Renes SH, Spoormans HH, Gielen MJ, Rettig HC, van Geffen GJ. Hemidiaphragmatic paresis can be avoided in ultrasound-guided supraclavicular brachial plexus block. *Reg Anesth Pain Med.* 2009;34:595-599.

Retter S, Szerb J, Kwofie K, Colp P, Sandeski R, Uppal V. Incidence of sub-perineural injection using a targeted intracluster supraclavicular ultrasound-guided approach in cadavers. *Br J Anaesth.* 2019 Feb 8. doi:10.1016/j.bja.2019.01.006

Samet R, Villamater E. Eight ball, corner pocket for ultrasound-guided supraclavicular block: high risk for a scratch. *Reg Anesth Pain Med.* 2008;33:87.

Siddiqui U, Perlas A, Chin K, et al. Intertruncal approach to the supraclavicular brachial plexus, current controversies and technical update: a daring discourse. *Reg Anesth Pain Med.* 2020;45(5):377-380.

Snaith R, Dolan J. Preprocedural color probe Doppler scanning before ultrasound-guided supraclavicular block. *Anesth Pain Med.* 2010;35:223.

Techasuk W, González AP, Bernucci F, Cupido T, Finlayson RJ, Tran DQ. A randomized comparison between double-injection and targeted intracluster-injection ultrasound-guided supraclavicular brachial plexus block. *Anesth Analg.* 2014;118:1363-1369.

Tran de QH, Munoz L, Zaouter C, Russo G, Finlayson RJ. A prospective, randomized comparison between single- and double injection, ultrasound-guided supraclavicular brachial plexus block. *Reg Anesth Pain Med.* 2009;34:420-424.

Williams SR, Chouinard P, Arcand G, et al. Ultrasound guidance speeds execution and improves the quality of supraclavicular block. *Anesth Analg.* 2003;97:1518-1523.

第15章 锁骨下臂丛阻滞

阻滞要点

在锁骨下窝外侧，深至胸肌水平阻滞臂丛。
- **适应证**：上臂、肘部、前臂及手部手术
- **目标**：局麻药在临近臂丛内、外侧束和后束的腋动脉周围扩散
- **局麻药容量**：20 ～ 30 ml

概述

锁骨下臂丛阻滞是一种成熟的应用于肩部以下手术的区域麻醉技术。与锁骨上及肌间沟平面阻滞相比，锁骨下臂丛阻滞不会引起膈神经麻痹导致的呼吸系统症状。而且，它不像腋路阻滞那样需要手臂绝对外展，因此更适合于骨折疼痛或需要手臂制动的患者。另外，与表浅的肌间沟及锁骨上入路相比，锁骨下臂丛阻滞非常适合置管，因为胸壁的肌肉有利于导管的固定，防止其意外脱出。

超声引导极大地便利了这项技术操作，并且通过观察局麻药的分布情况可获得更确切的阻滞效果。虽然在该位置并不一定总是能同时显示臂丛三束，但是只要局麻药能够围绕腋动脉的内、外、后侧扩散就可以达到满意的阻滞效果。研究表明锁骨下窝处臂丛及其周围结构的解剖变异可能会影响阻滞的成功率。锁骨下动脉周围间隙里的神经血管束间会存在一些隔膜和筋膜层，因此多点注射才能使局麻药扩散到臂丛各束。最近，研究者们提出了一些新的穿刺入路，打破了经典的侧方矢状位入路的局限性。尤其是锁骨后入路和肋锁间隙入路，前者穿刺针显影更加清晰，后者臂丛更表浅易于定位（详见第16章）。

局限性

脂肪组织多或胸肌发达的患者（如肥胖或健美运动者），其神经血管束位置较深，使其充分显影变得困难，针对此类患者，近端入路（如锁骨上）或远端入路（如腋路）可能更适合。

特殊风险

因为临近胸膜腔，理论上还是有发生气胸的风险，但是不常见。腋动脉损伤和腋动脉夹层也有报道。

解剖

有关锁骨下间隙的解剖边界主要是前方的胸大肌和胸小肌，内侧的前锯肌和肋骨，上方的喙突和锁骨，以及外侧的肱骨。臂丛内、外侧束和后束聚集后与腋动脉伴行经过肋锁间隙下行，在胸大、小肌深面旋转包绕腋动脉，至腋窝处演变为终末神经（图15-1）。在此平面，由于神经束重组并发出终末神经，臂丛结构变得十分复杂。约50%的患者腋神经和肌皮神经在喙突处或接近喙突前就已经从臂丛分出，很有可能影响感觉阻滞的范围。

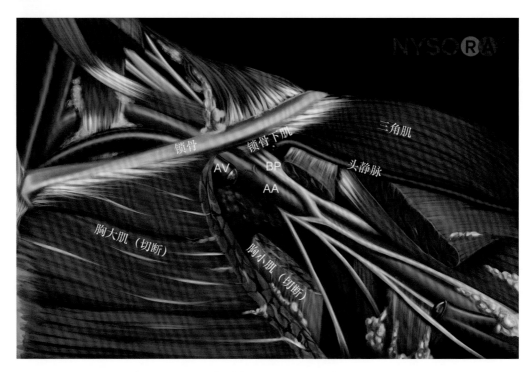

图 15-1　锁骨下窝处臂丛的解剖结构。AV，腋静脉；AA，腋动脉；BP，臂丛

▶ 横断面解剖和超声视图

　　在喙突内侧的锁骨下矢状面上，腋动、静脉和臂丛位于胸小肌深面，锁骨下肌前方和前锯肌外侧。尽管有很多的解剖变异，但在这个平面上臂丛三束还是根据其与动脉的相对位置命名为外侧束、后束和内侧束（图 15-2）。肋骨和胸膜位置更深，在神经血管束的内侧。矢状位放置超声探头并适当倾斜可获得胸大、小肌及其筋膜的清晰成像。胸小肌筋膜横断面下方是搏动的腋动脉，动脉内侧可被压扁的低回声结构是腋静脉。臂丛各束显示为从外、后、内三面包绕腋动脉的圆形高回声结构（图 15-3）。在

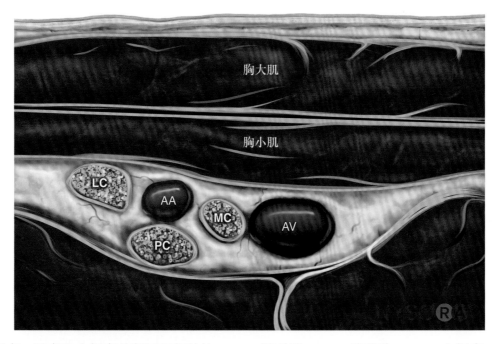

图 15-2　外侧束、后束和内侧束的断层解剖结构。AA，腋动脉；AV，腋静脉；MC，内侧束；LC，外侧束；PC，后束

内侧略深的位置可识别出胸壁和胸膜。臂丛周围通常还存在一些较小的血管。

麻醉与镇痛的分布范围

锁骨下臂丛神经阻滞范围可达肩部以下的整个上肢（图 15-4）。尽管腋神经会被阻滞但肩部的麻醉和镇痛仍不完全。肩部手术推荐选择性阻滞外侧束和后束联合肩胛上神经阻滞，且不累及膈神经（详见第 18 章）。跟其他臂丛阻滞技术一样，锁骨下臂丛阻滞也无法阻滞上臂近端内侧皮肤（肋间臂神经，T2），但在锁骨下这个区域，可在第 3 肋骨水平注射局麻药至胸小肌和前锯肌之间，选择性阻滞肋间臂神经。

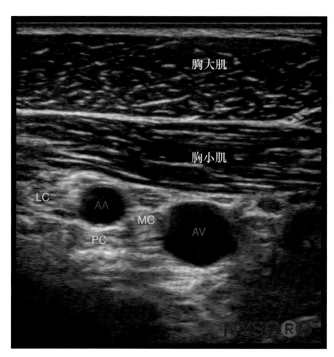

图 15-3　锁骨下平面阻滞，超声视图。AA，腋动脉；AV，腋静脉；MC，内侧束；LC，外侧束；PC，后束

阻滞前准备

器材

- 探头：高频线阵探头
- 穿刺针：长 50 ～ 100 mm，22 G，短斜面绝缘刺激针

局麻药

喙突旁矢状位入路需要较高容量的局麻药（25 ～ 30 ml）。根据所需作用时长选择短效药物（2% 利多卡因）或长效药物（0.5% 布比卡因、0.5% 左布比卡因或 0.5% 罗哌卡因）。

患者体位

仰卧位，头部转向阻滞对侧。上肢外展 90°，以拉伸胸肌突出其筋膜，可使神经血管束的位置更加表浅利于成像（图 15-5）。

操作技术

标志和超声探头初始位置

喙突和锁骨位置相对表浅，通过触诊肩部内侧

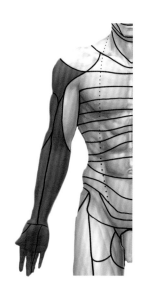
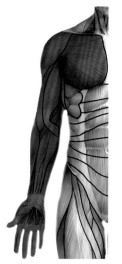
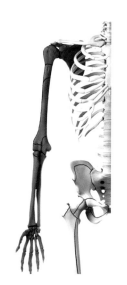

图 15-4　麻醉分布范围

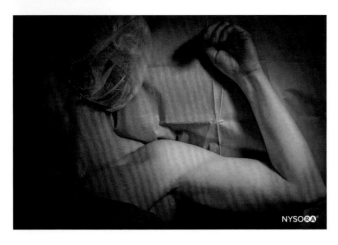

图 15-5　患者体位

的骨性突起较易确认，可作为体表标志。行矢状位喙突旁入路阻滞时，超声探头呈矢状位放置于锁骨下窝外侧部，在喙突内侧及锁骨尾侧（图 15-6）。

扫描方法

超声探头沿头尾向滑动，先辨认出胸大肌和胸小肌及其筋膜。识别腋动、静脉横断面的超声图像是寻找阻滞标志的首要目标。一般腋动脉深度为 3 ～ 5 cm，这取决于患者胸壁肌肉组织的薄厚程度。要根据情况调整超声深度。臂丛三束呈高回声，分别位于动脉的外、后、内侧，通常需要施加一定的

压力并适当倾斜探头以获得清晰图像，但不是所有神经束都能成像（图 15-6）。有时胸壁会显示于图像的内下方，可见肺及胸膜随呼吸滑动。

进针方法与路径

采用平面内技术，紧贴锁骨下方由颅侧向尾侧进针，穿过胸大、小肌，针尖朝向腋动脉后方（图 15-7）。穿透肌筋膜时常有落空感。如果神经刺激出现了运动反应（屈肘或屈指）通常是刺激了外侧束。到达腋动脉下方进一步进针时，可出现与后束相应的运动反应（指伸和腕伸）。确认回抽阴性且无高开启注射压后，注射 1 ～ 2 ml 局麻药以确定针尖位置和扩散情况。

局麻药扩散和分布

理想的局麻药分布是围绕腋动脉向内、外侧扩散，覆盖臂丛三束（图 15-7）。当单点注射扩散不充分时，可调整针尖位置再次进针注射局麻药（可达 30 ml），以获得更好的阻滞效果。

▶ 替代技术

在过去的十年里，已提出数个可供选择的其他锁骨下臂丛阻滞入路。这些方法在不同程度上解决了由于锁骨下臂丛位置较深带来的成像和进针困难。

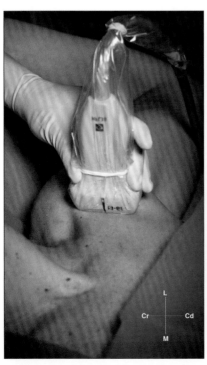
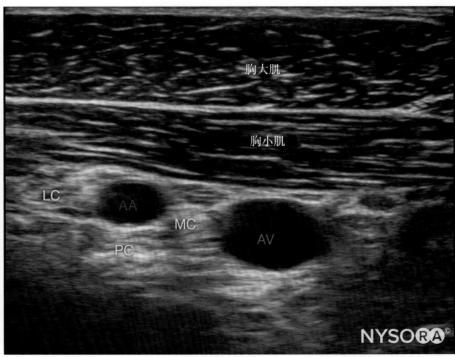

图 15-6　超声探头位置和超声图像。AA，腋动脉；AV，腋静脉；MC，内侧束；LC，外侧束；PC，后束

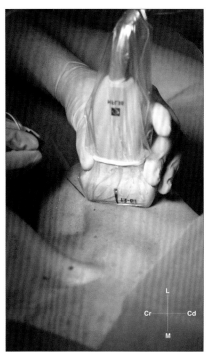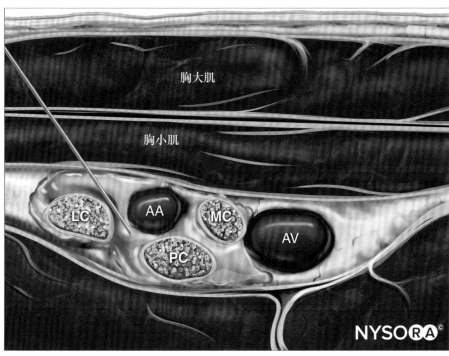

图 15-7　由颅侧向尾侧方向进针（平面内）至腋动脉（AA）后方的镜像超声解剖示意图。AV，腋静脉；MC，内侧束；LC，外侧束；PC，后束

锁骨后入路

矢状位放置超声探头，从锁骨上窝沿锁骨下进针（图 15-8）。这个入路的潜在优势在于进针角度几乎与探头平行，因此针尖路径显影更清晰。而且还可避开传统入路上会碰到的一些解剖结构（如头静脉和胸肩峰动脉肩峰支）。但在进针过程中还是要注意肩胛上神经和静脉等一些其他组织。此外，由于

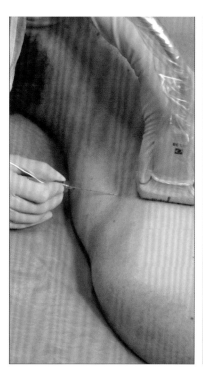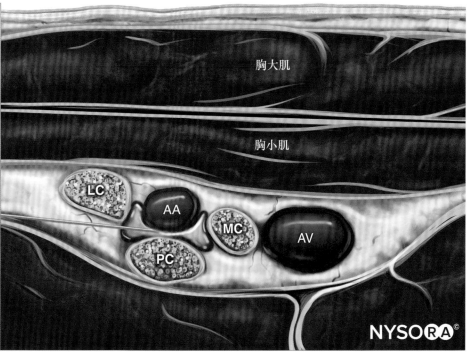

图 15-8　采用平面内技术在锁骨上窝沿锁骨下进针（锁骨后入路）的镜像超声解剖示意图。AA，腋动脉；AV，腋静脉；MC，内侧束；LC，外侧束；PC，后束

进针路径更靠后，发生气胸的风险增加。锁骨下方是显影盲区，进针后的前 3 ~ 4 cm 是无法成像的，不能实时监测针头的位置。因此，要将此入路列为常规标准方法还需收集更多的安全数据进行分析。

肋锁间隙入路详见第 16 章。

▶ 技巧锦囊

- 旋转探头使其倾斜（探头尾侧轻微向内）与神经血管束垂直，有助于动脉和神经束横断面的成像。

- 进针前应用彩色多普勒识别出神经周围及进针路径中的血管，避免损伤。
- 根据腋动脉后方的深度选择合适长度的穿刺针。如果锁骨下入路进针角度较大时，最适合使用回声增强针。
- 如果锁骨阻挡进针可采用跟趾手法（减少探头头侧压力，下压探头尾侧）方便进针。
- 每注射 3 ~ 5 ml 局麻药前回抽一次，降低血管内注射风险。
- 确保局麻药沿腋动脉向内侧扩散以阻滞内侧束。

▶ 操作流程图

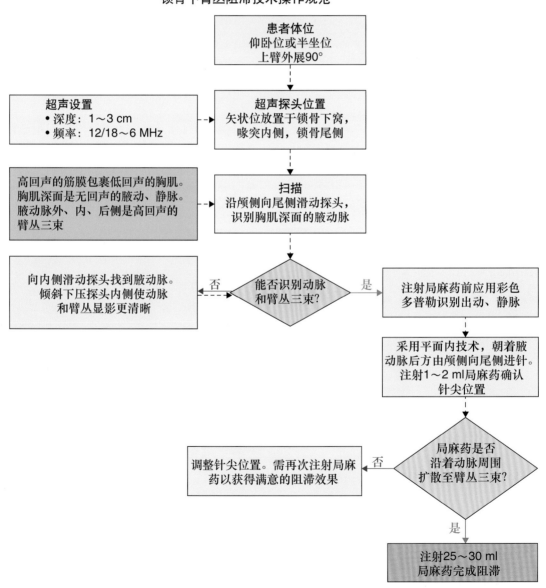

锁骨下臂丛阻滞技术操作规范

（张爽　李泉　译　李偲　审）

推荐阅读

Auyong DB, Gonzales J, Benonis JG. The Houdini clavicle: arm abduction and needle insertion site adjustment improves needle visibility for the infraclavicular nerve block. *Reg Anesth Pain Med.* 2010;35:402-406.

Benkhadra M, Faust A, Fournier R, Aho LS, Girard C, Feigl G. Possible explanation for failures during infraclavicular block: an anatomical observation on Thiel's embalmed cadavers. *Br J Anaesth.* 2012;109:128-129.

Brenner D, Mahon P, Iohom G, Cronin M, Flynn CO, Shorten G. Fascial layers influence the spread of injectate during ultrasound-guided infraclavicular brachial plexus block: a cadaver study. *Br J Anaesth.* 2018;121:876-882.

Brull R, McCartney CJ, Chan VW. A novel approach to infraclavicular brachial plexus block: the ultrasound experience. *Anesth Analg.* 2004;99:950.

Charbonneau J, Fréchette Y, Sansoucy Y, Echave P. The ultrasound-guided retroclavicular block: a prospective feasibility study. *Reg Anesth Pain Med.* 2015;40:605-609.

Desgagne M, Le S, Dion N, Brassard J, Nicole PC. A comparison of a single or triple injection technique for ultrasound-guided infraclavicular block: a prospective randomized controlled study. *Anesth Analg.* 2009;109:668-672.

Dolan J. Fascial planes inhibiting the spread of local anesthetic during ultrasound-guided infraclavicular brachial plexus block are not limited to the posterior aspect of the axillary artery. *Reg Anesth Pain Med.* 2009;34:612-613.

Feigl G, Marhofer P. Comment on 'Fascial layers influence the spread of injectate during ultrasound-guided infraclavicular brachial plexus block: a cadaver study' (*Br J Anaesth.* 2018;121:876e82). *Br J Anaesth.* 2019;122:e54-55.

Flohr-Madsen S, Ytrebø LM, Kregnes S, Wilsgaard T, Klaastad Ø. Minimum effective volume of ropivacaine 7.5 mg/ml for an ultrasound-guided infraclavicular brachial plexus block. *Acta Anaesthesiol Scand.* 2013;57:495-501.

Fredrickson MJ, Wolstencroft P, Kejriwal R, Yoon A, Boland MR, Chinchanwala S. Single versus triple injection ultrasound-guided infraclavicular block: confirmation of the effectiveness of the single injection technique. *Anesth Analg.* 2010;111:1325-1327.

Gaertner E, Estebe JP, Zamfir A, Cuby C, Macaire P. Infraclavicular plexus block: multiple injection versus single injection. *Reg Anesth Pain Med.* 2002;27:590-594.

Hebbard P, Royse C. Ultrasound-guided posterior approach to the infraclavicular brachial plexus. *Anaesthesia.* 2007;62:2007.

Lecours M, Lévesque S, Dion N, Nadeau MJ, Dionne A, Turgeon AF. Complications of single-injection ultrasound-guided infracla-vicular block: a cohort study. *Can J Anaesth.* 2013;60:244-252.

Morimoto M, Popovic J, Kim JT, Kiamzon H, MD ADR. Case series: septa can influence local anesthetic spread during infraclavicular brachial plexus blocks. *Can J Anaesth.* 2007;54:1006-1010.

Musso D, Meknas K, Wilsgaard T, Ytrebø LM. A novel combination of peripheral nerve blocks for arthroscopic shoulder surgery. *Acta Anaesthesiol Scand.* 2017;61:1192-1202.

Ootaki C, Hayashi H, Amano M. Ultrasound-guided infracla-vicular brachial plexus block: an alternative technique to ana-tomical landmark-guided approaches. *Reg Anesth Pain Med.* 2000;25:600-604.

Petrar SD, Seltenrich ME, Head SJ, Schwarz SKW. Hemidiaphragmatic paralysis following ultrasound-guided supraclavicular versus infraclavicular brachial plexus blockade. *Reg Anesth Pain Med.* 2015;40:133-138.

Ruíz A, Sala X, Bargallo X, Hurtado P, Arguis MJ, Carrera A. The influence of arm abduction on the anatomic relations of infra-clavicular brachial plexus: an ultrasound study. *Anesth Analg.* 2009;108:364-366.

Sancheti SF, Uppal V, Sandeski R, Kwofie MK, Szerb JJ. A cadaver study investigating structures encountered by the needle dur-ing a retroclavicular approach to infraclavicular brachial plexus block. *Reg Anesth Pain Med.* 2018;43:752-755.

Sauter AR, Dodgson MS, Stubhaug A, Halstensen AM, Klaastad Ø. Electrical nerve stimulation or ultrasound guidance for lat-eral sagittal infraclavicular blocks: a randomized, controlled, observer-blinded, comparative study. *Anesth Analg.* 2008 Jun;106:1910-1915.

Songthamwat B, Karmakar MK, Li JW, Samy W, Mok LYH. Ultrasound-guided infraclavicular brachial plexus block prospective randomized comparison of the lateral sagit-tal and costoclavicular approach. *Reg Anesth Pain Med.* 2018;43:825-831.

Sutton EM, Bullock WM, Gadsden J. The retroclavicular brachial plexus block: additional advantages. *Reg Anesth Pain Med.* 2015;40:733-734.

Taha AM, Yurdi NA, Elahl MI, Abd-Elmaksoud AM. Diaphragm-sparing effect of the infraclavicular subomohyoid block vs low volume interscalene block. A randomized blinded study. *Acta Anaesthesiol Scand.* 2019 May;63(5):653-658.

Tran DQH, Bertini P, Zaouter C, Muñoz L, Finlayson RJ. A prospective, randomized comparison between single- and double-injection ultrasound-guided infraclavicular brachial plexus block. *Reg Anesth Pain Med.* 2010;35:16-21.

Tran DQ, Dugani S, Dyachenko A, Correa JA, Finlayson RJ. Minimum effective volume of lidocaine for ultrasound-guided infraclavicular block. *Reg Anesth Pain Med.* 2011;36:190-194.

第**16**章 肋锁间隙臂丛阻滞

阻滞要点

在锁骨下窝内侧靠近锁骨中点处阻滞臂丛。
- **适应证**：与传统的锁骨下臂丛阻滞相同——上臂、肘部、前臂及手部手术的麻醉和镇痛。另外还可用于肩部手术镇痛。
- **目标**：局麻药在臂丛三束之间扩散
- **局麻药容量**：15 ～ 20 ml

概述

超声引导肋锁间隙臂丛阻滞是最近提出的一种传统锁骨下臂丛阻滞的替代方法。值得注意的是，它与Kilka等提出的基于体表标志的"垂直锁骨下臂丛阻滞"（vertical infraclavicular brachial plexus block，VIB）的注射位点相似。与传统方法（喙突旁锁骨下臂丛阻滞）相比，肋锁间隙臂丛外侧束、内侧束及后束集中走行在腋动脉外侧且位置更表浅，更适于行单次臂丛阻滞操作。局麻药可更多地向颅侧扩散至锁骨上窝，进而阻滞臂丛神经干，因此会产生肩部镇痛的效果。

新近研究表明：与喙突旁入路相比，肋锁间隙臂丛阻滞的感觉和运动阻滞起效时间更快且所需局麻药容积更少。

局限性和特殊风险

头静脉和胸肩峰动脉位于穿刺路径上，进针过程中应小心避开这些血管。其他风险与锁骨下的阻滞类似，主要与损伤邻近的腋动脉、腋静脉及胸膜等相关。

解剖

在肋锁间隙平面，臂丛的六股移行为三束，此

处所有的神经均沿腋动脉外侧走行。在该水平、内、外侧束分别发出内、外侧胸神经，后束发出肩胛下神经和胸背神经。再往远端，臂丛三束彼此分开，围绕腋动脉走行于胸大肌深面（图 16-1）。

横断面解剖和超声视图

在肋锁间隙水平，臂丛三束位于锁骨下肌和前锯肌之间，沿腋动脉外侧走行且三者之间的位置相对固定。外侧束最表浅，后束和内侧束分别位于外侧和内侧，共同包裹于臂丛鞘内。第2肋骨在前锯肌深面成像。腋静脉位于腋动脉的外侧，胸大肌的深面（图 16-2）。

麻醉与镇痛的分布范围

肋锁间隙臂丛阻滞可提供前肩及上肢的感觉和运动阻滞（图 16-3）。高容量（20 ml）的局麻药会向颅侧扩散至锁骨上及肌间沟的臂丛，从而阻滞整个肩部。更高容量（35 ml）的局麻药甚至可阻滞膈神经。低容量肋锁间隙臂丛阻滞联合肩胛上神经阻滞为肩部手术患者提供了一项新的有效的麻醉选择（详见第18章）。与其他臂丛阻滞一样，上臂内侧

图 16-1 肋锁间隙臂丛阻滞的功能解剖。注意臂丛三束与腋动脉近端的位置关系。BP，臂丛；AV，腋静脉；AA，腋动脉

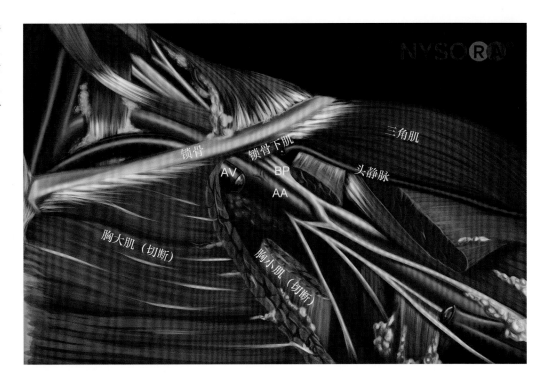

区域皮肤（受肋间臂神经支配，T2）也无法被阻滞。如有需要，可在腋窝远端的上臂内侧皮下注射局麻药来阻滞肋间臂神经。

阻滞前准备

器材

- 探头：高频线阵探头
- 穿刺针：长 50 mm，22 ～ 23 G，绝缘神经穿刺针

患者体位

仰卧位或半坐位，床头略高可更好地暴露解剖结构并提高患者的舒适度。头部转向阻滞对侧，如有可能手臂外展 90°，有助于臂丛成像，因为这个体位臂丛的位置更表浅（图 16-4）。

操作技术

扫描方法

将探头置于锁骨下窝中点，靠近锁骨并与之平

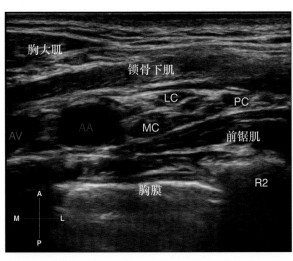

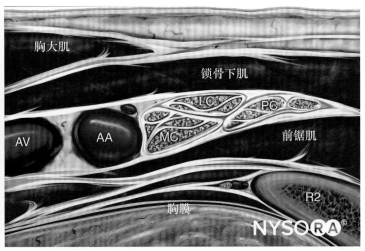

图 16-2 肋锁间隙臂丛阻滞的超声图像和镜像超声解剖示意图。AA，腋动脉；AV，腋静脉；MC，内侧束；LC，外侧束；PC，后束；R2，第 2 肋

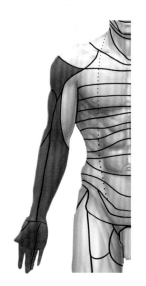
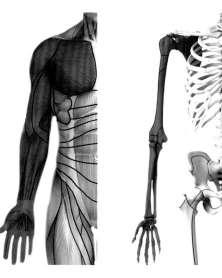

图 16-3　肋锁间隙臂丛阻滞的麻醉分布范围

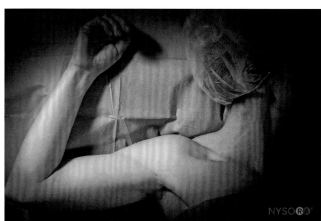

图 16-4　肋锁间隙臂丛阻滞的推荐体位

行，以识别腋动脉。调整探头向颅侧倾斜，使超声束垂直于锁骨下肌和前锯肌之间的臂丛和血管以便显像。臂丛三束表现为一个三角形高回声结构，位于腋动脉外表面（图 16-5）。放松探头应用彩色多普勒定位头静脉和胸肩峰动脉。

进针方法与路径

采用平面内技术由外侧向内侧进针，调整角度使针尖到达臂丛三束之间（理想位置是外侧束和后束之间）。回抽无血后注射 1 ～ 2 ml 局麻药以确定针尖位置和扩散情况（图 16-6）。另外一种方法是采用

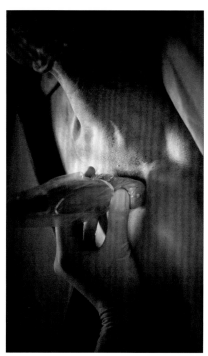
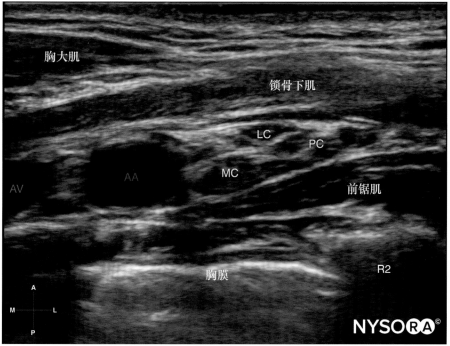

图 16-5　肋锁间隙臂丛阻滞时的探头位置和超声图像。AA，腋动脉；AV，腋静脉；MC，内侧束；LC，外侧束；PC，后束；R2，第 2 肋

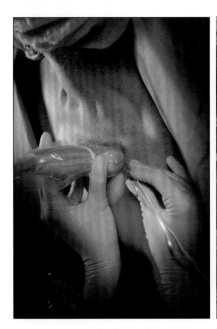
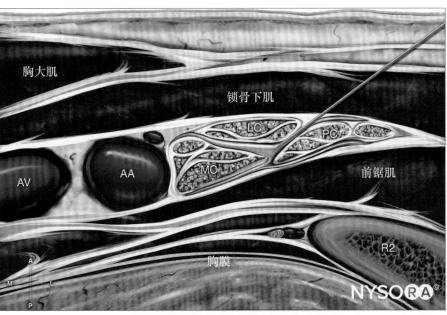

图 16-6   由外向内侧（平面内）进针的镜像超声解剖示意图和预期的局麻药在束之间扩散。AA，腋动脉；AV，腋静脉；MC，内侧束；LC，外侧束；PC，后束；R2，第 2 肋

平面内技术由内侧向外侧进针，靶目标位置是内侧束和外侧束之间（图 16-7）。

局麻药扩散和分布

理想的扩散是药物注射后局麻药将臂丛三束分开。有必要的话，进一步进针穿过鞘膜到达内侧束和后束之间完成局麻药注射。研究表明 15 ～ 20 ml 的局麻药足够完成该阻滞。

▶ 技巧锦囊

- 向头侧倾斜探头并适当加压有助于识别臂丛各束及其内侧的腋动脉。
- 在此平面，20 ml 局麻药就足够达到满意的阻滞效果。但还需进一步研究确定局麻药的最佳浓度或容量。

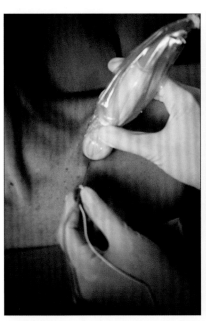
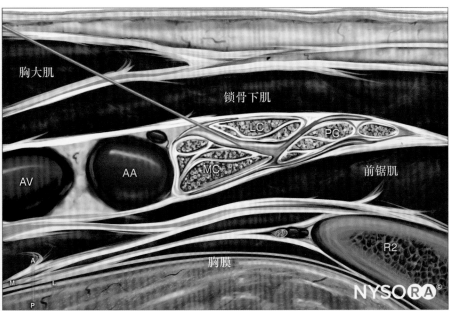

图 16-7   由内侧向外侧（平面内）进针的镜像超声解剖示意图。AA，腋动脉；AV，腋静脉；MC，内侧束；LC，外侧束；PC，后束；R2，第 2 肋

操作流程图

肋锁间隙臂丛阻滞操作规范

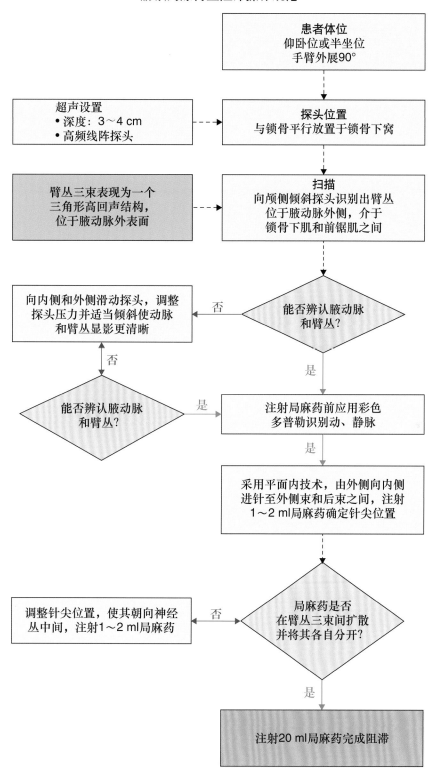

（张爽　李泉　译　陈世彪　审）

推荐阅读

Aliste J, Bravo D, Layera S, Fernández D, Jara Á, Maccioni C, et al. Randomized comparison between interscalene and costoclavicular blocks for arthroscopic shoulder surgery. *Reg Anesth Pain Med*. 2019. doi:10.1136/rapm-2018-100055

Karmakar MK, Sala-Blanch X, Songthamwat B, Tsui B. Benefits of the costoclavicular space for ultrasound-guided infraclavicular brachial plexus block description of a costoclavicular approach. *Reg Anesth Pain Med*. 2015;40(3):287-288.

Kilka HG, Geiger P, Mehrkens HH. Infraclavicular vertical brachial plexus blockade. A new method for anesthesia of the upper extremity. An anatomical and clinical study. Article in German. *Anaesthesist*. 1995;44(5):339-344.

Li JW, Songthamwat B, Samy W, Sala-Blanch X, Karmakar MK. Ultrasound-guided costoclavicular brachial plexus block sono-anatomy, technique, and block dynamics. *Reg Anesth Pain Med*. 2017;42(2):233-240.

Nieuwveld D, Mojica V, Herrera AE, Pomés J, Prats A, Sala-Blanch X. Medial approach of ultrasound-guided costoclavicular plexus block and its effects on regional perfusion. *Rev Esp Anestesiol Reanim*. 2017;64(4):198-205.

Sala-Blanch X, Reina MA, Pangthipampai P, Karmakar MK. Anatomic basis for brachial plexus block at the costoclavicular space: a cadaver anatomic study. *Reg Anesth Pain Med*. 2016;41(3):387-391.

Sotthisopha T, Elgueta MF, Samerchua A, Leurcharusmee P, Tiyaprasertkul W, Gordon A, et al. Minimum effective volume of lidocaine for ultrasound-guided costoclavicular block. *Reg Anesth Pain Med*. 2017;42(5):571-574.

第17章　腋路臂丛阻滞

阻滞要点

在腋窝水平阻滞臂丛终末支。

- **适应证**：肘部、前臂及手部手术
- **目标**：局麻药在临近正中神经、尺神经、桡神经和前臂内侧皮神经的腋动脉周围扩散。通常还需单独阻滞肌皮神经（在肱二头肌和喙肱肌之间）。
- **局麻药容量**：15～20 ml

概述

腋路臂丛阻滞是一项广泛应用于肘部及以下部位手术的区域麻醉技术。在这个平面，臂丛终末支位置表浅，与腋动脉一起被包裹于腋鞘内。与其他更近端的臂丛阻滞技术相比，其操作较简单且并发症更少。由于肌皮神经在局麻药注射平面前已从血管神经束分出，且解剖变异多，因此在超声引导下，包括肌皮神经在内的腋路臂丛阻滞成功率更高。血管周围阻滞技术是在腋动脉前方和后方分两次注射局麻药。神经周围阻滞技术是在每根神经周围注射局麻药。两者成功率相近，但前者操作时间短，后者起效快。两者的选择取决于超声的成像质量和血管神经的相对位置。

解剖

臂丛终末支在腋窝近端由各束发出，围绕腋动脉，穿过肱骨联合腱前部浅面，向上肢远端走行（图17-1）。桡神经从后束发出，先在腋动脉后方走行，与联合腱位置紧密，继而转向后方深部进入桡动脉沟。内、外侧束分别发出一条神经束走行于腋动脉前方和外侧，汇合为正中神经。尺神经是内侧

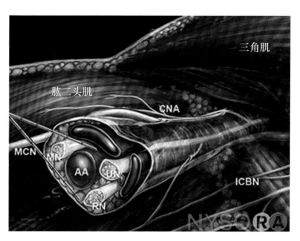

图 17-1　臂丛终末神经。AA，腋动脉；McN，肌皮神经；MN，正中神经；UN，尺神经；RN，桡神经；CNA，上肢皮神经；ICBN，肋间臂神经

束的延续，走行于腋动脉内侧。肌皮神经起自外侧束近端，在喙肱肌和肱二头肌之间走行或穿过喙肱肌，其与鞘内腋动脉的位置距离有不同变异。

横断面解剖和超声视图

血管神经束在上臂和腋窝连接处较表浅，位于由联合腱（后方）、肱二头肌（外侧）及臂筋膜和

皮下组织（前内侧）构成的三角区内。腋动脉约在皮下 1 cm 内，在上臂近端内侧可触及搏动。在其内侧常有一到数条腋静脉伴行。尺神经、正中神经和桡神经围绕腋动脉被腋鞘包裹。肌皮神经通常走行于腋鞘外，臂内侧皮神经和前臂皮神经则可内可外，通常会有不同的解剖变异（图 17-2）。

在超声下，可在前面提及的肌筋膜三角区内找到腋动、静脉。三根神经围绕腋动脉显示为一组圆形高回声或低回声结构。肌皮神经为一个椭圆形的低回声结构，被肱二头肌和喙肱肌筋膜形成的明亮高回声圈包围。

麻醉与镇痛的分布范围

腋路臂丛阻滞范围包括上臂中段到手部。要注意的是，此入路不能阻滞腋神经（腋神经在腋窝以上水平从后束发出）。因此，肩部和三角肌表面的皮肤不可被阻滞（图 17-3）。与其他臂丛阻滞技术

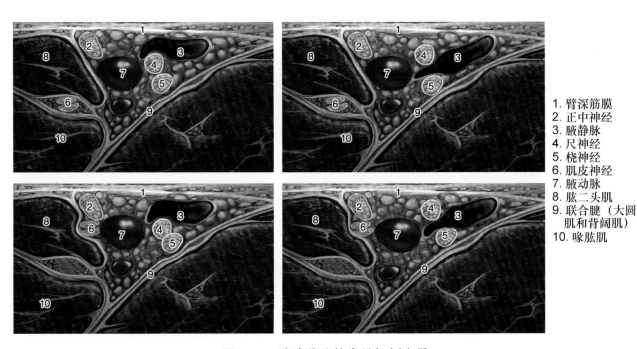

1. 臂深筋膜
2. 正中神经
3. 腋静脉
4. 尺神经
5. 桡神经
6. 肌皮神经
7. 腋动脉
8. 肱二头肌
9. 联合腱（大圆肌和背阔肌）
10. 喙肱肌

图 17-2 腋路臂丛的常见解剖变异

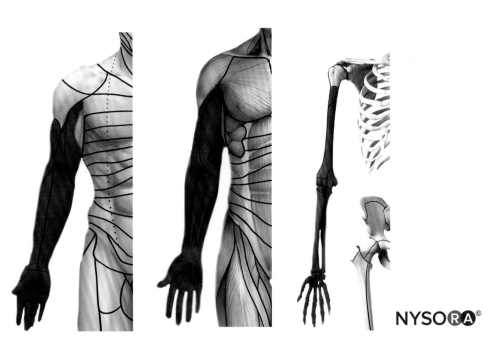

图 17-3 腋路臂丛阻滞的麻醉分布范围

一样，上臂近端内侧皮肤也无法被阻滞（肋间臂神经，T2）。

阻滞前准备

器材

- 探头：高频线阵探头
- 穿刺针：长 5 cm，22 ～ 23 G，短斜面神经刺激针

局麻药

腋路臂丛阻滞通常使用 0.5% 罗哌卡因、0.5% 布比卡因或 2% 利多卡因。与传统方法相比，超声引导下腋路臂丛阻滞所需的最小局麻药容量有所减少。一般每根神经 3 ～ 5 ml，总量 15 ～ 20 ml。甚至有研究称更小的容量（每根神经 < 2 ml）也可有效阻滞。

患者体位

患者取仰卧位或稍直立坐卧位，上肢外展 90°，屈肘 90°（图 17-4）。半坐卧位可以更好地暴露解剖结构以利于穿刺进针，患者也会更舒适。此外，肩部外展 90°，手臂伸展的体位，可令上肢活动受限的患者更易接受。但应注意避免上肢过度外展，以免

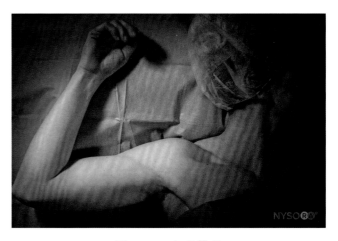

图 17-4　患者体位

牵拉臂丛使其在阻滞过程中更易受损，而且牵拉也会使患者感到不适。有研究报道称肩部和肘部的位置会影响各神经在腋窝内的相对位置和距离，但是这和临床上阻滞操作是否成功可能并无相关性。

操作技术

标志和超声探头初始位置

超声探头与上臂长轴垂直，放置于腋前襞和肱二头肌交界处（图 17-5）。

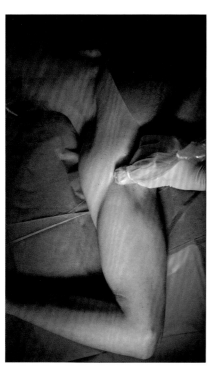

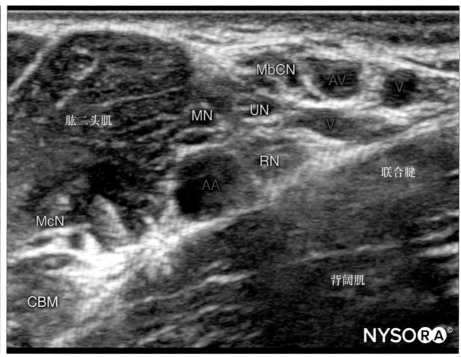

图 17-5　腋路臂丛阻滞探头位置及超声影像。AA，腋动脉；AV，腋静脉；McN，肌皮神经；MN，正中神经；UN，尺神经；RN，桡神经；MbCN，臂内侧皮神经；CBM，喙肱肌

扫描方法

腋动、静脉位于肱二头肌和喙肱肌内侧，较易辨认。下压探头能被压扁的是静脉。如果联合腱（位于血管深部的高亮筋膜层）显示不清，可向肢体近端移动探头几厘米。沿着上臂近端和远端移动探头，并适当倾斜，即可定位腋动脉周围的正中神经、尺神经、桡神经和肌皮神经，肌皮神经位于肱二头肌和喙肱肌之间。腋动脉深部的增强回声伪影经常会被误认为桡神经（图 17-5）。

进针方法与路径

由前外侧向后方平面内进针，根据神经分布的位置调整进针方向。无论是否能清楚定位神经，都可先在腋动脉后方注射局麻药，这一操作是为了上抬臂丛，有利于显影。然后退针调整方向，朝着腋动脉前方进针并阻滞正中神经和尺神经。当超声下正中神经、尺神经和桡神经成一直线排列于腋动脉前内侧时，一次进针即可完成三根神经的阻滞（图 17-6）。最后退针调整方向，朝着有肌皮神经走行的筋膜层外侧进针，在神经旁注射 5 ml 局麻药。肌皮神经偶尔会位于腋鞘内，紧邻正中神经，这种情况下无需单独注射局麻药。

局麻药扩散和分布

通常超声可以定位每根终末神经，3 ～ 5 ml 局麻药即可阻滞单根神经，但是几乎没必要这样做，因为在腋动脉周围注射局麻药即可达到有效阻滞。要记住的是，腋鞘内经常有分隔，不利于局麻药浸润所有神经，需分次单独注射。一般总量 20 ml 的局麻药分三次注射：腋动脉深部 7 ～ 10 ml，腋动脉浅部 7 ～ 10 ml，肌皮神经远端的筋膜间平面 5 ml。如有需要，可额外在腋窝远端皮下注射局麻药以阻滞上臂内侧皮肤（肋间臂神经，T2）（图 17-7）。

▶ 技巧锦囊

多次回抽缓慢注射局麻药对于降低血管内注射的风险至关重要。应用 NYSORA 的 RAPT 方法可降低并发症风险（详见第 9 章）。已有数个关于超声引导下腋路臂丛阻滞发生全身毒性反应的病例报道。如果注射局麻药时未在超声下观察到药物扩散，很有可能是针尖误入腋静脉，应立即停止注药，轻微退针。减轻探头压力以定位血管的位置。

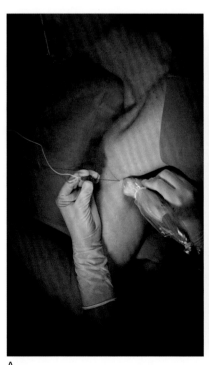
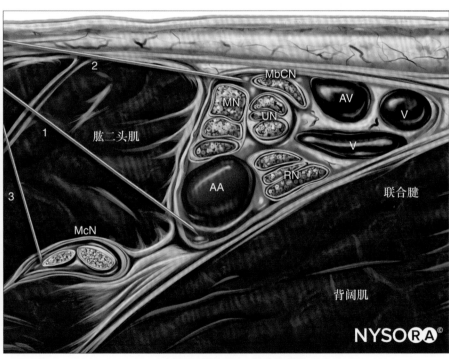

图 17-6　腋路臂丛阻滞平面内进针的镜像超声解剖示意图。腋路臂丛阻滞通常需要 1 ～ 4 次单点注射，这取决于各终末神经的位置及局麻药的扩散情况。（**A**）三点注射。（**B**）单次进针至腋动脉表面，分别于正中神经（MN）、尺神经（UN）和桡神经（RN）之间做两点注射。通常还需单独阻滞肌皮神经（MCN）

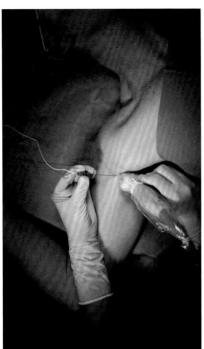

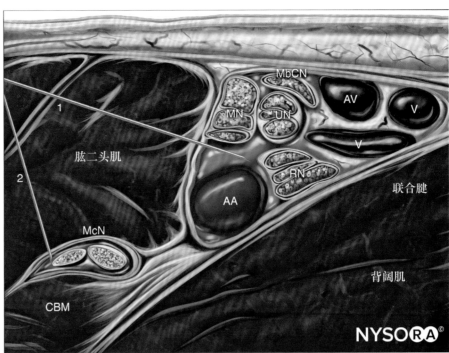

B

图 17-6　（续图）

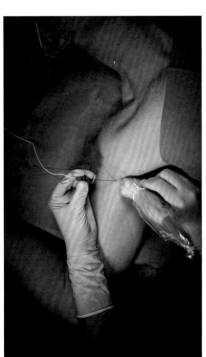

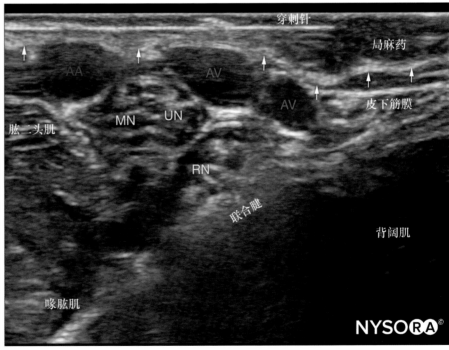

图 17-7　腋窝远端皮下局部浸润阻滞肋间臂神经。AA，腋动脉；AV，腋静脉；MN，正中神经；UN，尺神经；RN，桡神经

▶ 操作流程图

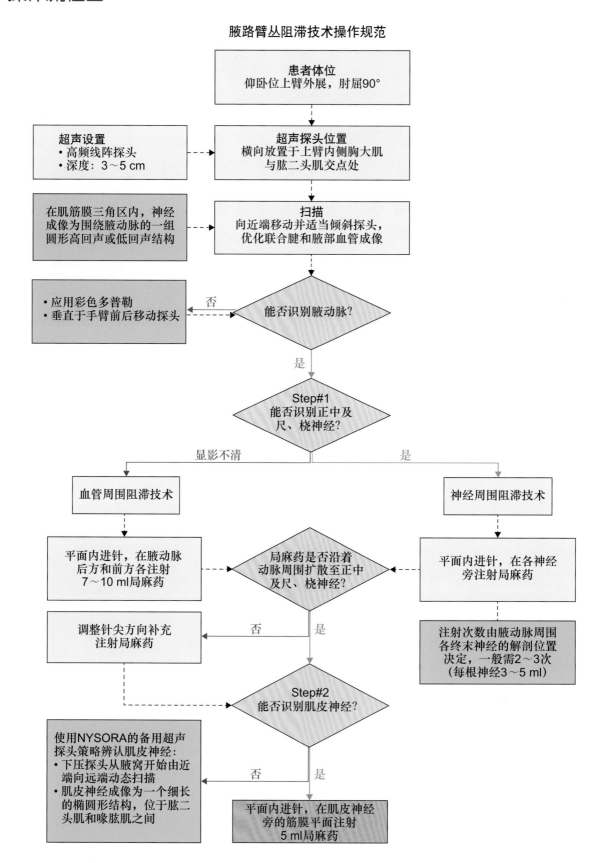

腋路臂丛阻滞技术操作规范

患者体位
仰卧位上臂外展，肘屈90°

超声设置
• 高频线阵探头
• 深度：3～5 cm

超声探头位置
横向放置于上臂内侧胸大肌
与肱二头肌交点处

在肌筋膜三角区内，神经
成像为围绕腋动脉的一组
圆形高回声或低回声结构

扫描
向近端移动并适当倾斜探头，
优化联合腱和腋部血管成像

• 应用彩色多普勒
• 垂直于手臂前后移动探头

能否识别腋动脉？ 否 是

Step#1
能否识别正中及
尺、桡神经？

显影不清 是

血管周围阻滞技术

神经周围阻滞技术

平面内进针，在腋动脉
后方和前方各注射
7～10 ml局麻药

**局麻药是否沿着
动脉周围扩散至正中
及尺、桡神经？** 否 是

平面内进针，在各神经
旁注射局麻药

调整针尖方向补充
注射局麻药

注射次数由腋动脉周围
各终末神经的解剖位置
决定，一般需2～3次
（每根神经3～5 ml）

Step#2
能否识别肌皮神经？ 否 是

使用NYSORA的备用超声
探头策略辨认肌皮神经：
• 下压探头从腋窝开始由近
端向远端动态扫描
• 肌皮神经成像为一个细长
的椭圆形结构，位于肱二
头肌和喙肱肌之间

平面内进针，在肌皮神经
旁的筋膜平面注射
5 ml局麻药

（张爽 李泉 译 邓文涛 刘克玄 审）

推荐阅读

Bernucci F, Andrea PG, Finlayson RJ, Tran DQH. A prospective, randomized comparison between perivascular and perineural ultrasound-guided axillary brachial plexus block. *Reg Anesth Pain Med*. 2012;37:473-477.

Bloc S, Mercadal L, Garnier T, Huynh D, Komly B, Leclerc P, et al. Shoulder position influences the location of the musculocutaneous nerve in the axillary fossa. *J Clin Anesth*. 2016;33:250-253.

Choi S, McCartney CJL. Evidence base for the use of ultrasound for upper extremity blocks: 2014 update. *Reg Anesth Pain Med*. 2016;41:242-250.

Christophe J, Berthier F, Boillot A, Tatu L, Viennet A, Boichut N, et al. Assessment of topographic brachial plexus nerves variations at the axilla using ultrasonography. *Br J Anaesth*. 2009;103:606-612.

Conceição DB, Helayel PE, Carvalho FA, Wollmeister J, Oliveira Filho GR. Imagens ultrasonográficas do plexo braquial na região axilar [Ultrasound images of the brachial plexus in the axillary region]. *Rev Bras Anestesiol*. 2007;57:684-689.

Donnell BO, Riordan J, Ahmad I, Iohom G. A clinical evaluation of block characteristics using one milliliter 2% lidocaine in ultrasound-guided axillary brachial plexus block. *Anesth Analg*. 2010;111:808-810.

Orebaugh SL, Pennington S. Variant location of the musculocutaneous nerve during axillary nerve block. *J Clin Anesth*. 2006;18:541-544.

Qin Q, Yang D, Xie H, Zhang L, Wang C. Ultrasound guidance improves the success rate of axillary plexus block: a meta-analysis. *Brazilian J Anesthesiol*. 2016;66:115-119.

Remerand F, Laulan J, Palud M, Baud A, Velut S, Fusciardi J. Is the musculocutaneous nerve really in the coracobrachialis muscle when performing an axillary block? An ultrasound study. *Anesth Analg*. 2010;110:1729-1734.

Robards C, Clendenen S, Greengrass R. Intravascular injection during ultrasound-guided axillary block: negative aspiration can be misleading. *Anesth Analg*. 2008;107:1754-1755.

Satapathy AR, Coventry DM. Axillary brachial plexus block. *Anesthesiol Res Pract*. 2011;2011:1-5.

Sen S, Sari S, Kurt I, Cobanoglu M. The use of train of four monitoring for clinical evaluation of the axillary brachial plexus block. *J Clin Monit Comput*. 2014;28:243-249.

Sevdi MS, Gunday I, Arar C, Colak A, Turan N. Lateral Trendelenburg with the injected side down after the block improves the efficacy of the axillary approach to brachial plexus block. *J Anesth*. 2014;28:538-543.

Silva MG, Sala-blanch X, Marín R, Espinoza X, Arauz A, Morros C. Bloqueo axilar ecoguiado: variaciones anatómicas de la disposición de los 4 nervios terminales del plexo braquial en relación con la arteria humeral. *Rev Esp Anestesiol Reanim*. 2019;61:15-20.

Strub B, Sonderegger J, Von Campe A, Grünert J, Osterwalder JJ. What benefits does ultrasound-guided axillary block for brachial plexus anaesthesia offer over the conventional blind approach in hand surgery? *J Hand Surg Am*. 2011; 36:778-786.

Ustuner E, Ayse Y, Özgencil E, Okten F, Turhan SC. Ultrasound anatomy of the brachial plexus nerves in the neurovascular bundle at the axilla in patients undergoing upper-extremity block anesthesia. *Skeletal Radiol*. 2013;42:707-713.

第18章

用于肩部镇痛的神经阻滞：保留膈神经的神经阻滞

阻滞要点

肩部神经阻滞包括选择性的肩胛上神经阻滞联合腋神经阻滞或锁骨下臂丛阻滞。

- **适应证**：无法耐受用力肺活量（FVC）下降＞20% 和（或）存在肌间沟阻滞禁忌证的肩部疼痛患者。
- **目标**：局麻药扩散至肩胛上神经和腋神经（或包绕臂丛外侧束和后束）
- **局麻药容量**：每个注射部位 5 ～ 10 ml，具体取决于麻醉部位。

本章节描述了几种通过阻断支配肩关节的臂丛远端神经完成肩关节镇痛的策略。臂丛远端神经阻滞不仅保留了手臂和手的活动能力，由于不影响膈神经，还保留了膈肌的功能。因此，远端神经阻滞也可用于呼吸功能不全代偿的患者。

概述

选择性阻断支配肩部的外周感觉神经是肩部镇痛的替代技术，避免了肌间沟或锁骨上臂丛阻滞导致的膈肌麻痹。基于支配肩关节的感觉神经走行特点，从而使不同的注射部位、避开膈神经和不同的神经阻滞组合成为可能：

- 肩部阻滞：选择性阻滞肩胛上神经和腋神经，二者支配肩关节的大部分功能（图 18-1）。值得注意的是，肩部阻滞不能提供如肌间沟臂丛阻滞那样可以满足手术的麻醉；相反，它仅能提供肩部手术术后的镇痛，并减少术后阿片类药物的使用。
- 肩关节上神经阻滞联合锁骨下臂丛阻滞、选择性臂丛外侧束和后束阻滞或肋锁臂丛阻滞：这种麻醉组合几乎涵盖了支配肩关节的全部

臂丛（图 18-1），因此，这种方法可以提供更完善的镇痛效果。

特殊风险与局限性

除了区域麻醉技术的一般禁忌证外，没有特殊的禁忌证。然而，由于肥胖患者很难获得足够清晰的肩胛上神经和腋神经的超声图像，因此这类患者的肩部阻滞可能具有挑战性的。肩胛上切迹的解剖变异很常见，这可能增加超声引导的挑战性。与肌间沟臂丛阻滞相比，肩部神经阻滞耗时长，并且需要两次穿刺操作，这将增加患者的不适。锁骨下神经阻滞的局限性和风险详见第 15 章。

解剖

肩关节的神经支配复杂，涉及多支臂丛。**肩胛上神经**（C5、C6）是一种感觉-运动混合性神经，起始于臂丛**上干**，向后穿过颈后三角，深入肩胛舌骨肌和斜方肌。肩胛上神经穿过肩胛上横韧带下方的肩胛上切迹，与之伴行的动、静脉在韧带上方穿行。在冈上窝内，肩胛上神经在骨面和冈上肌之间向后走行，发出肩锁关节和肩囊后方的关节支。然后肩

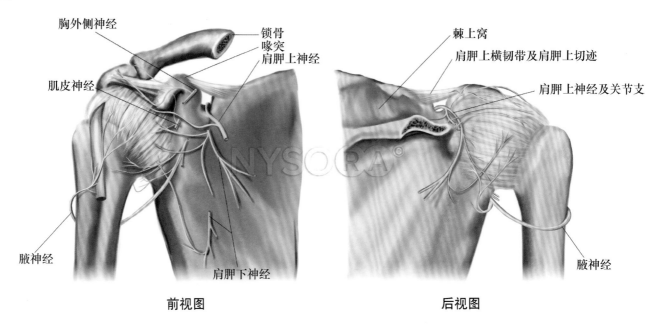

前视图　　　　　　　　　　　　后视图

图 18-1 肩关节的神经支配

胛上神经进入冈下窝，走行至肩胛下横韧带下冈盂切迹外侧（图 18-2）。

腋神经起自臂丛**后束**，与旋肱后动脉伴行向后走行（图 18-3）。腋神经环绕肱骨颈，支配肩部的前侧、下侧、外侧和后侧，还支配三角肌和小圆肌以及肩部以上的皮肤。

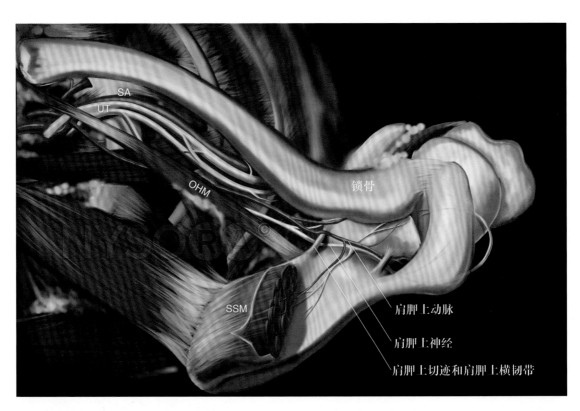

图 18-2 冈上窝的上视图显示了肩胛上神经通过肩胛上和冈盂切迹的走行。UT，上干；SA，锁骨下动脉；OHM，肩胛舌骨肌；SSM，冈上肌

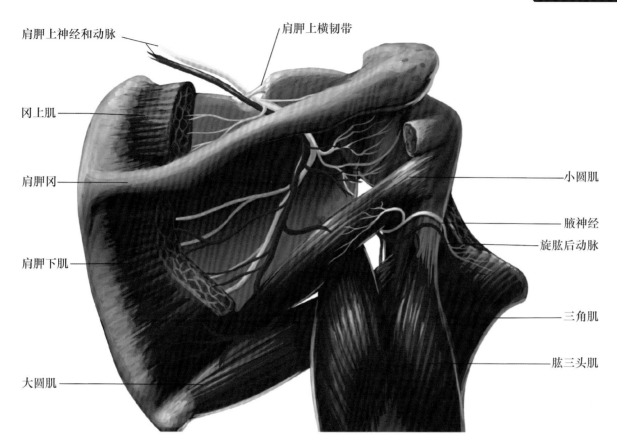

图 **18-3**　肩胛上神经和腋神经的后视图，显示了肩关节的关节支分布

肩胛上神经和动脉　肩胛上横韧带　冈上肌　肩胛冈　肩胛下肌　大圆肌　小圆肌　腋神经　旋肱后动脉　三角肌　肱三头肌

肩胛下神经（来自后束）、**胸廓外侧神经**和**肌皮神经**（均来自外侧束）参与关节前方的神经支配（图 18-1）。

膈神经从 C4 发出，沿前斜角肌下行时离开臂丛。臂丛阻滞时膈神经阻滞发生率与注射部位和局麻药用量有关。

横断面解剖和超声视图

肩胛上神经可以在两个不同的位置成像：

1. 锁骨上窝前缘：在大多数受试者中肩胛舌骨肌下方可以辨认出从上干后侧分出的肩胛上神经（图 18-4）。
2. 在冈上窝的后方：可以在冈上窝底部（冈上肌深部）看到肩胛上神经走行，始于肩胛上切迹止于冈盂切迹（图 18-5）。

腋神经和旋肱后动脉穿过四边孔，四边孔内侧界为肱三头肌长头、上界为小圆肌、下界为大圆肌、外侧界为肱骨干（图 18-6）。

锁骨下神经阻滞的解剖结构，请参阅第 15 章和第 16 章。

麻醉和镇痛分布范围

肩胛上神经阻滞可以阻滞冈上肌和冈下肌运动，以及肩后部感觉。

腋神经阻滞可以阻滞三角肌运动（肩外展）、小圆肌、肱三头肌长头运动，以及肩关节和三角肌上的皮肤感觉。

阻滞前准备

器材

- 探头：高频线阵探头
- 穿刺针：5 cm（用于锁骨上入路）；5 ~ 8 cm（肩胛上入路）

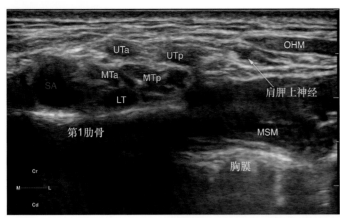
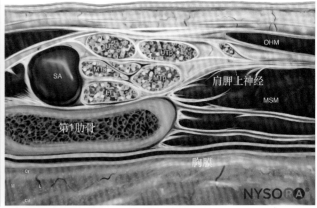

图 18-4   锁骨上窝处肩胛上神经的镜像超声解剖示意图显示神经起源于上干。SA，锁骨下动脉；MSM，中斜角肌；UTa 和 UTp，上干前股和后股；MTa 和 MTp，中干前股和后股；LT，下干；OHM，肩胛舌骨肌

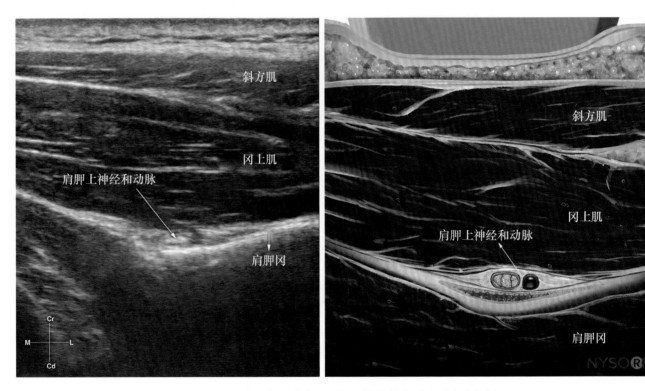

图 18-5   冈上窝处肩胛上神经的镜像超声解剖示意图

局麻药

对于肩部镇痛，最常用的是长效局麻药（0.5% 布比卡因、0.5% 左布比卡因、0.5% 罗哌卡因）。锁骨上神经和腋神经使用的麻醉药物容量小，每根神经使用 3～5 ml。

患者体位

行肩部阻滞时，患者取坐位，手臂内收，肩部放松（图 18-7）。为了优化肩胛上神经阻滞的空间，可令患者将手放在对侧肩膀上。或者，令患者侧卧，阻滞侧朝上。对于肩胛上神经阻滞的前入路，患者最好是仰卧或半侧卧位，头部转向对侧。

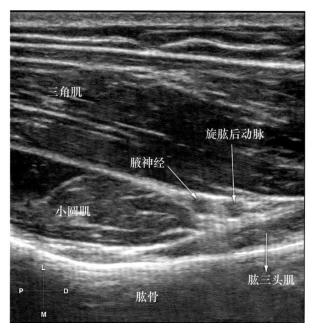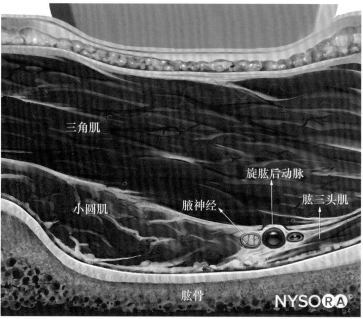

图 18-6　肱骨后水平处腋神经的镜像超声解剖示意图

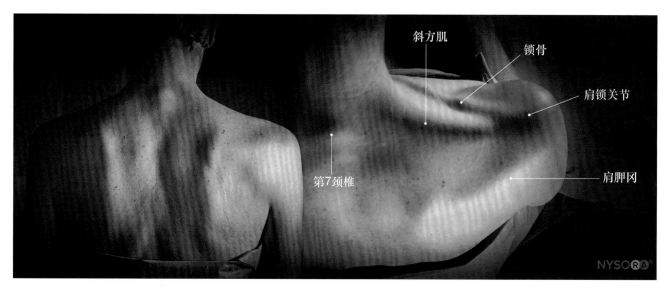

图 18-7　患者体位

技术

肩胛上神经阻滞

锁骨上窝前入路

将探头置于锁骨上窝上方，与锁骨平行，呈斜

矢状位，可观察到锁骨下动脉和臂丛（图 18-8）。向末端追踪臂丛，通常可以发现肩胛上神经为一个小的低回声圆形结构，从上干后侧分出。采用从后向前的平面内技术进针，深至肩胛舌骨肌，直到在神经旁边的筋膜平面上看到针尖。注射 3 ～ 5 ml 的局麻药足以阻滞该部位的肩胛上神经（图 18-9）。应避免注射大量局麻药，因为大量注射可能扩散到上干和膈神经。

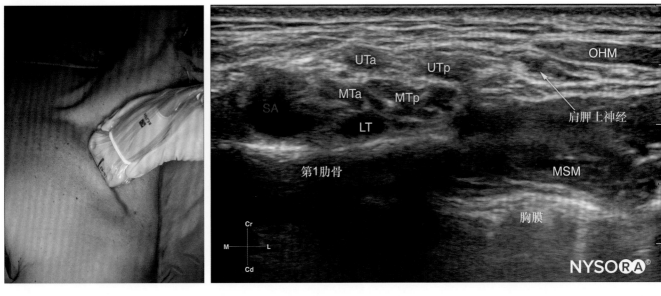

图 18-8   锁骨上窝处肩胛上神经阻滞时的探头位置和理想超声图像。SA，锁骨下动脉；LT，下干；UTA 和 UTP，上干前股和后股；MTA 和 MTP，中干前和后股；OHM，肩胛舌骨肌；MSM，中斜角肌

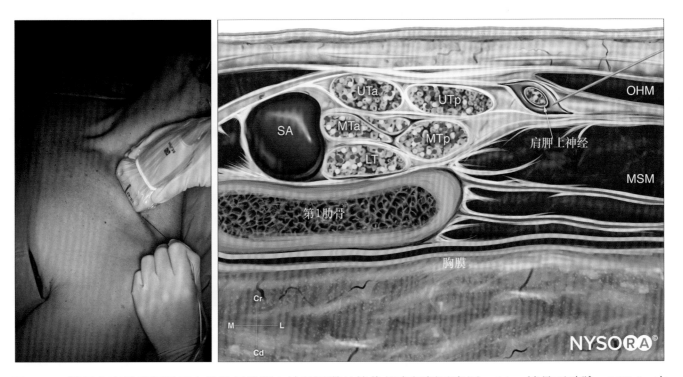

图 18-9   锁骨上窝处采用平面内进针行肩胛上神经阻滞的镜像超声解剖示意图。SA，锁骨下动脉；MSM，中斜角肌；UTA 和 UTP，上干前股和后股；MTA 和 MTP，中干前股和后股；LT，下干；OHM，肩胛舌骨肌

冈上窝后入路

将探头放置在肩部上方，呈斜冠状位，平行于肩胛冈的外侧三分之一。向前倾斜探头，同时施加压力，直到冈上窝的底部出现在斜方肌和冈上肌深约 3 ~ 4 cm 处。肩胛骨的表面有一个凹陷，从肩胛上切迹（前）至冈盂切迹（后），肩胛上神经、动脉和静脉走行其中（图 18-10）。采用平面内技术进针，从内侧向外侧前进，直到针尖穿过冈上肌深筋膜，感觉触碰到血管旁的骨质（如果看不到动脉，则在骨凹处）（图 18-11）。应当可以看到局麻药向冈上肌筋膜深处扩散。

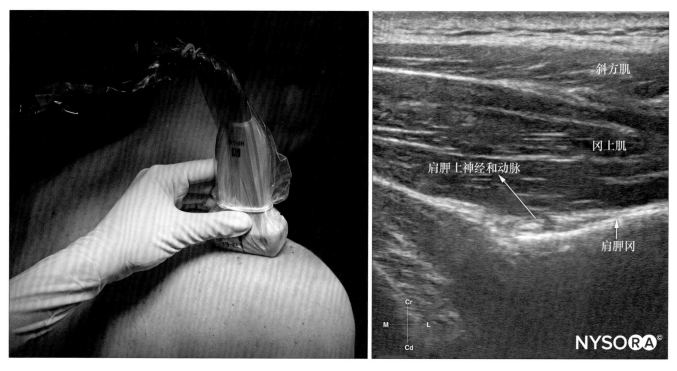

图 18-10 肩胛上神经阻滞后入路的探头位置和理想的超声图像

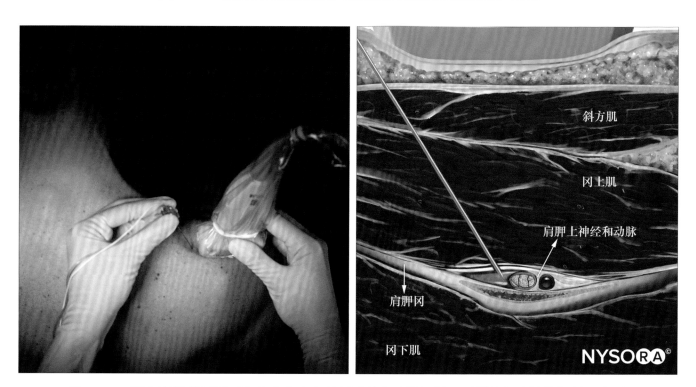

图 18-11 冈上窝处采用平面内技术由内向外侧进针行肩胛上神经阻滞的超声镜像解剖示意图

▶ 腋神经阻滞

　　将超声探头放置在上臂后方，肩峰和腋窝的中点，呈矢状位。将探头向内侧方向滑动，使肱骨颈部在长轴方向成像（图18-12）。调整倾斜度，直到在短轴方向上看到位于骨表面的旋肱后动脉在小圆肌、三角肌和肱三头肌之间。采用平面内或平面外技术进针，直到感觉接触到动脉旁边的骨质。回抽无血后注射局麻药，局麻药在这个四角区间扩散包绕动脉（图18-13）。

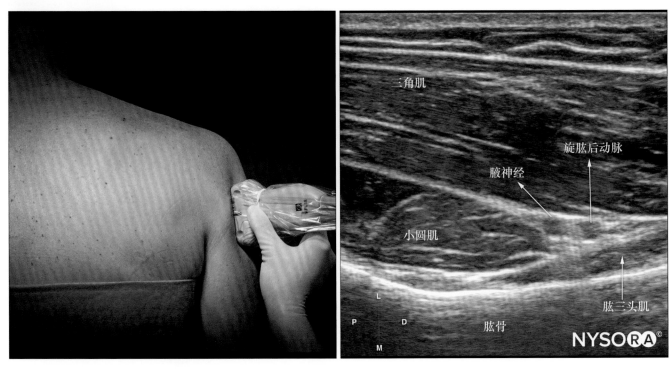

图 18-12   行腋神经阻滞时的探头位置和理想的超声图像

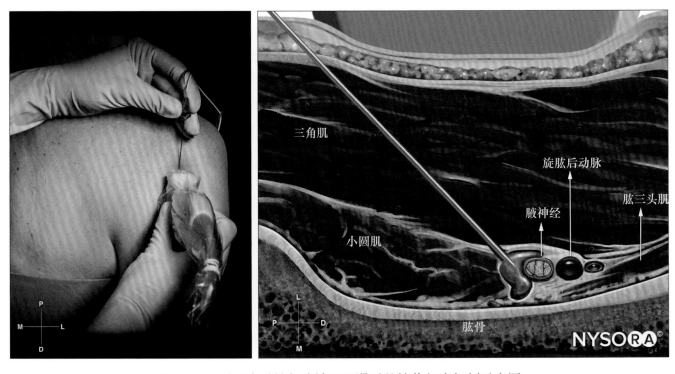

图 18-13   平面内进针行腋神经阻滞时的镜像超声解剖示意图

有关臂丛的锁骨下入路，请参阅第 15 章和第 16 章。

技巧锦囊

- 在一些患者中，锁骨到头颈的位置可能会阻

碍锁骨上窝处肩胛上神经的识别和阻滞。在
这些病例中，可采用后入路阻滞。

- 为了优化肩胛上窝处肩胛上神经的成像，调
整探头的倾斜和旋转角度，使探头的外侧端
在肩峰上方，后部（内侧端）在肩胛冈上方。

操作流程图

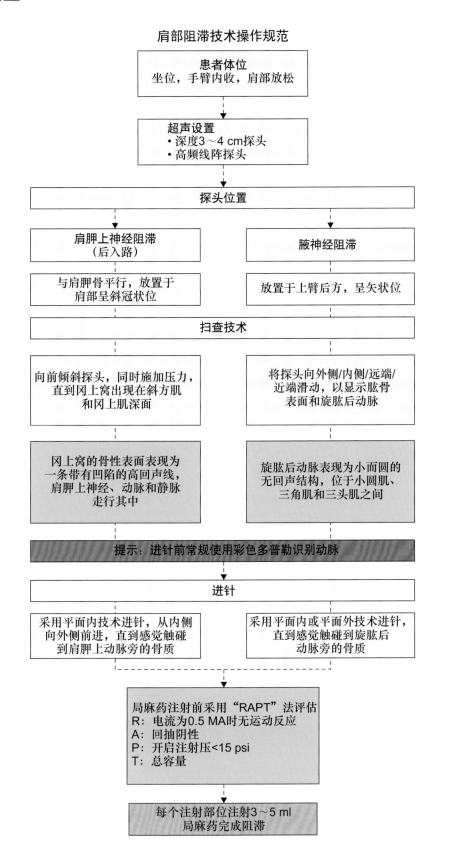

肩部阻滞技术操作规范

患者体位
坐位，手臂内收，肩部放松

超声设置
· 深度3~4 cm探头
· 高频线阵探头

探头位置

| 肩胛上神经阻滞（后入路） | 腋神经阻滞 |

与肩胛骨平行，放置于肩部呈斜冠状位　｜　放置于上臂后方，呈矢状位

扫查技术

向前倾斜探头，同时施加压力，直到冈上窝出现在斜方肌和冈上肌深面　｜　将探头向外侧/内侧/远端/近端滑动，以显示肱骨表面和旋肱后动脉

冈上窝的骨性表面表现为一条带有凹陷的高回声线，肩胛上神经、动脉和静脉走行其中　｜　旋肱后动脉表现为小而圆的无回声结构，位于小圆肌、三角肌和三头肌之间

提示：进针前常规使用彩色多普勒识别动脉

进针

采用平面内技术进针，从内侧向外侧前进，直到感觉触碰到肩胛上动脉旁的骨质　｜　采用平面内或平面外技术进针，直到感觉触碰到旋肱后动脉旁的骨质

局麻药注射前采用"RAPT"法评估
R：电流为0.5 MA时无运动反应
A：回抽阴性
P：开启注射压<15 psi
T：总容量

每个注射部位注射3~5 ml局麻药完成阻滞

（肖恒林　陈志霞　译　刘国凯　审）

推荐阅读

Auyong DB, Hanson NA, Joseph RS, Schmidt BE, Slee AE, Yuan SC. Comparison of anterior suprascapular, supraclavicular, and interscalene nerve block approaches for major outpatient arthroscopic shoulder surgery: a randomized, double-blind, noninferiority trial. *Anesthesiology.* 2018;129:47-57.

Auyong DB, Yuan SC, Choi DS, Pahang JA, Slee AE, Hanson NA. A double-blind randomized comparison of continuous inter-scalene, supraclavicular, and suprascapular blocks for total shoulder arthroplasty. *Reg Anesth Pain Med.* 2017;42: 302-309.

Chan C, Peng PWH. Suprascapular nerve block. *Reg Anesth Pain Med.* 2011;36:358-373.

Kim YA, Yoon KB, Kwon TD, Kim DH, Yoon D. Evaluation of ana-tomic landmarks for axillary nerve block in the quadrilateral space. *Acta Anaesthesiol Scand.* 2014;58:567-571.

Laumonerie P, Blasco L, Tibbo ME, Renard Y, Kerezoudis P, Chaynes P. Distal suprascapular nerve block do it yourself: cadaveric feasibility study. *J Shoulder Elb Surg.* 2018:1-7. doi:10.1016/j.jse.2018.11.073

Laumonerie P, Blasco L, Tibbo ME, Bonnevialle N, Labrousse M, Chaynes P. Sensory innervation of the subacromial bursa by the distal suprascapular nerve: a new description of its anatomic distri-bution. *J Shoulder Elb Surg.* 2019:1-7. doi:10.1016/j.jse.2019.02.016

Musso D, Meknas K, Wilsgaard T, Ytrebø LM. A novel combination of peripheral nerve blocks for arthroscopic shoulder surgery. *Acta Anaesthesiol Scand.* 2017;61:1192-1202.

Neuts A, Stessel B, Wouters PF, Dierickx C, Cools W, Ory J-P. Selective suprascapular and axillary nerve block versus interscalene plexus block for pain control after arthroscopic shoulder surgery. *Reg Anesth Pain Med.* 2018;43:1-7.

Siegenthaler A, Moriggl B, Mlekusch S, Schliessbach J, Haug M, Curatolo M. Ultrasound-guided suprascapular nerve block, description of a novel supraclavicular approach. *Reg Anesth Pain Med.* 2012;37:325-328.

Tran DQH, Elgueta MF, Aliste J, Finlayson RJ. Diaphragm-sparing nerve blocks for shoulder surgery. *Reg Anesth Pain Med.* 2017;42:32-38.

Vorster W, Lange CPE, Briët RJP, Labuschagne BCJ, Toit DF du, Muller CJF. The sensory branch distribution of the suprascapular nerve: an anatomic study. *J Shoulder Elb Surg.* 2008;17:500-502.

第19章

肘部神经阻滞

阻滞要点

在肘部水平阻滞臂丛末端神经。
- **适应证：**手部和腕部手术的麻醉和镇痛
- **目标：**将局麻药注射到含桡神经、正中神经和（或）尺神经的组织平面内
- **局麻药容量：**每根神经 4 ～ 5 ml

概述

无论作为单一的阻滞技术还是对臂丛阻滞不全的补充，上肢远端周围神经阻滞在手部和腕部手术中都非常实用。针对不同临床适应证所需，超声引导下上肢远端单个外周神经阻滞有效且可重复。上肢远端神经阻滞同样适用于手部手术，其效果与近端臂丛阻滞相似，但对运动的阻滞作用较弱。短效局麻药阻滞近端臂丛与长效局麻药阻滞上肢远端外周神经的联合阻滞方案不仅缩短阻滞起效时间，并可持续为术后疼痛较重的手腕或手部手术提供更长的镇痛时间，而且避免了长时间阻滞整个手臂带来的不便和不适。

局限性

完全的前臂麻醉需要进行 5 个特定的神经阻滞，其中两个皮神经（前臂皮神经和肌皮神经）可在肘关节远端通过皮下浸润完成。与臂丛的单次注射阻滞相比，逐个实施 5 根神经阻滞可能耗时较长，但是熟能生巧。无论是在手臂上还是前臂上使用止血带时，通常都需要给予镇静和额外的镇痛药物。

特殊风险

为了患者的舒适和精准穿刺到包裹神经的筋膜鞘中，远端外周神经阻滞时需要用针径较细、针尖斜面较长（15°）的穿刺针。因此，在使用针径较细且锋利的穿刺针（如 25 号规格）进行表浅位置的阻滞时，应采取额外的预防措施以降低神经内注射的风险。截至撰写本文时，尚无主要制造商生产针径较细、锋利程度合适、针尖斜面为 30° 的穿刺针。注意：尽管局麻药充分包绕浸润神经能够提高阻滞起效速度，但不是成功神经阻滞的必要条件。

解剖

桡神经

桡神经从肱骨外侧的桡神经沟出来后，穿过外侧肌间隔进入臂前区即前肌室，随后与桡侧副动脉伴行，在肱肌和肱桡肌之间向远端继续走行（图 19-1）。当桡神经到达肘关节时，分为浅（皮）支和深支。桡神经浅支自肱桡肌和旋后肌之间下行，位于桡动脉外侧。桡神经深支（也被称为骨间后神经）走行至前臂后侧时，自旋后肌两头之间穿出。桡神经支配前臂后侧的大部分结构、前臂腕部及腕关节。

正中神经

在臂部，正中神经在肱二头肌和肱肌之间向远

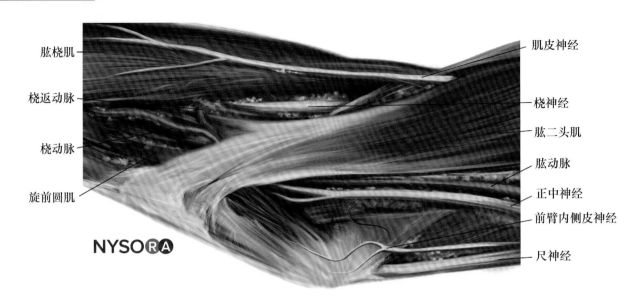

图 19-1 肘部臂丛末端神经的解剖

端走行，邻近肱动脉（图 19-2）。正中神经与肱动脉的相对位置由腋窝处神经位于外侧变为肘前窝处位于内侧。在喙肱肌附着点水平的远端，正中神经逐渐远离肱动脉，走行于旋前圆肌深面。正中神经支配手掌桡侧的骨骼、肌肉和皮肤，包括手桡侧三指。

尺神经

尺神经沿肱骨后内侧，在肱三头肌表面下行，位于深筋膜下方、内侧肌间隔后方（图 19-1）。在肘部，神经自肱骨内上髁后方（经肘管）自尺侧腕屈肌两头之间走行至前间室。尺神经支配前臂内侧和

手掌尺侧的结构（图 19-2）。

前臂皮神经

前臂外侧皮神经（肌皮神经的一个分支）在肱二头肌和肱肌之间穿行，在肘关节外侧靠近头静脉处的筋膜穿出（图 19-3）。

前臂内侧皮神经（臂丛内侧束的一个分支）在手臂内侧浅面。在肘关节内侧，位于贵要静脉旁（图 19-3）。

前臂后皮神经（桡神经的一个分支）自肘部后侧位于肱骨外上髁与尺骨鹰嘴之间的筋膜穿出，支

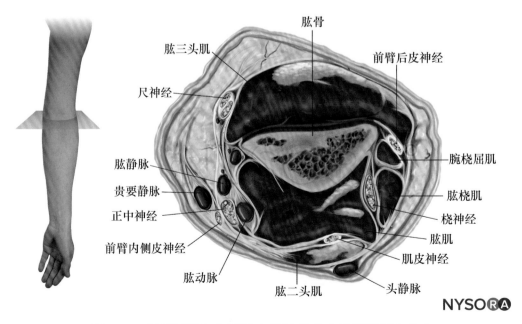

图 19-2 肘部皱褶上方臂丛末端神经分支的断层解剖分布

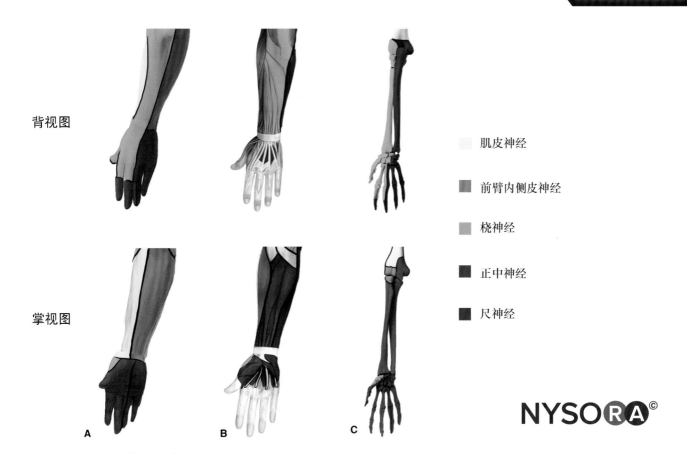

背视图

掌视图

肌皮神经

前臂内侧皮神经

桡神经

正中神经

尺神经

A　　　B　　　C

NYSORA©

图 19-3　臂丛末端神经的感觉和运动阻滞分布的背侧和掌侧视图。（A）支配的皮节，（B）支配的肌节，（C）支配的骨节

配前臂后侧的感觉（图 19-2）。

横断面解剖和超声视图

在肘部近端，**桡神经**位于肱桡肌和肱肌之间的筋膜平面外侧（图 19-2）。超声图像显示神经呈高回声的三角形或椭圆形结构，位于低回声肌肉之间，肱骨的浅面。

正中神经位于肱二头肌肌腱内侧浅表处，肱动脉内侧（图 19-2）。超声下神经图像表现为高回声结构，大小与肱动脉相似。

尺神经位于肘关节后内侧（图 19-2），呈高回声椭圆形结构，位于深筋膜下方的肱三头肌表面和内侧肌间隔的后方。

皮神经自筋膜的外侧、内侧和后侧穿出。

麻醉和镇痛分布范围

麻醉桡神经、正中神经和（或）尺神经可为手、前臂和腕部的各个区域提供感觉阻滞和镇痛（图 19-3）。

为了实现前臂的完全阻滞，需要在肘部远端的外侧和内侧通过浸润注射皮丘以麻醉支配皮肤感觉的浅表神经（图 19-4）。

谨记，在上臂或前臂使用止血带时，通常需要辅以镇静和（或）镇痛。

阻滞前准备

设备

- 探头：高频线阵探头
- 穿刺针：25 G，短斜面，绝缘，神经刺激针（可选）

局麻药

在每根神经周围注射 3 ～ 5 ml 短效局麻药（例如，2% 的利多卡因）足以为手部和手指手术提供有效的麻醉。长效局麻药可用于延长术后镇痛时间。

患者体位

患者取仰卧位，手臂外展 90°，置于搁手板或桌子上。这种体位便于通过屈曲或旋转肢体实施各支

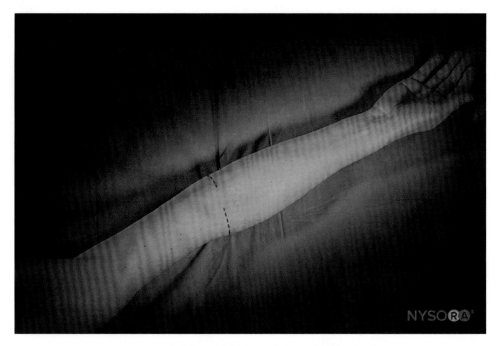

图 19-4　肘关节远端外侧和内侧注射皮丘的位置

神经的阻滞（图 19-5）。

▶ 操作技术

桡神经

在肘关节处定位肱骨外上髁，探头以短轴方向

置于肱骨外上髁近端 3～4 cm 处。自近端向远端扫查，施加压力并调整探头倾斜度，直到神经显示于肱骨浅面的肌间筋膜平面内（图 19-6）。

穿刺针自前方或后方平面内进针，穿过肱桡肌，直到尖端靠近桡神经。如果使用神经刺激，可能会诱发手腕或手指外展动作（图 19-7）

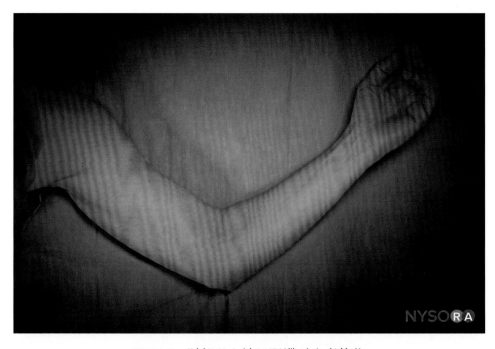

图 19-5　肘部以上神经阻滞时患者体位

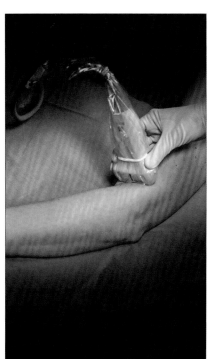
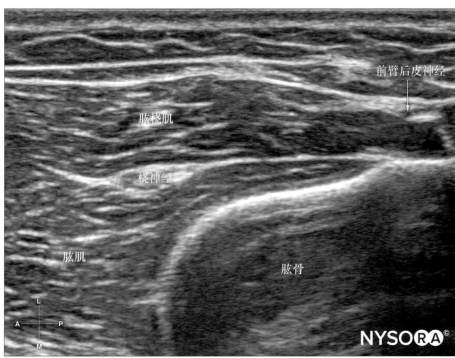

图 19-6　肘部以上桡神经（RN）阻滞时的探头位置和超声图像

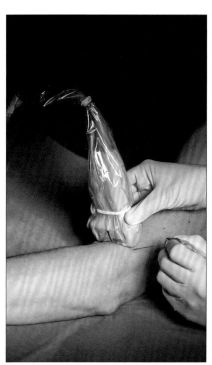
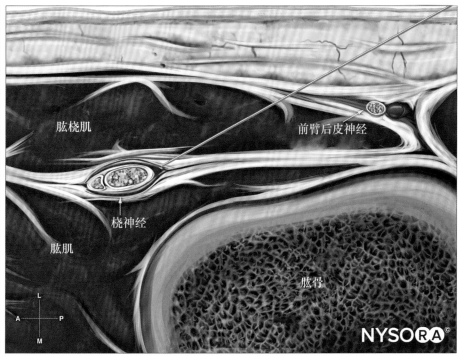

图 19-7　平面内技术进针行肘部以上桡神经阻滞时的镜像超声解剖示意图

正中神经

将探头以短轴方向置于肘前窝上，即肘部皱褶近端。确定肱动脉后，可于动脉内侧显示正中神经。

如果动脉显像不明显，可使用彩色多普勒（图 19-8）。

采用平面内技术从探头的任意一侧进针，但通常使用从内侧到外侧的方法，因其更能避开动脉（图 19-9）。

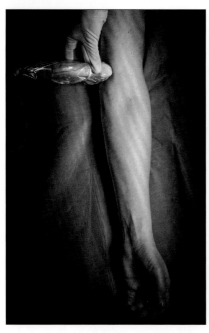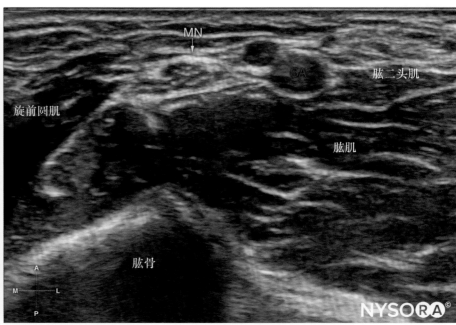

图 19-8 肘部以上正中神经（MN）阻滞时的探头位置和超声图像。BA，肱动脉

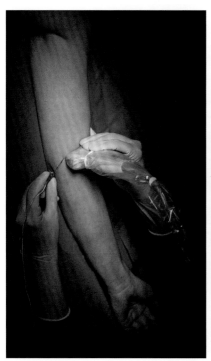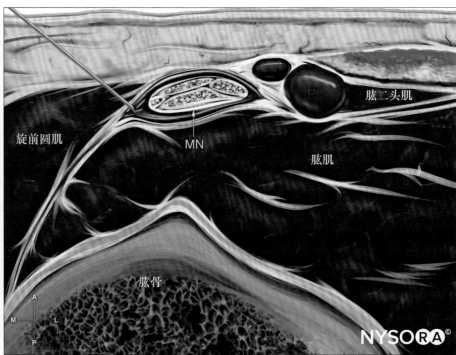

图 19-9 平面内技术进针行肘部以上正中神经（MN）阻滞时的镜像超声解剖示意图。BA，肱动脉

尺神经

探头以短轴方向置于肱骨内上髁近端，并向后移动，以识别肱三头肌表面的尺神经（图 19-10）。

采用平面内技术由前向后进针至尺神经旁（图 19-11）。

局麻药扩散和分布

回抽无血后，注射 1 ～ 2 ml 局麻药。微调针尖方向，在注入预计总体积的局麻药前，明确局麻药在包含神经的正确区域内扩散。没有必要追求局麻药包绕神经。

在头静脉周围浸润注射 2 ～ 3 ml 局麻药，可阻

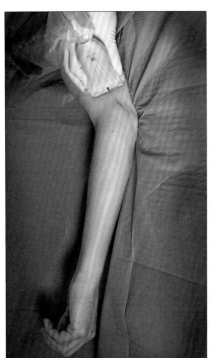
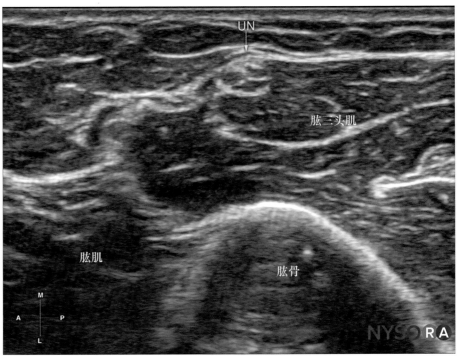

图 19-10　肘部以上尺神经（UN）阻滞时的探头位置和超声图像

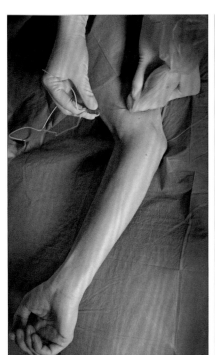
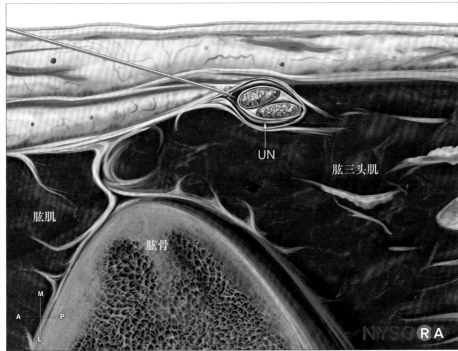

图 19-11　平面内技术行肘部以上尺神经（UN）阻滞时的镜像超声解剖示意图

滞前臂外侧皮神经。在贵要静脉旁，可阻滞前臂内侧皮神经。

技巧锦囊

- 当不确定时，可采用神经刺激（0.5 ～ 1.0 mA）

来确定神经的位置。

- 臂丛各远端神经阻滞均可采用平面内或平面外技术，最佳入路通常由人体工程学决定。
- 如果在近端臂丛阻滞后进行远端神经阻滞，至关重要的是始终能够清晰地显示针尖位置，以避免神经内注射。

▶ 操作流程图

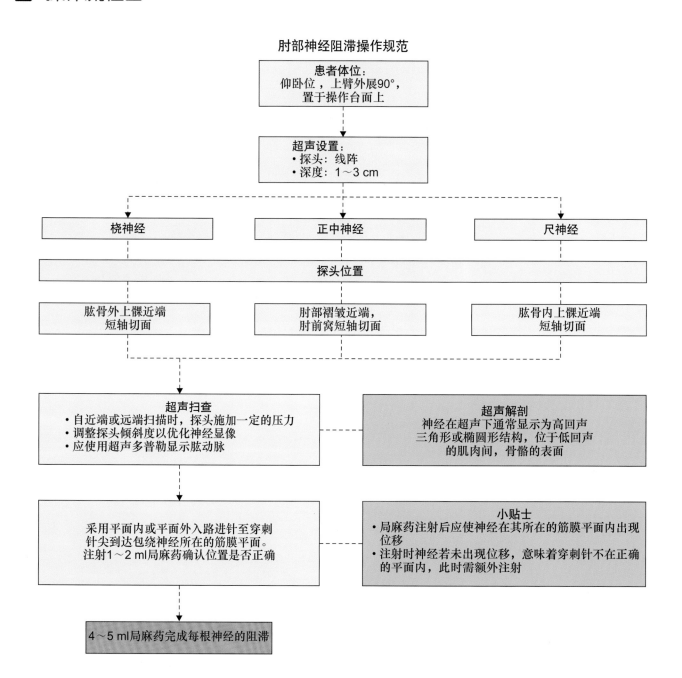

肘部神经阻滞操作规范

患者体位：
仰卧位，上臂外展90°，
置于操作台面上

超声设置：
• 探头：线阵
• 深度：1～3 cm

| 桡神经 | 正中神经 | 尺神经 |

探头位置

| 肱骨外上髁近端
短轴切面 | 肘部褶皱近端，
肘前窝短轴切面 | 肱骨内上髁近端
短轴切面 |

超声扫查
• 自近端或远端扫描时，探头施加一定的压力
• 调整探头倾斜度以优化神经显像
• 应使用超声多普勒显示肱动脉

超声解剖
神经在超声下通常显示为高回声
三角形或椭圆形结构，位于低回声
的肌肉间，骨骼的表面

采用平面内或平面外入路进针至穿刺
针尖到达包绕神经所在的筋膜平面。
注射1～2 ml局麻药确认位置是否正确

小贴士
• 局麻药注射后应使神经在其所在的筋膜平面内出现位移
• 注射时神经若未出现位移，意味着穿刺针不在正确的平面内，此时需额外注射

4～5 ml局麻药完成每根神经的阻滞

（付万林　李泉　译　陶涛　审）

推荐阅读

Eichenberger U, Stockli S, Marhofer P, et al. Minimal local anesthetic volume for peripheral nerve block: a new ultrasound-guided, nerve dimension-based method. *Reg Anesth Pain Med.* 2009;34:242-246.

Gray AT, Schafhalter-Zoppoth I. Ultrasound guidance for ulnar nerve block in the forearm. *Reg Anesth Pain Med.* 2003;28:335-339.

Ince I, Aksoy M, Celik M. Can we perform distal nerve block instead of brachial plexus nerve block under ultrasound guidance for hand surgery? *Eurasian J Med.* 2016;48(3):167-171.

Lam NC, Charles M, Mercer D, et al. A triple-masked, randomized controlled trial comparing ultrasound-guided brachial plexus and distal peripheral nerve block anesthesia for outpatient hand surgery. *Anesthesiol Res Pract.* 2014;324083:7.

Lurf M, Leixnering M. Sensory block without a motor block: ultrasound-guided placement if pain catheters in forearm. *Acta Anaesthesiol Scand.* 2010;54:257-258.

McCahon RA, Bedforth NM. Peripheral nerve block at the elbow and wrist. *Continuing Education in Anaesthesia Critical Care & Pain.* 2007;7(2):42-44.

McCartney CJ, Xu D, Constantinescu C, Abbas S, Chan VW. Ultrasound examination of peripheral nerves in the forearm. *Reg Anesth Pain Med.* 2007;32:434-439.

Schafhalter-Zoppoth I, Gray AT. The musculocutaneous nerve: ultrasound appearance for peripheral nerve block. *Reg Anesth Pain Med.* 2005;30:385-390.

Soberón JR, Bhatt NR, Nossaman BD, Duncan SF, Patterson ME, Sisco-Wise LE. Distal peripheral nerve blockade for patients undergoing hand surgery: a pilot study. *Hand (N Y).* 2015;10: 197-204.

Spence BC, Sites BD, Beach ML. Ultrasound-guided musculocutaneous nerve block: a description of a novel technique. *Reg Anesth Pain Med.* 2005;30:198-201.

第20章 腕部神经阻滞

概述

腕部阻滞技术常用于手和手指的手术，特别是涉及手掌侧软组织的短小手术。这种阻滞的主要优点是它提供了有效的麻醉（和长时间的镇痛），同时保留了腕部的活动性。传统阻滞技术依赖神经走行于屈肌腱之间（正中神经）或靠近尺动脉（尺神经）的体表定位标志，并根据切口位置辅以皮下浸润。现在超声（ultrasound，US）引导可以精确识别前臂神经的走行，从而能快速在包含神经的平面内进行可靠注射。然而，手腕和手的神经支配复杂，包括 5 根不同的神经分支，其支配相互重叠，是腕部阻滞后麻醉分布变化的原因。

局限性

腕部阻滞不会完全阻滞手和手指。例如，桡神经深支支配的区域（手背的深部结构和第一至三指）不能被阻滞。要麻醉该区域，必须阻滞肘部皱褶近端桡神经（见第 19 章）。同样，腕部皱褶上方的皮肤也不能完全麻醉，因为它有前臂外侧和内侧皮神经、桡神经浅支分布，偶尔也有骨间神经分布。例如，对于腕管手术，在腕部皱褶处皮下浸润是必要的，可以阻滞所有小的神经末端分支。

特殊风险

当使用小号（如 25 号）穿刺针时，应特别注意避免神经内注射，当不使用神经刺激仪时更是如此。进行尺神经和桡神经阻滞时必须小心，因为它们与动脉关系密切，以免意外穿刺到动脉和血管内注射。

解剖

在肘部以下，**正中神经**向手腕延伸到旋前圆肌和指浅屈肌的深部。通常，在这个水平有一个与尺神经相连的交通支（Martin-Gruber 吻合）。正中神经掌支在腕皱褶近端 3 ～ 8 cm 处分出，穿出前臂筋膜并分布到大鱼际隆起和掌桡侧皮肤。随着肌肉向手腕附近的肌腱延伸逐渐变细，正中神经位于桡侧腕屈肌和掌长肌之间的位置越来越浅，直到位于腕管屈肌支持带下方（图 20-1）。

尺神经进入前臂的前室在尺侧腕屈肌的两个头之间走行至肌肉和肌腱的深面，下行至手腕。在前臂中端，尺神经在尺动脉的内侧伴行。尺神经掌支于腕部皱褶近端 3 ～ 8 cm 处发出，分布到小鱼际隆起上的皮肤（图 20-1）。

桡神经在肘部皱褶下方分为浅（感觉）支和深支。**桡神经浅支**在桡动脉外侧延伸至肱桡肌深部。

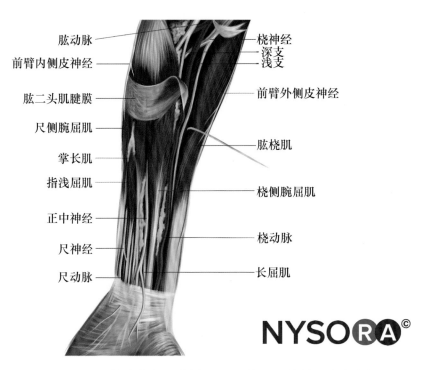

肱动脉
前臂内侧皮神经
肱二头肌腱膜
尺侧腕屈肌
掌长肌
指浅屈肌
正中神经
尺神经
尺动脉

桡神经
深支
浅支
前臂外侧皮神经
肱桡肌
桡侧腕屈肌
桡动脉
长屈肌

图 20-1　前臂中段正中神经、尺神经和桡神经的解剖

在前臂中段，神经从肱桡肌肌腱和桡侧腕伸肌之间的臂前筋膜发出，分布到手背外侧皮肤（图 20-2）。

横断面解剖和超声视图

前臂中段水平的横断面视图显示，**正中神经**位于手部浅屈肌和深屈肌之间的筋膜平面。（图 20-3）。在超声视图上，神经表现为三角形高回声结构，可与低回声肌肉区分。

尺神经位于尺动脉内侧，尺侧腕屈肌及其肌腱深面（图 20-3）。在超声视图上，它表现为一个三角形或椭圆形的高回声结构，紧靠着动脉。

桡神经浅支位于肱肌深部，桡动脉外侧，旋前圆肌附着点表面（图 20-3）。在超声视图上，它表现为一个小的高回声椭圆形结构，位于桡动脉外侧。

麻醉和镇痛分布范围

由于远端神经的分布变异，腕部阻滞引起的掌侧和背侧麻醉范围存在差异。当阻滞包括桡神经感觉支时，背侧皮肤也会被麻醉（图 20-4）。

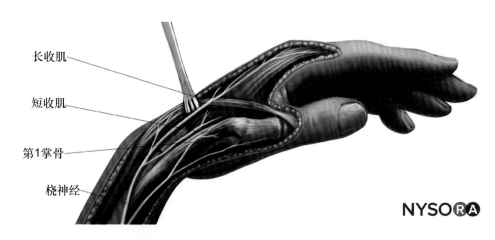

长收肌
短收肌
第1掌骨
桡神经

图 20-2　手部桡神经浅支的分布示意图

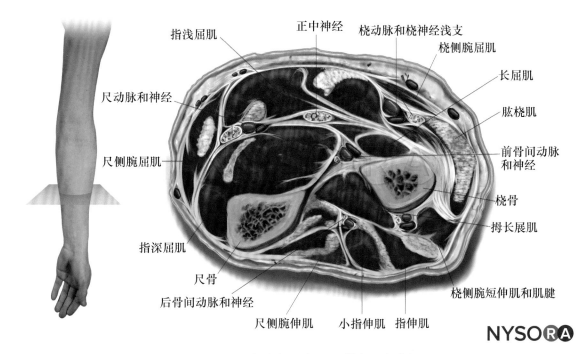

图 20-3　前臂中段水平的横断面解剖

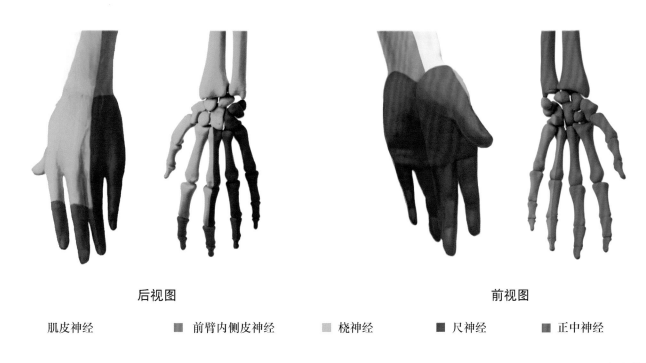

后视图　　　　　　　　　　　　　　前视图

■ 肌皮神经　　　■ 前臂内侧皮神经　　　■ 桡神经　　　■ 尺神经　　　■ 正中神经

图 20-4　腕部阻滞后的麻醉分布范围

▶ 阻滞前准备

器材

● 探头：高频线阵探头

● 穿刺针：25 G 绝缘刺激穿刺针（可选）

局麻药

对于腕部阻滞，每根神经周围注射 3 ～ 5 ml 2% 的利多卡因就足以为手部手术提供足够的麻醉。长效局麻药可延长术后镇痛时间。

患者体位

患者半坐位，手臂外展置于侧面支架上，掌侧朝上，此时进行腕部阻滞最容易（图 20-5）

▶ 操作技术

正中神经

将探头横向置于前臂中上段（距腕部皱褶至少5 ～ 10 cm，以确保阻滞正中神经和尺神经的掌支）（图 20-6）。向手部方向稍微倾斜探头，正中神经表现为椭圆形高回声结构，位于指深、浅屈肌间的筋膜平面内。如有必要，向近端扫描有助于将神经与指浅屈肌或拇长屈肌肌腱区分开。

采用平面内或平面外技术向包绕神经的筋膜平面进针；操作者根据操作习惯决定使用哪种方法（图20-7）。

尺神经

探头横向放置在前臂前内侧（尺侧）。识别尺动脉后，尺神经表现为其内侧的三角形或椭圆形高回声结构（图 20-8）。尺侧腕屈肌腱正好位于它们表面，可能会被误认为是尺神经。自近端向远端扫描将有助于识别尺神经：近端它偏离动脉；远端靠近动脉。

最好的注射点是动脉和神经开始分离的地方。采用平面内进针技术，从内侧向外侧置入穿刺针通常更合适，这样可以避免穿刺到动脉（图 20-9）。

桡神经浅支

将探头横向放置在前臂中段前外侧（桡侧），以识别搏动的桡动脉。桡神经的感觉分支在超声图像上表现为高回声结构，位于动脉外侧和桡骨表面。如果

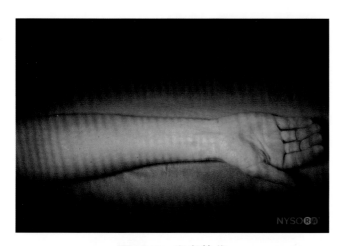

图 20-5　患者体位

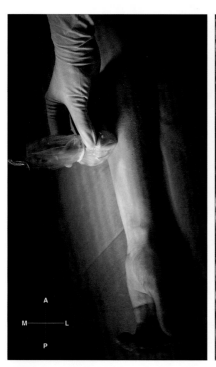

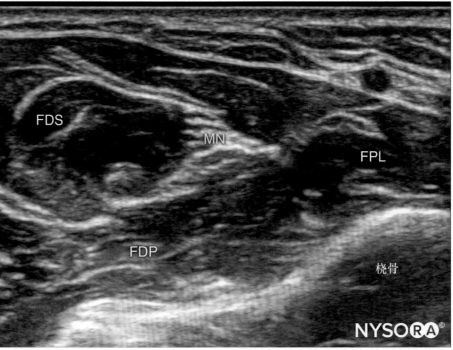

图 20-6　前臂中段水平行正中神经（MN）阻滞时的探头位置和超声解剖图像。FPL，拇长屈肌；FDS，指浅屈肌；FDP，指深屈肌

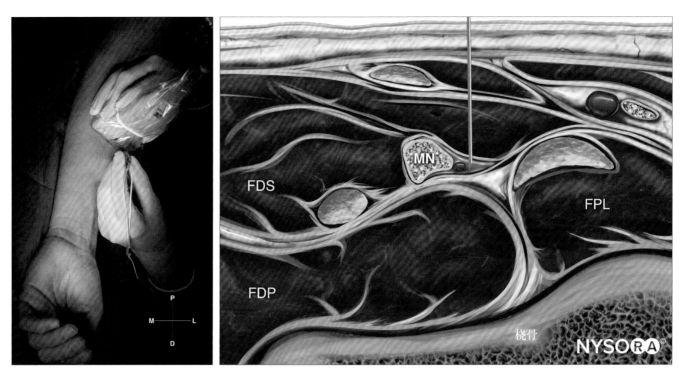

图 20-7　在前臂中段水平采用平面外技术进针行正中神经（MN）阻滞时的镜像超声解剖示意图。FPL，拇长屈肌；FDS，指浅屈肌；FDP，指深屈肌

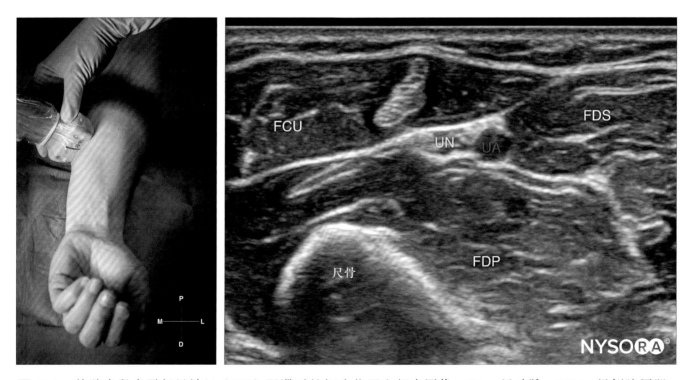

图 20-8　前臂中段水平行尺神经（UN）阻滞时的探头位置和超声图像。UA，尺动脉；FCU，尺侧腕屈肌；FDP，指深屈肌；FDS，指浅屈肌

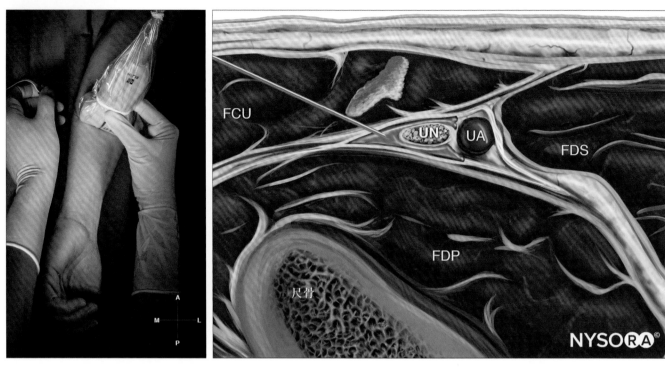

图 20-9　在前臂中段水平，采用平面内进针技术行尺神经阻滞时的镜像超声解剖示意图。FDS，指浅屈肌；FDP，指深屈肌；FPL，拇长屈肌

这个水平的神经很难识别，可以从肘部以上的位置开始向下追踪，直到它分成浅支和深支（图 20-10）。

可以采用平面内或平面外进针技术，操作者根据操作习惯决定哪种路径进行阻滞。同样地，可以使用从内侧到外侧或从外侧到内侧的进针方向；始终选择最佳方案以避免动脉穿刺（图 20-11）。

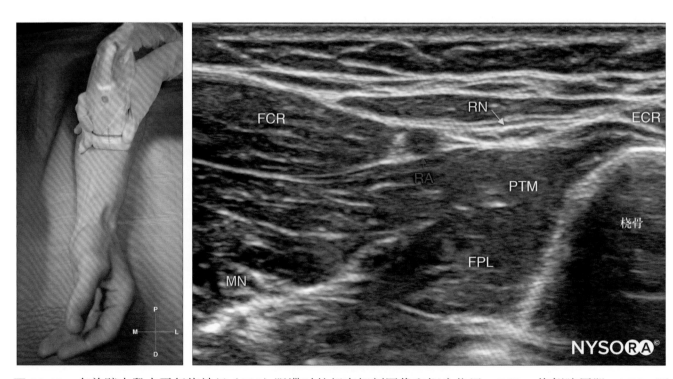

图 20-10　在前臂中段水平行桡神经（RN）阻滞时的超声解剖图像和探头位置。FCR，桡侧腕屈肌；MN，正中神经；FPL，拇长屈肌；PTM，旋前圆肌；ECR，桡侧腕伸肌

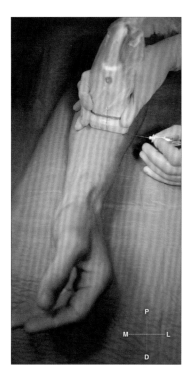
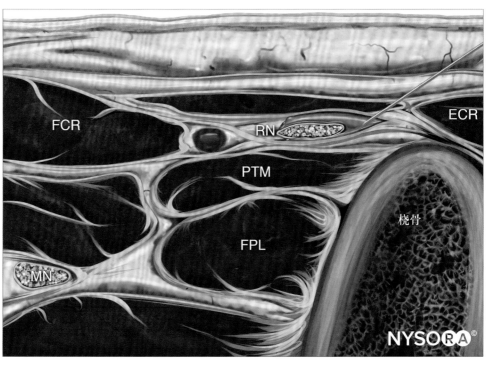

图 20-11　在前臂中段水平采用平面内进针技术行桡神经浅支（RN）阻滞时的超声镜像解剖示意图。FCR，桡侧腕屈肌；MN，正中神经；FPL，拇长屈肌；PTM，旋前圆肌；ECR，桡侧腕伸肌

局麻药扩散和分布

回抽无血后，注射 1 ~ 2 ml 局麻药以确认正确的针尖位置；可以看到局麻药在包绕神经的筋膜平面内扩散。如果没有，重新调整针尖位置并注射 1 ~ 2 ml。通常不需要多次注射以实现周围扩散。

对于腕管手术，在手腕皱褶处行皮下浸润应使用 5 ml 局麻药。此外，可以进行一个 "K" 字形局麻药浸润，从手腕的皱褶开始，将针指向大鱼际和小鱼际隆起。这些操作可以阻滞臂丛任何可能到达掌皱褶处的末端小分支（图 20-12）。

▶ 技巧锦囊

- 正中神经表现出明显的各向异性，所以稍微倾斜探头会使神经相对于背景更亮（对比度更高）或更暗（对比度更低）。
- 有疑问时，神经刺激（0.5 ~ 1.0 mA）可用于确定正确神经的定位。

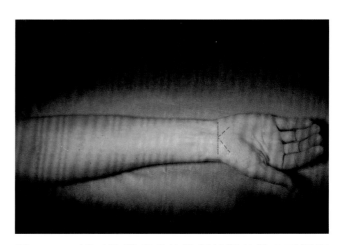

图 20-12　用于腕管手术的腕部皱褶处的皮下浸润（虚线）

- 无论是平面内还是平面外进针技术都可用于上述三根神经阻滞。
- 不需要追求局麻药在神经周围包绕扩散，但有必要在注射过程中通过上下扫描来确认注射在正确的筋膜平面。

▶ 操作流程图

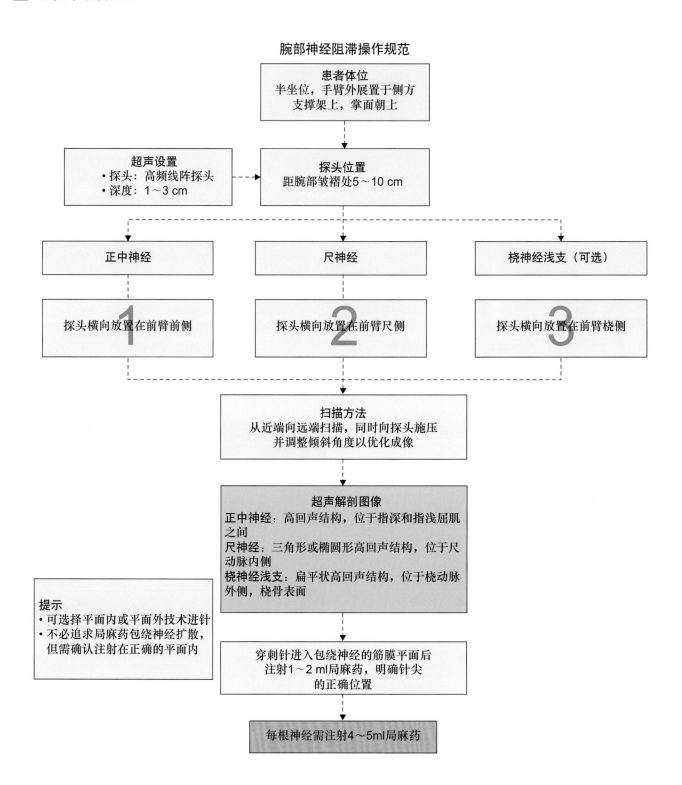

腕部神经阻滞操作规范

患者体位
半坐位，手臂外展置于侧方
支撑架上，掌面朝上

超声设置
• 探头：高频线阵探头
• 深度：1～3 cm

探头位置
距腕部皱褶处5～10 cm

| 正中神经 | 尺神经 | 桡神经浅支（可选） |

探头横向放置在前臂前侧　**1**　　探头横向放置在前臂尺侧　**2**　　探头横向放置在前臂桡侧　**3**

扫描方法
从近端向远端扫描，同时向探头施压
并调整倾斜角度以优化成像

超声解剖图像
正中神经：高回声结构，位于指深和指浅屈肌之间
尺神经：三角形或椭圆形高回声结构，位于尺动脉内侧
桡神经浅支：扁平状高回声结构，位于桡动脉外侧，桡骨表面

提示
• 可选择平面内或平面外技术进针
• 不必追求局麻药包绕神经扩散，但需确认注射在正确的平面内

穿刺针进入包绕神经的筋膜平面后
注射1～2 ml局麻药，明确针尖
的正确位置

每根神经需注射4～5ml局麻药

（付万林　陈志霞　译　宋建钢　审）

推荐阅读

Bajaj S, Pattamapaspong N, Middleton W, Teefey S. Ultrasound of the hand and wrist. *J Hand Surg Am.* 2009;34:759-760.

Bianchi S, Martinoli C. Forearm. In: *Ultrasound of the Musculoskeletal System.* 1st ed. New York: Springer Editorial; 2007:409-423.

Dufeu N, Marchand-Maillet F, Atchabahian A, Robert N, Ait Yahia Y, Milan D. Efficacy and safety of ultrasound-guided distal blocks for analgesia without motor blockade after ambulatory hand surgery. *J Hand Surg Am.* 2014;39:737-743.

Heinemeyer O, Reimers CD. Ultrasound of radial, ulnar, median and sciatic nerves in healthy subjects and patients with hereditary motor and sensory neuropathies. *Ultrasound Med Biol.* 1999;25:481-485.

Ince I, Aksoy M, Celik M. Can we perform distal nerve block instead of brachial plexus nerve block under ultrasound guidance for hand surgery? *Eurasian J Med.* 2016;48:167-171.

Kiely PD, O'Farrell D, Riordan J, Harmon D. The use of ultrasound-guided hematoma blocks in wrist fractures. *J Clin Anesth.* 2009;21:540-542.

Lam NC, Charles M, Mercer D, et al. A triple-masked, randomized controlled trial comparing ultrasound-guided brachial plexus and distal peripheral nerve block anesthesia for outpatient hand surgery. *Anesthesiol Res Pract.* 2014;2014:324083.

Liebmann O, Price D, Mills C, et al. Feasibility of forearm ultrasonography-guided nerve blocks of the radial, ulnar, and median nerves for hand procedures in the emergency department. *Ann Emerg Med.* 2006;48:558-562.

Macaire P, Singelyn F, Narchi P, Paqueron X. Ultrasound- or nerve stimulation-guided wrist blocks for carpal tunnel release: a randomized prospective comparative study. *Reg Anesth Pain Med.* 2008;33:363-368.

McCartney CJL, Xu D, Constantinescu C, et al. Ultrasound examination of peripheral nerves in the forearm. *Reg Anesth Pain Med.* 2007;32:434-439.

Soberón JR, Bhatt NR, Nossaman BD, Duncan SF, Patterson ME, Sisco-Wise LE. Distal peripheral nerve blockade for patients undergoing hand surgery: a pilot study. *Hand (NY).* 2015;10:197-204.

下肢阻滞

第21章 腰丛阻滞

阻滞要点

腰丛（股神经、股外侧皮神经和闭孔神经）阻滞于腰大肌间隙内的腰椎旁水平。

- **适应证**：用于髋、膝、下肢手术的麻醉和镇痛。联合近端坐骨神经阻滞可使同侧整个下肢获得麻醉效果
- **目的**：局麻药在腰大肌间隙内的腰丛周围包绕扩散
- **局麻药容量**：20 ～ 30 ml

概述

腰丛阻滞是一种用于髋和膝关节手术的高级区域麻醉技术。由于该技术的复杂性和潜在并发症，其临床使用频率随着时间的推移正在逐渐减少。腰丛阻滞的主要缺点是腰丛的位置较深，且靠近硬膜外腔、腰椎动脉和肾。虽然超声（US）可用于引导穿刺针前进和局麻药（LA）扩散，但这仍然需要高超的技能。穿刺前需对每名患者进行风险-效益评估。腰丛阻滞的适应证正在减少，取而代之的是更具特异性的远端神经阻滞，特别是仅阻滞下肢关节的感觉分支。这些因素均导致超声引导下腰丛阻滞临床应用的减少。

局限性和并发症

由于腰丛的位置较深且超声解剖复杂，获得合乎要求的腰大肌间隙的超声图像并持续追踪穿刺针路径具有挑战性。因此，腰丛阻滞存在相对较高的失败率和硬膜外扩散的风险。由于腰椎椎旁区域血管丰富，局麻药毒性反应和血肿均有报道。

解剖

腰丛由 L1、L2、L3 的前支和 L4 前支的一部分共同组成。它还可能接受 T12（肋下神经）和 L5 神经根的一部分（图 21-1）。从椎间孔发出后，腰丛神经根进入腰椎旁间隙，即腰大肌前、后之间的楔形间隙。腰椎椎旁间隙内还含有腰动脉和腰静脉的分支。神经根随然向尾侧下行，通过腰大肌间隙，在腰大肌后三分之一处，靠近腰椎横突走行。起源于腰丛的终末神经向尾侧走行，沿骨盆向外侧呈扇形分布（图 21-2）。

横断面解剖和超声视图

L4 ～ L5 节段的横断面视图显示了腰丛离开椎间孔，进入腰大肌间隙的横断面视图（图 21-3）。相应节段的腰动脉在椎间孔附近后外侧走行，分为外侧支、后支和神经根支。

为了获得腰丛的横断面视图，将低频凸阵超声探头长轴垂直正中线放置在躯干背面 L4 ～ L5 节段水平，距离中线外侧 4 cm，稍微指向中间（横向斜视图），进行调整以显示横突间隙（图 21-4A）。竖脊肌和腰大肌位于棘突和椎体的表面。腰丛在低回声的腰大肌内表现为高回声结构（图 21-4B）。或者，

图 21-1   腰丛的结构示意图

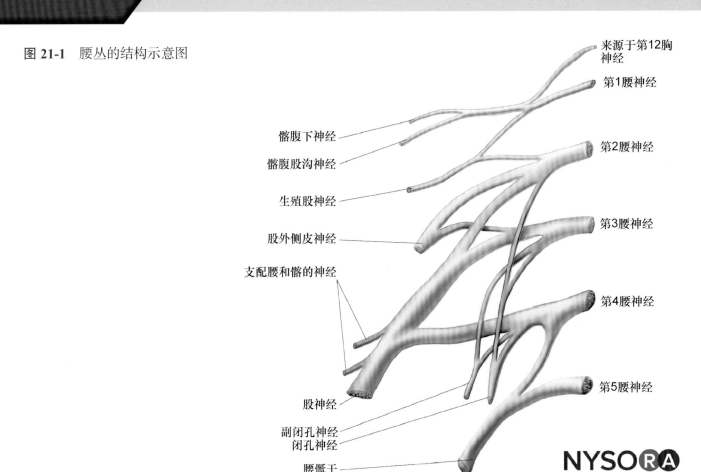

来源于第12胸神经

第1腰神经

髂腹下神经

髂腹股沟神经

生殖股神经

第2腰神经

股外侧皮神经

支配腰和髂的神经

第3腰神经

第4腰神经

股神经

副闭孔神经
闭孔神经

腰骶干

第5腰神经

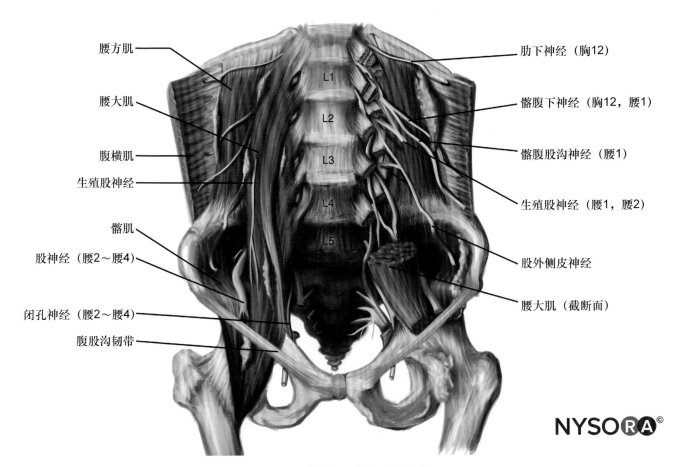

腰方肌

腰大肌

腹横肌

生殖股神经

髂肌

股神经（腰2～腰4）

闭孔神经（腰2～腰4）

腹股沟韧带

肋下神经（胸12）

髂腹下神经（胸12，腰1）

髂腹股沟神经（腰1）

生殖股神经（腰1，腰2）

股外侧皮神经

腰大肌（截断面）

图 21-2   腰丛和后腹壁的解剖

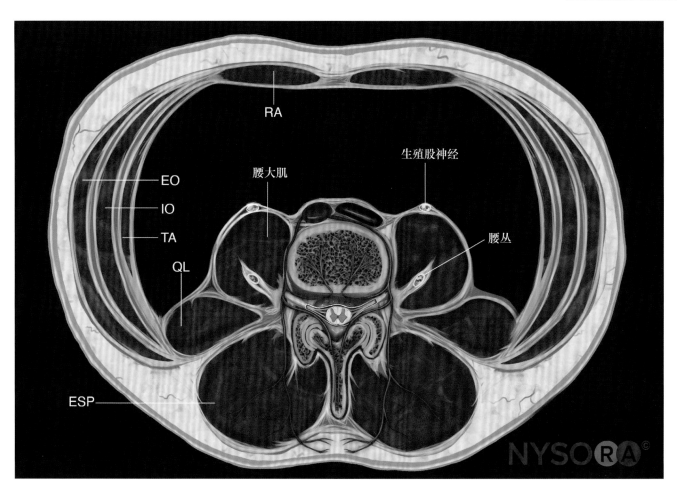

图 21-3　L4～L5 水平腰丛横断面。RA，腹直肌；EO，腹外斜肌；IO，腹内斜肌；TA，腹横肌；QL，腰方肌；ESP，竖脊肌

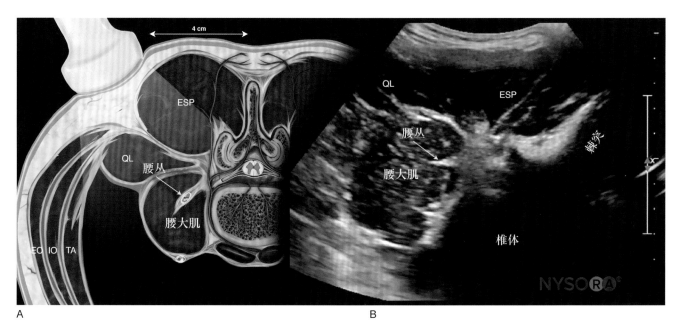

图 21-4　图示为获得腰丛横向斜视图的探头位置（**A**）和相应的超声图像（**B**）。QL，腰方肌；ESP，竖脊肌；EO，腹外斜肌；IO，腹内斜肌；TA，腹横肌

将超声探头长轴垂直正中线放置在侧面（躯干侧面 L4 ~ L5 节段水平），在髂嵴和肋缘之间，面向内侧（三叶草视图）（图 21-5）。

麻醉与镇痛的分布范围

腰丛阻滞导致大腿、髋关节和膝关节前部的运动和感觉阻滞（图 21-6）。

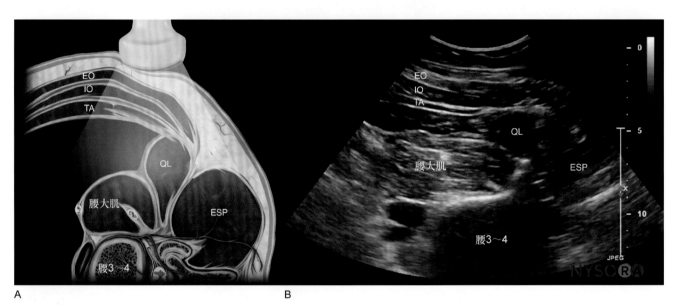

图 21-5　图示为获得横向"三叶草"视图的超声探头位置（**A**）和相应的超声图像（**B**）。QL，腰方肌；ESP，竖脊肌；EO，腹外斜肌；IO，腹内斜肌；TA，腹横肌

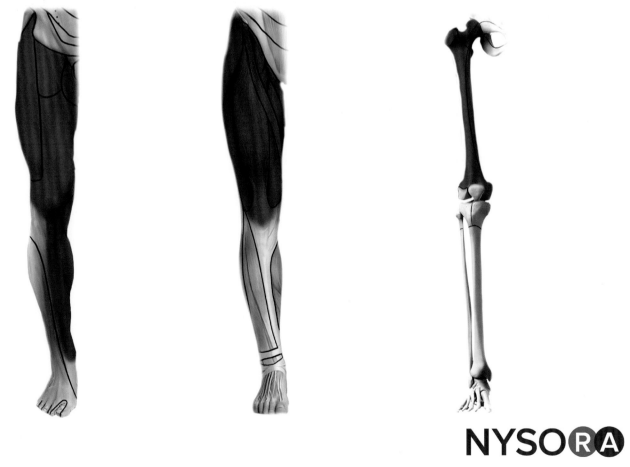

图 21-6　腰丛阻滞的感觉和运动阻滞分布范围

阻滞前准备

器材

- 探头：低频凸阵探头
- 穿刺针：长 80 ～ 100 mm，22 G 神经刺激针

局麻药

长效局麻药（如 0.5% 布比卡因或 0.5% 罗哌卡因）常用于延长关节手术术后镇痛时间。

患者体位

将患者置于坐位或侧卧位，使阻滞侧朝上（图 21-7）。

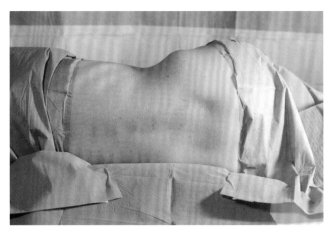

图 21-7　腰丛阻滞的患者体位。根据超声显像下局麻药的扩散范围，建议局麻药容量为 20 ～ 25 mL

操作技术

标志、超声探头初始位置和扫描方法

腰丛阻滞时超声探头位于矢状切面或横断切面。

1. 矢状切面

将超声探头呈矢状位放置在旁正中线，距中线外侧 4 cm 处，以识别腰椎横突。横突表现为高回声反射，伴有前向声影（图 21-8）。使用低频凸阵探头时，声影的超声图像表现为"三叉戟征"。通过声窗腰大肌显示为厚的低回声肌肉结构，伴有高回声条纹。腰丛表现为腰大肌后三分之一处的纵向高回声结构，由于其较厚且向前倾斜，可与肌内肌腱区分。如果未见横突，则将超声探头向中间移动，并向中

线略微倾斜，直到看到三叉戟标志。

2. 横断切面

在横断面位置进行腰丛阻滞有两种选择：

- 横向斜视图：超声探头沿峰间线放置在棘突外侧 4 cm 处，正好在髂峰上方，波束稍指向中间（图 21-9）。
- 三叶草视图：探头放置在髂峰上方的侧面，方向朝内（图 21-10）。

这两种方法均可明确超声探头扫描的目标椎骨水平（L3 或 L4）。从后到前，竖脊肌、腰方肌和腰大肌表现为椎体轮廓周围的低回声肌肉结构。如果识别出横突，则将探头向颅尾方向移动并倾斜，在关节突水平处显示横突间间隙。关节突与椎体之间可见腰椎椎旁间隙；腰丛由此通过并进入腰大肌间隙。

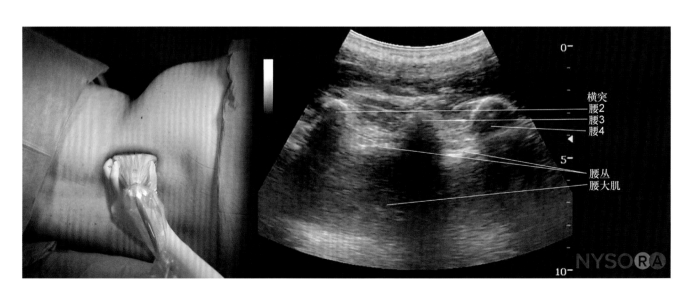

图 21-8　矢状切面的超声探头位置和相应的腰丛超声解剖图像

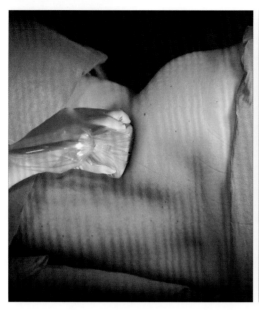
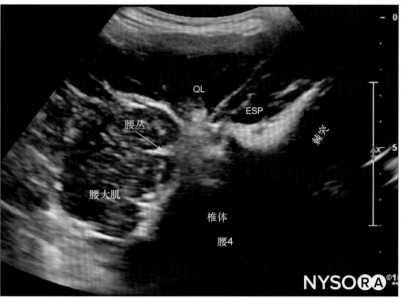

图 21-9 横向斜位的超声探头位置和相应的腰丛超声解剖。QL，腰方肌；ESP，竖脊肌

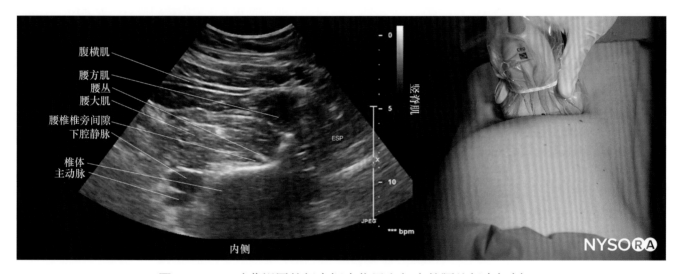

图 21-10 三叶草视图的超声探头位置和相应的腰丛超声解剖

进针方法与路径

对于矢状切面，从超声探头的尾端以平面内或平面外方式进针，引导穿刺针通过 L3 和 L4 的横突，进入腰大肌后方，紧靠腰丛（图 21-11）。

对于横斜向入路（图 21-12）和三叶草入路（图 21-13），距中线外侧 4 cm 处平面内进针，并缓慢前进至腰大肌后侧。如有必要，调整方向，直至针尖端位于腰大肌间隙中腰丛附近。

局麻药扩散及分布

回抽无血，注射 1 ～ 2 ml 局麻药以确认正确的注射部位。当观察到局麻药在腰丛周围的腰大肌间隙内充分弥散后确认阻滞完成。当腰丛被低回声的局麻药包绕时，显影更清晰。

技巧锦囊

- 要获得横突的最佳图像，需要对超声探头进行小幅调整（倾斜、按压和滑动），以获得横突间隙的超声图像。
- 由于腰丛的位置较深且血管丰富，对于凝血功能障碍或正在接受血栓预防治疗的患者，不建议行腰丛阻滞。
- 与年轻患者相比，老年患者下肢软组织图像分辨率较低，因此老年患者的腰大肌超声成

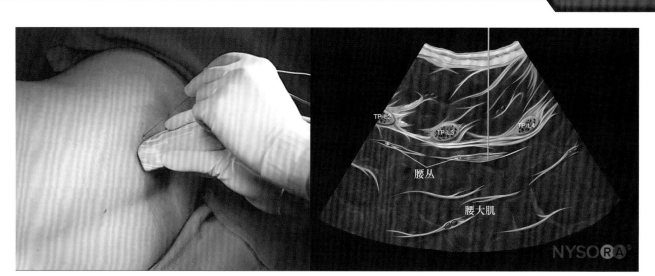

图 21-11　采用平面外技术进针行腰丛阻滞的矢状切面超声解剖示意图。TP-L2，腰 2 横突；TP-L3，腰 3 横突；TP-L4，腰 4 横突

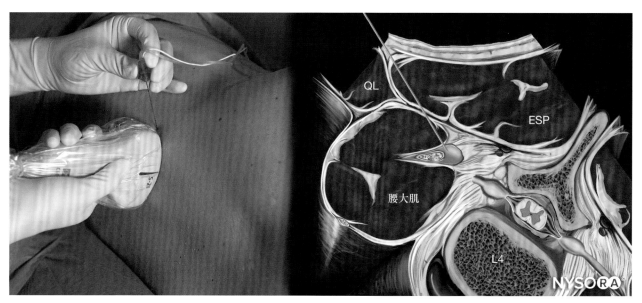

图 21-12　横向斜入路腰丛阻滞的超声解剖示意图。QL，腰方肌；ESP，竖脊肌

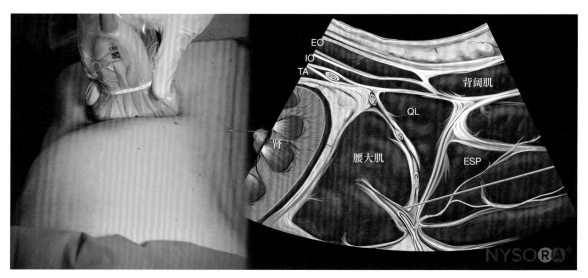

图 21-13　三叶草视图下腰丛阻滞的超声解剖示意图。QL，腰方肌；ESP，竖脊肌；EO，腹外斜肌；IO，腹内斜肌；TA，腹横肌

像可能更具挑战性。
- 较大的体重指数（BMI）使得腰椎椎旁解剖结构的超声成像和超声引导下穿刺变得

困难。
- 高压力注射（20 psi）与硬膜外扩散的高发生率相关。

操作流程图

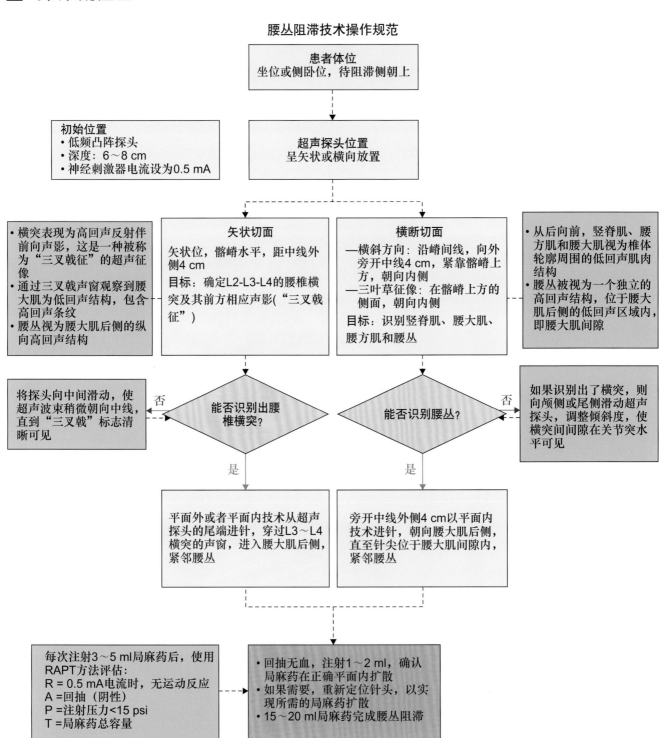

（丁曦冰　李泉　译　刘友坦　审）

推荐阅读

Aida S, Takahashi H, Shimoji K. Renal subcapsular hematoma after lumbar plexus block. *Anesthesiology.* 1996;84:452-455.

Bendtsen T, Pedersen E, Haroutounian S, et al. The suprasacral parallel shift vs lumbar plexus blockade with ultrasound guidance in healthy volunteers-A randomised controlled trial. *Anaesthesia.* 2014;69:1227-1240.

Gadsden JC, Lindenmuth DM, Hadzic A, Xu D, Somasundarum L, Flisinski KA. Lumbar plexus block using high-pressure injection leads to contralateral and epidural spread. *Anesthesiology.* 2008;109:683-688.

Karmakar MK, Ho AM-H, Li X, Kwok WH, Tsang K, Ngan Kee WD. Ultrasound-guided lumbar plexus block through the acoustic window of the lumbar ultrasound trident. *Br J Anaesth.* 2008;100:533-537.

Karmakar MK, Li JW, Kwok WH, Hadzic A. Ultrasound-guided lumbar plexus block using a transverse scan through the lumbar intertransverse space: a prospective case series. *Reg Anesth Pain Med.* 2015;40:75–81.

Karmakar MK, Li JW, Kwok WH, Soh E, Hadzic A. Sonoanatomy relevant for lumbar plexus block in volunteers correlated with cross-sectional anatomic and magnetic resonance images. *Reg Anesth Pain Med.* 2013;38:391-397.

Kirchmair L, Entner T, Kapral S, Mitterschiffthaler G. Ultrasound guidance for the psoas compartment block: an imaging study. *Anesth Analg.* 2002;94:706-710.

Klein SM, D'Ercole F, Greengrass RA, Warner DS. Enoxaparin associated with psoas hematoma and lumbar plexopathy after lumbar plexus block. *Anesthesiology.* 1997;87:1576-1579.

Nielsen MV, Bendtsen TF, Børglum J. Superiority of ultrasound-guided shamrock lumbar plexus block. *Minerva Anestesiol.* 2018;84:115-121.

Sato M, Sasakawa T, Izumi Y, Onodera Y, Kunisawa T. Ultrasound-guided lumbar plexus block using three different techniques: a comparison of ultrasound image quality. *J Anesth.* 2018; 32:694-701.

Sauter AR, Ullensvang K, Niemi G, et al. The shamrock lumbar plexus block: a dose-finding study. *Eur J Anaesthesiol.* 2015;32:764-770.

Weller RS, Gerancher JC, Crews JC, Wade KL. Extensive retroperitoneal hematoma without neurologic deficit in two patients who underwent lumbar plexus block and were later anticoagulated. *Anesthesiology.* 2003;98:581-585.

髂筋膜阻滞

阻滞要点

在髂筋膜下腹股沟韧带水平阻滞腰丛神经（股神经和股外侧皮神经）。
- **适应证**：髋关节、股骨骨折的镇痛，髋关节、膝关节手术术后镇痛，大腿前部手术
- **目标**：局麻药在髂筋膜下向内、外和颅侧扩散
- **局麻药容量**：20 ～ 40 ml

概述

髂筋膜阻滞，也称为髂筋膜间隙阻滞，是腰丛或股神经阻滞的一种行之有效的替代方法，为髋关节手术提供镇痛。髂筋膜阻滞在髋部骨折患者术前疼痛管理中的有效性已得到充分证明，因此多个协会和机构建议将其作为常规多模式镇痛方案的一部分。

髂筋膜阻滞的镇痛效果缘由局麻药在髂筋膜下扩散至股神经、股外侧皮神经，并（最终）到达闭孔神经近端，但闭孔神经阻滞效果并不一致。使用体表标志和阻力消失技术进行该阻滞已有数十年；然而，随着超声技术的应用，发现这种传统"盲法"注射往往不在正确的平面中。髂筋膜阻滞已从腹股沟下"经典"入路演变为腹股沟上入路，其目的是使局麻药向颅侧扩散到达腰丛，从而产生优于腹股沟下入路的镇痛效果。

局限性

虽然超声可以证实局麻药向股神经扩散，但无法监测或确保局麻药向腰丛扩散。因为局麻药的扩散不能完全被控制，因此这项技术主要用于镇痛，而非麻醉。

特殊风险

涉及髂筋膜阻滞的总体并发症较低。作为一种筋膜平面阻滞技术，误入血管或神经损伤并不常见，因为注射部位远离主要神经血管结构。最常见的并发症包括注射点血肿和局麻药全身毒性反应（LAST）。注射 30 ml 0.25% 左布比卡因后的血浆水平低于毒性阈值，即使老年患者也是如此，因此老年患者是该技术最大的受益者。尽管如此，仍有发生气腹和膀胱损伤的报道。

解剖

髂筋膜覆盖髂肌，从髂嵴至大腿上部，内侧与覆盖腰大肌的筋膜融合。股神经（L2 ～ L4）和股外侧皮神经（L2 ～ L3）从腰大肌的外侧缘发出，在髂筋膜下髂肌腹侧面走行进入骨盆和腹股沟区（图22-1）。股神经下行至腹股沟韧带远端时，向股四头肌和缝匠肌发出大量感觉和运动神经。但髋关节的关节支在腹股沟韧带的近端和远端发出，为关节囊的前外侧表面提供神经支配。

闭孔神经（L2 ～ L4）从腰大肌内侧缘发出，在髂总动脉后方向闭孔走行。在骨盆内走行过程中，腰大肌将其与髂筋膜间隙分离；因此，髂筋膜阻滞不能完全阻滞闭孔神经。关节支在通过闭孔之前发出，

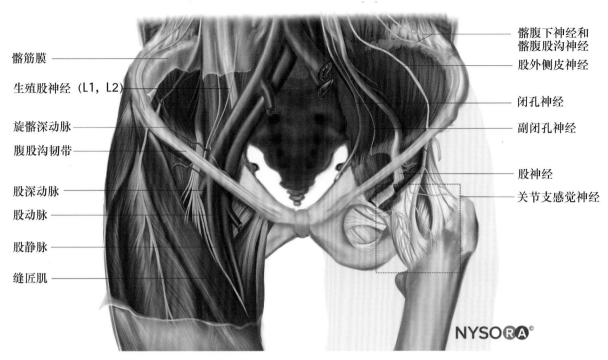

图 22-1　髂筋膜解剖及其与股神经、股外侧皮神经和闭孔神经的关系

支配髋关节囊的下内侧区域（图 22-1）。

　　当存在副闭孔神经（研究提示概率为 10%～50%）时，其从侧面离开闭孔神经，近端在骨盆窝走行，并穿过耻骨支。此时，它可提供髋关节囊前内侧的神经支配（图 22-1）。（髋关节神经支配的更详细描述见第 23 章。）

横断面解剖和超声视图

　　在腹股沟韧带水平，髂肌的位置最表浅。因此，该位置是进入髂筋膜间隙最方便的位置。在颅侧和内侧，肌肉覆在髂骨上，并被腹壁肌肉覆盖。在尾侧和外侧，髂腰肌被缝匠肌覆盖（图 22-2）。股神经

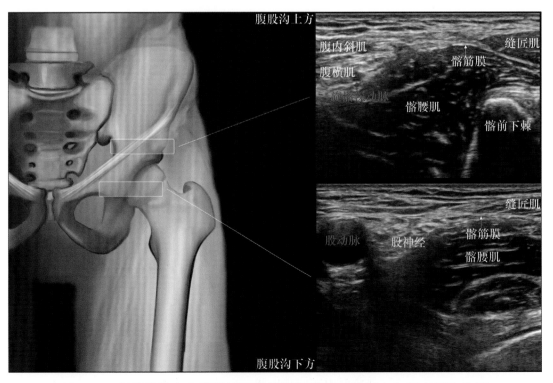

图 22-2　行腹股沟上和腹股沟下髂筋膜阻滞的骨性标志和超声探头位置

位于髂筋膜深处，髂耻弓将其与股血管分开。旋髂深动脉和旋髂浅动脉在此水平向颅侧和外侧走行于髂筋膜表面。

超声探头垂直于腹股沟韧带放置时，髂筋膜显示为覆盖在低回声髂腰肌上的高回声线。在外上侧较浅表位置可见呈三角形的缝匠肌，内上方可见腹内斜肌。旋髂深动脉在该肌肉与髂筋膜之间（图 22-2）。

将超声探头放置在腹股沟韧带的远端时，在髂筋膜内侧的股神经和股血管非常明显（图 22-2）。

麻醉与镇痛的分布范围

尽管感觉和运动阻滞的范围取决于局麻药向颅侧扩散的程度以及涉及的神经，但两种方法均可实现股神经和股外侧皮神经的阻滞。根据所用局麻药浓度，股四头肌的运动阻滞从肌力减弱到完全麻痹程度不等（图 22-3）。

阻滞前准备

器材

- 超声探头：高频线阵探头
- 穿刺针：长 50～100 mm，22 G，短斜面、绝缘刺激针

局麻药

由于筋膜间隙阻滞取决于筋膜下大容量局麻药（30～40 ml）的扩散，因此最常使用稀释的长效局麻药，如浓度为 0.2%～0.3% 的布比卡因、左布比卡因和罗哌卡因。高浓度局麻药可能导致长时间的运动阻滞、麻木、下床活动延迟和局麻药全身毒性反应的风险。尸体解剖和志愿者的最新数据表明，要满足闭孔神经阻滞需要 40 ml 的局麻药。然而，在临床实践中，20～30 ml 的局麻药容量可实现髋关节手术的镇痛。添加布比卡因脂质体可延长髋关

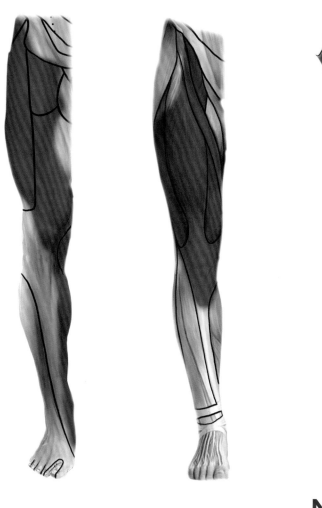
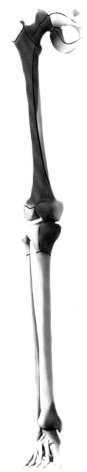
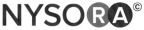

图 22-3 　髂筋膜阻滞的预期感觉和运动阻滞分布范围

手术后的镇痛时间，但尚需研究证实这一点。

患者体位

患者应处于仰卧位，将床放平，以最大限度地显露腹股沟区（图 22-4）。

操作技术

▶ A. 腹股沟下髂筋膜阻滞

标志和超声探头初始位置

将超声探头横向放置在腹股沟皱褶处，腹股沟韧带远端，以识别股动脉、髂腰肌和髂筋膜。

扫描方法

倾斜并按压超声探头有助于识别低回声髂腰肌表面的高回声髂筋膜。股神经在筋膜下方，位于动脉外侧。然后将探头向外侧移动，直到超声探头移至缝匠肌上方，此时缝匠肌在超声下显现为典型的三角形形状（图 22-5）。

进针方法和路径

以平面内技术从外侧向内侧进针，通常穿过缝匠肌朝向髂筋膜。当针尖刺穿髂筋膜时，阻力随之消失。回抽无血后，注射 1 ~ 2 ml 局麻药以确认局麻药成功扩散在筋膜和髂腰肌之间的筋膜平面（图 22-6）。

局麻药扩散及分布

局麻药从注射部位开始向内-外和颅-尾侧扩散，将筋膜与肌肉分开。当局麻药注射部位在筋膜上方、筋膜层之间（筋膜内注射）或肌肉内时，应重新调整针尖位置。

▶ B. 腹股沟上髂筋膜阻滞

斜矢状位的标志和超声探头初始位置

触摸髂前上棘后，将探头置其内侧，呈斜矢状位垂直于髂前上棘和耻骨结节之间的腹股沟韧带。

扫描方法

从初始位置开始，沿腹股沟韧带向尾侧和内侧滑动超声探头，直到看见髂肌深处呈高回声三角形的髂前下棘。在髂筋膜表面，外侧可见缝匠肌，内侧为腹内斜肌（形成所谓的领结征或沙漏征）（图 22-7）。旋髂深动脉位于腹肌和髂筋膜之间，在腹股沟韧带上方 1 ~ 2 cm，是进针的重要标志。

替代扫描方法

将超声探头横向放置在腹股沟皱褶上方，以识别股动脉、髂腰肌和髂筋膜。首先向外侧移动探头，直到识别缝匠肌，然后向颅侧移动，直到在髂肌深处出现髂前下棘。超声图像与斜向入路所述相同，可能更容易获得满意的超声图像，尤其是在肥胖或体位不佳的患者中。

进针方法和路径

以平面内技术从外侧向内侧进针，直到针尖刺穿腹股沟韧带下方髂筋膜最表浅处。注射 1 ~ 2 ml 局麻药确认针尖深入至筋膜平面的正确位置，在局麻药形成的空间内可更安全地向内侧进针（图 22-8）。

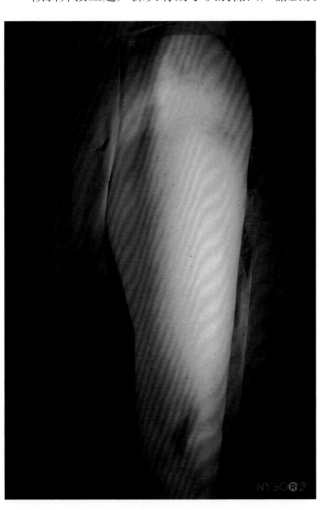

图 22-4　髂筋膜阻滞的患者体位

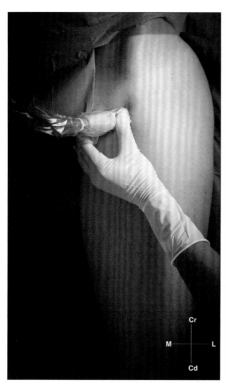
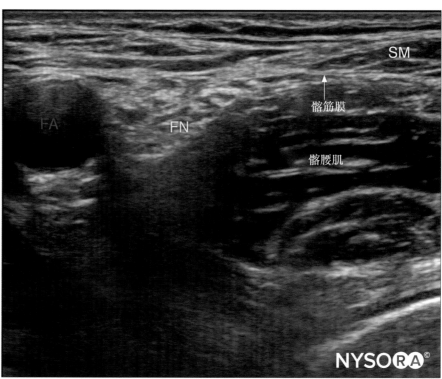

图 22-5 腹股沟下髂筋膜阻滞的超声探头位置和超声图像。FA，股动脉；FN，股神经；SM，缝匠肌

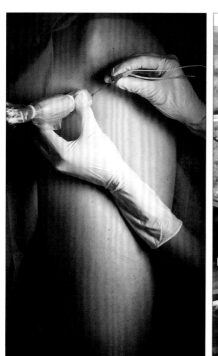
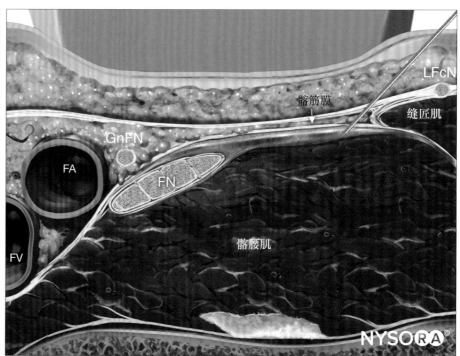

图 22-6 采用平面内技术进针行腹股沟下髂筋膜阻滞的镜像超声解剖示意图。FV，股静脉；FA，股动脉；FN，股神经；GnFN，生殖股神经；LFcN，股外侧皮神经

局麻药扩散和分布

在正确的平面内注射时，局麻药的扩散可导致髂筋膜和髂肌分离，并向深部扩散至腹壁肌肉（腹内斜肌和腹横肌）和旋髂动脉，常见其随药物注入向前移位。

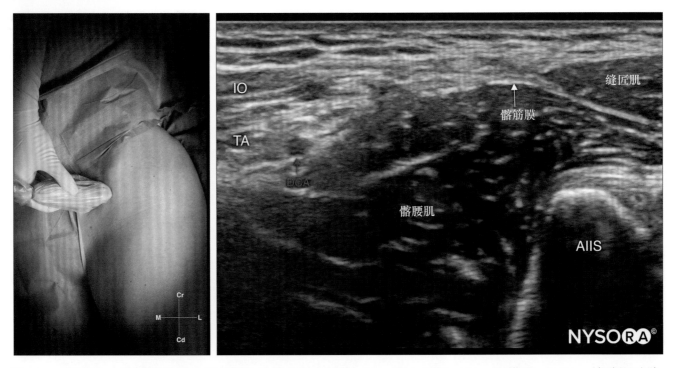

图 22-7　腹股沟上髂筋膜阻滞的超声探头位置和超声图像。IO，腹内斜肌；TA，腹横肌；DCA，旋髂深动脉；AIIS，髂前下棘

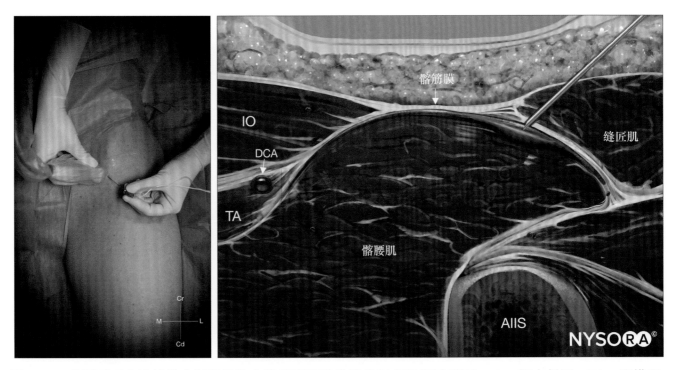

图 22-8　采用平面内进针技术行腹股沟上髂筋膜阻滞的镜像超声解剖示意图。IO，腹内斜肌；TA，腹横肌；DCA，旋髂深动脉；AIIS，髂前下棘

▶ 技巧锦囊

- 对于肥胖患者，用胶带将腹部多余的组织悬吊以便于暴露腹股沟区，这非常有用。
- 开始注射后，向内侧移动并倾斜探头，再次

识别股动脉可能有助于确认局麻药向髂筋膜深处扩散。
- 如果局麻药扩散进入髂肌，则退针至更浅的位置。

▶ 操作流程图

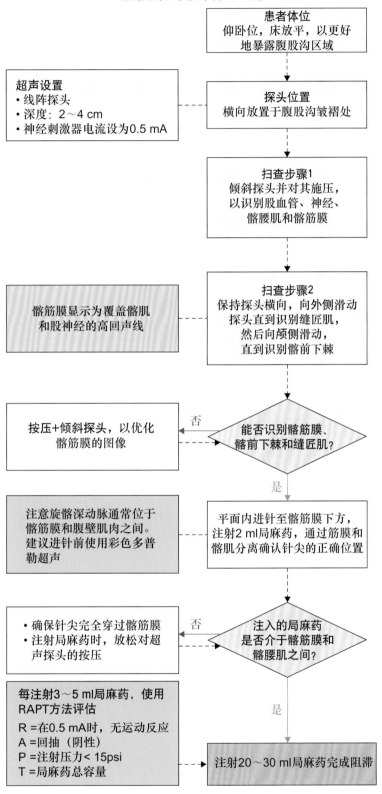

髂筋膜阻滞技术操作规范

患者体位
仰卧位，床放平，以更好地暴露腹股沟区域

超声设置
· 线阵探头
· 深度：2～4 cm
· 神经刺激器电流设为0.5 mA

探头位置
横向放置于腹股沟皱褶处

扫查步骤1
倾斜探头并对其施压，以识别股血管、神经、髂腰肌和髂筋膜

髂筋膜显示为覆盖髂肌和股神经的高回声线

扫查步骤2
保持探头横向，向外侧滑动探头直到识别缝匠肌，然后向颅侧滑动，直到识别髂前下棘

按压+倾斜探头，以优化髂筋膜的图像

否

能否识别髂筋膜、髂前下棘和缝匠肌?

是

注意旋髂深动脉通常位于髂筋膜和腹壁肌肉之间。建议进针前使用彩色多普勒超声

平面内进针至髂筋膜下方，注射2 ml局麻药，通过筋膜和髂肌分离确认针尖的正确位置

· 确保针尖完全穿过髂筋膜
· 注射局麻药时，放松对超声探头的按压

否

注入的局麻药是否介于髂筋膜和髂腰肌之间?

是

每注射3～5 ml局麻药，使用RAPT方法评估

R =在0.5 mA时，无运动反应
A =回抽（阴性）
P =注射压力< 15psi
T =局麻药总容量

注射20～30 ml局麻药完成阻滞

（丁曦冰　陈志霞　译　李涵葳　审）

推荐阅读

Behrends M, Yap EN, Zhang AL, Kolodzie K, Kinjo S, Harbell MW. Preoperative fascia iliaca block does not improve analgesia after arthroscopic hip surgery, but causes quadriceps muscles weakness. *Anesthesiology.* 2018;129:536-543.

Cai L, Song Y, Wang Z, She W, Luo X, Song Y. The efficacy of fascia iliaca compartment block for pain control after hip arthroplasty: a meta-analysis. *Int J Surg.* 2019. doi:10.1016/j.ijsu.2018.12.012. [Epub ahead of print]

Capdevila X, Biboulet P, Bouregba M, Barthelet Y, Rubenovitch J, D'Athis F. Comparison of the three-in-one and fascia iliaca compartment blocks in adults: clinical and radiographic analysis. *Anesth Analg.* 1998;86:1039-1044.

Cooper AL, Nagree Y, Goudie A, Watson PR, Arendts G. Ultrasound-guided femoral nerve blocks are not superior to ultrasound-guided fascia iliaca blocks for fractured neck of femur. *Emerg Med Australas.* 2019;31(3):393-398.

Desmet M, Balocco AL, Van Belleghem V. Fascia iliaca compartment blocks: different techniques and review of the literature. *Best Pract Res Clin Anaesthesiol.* 2019;33:57-66.

Desmet M, Vermeylen K, Van Herreweghe I, Carlier L, Soetens F, Lambrecht S. A longitudinal supra-inguinal fascia iliaca compartment block reduces morphine consumption after total hip arthroplasty. *Reg Anesth Pain Med.* 2017;42:327-333.

Dolan J, Williams A, Murney E, Smith M, Kenny GNC. Ultrasound guided fascia iliaca block: a comparison with the loss of resistance technique. *Reg Anesth Pain Med.* 2008;33:526-533.

Foss NB, Kristensen BB, Bundgaard M, Bak M, Heiring C, Virkelyst C. Fascia iliaca compartment blockade for acute pain control in hip fracture patients. *Anesthesiology.* 2007;106:773-778.

Gasanova I, Alexander JC, Estrera K, Wells J, Sunna M, Minhajuddin A. Ultrasound-guided suprainguinal fascia iliaca compartment block versus periarticular infiltration for pain management after total hip arthroplasty: a randomized controlled trial. *Reg Anesth Pain Med.* 2019;44:206-211.

Guay J, Parker MJ, Griffiths R, Kopp SL. Peripheral nerve blocks for hip fractures: a Cochrane Review. *Anesth Analg.* 2018;126(5):1695-1704.

Halaszynski TM. Pain management in the elderly and cognitively impaired patient: the role of regional anesthesia and analgesia. *Curr Opin Anaesthesiol.* 2009;22:594-599.

Hebbard P, Ivanusic J, Sha S. Ultrasound-guided supra-inguinal fascia iliaca block: a cadaveric evaluation of a novel approach. *Anaesthesia.* 2011;66:300-305.

Miller BR. Ultrasound-guided fascia iliaca compartment block in pediatric patients using a long-axis, in-plane needle technique: a report of three cases. *Pediatr Anesth.* 2011;21:1261-1264.

Mouzopoulos G, Vasiliadis G, Lasanianos N, Nikolaras G, Morakis E, Kaminaris M. Fascia iliaca block prophylaxis for hip fracture patients at risk for delirium: a randomized placebo-controlled study. *J Orthop Traumatol.* 2009;10:127-133.

Odor PM, Cavalier AG, Reynolds ND, Ang KS, Parrington SJ, Xu H. Safety and pharmacokinetics of levobupivacaine following fascia iliaca compartment block in elderly patients. *Drugs Aging.* 2019. doi:10.1007/s40266-019-00652-1

Shelley BG, Haldane GJ. Pneumoretroperitoneum as a consequence of fascia iliaca block. *Reg Anesth Pain Med.* 2006;31:582-592.

Steenberg J, Møller AM. Systematic review of the effects of fascia iliaca compartment block on hip fracture patients before operation. *Br J Anaesth.* 2018;120:1368-1380.

Swenson JD, Davis JJ, Stream JO, Crim JR, Burks RT, Greis PE. Local anesthetic injection deep to the fascia iliaca at the level of the inguinal ligament: the pattern of distribution and effects on the obturator nerve. *J Clin Anesth.* 2015;27:652-657.

Vermeylen K, Desmet M, Leunen I, Soetens F, Neyrinck A, Carens D. Supra-inguinal injection for fascia iliaca compartment block results in more consistent spread towards the lumbar plexus than an infra-inguinal injection: a volunteer study. *Reg Anesth Pain Med.* 2019;44:483-491.

Vermeylen K, Soetens F, Leunen I, et al. The effect of the volume of supra-inguinal injected solution on the spread of the injectate under the fascia iliaca: a preliminary study. *J Anesth.* 2018;32:908-913.

Weller RS. Does fascia iliaca block result in obturator block? *Reg Anesth Pain Med.* 2008;34:524-530.

Yun MJ, Kim YH, Han MK, Kim JH, Hwang JW, Do SH. Analgesia before a spinal block for femoral neck fracture: fascia iliaca compartment block. *Acta Anaesthesiol Scand.* 2009;53:1282-1287.

Zhang X, Ma J. The efficacy of fascia iliaca compartment block for pain control after total hip arthroplasty: a meta-analysis. *J Orthop Surg Res.* 2019;14:1-10.

第23章 髋部镇痛阻滞

阻滞要点

髋部（髋关节囊周围，PENG）阻滞包括局麻药沿髋关节囊前部近端浸润，深达髂腰肌，以阻滞分布髋关节的感觉支。除局麻药浸润外，还可行股外侧皮神经阻滞用于髋部手术。

- **适应证**：全髋关节置换术或其他髋部手术后中、重度疼痛和慢性髋关节疼痛的镇痛。
- **目标**：局麻药在髂腰肌与髋关节囊前部之间的平面内，自头侧向髋臼缘扩散
- **局麻药容量**：10 ～ 12 ml

概述

髋关节囊周围阻滞旨在为髋部手术提供镇痛，同时保留其运动功能，以便术后早期下床活动。髂筋膜和股神经阻滞是治疗急性髋部疼痛最常用的区域麻醉技术。然而，它们会导致股四头肌运动无力，限制了它们在快速康复外科中的应用，并可能增加患者手术后跌倒的风险。作为替代性优化介入镇痛方式以提供选择性髋关节感觉神经阻滞，已有了几种关节囊周围浸润技术。主要包括在髂腰肌和髋关节前囊之间的平面内注射局麻药，但在超声探头的位置、进针入路和局麻药的推荐剂量等方面有所不同。因此，有关髂腰肌肌腱（外侧、下方或内侧）的最佳注射部位以及由此产生的局麻药扩散或阻滞范围尚未明确。初步研究表明，髋关节囊周围阻滞可能对髋部骨折和髋关节置换手术后的镇痛有效。

局限性

超声难以显示深部肌筋膜平面，通常需要低频凸阵探头进行成像。当使用小容量局麻药时，局麻药扩散的位置和范围可能不确定。而当使用大容量局麻药时，局麻药扩散范围可能到达股神经的运动支。

特殊风险

当使用低频凸阵超声探头时，可能不易识别股神经和股动脉，从而增加了其意外被穿刺的风险。同样，由于股外侧皮神经位于阔筋膜下浅表平面和探头的外侧靠近进针点的位置，因此可能会意外损伤该神经。此外，在行髋部阻滞时，针尖入路深或路径长，或兼而有之，可能会造成穿刺针进入腹腔内和关节内的风险。

解剖

髋部手术的镇痛技术以阻滞感觉神经为目标，其主要位于髋关节囊前面，受腰丛神经支配（图23-1）。

- **股神经**：股神经的关节支走行于髂腰肌切迹表面，位于髂前下棘（AIIS）和髂腰肌隆起内侧之间。这些神经末梢到达髂腰肌和髂股

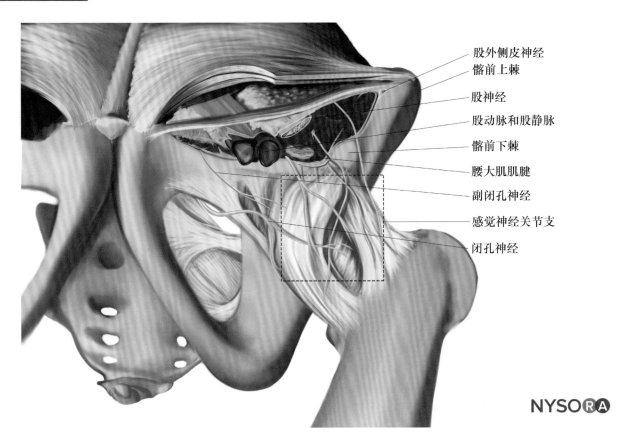

股外侧皮神经
髂前上棘
股神经
股动脉和股静脉
髂前下棘
腰大肌肌腱
副闭孔神经
感觉神经关节支
闭孔神经

图 23-1 髋关节囊前部的神经分布

韧带之间的平面（髂腰肌平面），支配髋关节囊的前外侧面。

- **闭孔神经**：关节支通过外括约肌和耻骨肌之间的闭孔离开骨盆，支配髋关节囊的前内侧。
- **副闭孔神经**：该神经由 L2 ～ L5 的腹侧分支形成，见于 10% ～ 30% 的病例。其走行于腰大肌深面并越过耻骨上支，支配髋关节囊的前内侧。

大腿前外侧皮肤的神经支配主要是股外侧皮神经，走行于腹股沟韧带下方，内侧至髂前上棘（ASIS），远端至缝匠肌浅层。

髋后部受坐骨神经和骶丛分支（如臀上神经和臀下神经）以及股方肌分支的一个关节支支配。

横断面解剖和超声图像

髂腰肌切迹水平处沿骨盆前缘的横断面，外侧以髂前下棘为界，内侧以髂腰肌隆起为界，是标志髂腰肌和肌腱进入大腿的位置。在此水平，股神经和副闭孔神经的关节支进入髋关节囊。当超声成像时，髂前下棘、髂腰肌切迹和髂耻隆起为高回声边缘（骨盆边缘），其浅层是低回声的髂肌和高回声的圆形腰大肌肌腱。浅层超声图示，股动脉、股静脉、股神经位于内侧，缝匠肌和股外侧皮神经位于外侧（图 23-1 和图 23-2）。

图 23-2 显示髋关节沿头颈轴和髂腰肌肌腱外侧的斜矢状切面。髂腰肌覆盖股骨头、髋臼 / 唇和关节囊前韧带。

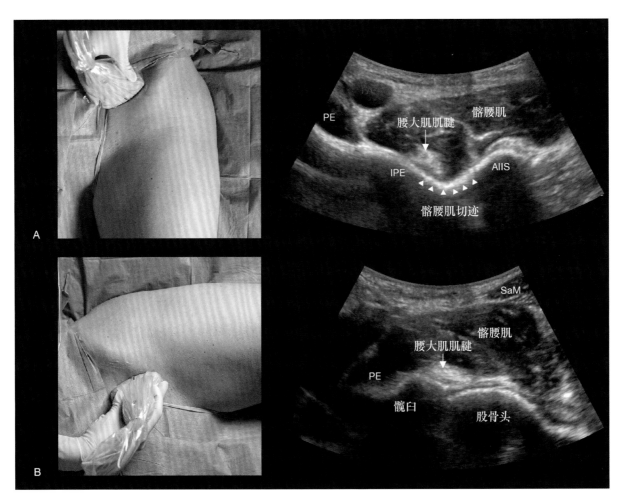

图 23-2　髋部阻滞时超声探头位置和超声解剖。**A**. 关节囊周围神经阻滞；**B**.髂腰肌平面阻滞。FA，股动脉；PE，耻骨肌；IPE，髂耻隆起；AIIS，髂前下棘；SaM，缝匠肌

▶ 镇痛的分布范围

感觉阻滞的范围取决于局麻药的扩散，镇痛范围通常可覆盖髋关节前内侧面的大部分区域。为了提供切口部位的皮肤镇痛，建议额外阻滞股外侧皮神经（见第 26 章）。

▶ 阻滞前准备

器材

- 超声探头：低频凸阵探头（或低体重指数患者使用高频线阵探头）
- 穿刺针：长 80 ~ 100 mm，22 号，短斜面、绝缘刺激针

局麻药

关于髋关节囊周围阻滞持续时间的现有证据较少，但高浓度的长效局麻药（如 0.5% 布比卡因或 0.5% ~ 0.75% 罗哌卡因）可在髋部手术后提供长时间的镇痛。与许多其他筋膜平面浸润类似，在布比卡因中加入脂质体布比卡因可延长镇痛持续时间。

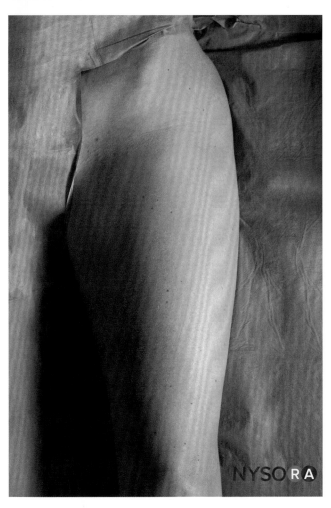

图 23-3　髋部阻滞的患者体位

患者体位

将患者置于仰卧位，腿完全伸直，并轻微外旋（图 23-3）。

操作技术

根据超声探头的方位（A、B 和 C），髋关节阻滞方法分为三种（图 23-4）。

▶ A. 横向斜位（髋关节囊周围阻滞）

标志和超声探头初始位置

髂腰肌切迹水平处骨盆边缘的最佳超声图像可通过以下两种扫查策略获得：

- **选项 1**：将探头横向放置在髂前下棘上方，然后旋转约 45°，使探头与骨盆边缘对齐。
- **选项 2**：将超声探头以倾斜方向放置在腹股沟褶皱上方，平行于腹股沟韧带，显示股骨头后再向头侧移动，直到观察到髂腰肌切迹。

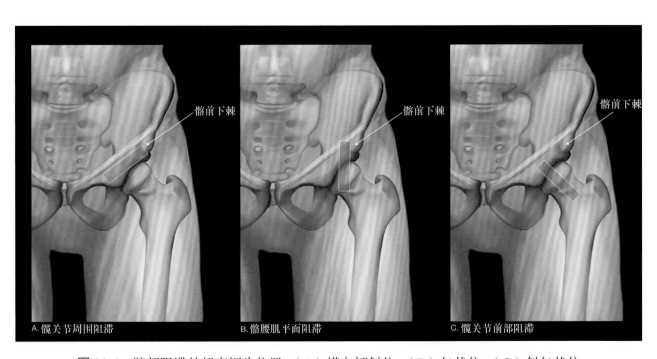

A.髋关节周围阻滞　　　　B.髂腰肌平面阻滞　　　　C.髋关节前部阻滞

图 23-4　髋部阻滞的超声探头位置。（**A**）横向倾斜位。（**B**）矢状位。（**C**）斜矢状位

扫描方法

应用滑动、旋转、倾斜和按压等轻微移动超声探头可改善髂前下棘和髂耻隆起之间的高回声髂腰肌切迹、低回声髂腰肌和高回声椭圆形肌腱的超声图像。识别髂腰肌浅层的股动脉和神经也很重要，以免损伤这些结构（图 23-2）。

进针方法与路径

从外侧至内侧平面内进针，穿过髂腰肌，朝向髂腰肌肌腱与骨之间的间隙（图 23-5）。

局麻药扩散及分布

回抽无血后，注射 10 ～ 12 ml 局麻药，同时观察局麻药是否沿着筋膜平面充分扩散。如果是肌肉内注射，则进一步进针；如果感觉到注射阻力大，则稍微回退针尖。

B. 矢状位（髂腰肌平面阻滞）和 C. 斜矢状位（髋关节前部阻滞）

标志和超声探头初始位置

这两种方法旨在沿长轴观察股骨头和髋臼缘 / 唇。获取此超声图像有两种扫描策略：

1. 矢状位：超声探头以矢状位放置在髂前上棘上方，然后向内侧移动，直至观察到股骨头和髋臼（由髂肌覆盖）。如果在长轴方向观察到厚的髂腰肌肌腱，则轻微向外侧移动探头。

2. 斜矢状位：探头以 45° 斜矢状位放置在腹股沟皱褶上方，沿长轴显示股骨头和股骨颈。然后，将探头向头侧移动，直至在髂肌深处观察到髋臼。

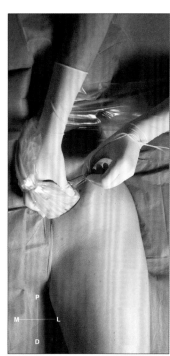
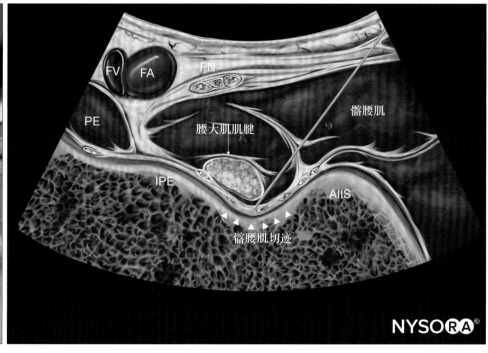

图 23-5　髋部阻滞；平面内进针的超声解剖模式图。FV，股静脉；FA，股动脉；FN，股神经；PE，耻骨肌；IPE，髂耻隆起；AIIS，髂前下棘

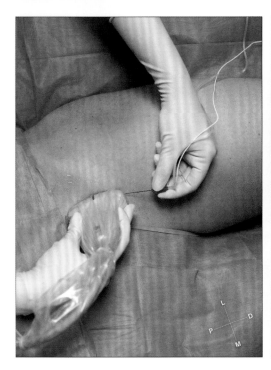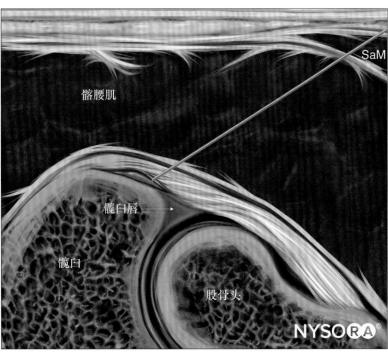

图 23-6   髂腰肌平面阻滞；平面内进针的超声解剖模式图。SaM，缝匠肌

扫描方法

与前述的扫描方法类似，对超声探头的位置和角度轻微调整将有助于股骨髁、髋臼缘和关节囊前部韧带的成像，此成像为连续的高回声结构（图 23-2）。

进针方法与路径

平面内进针，从远端到近端朝向髋臼 / 唇，直至感觉到针尖和骨接触或针尖位于髂股平面的浅层（图 23-6）。

局麻药扩散及分布

回抽无血后，注射局麻药。同时确认局麻药在髂腰肌和髋臼缘 / 唇之间扩散，以及在关节囊韧带的浅层扩散。在矢状位入路中，局麻药注射在髂腰肌肌腱的外侧。然而，在斜矢状位入路中，局麻药注射在髂腰肌肌腱的内侧，这可能会影响阻滞的范围，尤其是在小容量局麻药情况下。

▶ 技巧锦囊

- 当股血管显像不清晰时，推荐使用彩色多普勒超声对其进行识别。
- 调整超声机器的参数（深度、增益和聚焦），使用低频凸阵探头优化深层结构的图像。
- 选择合适长度和硬度的穿刺针。
- 当采用横向斜入路时，以较大角度进针，可以避免损伤股神经和血管。

▶ 操作流程图

髋部阻滞技术操作规范

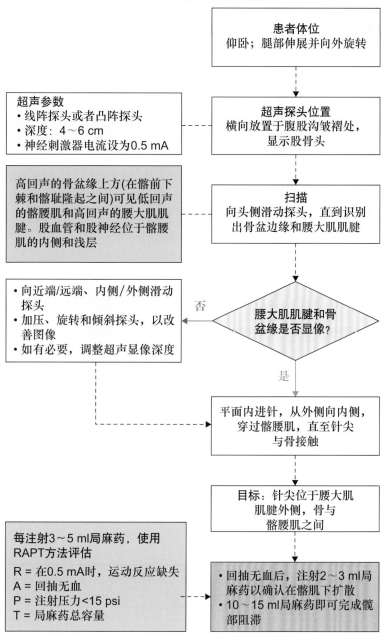

患者体位
仰卧；腿部伸展并向外旋转

超声参数
- 线阵探头或者凸阵探头
- 深度：4～6 cm
- 神经刺激器电流设为0.5 mA

超声探头位置
横向放置于腹股沟皱褶处，显示股骨头

高回声的骨盆缘上方(在髂前下棘和髂耻隆起之间)可见低回声的髂腰肌和高回声的腰大肌肌腱。股血管和股神经位于髂腰肌的内侧和浅层

扫描
向头侧滑动探头，直到识别出骨盆边缘和腰大肌肌腱

- 向近端/远端、内侧/外侧滑动探头
- 加压、旋转和倾斜探头，以改善图像
- 如有必要，调整超声显像深度

否

腰大肌肌腱和骨盆缘是否显像？

是

平面内进针，从外侧向内侧，穿过髂腰肌，直至针尖与骨接触

目标：针尖位于腰大肌肌腱外侧，骨与髂腰肌之间

每注射3～5 ml局麻药，使用RAPT方法评估

R = 在0.5 mA时，运动反应缺失
A = 回抽无血
P = 注射压力<15 psi
T = 局麻药总容量

- 回抽无血后，注射2～3 ml局麻药以确认在髂肌下扩散
- 10～15 ml局麻药即可完成髋部阻滞

（丁曦冰　李泉　译　江伟　审）

推荐阅读

Birnbaum K, Prescher A, Hepler S, Heller K-D. The sensory innervation of the hip joint—an anatomical study. *Surg Radiol Anat.* 1997;19:371-375.

Gasanova I, Alexander JC, Estrera K, et al. Ultrasound-guided suprainguinal fascia iliaca compartment block versus periarticular infiltration for pain management after total hip arthroplasty: a randomized controlled trial. *Reg Anesth Pain Med.* 2019;44:206-211.

Gerhardt M, Johnson K, Atkinson R, et al. Characterisation and classification of the neural anatomy in the human hip joint. *HIP Int.* 2012;22:75-81.

Girón-Arango L, Peng PWH, Chin KJ, Brull R, Perlas A. Pericapsular nerve group (PENG) block for hip fracture. *Reg Anesth Pain Med.* 2018;43(8):859-863.

Guay J, Parker MJ, Griffiths R, Kopp S. Peripheral nerve blocks for hip fractures. *Cochrane Database Syst Rev.* 2017:1-117 doi:10.1002/14651858.CD001159.pub2

Haversath M, Hanke J, Landgraeber S, et al. The distribution of nociceptive innervation in the painful hip: a histological investigation. *Bone Jt J.* 2013;95-B:770-776.

Nielsen ND, Greher M, Moriggl B, et al. Spread of injectate around hip articular sensory branches of the femoral nerve in cadavers. *Acta Anaesthesiol Scand.* 2018;62:1-6.

Nielsen TD, Moriggl B, Søballe K, Kolsen-Petersen JA, Børglum J, Bendtsen TF. A cadaveric study of ultrasound-guided subpectineal injectate spread around the obturator nerve and its hip articular branches. *Reg Anesth Pain Med.* 2017;42:357-361.

Orozco S, Muñoz D, Jaramillo S, Herrera AM. Pericapsular Nerve Group (PENG) block for perioperative pain control in hip arthroscopy. *J Clin Anesth.* 2019;59:3-4.

Short AJ, Barnett JJG, Gofeld M, et al. Anatomic study of innervation of the anterior hip capsule: implication for image-guided intervention. *Reg Anesth Pain Med.* 2018;43(2):186-192.

Turgut M, Protas M, Gardner B, Oskouian RJ, Loukas M, Tubbs RS. The accessory obturator nerve: an anatomical study with literature analysis. *Anatomy.* 2017;11:121-127.

Ueshima H, Otake H. Clinical experiences of Pericapsular Nerve Group (PENG) block for hip surgery. *J Clin Anesth.* 2018;51:60-61.

第24章 股神经阻滞

阻滞要点

腹股沟处股神经分支近端阻滞。
- **适应证**：髋关节、股骨、大腿前部、膝关节和髌骨手术的麻醉和镇痛
- **目标**：局麻药在股神经周围扩散
- **局麻药容量**：10 ～ 20 ml

概述

股神经阻滞是一种成熟的区域麻醉技术，是唯一一种最有效的膝关节手术后镇痛方法，可行单次注射或连续阻滞。然而，股神经阻滞不可避免会导致股四头肌麻痹，这可能会妨碍术后早期下床行走。早期下床活动是术后快速康复方案环节之一，因此股神经阻滞可能会干扰这一康复目标。选择对运动阻滞影响较小的远端神经阻滞镇痛技术作为替代，可能更适用于某些患者和手术。这些技术包括不同水平的股神经远端分支阻滞、局麻药关节囊或软组织浸润。也可使用低剂量和低浓度的局麻药用于股神经阻滞和关节周围的局麻药浸润。

尽管如此，股神经阻滞仍被广泛应用于髋部骨折患者，既可作为急诊室的一种镇痛方式，也有助于蛛网膜下腔麻醉患者穿刺体位摆放过程中镇痛。在不需要早期下床活动的临床实际情况下，股神经阻滞是最有效的介入镇痛方法。此外，股神经阻滞常被单独用于股四头肌撕裂和肌腱断裂修复、全膝关节置换术后膝关节血肿清除和髌骨手术的麻醉。

局限性

股神经阻滞会导致股四头肌无力，因此被认为是病房患者跌倒的危险因素。任何时候行下肢神经阻滞，特别是股神经和坐骨神经阻滞，均需要明确风险并制订风险预防方案。文献报道的股神经损伤发生率低于上肢神经阻滞。然而，与股神经损伤相关的残疾是严重的。因此，我们强烈建议严格遵守三重监测（即超声引导、神经刺激仪和注射压力监测）原则。

解剖

股神经起源于 L2 ～ L4 腰神经腹侧支的背侧分支。大致在第五腰椎椎体水平，股神经沿自内至外的方向，离开腰大肌，深入髂筋膜。继续向尾侧走行，经腹股沟韧带后方穿行至大腿前部，髂腰肌前方，股动静脉外侧（图 24-1）。在股三角区，股神经迅速分为多个终末分支。深支支配髋、股骨和膝关节的前部；肌支支配髂肌、腰大肌、耻骨肌、股直肌、股外侧肌、股中间肌、股内侧肌和缝匠肌；皮支支配大腿和膝盖前部的皮肤。隐神经起源于股神经，与大腿内侧的股动脉并行，向远端延伸至足中段，为相应的皮肤提供神经支配。在髌骨下方，髌下支穿过膝关节，进一步分为三个分支，与股皮神经结合形成髌神经丛。

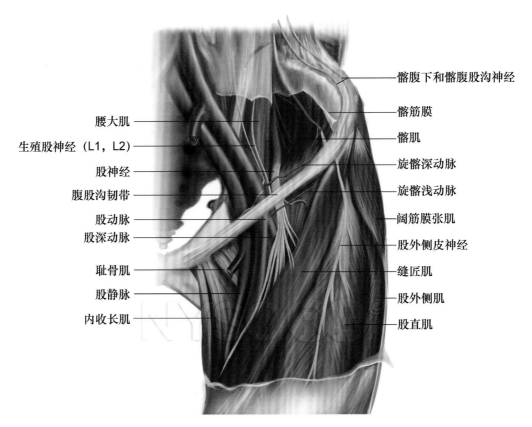

图 24-1   腹股沟皱褶处的神经解剖

腰大肌
生殖股神经（L1，L2）
股神经
腹股沟韧带
股动脉
股深动脉
耻骨肌
股静脉
内收长肌

髂腹下和髂腹股沟神经
髂筋膜
髂肌
旋髂深动脉
旋髂浅动脉
阔筋膜张肌
股外侧皮神经
缝匠肌
股外侧肌
股直肌

横断面解剖和超声视图

在腹股沟皱褶处，股神经位于髂筋膜覆盖的髂肌浅层，正好在股血管的外侧。在超声上，可见股神经呈一组扁平的三角形或椭圆形结构，被双层髂筋膜包裹，深度通常为 2 ～ 4 cm（图 24-2）。旋髂浅

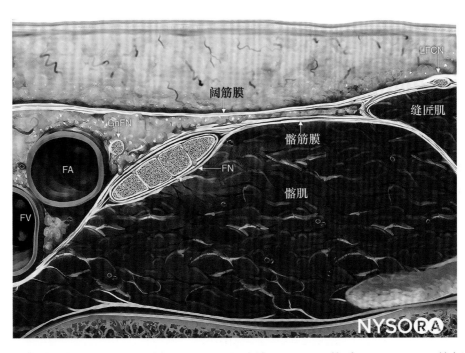

图 24-2   股神经的横断面解剖。FN，股神经；FA，股动脉；FV，股静脉；LFCN，股外侧皮神经；GnFN，生殖股神经

动脉起自股三角区的股动脉，走行于髂筋膜外侧和头侧。通过向远端扫描，可以识别股深动脉的起点和股神经的分支（图24-1）。

麻醉与镇痛的分布范围

股神经阻滞导致股骨前部、髋关节、膝关节、大腿前部肌肉和皮肤以及踝部和足部内侧皮肤的麻醉（图24-3）。

阻滞前准备

器材

- 超声探头：高频线阵探头
- 穿刺针：50 mm，22 G，刺激型穿刺针

局麻药

长效局麻药（如0.5%布比卡因或0.5%罗哌卡因）用于膝关节手术麻醉或术后镇痛。低浓度的局麻药（如0.125%～0.25%）可减弱但不会完全消除股四头肌的无力。10～15 ml的局麻药容量通常足以有效地阻滞股神经。

已有文献报道脂质体布比卡因用于股神经阻滞。研究表明，脂质体布比卡因的股神经阻滞降低患者的疼痛评分和阿片类药物用量可长达48 h。到目前为止，该局麻药的缓释制剂尚未获得批准用于股神经阻滞。

患者体位

患者仰卧位，下肢完全伸直，轻微外旋（图24-4）。对于肥胖患者，将腹部脂肪组织悬吊有助于显露腹股沟皱褶（图24-5）。超声仪器应放置在患者阻滞

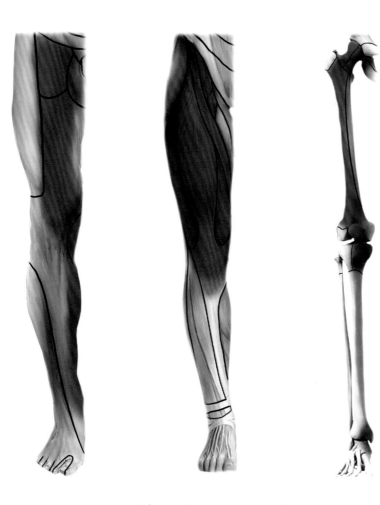

图24-3　股神经阻滞的麻醉分布范围。从左到右：皮节、肌节和骨节

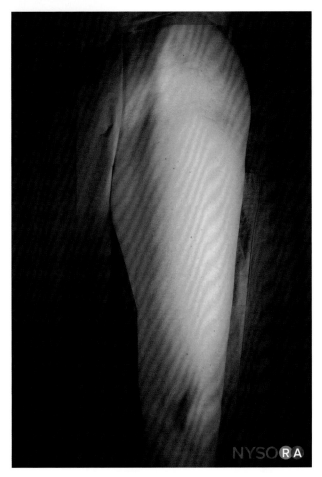

图 24-4　股神经阻滞时的患者体位

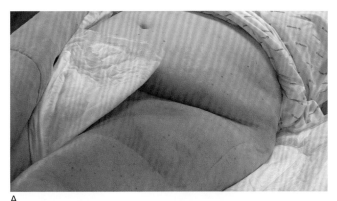

A

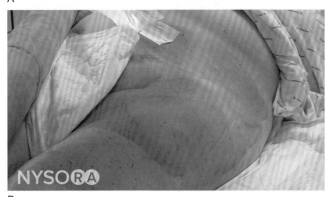

B

图 24-5　NYSORA 技术有利于暴露肥胖患者的腹股沟皱褶

侧的对侧，并面向操作者。

操作技术

标志、超声探头初始位置和扫描方法

超声探头横向放置在腹股沟皱褶上方。股动脉表现为圆形、无回声、搏动的结构，其内侧有易于压迫的股静脉。当看到股动脉的分叉和股深动脉时，如果临床需要阻滞整个股神经干，则超声探头向近端移动（图 24-6）。通过对探头施加压力和调整倾斜度，可以更好地显示股神经和髂筋膜（图 24-7）。

进针方法和路径

采用平面内法，从外侧向内侧并朝向股神经的外侧边缘进针，目的是通过覆盖神经的髂筋膜。刺穿髂筋膜后，进一步向前进针，直至针尖位于包含股神经的两层筋膜之间（图 24-8）。

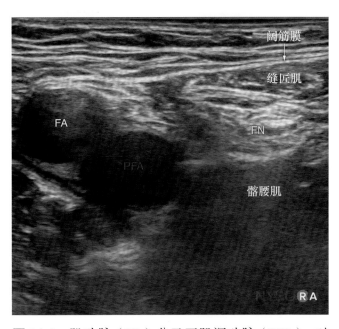

图 24-6　股动脉（FA）分叉至股深动脉（PFA）。对于完整的股神经（FN）阻滞，局麻药注射应该在分叉处近端，在该处超声下仅可见一条动脉

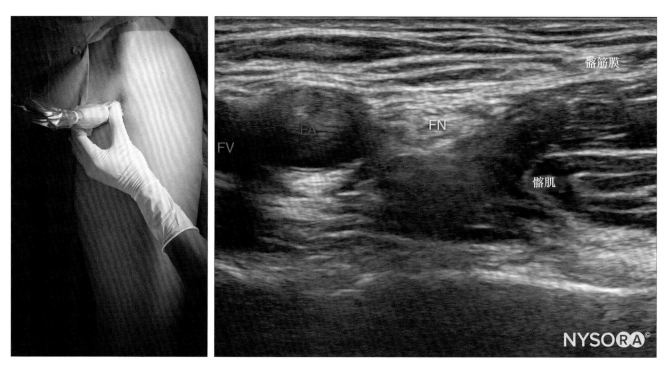

图 24-7　腹股沟皱褶处股神经（FN）的超声探头位置和超声解剖图。FV，股静脉；FA，股动脉

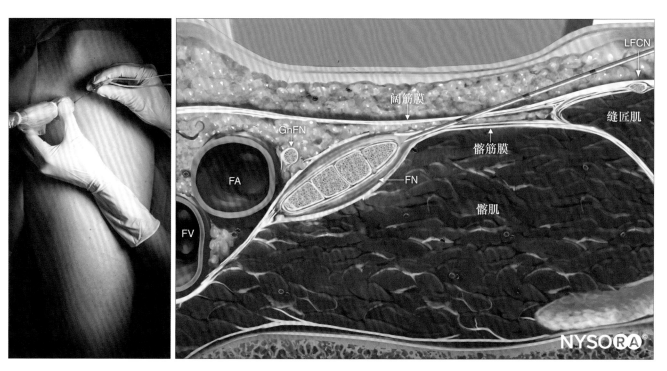

图 24-8　采用平面内技术进针时股神经阻滞的超声解剖模式图。FV，股静脉；FA，股动脉；GnFN，生殖股神经；LFCN，股外侧皮神经

局麻药扩散和分布

注射前，行 RAPT 检查以排除神经电刺激引起的运动反应（R）、回抽无血避免血管内注射（A）、低开启注射压（P）以避免神经内注射，以及预计注射局麻药的总容量（T）。RAPT 后，注射 1～2 ml 局麻药来评估局麻药在股神经周围的分布扩散情况，同时监测注射压力；当注射到恰当的位置会使股神经与邻近筋膜和肌肉分离（图 24-9）。

▶ 技巧锦囊

- 将超声探头向尾侧倾斜，以优化神经图像。
- 在股神经边缘的外侧刺穿髂筋膜。
- 如果使用神经刺激器（0.5 mA，0.1 ms），针尖与股神经的接触，会导致股四头肌肌群的运动反应。
- 警惕股四头肌的运动无力——术后跌倒的风险。
- 局麻药在神经周围的包绕不是股神经阻滞所必需的。

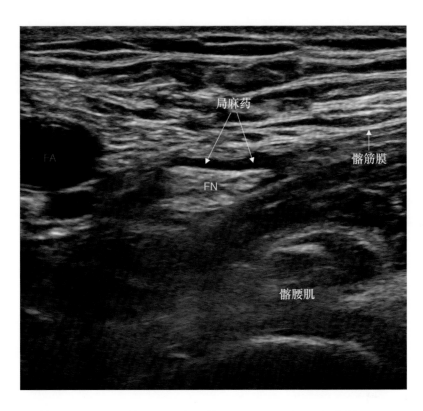

图 24-9　股神经（FN）阻滞后的超声图像，显示理想的局麻药扩散。FA，股动脉

操作流程图

股神经阻滞技术操作规范

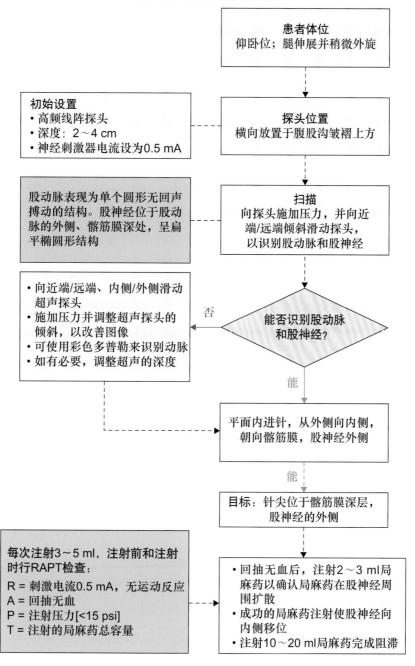

患者体位
仰卧位；腿伸展并稍微外旋

初始设置
- 高频线阵探头
- 深度：2～4 cm
- 神经刺激器电流设为0.5 mA

探头位置
横向放置于腹股沟皱褶上方

股动脉表现为单个圆形无回声搏动的结构。股神经位于股动脉的外侧、髂筋膜深处，呈扁平椭圆形结构

扫描
向探头施加压力，并向近端/远端倾斜滑动探头，以识别股动脉和股神经

- 向近端/远端、内侧/外侧滑动超声探头
- 施加压力并调整超声探头的倾斜，以改善图像
- 可使用彩色多普勒来识别动脉
- 如有必要，调整超声的深度

能否识别股动脉和股神经？　否　能

平面内进针，从外侧向内侧，朝向髂筋膜，股神经外侧

能

目标：针尖位于髂筋膜深层，股神经的外侧

每次注射3～5 ml，注射前和注射时行RAPT检查：
R = 刺激电流0.5 mA，无运动反应
A = 回抽无血
P = 注射压力[<15 psi]
T = 注射的局麻药总容量

- 回抽无血后，注射2～3 ml局麻药以确认局麻药在股神经周围扩散
- 成功的局麻药注射使股神经向内侧移位
- 注射10～20 ml局麻药完成阻滞

（丁曦冰　陈志霞　译　崔旭蕾　审）

推荐阅读

Bech B, Melchiors J, Børglum J, Jensen K. The successful use of peripheral nerve blocks for femoral amputation. *Acta Anaesthesiol Scand.* 2009;53(2):257-260.

Bodner G, Bernathova M, Galiano K, Putz D, Martinoli C, Felfernig M. Ultrasound of the lateral femoral cutaneous nerve: normal findings in a cadaver and in volunteers. *Reg Anesth Pain Med.* 2009;34(3):265-268.

Casati A, Baciarello M, Di Cianni S, et al. Effects of ultrasound guidance on the minimum effective anaesthetic volume required to block the femoral nerve. *Br J Anaesth.* 2007;98:823-827.

Ee-Yuee C, Fransen M, Parker DA, Pryseley NA, Chua N. Femoral nerve blocks for acute postoperative pain after knee replacement surgery (Review). *Cochrane Database Syst Rev.* 2016;13:CD009941.

Errando CL. Ultrasound-guided femoral nerve block: catheter insertion in a girl with skeletal abnormalities. [Article in Spanish.] *Rev Esp Anestesiol Reanim.* 2009;56(3):197-198.

Fredrickson M. "Oblique" needle-probe alignment to facilitate ultrasound-guided femoral catheter placement. *Reg Anesth Pain Med.* 2008;33(4):383-384.

Fredrickson MJ, Danesh-Clough TK. Ambulatory continuous femoral analgesia for major knee surgery: a randomized study of ultrasound-guided femoral catheter placement. *Anaesth Intensive Care.* 2009;37(5):758-766.

Fredrickson MJ, Kilfoyle DH. Neurological complication analysis of 1000 ultrasound guided peripheral nerve blocks for elective orthopaedic surgery: a prospective study. *Anaesthesia.* 2009;64(8):836-844.

Gabriel RA, Kaye AD, Nagrebetsky A, Jones MR, Dutton RP, Urman RD. Utilization of femoral nerve blocks for total knee arthroplasty. *J Arthroplasty.* 2016;31:1680-1685.

Gupta PK, Chevret S, Zohar S, Hopkins PM. What is the ED95 of prilocaine for femoral nerve block using ultrasound? *Br J Anaesth.* 2013;110:831-836.

Gurnaney H, Kraemer F, Ganesh A. Ultrasound and nerve stimulation to identify an abnormal location of the femoral nerve. *Reg Anesth Pain Med.* 2009;34(6):615.

Helayel PE, da Conceição DB, Feix C, Boos GL, Nascimento BS, de Oliveira Filho GR. Ultrasound-guided sciatic-femoral block for revision of the amputation stump. Case report. *Rev Bras Anestesiol.* 2008;58(5):482.

Hishiyama S, Ishiyama T, Asano N, Kotoda M, Ikemoto K, Matsukawa T. Femoral nerve block for total knee arthroplasty. *Masui.* 2014;63(8):872-876.

Hotta K, Sata N, Suzuki H, Takeuchi M, Seo N. Ultrasound-guided combined femoral nerve and lateral femoral cutaneous nerve blocks for femur neck fracture surgery—case report. *Masui.* 2008;57(7):892-894.

Koscielniak-Nielsen ZJ, Rasmussen H, Hesselbjerg L. Long-axis ultrasound imaging of the nerves and advancement of perineural catheters under direct vision: a preliminary report of four cases. *Reg Anesth Pain Med.* 2008;33(5):477-482.

Lang SA. Ultrasound and the femoral three-in-one nerve block: weak methodology and inappropriate conclusions. *Anesth Analg.* 1998;86(5):1147-1148.

Marhofer P, Harrop-Griffiths W, Willschke H, Kirchmair L. Fifteen years of ultrasound guidance in regional anaesthesia: part 2-recent developments in block techniques. *Br J Anaesth.* 2010;104(6):673-683.

Marhofer P, Schrögendorfer K, Koinig H, Kapral S, Weinstabl C, Mayer N. Ultrasonographic guidance improves sensory block and onset time of three-in-one blocks. *Anesth Analg.* 1997;85(4):854-857.

Mariano ER, Loland VJ, Sandhu NS, et al. Ultrasound guidance versus electrical stimulation for femoral perineural catheter insertion. *J Ultrasound Med.* 2009;28(11):1453-1460.

Murray JM, Derbyshire S, Shields MO. Lower limb blocks. *Anaesthesia.* 2010;65:57-66.

Niazi AU, Prasad A, Ramlogan R, Chan VW. Methods to ease placement of stimulating catheters during in-plane ultrasound-guided femoral nerve block. *Reg Anesth Pain Med.* 2009;34(4):380-381.

Oberndorfer U, Marhofer P, Bösenberg A, et al. Ultrasonographic guidance for sciatic and femoral nerve blocks in children. *Br J Anaesth.* 2007;98(6):797-801.

O'Donnell BD, Mannion S. Ultrasound-guided femoral nerve block, the safest way to proceed? *Reg Anesth Pain Med.* 2006;31(4):387-388.

Ogami K, Murata H, Sakai A, et al. Deep and superficial circumflex iliac arteries and their relationship to the ultrasound-guided femoral nerve block procedure: a cadaver study. *Clin Anat.* 2017;30:413-420.

Reid N, Stella J, Ryan M, Ragg M. Use of ultrasound to facilitate accurate femoral nerve block in the emergency department. *Emerg Med Australas.* 2009;21(2):124-130.

Riddell M, Ospina M, Holroyd-Leduc JM. Use of femoral nerve blocks to manage hip fracture pain among older adults in the emergency department: a systematic review. *Can J Emerg Med.* 2016;18:245-252.

Ruiz A, Sala-Blanch X, Martinez-Ocón J, Carretero MJ, Sánchez-Etayo G, Hadzic A. Incidence of intraneural needle insertion in ultrasound-guided femoral nerve block: a comparison between the out-of-plane versus the in-plane approaches. *Rev Esp Anestesiol Reanim.* 2014;61:73-77.

Salinas FV. Ultrasound and review of evidence for lower extremity peripheral nerve blocks. *Reg Anesth Pain Med.* 2010;35 (2 Suppl):S16-S25.

Schafhalter-Zoppoth I, Moriggl B. Aspects of femoral nerve block. *Reg Anesth Pain Med.* 2006;31(1):92-93.

Sites BD, Beach M, Gallagher JD, Jarrett RA, Sparks MB, Lundberg CJ. A single injection ultrasound-assisted femoral nerve block provides side effect-sparing analgesia when compared with intrathecal morphine in patients undergoing total knee arthroplasty. *Anesth Analg.* 2004;99(5):1539-1543.

Sites BD, Beach ML, Chinn CD, Redborg KE, Gallagher JD. A comparison of sensory and motor loss after a femoral nerve block conducted with ultrasound versus ultrasound and nerve stimulation. *Reg Anesth Pain Med.* 2009;34(5):508-513.

Soong J, Schafhalter-Zoppoth I, Gray AT. The importance of transducer angle to ultrasound visibility of the femoral nerve. *Reg Anesth Pain Med.* 2005;30(5):505.

Taha AM, Abd-Elmaksoud AM. Ropivacaine in ultrasound-guided femoral nerve block: what is the minimal effective anaesthetic concentration (EC90)? *Anaesthesia.* 2014;69:678-682.

Tran DQ, Muñoz L, Russo G, Finlayson RJ. Ultrasonography and stimulating perineural catheters for nerve blocks: a review of the evidence. *Can J Anaesth.* 2008;55(7):447-457.

Tsui B, Suresh S. Ultrasound imaging for regional anesthesia in infants, children, and adolescents: a review of current literature and its application in the practice of extremity and trunk blocks. *Anesthesiology.* 2010;112(2):473-492.

Villegas Duque A, Ortiz de la Tabla González R, Martínez Navas A, Echevarría Moreno M. Continuous femoral block for postoperative analgesia in a patient with poliomyelitis. [Article in Spanish.] *Rev Esp Anestesiol Reanim.* 2010;57(2):123-124.

Wang AZ, Gu L, Zhou QH, Ni WZ, Jiang W. Ultrasound-guided continuous femoral nerve block for analgesia after total knee arthroplasty: catheter perpendicular to the nerve versus catheter parallel to the nerve. *Reg Anesth Pain Med.* 2010;35(2):127-131.

第25章

缝匠肌平面神经阻滞：隐神经、收肌管和股三角阻滞

阻滞要点

隐神经阻滞位点在大腿内侧中三分之一、缝匠肌下方。根据注射的平面和容量，也可能阻滞股神经和闭孔神经的分支。

- **适应证：** 联合坐骨神经阻滞用于足和踝部手术的麻醉，联合多模式镇痛用于膝关节手术以及大隐静脉剥脱术的镇痛。
- **目标：** 使局麻药在股动脉周围扩散，在缝匠肌、股内侧肌和内收肌之间的筋膜间隙中弥散。
- **局麻药容量：** 10～20 ml

概述

在本章节，我们将描述三个相关但不同的神经阻滞：隐神经、收肌管和股三角阻滞。

隐神经阻滞是一项成熟的用于腿、踝和中足内侧区域的阻滞技术。通常联合坐骨神经阻滞用于下肢手术。超声引导可确定最佳注射部位并实时监测局麻药的扩散，提高了成功率。

收肌管阻滞类似于隐神经阻滞，不同的是使用了较大容量的局麻药。作为股神经阻滞的替代方法，可以避免膝关节手术后股四头肌麻痹。收肌管阻滞常用于膝关节置换手术后加速康复外科（enhanced recovery after surgery，ERAS）方案中的多模式镇痛。

股三角阻滞是在收肌管近端注射局麻药以阻滞股神经的各终末支，其在产生更好的镇痛效果的同时也会导致股四头肌麻痹。

尽管收肌管的镇痛效果已被充分证明，但理想的注射位置仍然需要商榷。最近的解剖学研究表明，除隐神经外，股内侧皮神经、股内侧肌的神经分支以及闭孔神经的关节支等支配膝关节前内侧的神经也通常位于收肌管中。不同的注射水平（近端-远端）和局麻药容量是决定阻滞效果的重要因素。例如大容量局麻药行股三角区阻滞时局麻药会扩散至股神经近端，导致股四头肌无力。同时，近端阻滞也可使膝关节前囊获得更好的镇痛效果。虽然收肌管阻滞不会导致完全的股神经阻滞，但最近的研究表明，局麻药可能通过 Hunter 裂孔扩散至腘窝，从而可能阻滞来自坐骨神经和闭孔神经（腘神经丛）发出的支配后囊的关节支。

局限性

隐神经与股动脉和股静脉伴行于大腿的中段。尽管易于定位，但如果在进行阻滞时给超声探头施加过大压力使静脉塌陷，存在意外穿刺股血管的风险，收肌管阻滞后导致股动脉夹层的病例时有报道。

阻滞的质量和范围取决于局麻药注射位置和局麻药的容量。这些技术均不能覆盖膝关节的所有关节支，必须采用多模式镇痛方法。收肌管阻滞不能

完全避免股四头肌无力的风险，因此行下肢神经阻滞时，必须包括预防术后跌倒的方案。

解剖

隐神经是股神经最长的感觉支，与大腿内侧的股动脉和股静脉伴行。在膝关节水平，隐神经穿过缝匠肌和股薄肌肌腱之间的阔筋膜，成为皮下神经。从膝关节水平起，延伸到腿部的内侧，直到中足，支配该路径上的皮肤感觉（图 25-1）。

缝匠肌起自髂前上棘，沿外侧至内侧方向斜跨大腿前部下行。缝匠肌内侧缘与长收肌内侧缘的交点确定了股三角的顶点和收肌管的近端界限（图 25-2）。

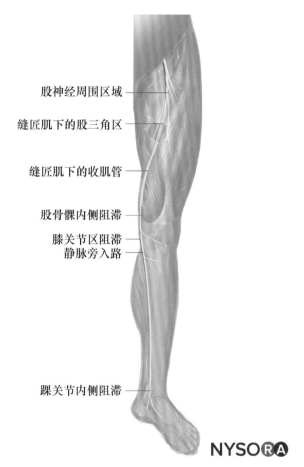

股神经周围区域

缝匠肌下的股三角区

缝匠肌下的收肌管

股骨髁内侧阻滞

膝关节区阻滞
静脉旁入路

踝关节内侧阻滞

NYSO⦿A

图 25-1　隐神经及其阻滞平面

在大腿中部，缝匠肌覆盖收肌管。

收肌管是一种类似三角形隧道，前方由股内侧肌分隔，后方以内收肌为界，顶部由连接这些肌肉的厚腱膜（比如股内收肌膜）覆盖（图 25-2）。收肌管的远端是内收肌裂孔，股血管通过该裂孔进入腘窝。

横断面解剖和超声视图

在横断面上，收肌管呈三角形，由缝匠肌和股薄肌膜（浅层）、股内侧肌（前外侧）、长收肌和大收肌（后内侧）组成。收肌管间隙内有股动静脉、隐神经、股内侧皮神经及其支配股内侧肌的神经分支（图 25-3）。闭孔神经的分支也会穿过收肌管，存在明显的个体差异。

麻醉与镇痛的分布范围

缝匠肌下神经阻滞引起膝、踝和足中段以下腿部内侧的皮肤麻醉。近端注射大量局麻药可能导致股四头肌的部分运动阻滞。膝关节的镇痛范围取决于注射局麻药的部位（图 25-4）。

阻滞前准备

器材

- 超声探头：高频线阵探头
- 穿刺针：长 50 mm，22 G，绝缘，刺激针

局麻药

0.25% ～ 0.5% 的布比卡因或罗哌卡因最适合用于此类阻滞。虽然 5 ～ 10 ml 的局麻药足以满足隐神经阻滞，但膝关节手术后的镇痛通常使用 10 ～ 20 ml 局麻药。高容量（如 30 ml）局麻药与股四头肌麻痹相关。数据表明，连续的收肌管阻滞可延长镇痛时间同时不影响股四头肌的功能。脂质体布比卡因也可用于延长单次的阻滞时间。

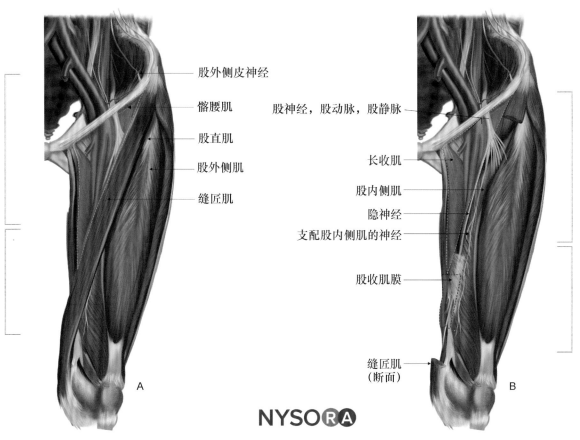

股外侧皮神经

髂腰肌

股直肌

股外侧肌

缝匠肌

股神经，股动脉，股静脉

长收肌

股内侧肌

隐神经

支配股内侧肌的神经

股收肌膜

缝匠肌
（断面）

A

B

图 25-2   股三角区（绿色）和收肌管（蓝色）的解剖边界

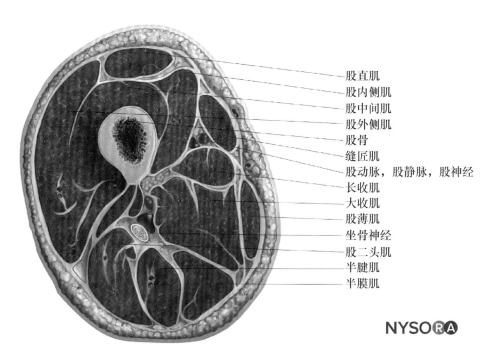

股直肌

股内侧肌

股中间肌

股外侧肌

股骨

缝匠肌

股动脉，股静脉，股神经

长收肌

大收肌

股薄肌

坐骨神经

股二头肌

半腱肌

半膜肌

图 25-3   大腿中部的断层解剖图

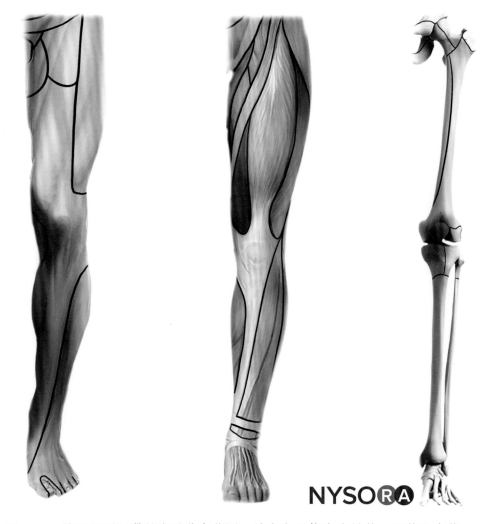

图 25-4　缝匠肌下阻滞的麻醉分布范围。从右向左依次为骨节、肌节和皮节

患者体位

患者仰卧位，膝关节轻微屈曲并外旋，以更好地暴露大腿内侧（图 25-5）。超声机器放置在患者的对侧，面向医生。

▶ 技术

标志和超声探头初始位置

超声探头横向放置在大腿中部的内侧。股动脉表现为圆形无回声搏动的结构，位于缝匠肌深部。

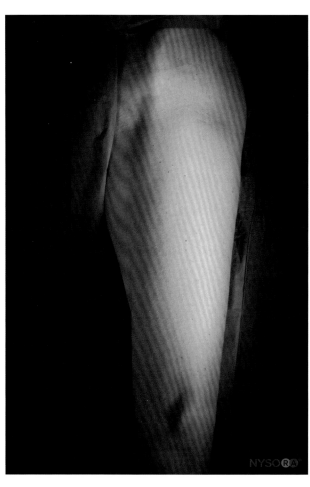

图 25-5　患者体位

扫描方法

为了更准确地找到注射部位，对缝匠肌进行从近端到远端的追踪，以识别超声解剖标志明确股三角区和收肌管。股三角的顶点为缝匠肌内侧缘和长收肌内侧缘的交点（图 25-6A）。在收肌管的远端进行注射（图 25-6B）。

沿股动脉向近端和远端追踪，直至缝匠肌中点的下方。在收肌管水平，隐神经位于动脉的外侧，可以连续阻滞（图 25-7）。

进针方法与路径

采用平面内技术，从外侧向内侧，朝向缝匠肌深筋膜（股动脉外侧）进针。注射前应松开超声探头上的压力，以确定股静脉的位置（图 25-8）。

局麻药扩散及分布

回抽无血后，注射 1 ～ 2 ml 局麻药以确认正确的注射部位。使用 10 ～ 15 ml 局麻药完成阻滞，同时可观察到局麻药在缝匠肌、股内侧肌和股动脉之间的扩散。注射局麻药通常有助于隐神经的超声成像（图 25-9）。

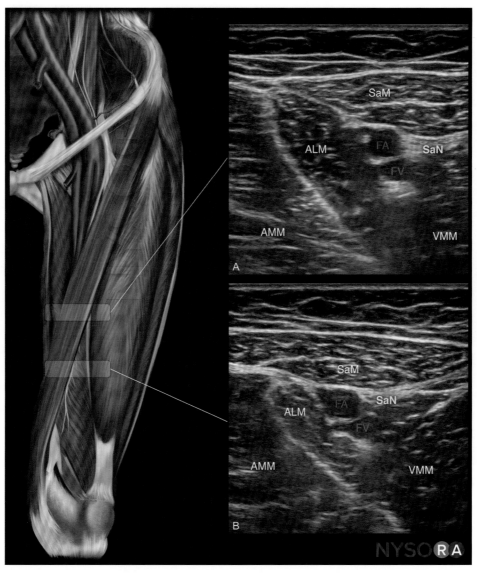

图 25-6 确定（**A**）股三角远端和（**B**）收肌管远端边界的超声标志。SaM，缝匠肌；SaN，隐神经；FA，股动脉；FV，股静脉；VMM，股内侧肌；ALM，长收肌；AMM，大收肌

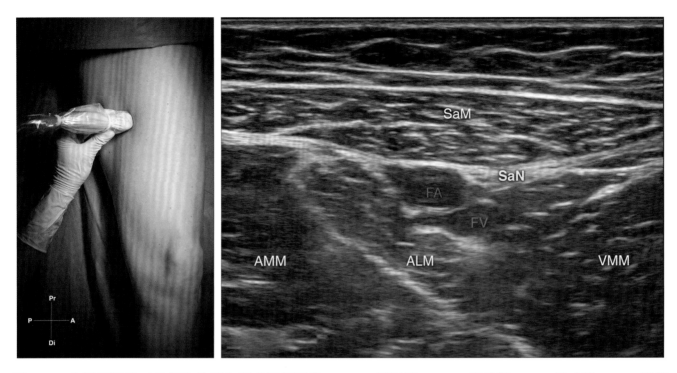

图 25-7　收肌管阻滞时的探头位置和超声解剖图像。SaM，缝匠肌；SaN，隐神经；FA，股动脉；FV，股静脉；VMM，股内侧肌；ALM，长收肌；AMM，大收肌

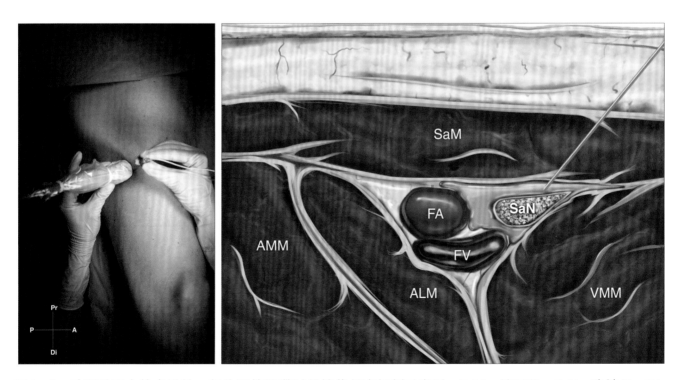

图 25-8　采用平面内技术进针，行收肌管阻滞时的镜像超声解剖示意图。SaM，缝匠肌；SaN，隐神经；FA，股动脉；FV，股静脉；VMM，股内侧肌；ALM，长收肌；AMM，大收肌

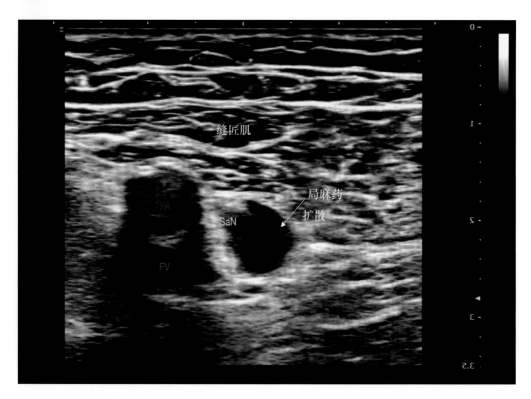

图 25-9　收肌管阻滞后局麻药的分布与扩散。FA，股动脉；FV，股静脉；SaN，隐神经

技巧锦囊

- 向颅侧和尾侧倾斜并滑动超声探头，以优化筋膜平面的图像。
- 彩色多普勒超声：如果无法看到动脉：（1）使用彩色多普勒超声；（2）在腹股沟显影股动脉，再向远端扫查，追踪动脉的走行。
- 局麻药容量：局麻药容量不要超过 10 ml。大容量的局麻药可能会导致股四头肌的运动阻滞。
- 隐神经在超声图像上表现为高回声；但是隐神经并不总是可见（比如肥胖患者）。以股动脉为标志，在其外侧注射局麻药后，通常会获得更好的隐神经成像。
- 对于肥胖患者，平面外技术可能更容易。

▶ 操作流程图

隐神经阻滞：收肌管阻滞技术操作规范

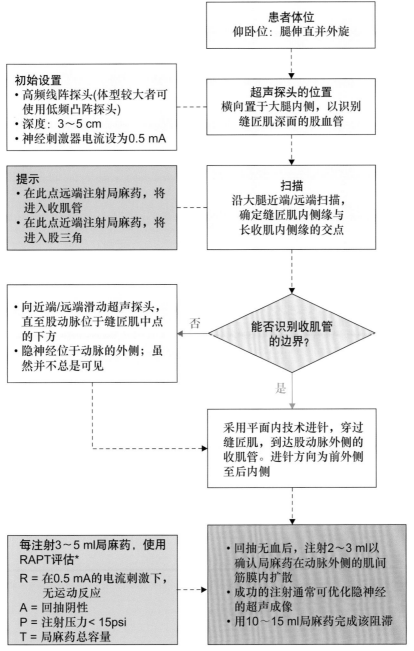

患者体位
仰卧位：腿伸直并外旋

初始设置
- 高频线阵探头(体型较大者可使用低频凸阵探头)
- 深度：3～5 cm
- 神经刺激器电流设为0.5 mA

超声探头的位置
横向置于大腿内侧，以识别缝匠肌深面的股血管

提示
- 在此点远端注射局麻药，将进入收肌管
- 在此点近端注射局麻药，将进入股三角

扫描
沿大腿近端/远端扫描，确定缝匠肌内侧缘与长收肌内侧缘的交点

- 向近端/远端滑动超声探头，直至股动脉位于缝匠肌中点的下方
- 隐神经位于动脉的外侧；虽然并不总是可见

能否识别收肌管的边界？

否

是

采用平面内技术进针，穿过缝匠肌，到达股动脉外侧的收肌管。进针方向为前外侧至后内侧

每注射3～5 ml局麻药，使用RAPT评估*

R = 在0.5 mA的电流刺激下，无运动反应
A = 回抽阴性
P = 注射压力 < 15psi
T = 局麻药总容量

- 回抽无血后，注射2～3 ml以确认局麻药在动脉外侧的肌间筋膜内扩散
- 成功的注射通常可优化隐神经的超声成像
- 用10～15 ml局麻药完成该阻滞

*局部运动反应可能反映错误的针尖位置（针尖位于肌肉内）。
更多的远端运动反应可能表明针尖与隐神经接触，因此需要小心避免针尖或局麻药注射导致的神经损伤。

（丁曦冰　陈志霞　译　缪长虹　审）

推荐阅读

Bendtsen TF, Moriggl B, Chan V, Børglum J. Basic topography of the saphenous nerve in the femoral triangle and the adductor canal. *Reg Anesth Pain Med.* 2015;40:391-392.

Burckett-St Laurant D, Peng P, Girón Arango L, et al. The nerves of the adductor canal and the innervation of the knee: an anatomic study. *Reg Anesth Pain Med.* 2016;41:321-327.

Cowlishaw P, Kotze P. Adductor canal block—or subsartorial canal block? *Reg Anesth Pain Med.* 2015;40:175-176.

Davis JJ, Bond TS, Swenson JD. Adductor canal block: more than just the saphenous nerve? *Reg Anesth Pain Med.* 2009;34:618-619.

Goffin P, Lecoq J-P, Ninane V, et al. Interfascial spread of injectate after adductor canal injection in fresh human cadavers. *Anesth Analg.* 2016;123:501-503.

Gray A, Collins A. Ultrasound-guided saphenous nerve block. *Reg Anesth Pain Med.* 2003;28:148.

Head SJ, Leung RC, Hackman GPT, Seib R, Rondi K, Schwarz SKW. Ultrasound-guided saphenous nerve block—within versus distal to the adductor canal: a proof-of-principle randomized trial. *Can J Anesth.* 2015;62:37-44.

Horn J-L, Pitsch T, Salinas F, Benninger B. Anatomic basis to the ultrasound-guided approach for saphenous nerve blockade. *Reg Anesth Pain Med.* 2009;34:486-489.

Jæger P, Jenstrup MT, Lund J, et al. Optimal volume of local anaesthetic for adductor canal block: using the continual reassessment method to estimate ED95. *Br J Anaesth.* 2015;115:920-926.

Kapoor R, Adhikary SD, Siefring C, McQuillan PM. The saphenous nerve and its relationship to the nerve to the vastus medialis in and around the adductor canal: an anatomical study. *Acta Anaesthesiol Scand.* 2012;56:365-367.

Kirkpatrick JD, Sites BD, Antonakakis JG. Preliminary experience with a new approach to performing an ultrasound-guided saphenous nerve block in the mid to proximal femur. *Reg Anesth Pain Med.* 2010;35:222-223.

Krombach J, Gray A. Sonography for saphenous nerve block near the adductor canal. *Reg Anesth Pain Med.* 2007;32:369-370.

Lundblad M, Kapral S, Marhofer P, Lönnqvist P-A. Ultrasound-guided infrapatellar nerve block in human volunteers: description of a novel technique. *Br J Anaesth.* 2006;97:710-714.

Manickam B, Perlas A, Duggan E, Brull R, Chan VWS, Ramlogan R. Feasibility and efficacy of ultrasound-guided block of the saphenous nerve in the adductor canal. *Reg Anesth Pain Med.* 2009;34:578-580.

Marsland D, Dray A, Little NJ, Solan MC. The saphenous nerve in foot and ankle surgery: its variable anatomy and relevance. *Foot Ankle Surg.* 2013;19:76-79.

Miller BR. Ultrasound-guided proximal tibial paravenous saphenous nerve block in pediatric patients. *Paediatr Anaesth.* 2010;20:1059-1060.

Pannell WC, Wisco JJ. A novel saphenous nerve plexus with important clinical correlations. *Clin Anat.* 2011;24:994-996.

Sahin L, Sahin M, Isıkay N. A different approach to an ultrasound-guided saphenous nerve block. *Acta Anaesthesiol Scand.* 2011;55:1030-1031.

Saranteas T, Anagnostis G, Paraskeuopoulos T, et al. Anatomy and clinical implications of the ultrasound-guided subsartorial saphenous nerve block. *Reg Anesth Pain Med.* 2011;36:399-402.

Sehmbi H, Brull R, Shah UJ, et al. Evidence basis for regional anesthesia in ambulatory arthroscopic knee surgery and anterior cruciate ligament reconstruction: Part II: Adductor canal nerve block—A systematic review and meta-analysis. *Anesth Analg.* 2019;128:223-238.

Smith LM, Barrington MJ. Disappointing discourse adductor canal versus femoral nerve block. *Reg Anesth Pain Med.* 2016;41:653.

Swenson JD, Davis JJ, Loose EC. The subsartorial plexus block a variation on the adductor canal block. *Reg Anesth Pain Med.* 2015;40:732-733.

Tran J, Chan VWS, Peng PWH, Agur AMR. Evaluation of the proximal adductor canal block injectate spread: a cadaveric study. *Reg Anesth Pain Med.* 2020;45:124-130.

Tsai PB, Karnwal A, Kakazu C, Tokhner V, Julka IS. Efficacy of an ultrasound-guided subsartorial approach to saphenous nerve block: a case series. *Can J Anesth.* 2010;57:683-688.

Tsui BCH, Özelsel T. Ultrasound-guided transsartorial perifemoral artery approach for saphenous nerve block. *Reg Anesth Pain Med.* 2009;34:177-178.

第26章 股外侧皮神经阻滞

阻滞要点

髂前上棘远端股外侧皮神经阻滞。

- **适应证**：大腿前外侧手术的镇痛；皮肤移植，肌肉活检，感觉异常性股痛
- **目标**：局麻药在缝匠肌浅表或外侧的神经周围扩散
- **局麻药容量**：3 ～ 10 ml

概述

股外侧皮神经（lateral femoral cutaneous nerve，LFCN）阻滞是提供大腿前外侧麻醉或镇痛的常用技术。该阻滞技术还可以帮助诊断和治疗感觉异常性股痛。股外侧皮神经的单支病变表现为其支配区域的疼痛、感觉迟钝或麻木。超声有助于清楚识别神经并确保穿刺针位于正确的筋膜平面。

解剖

股外侧皮神经是小的感觉神经，起源于 L2 和 L3 的背侧分支。其自腰大肌外侧缘发出后，在髂筋膜下向外侧走行至髂前上棘（anterior superior iliac spine，ASIS），经腹股沟韧带深面向远端穿过缝匠肌进入大腿，并分为两支（即前支和后支）支配大腿前外侧（图 26-1）。股外侧皮神经在进入大腿时存在许多解剖学变异。

横断面解剖和超声图像

在髂前上棘水平，股外侧皮神经位于缝匠肌附着点的内侧。当缝匠肌由外向内下行越过大腿前侧时，股外侧皮神经在缝匠肌表面由内向外穿行。在远端几厘米处，股外侧皮神经位于缝匠肌和阔筋膜张肌之间。超声图像上，皮下 0.5 ～ 2 cm 处，股外侧皮神经在缝匠肌的阔筋膜和浅筋膜之间或在缝匠肌和阔筋膜张肌之间充满脂肪的低回声区，表现为小的高回声神经结构（图 26-2）。

麻醉与镇痛的分布范围

股外侧皮神经是单纯的感觉神经，支配大腿前外侧皮肤（图 26-3）。股外侧皮神经的支配区域具有高度变异性。

阻滞前准备

设备

- 探头：高频线性探头
- 穿刺针：长 25 ～ 40 mm，25 G 针

局麻药

用于皮肤表面麻醉，常用 2% 利多卡因或 0.2% 罗哌卡因。用于感觉异常性股痛治疗，常使用含有类固醇的长效局麻药。

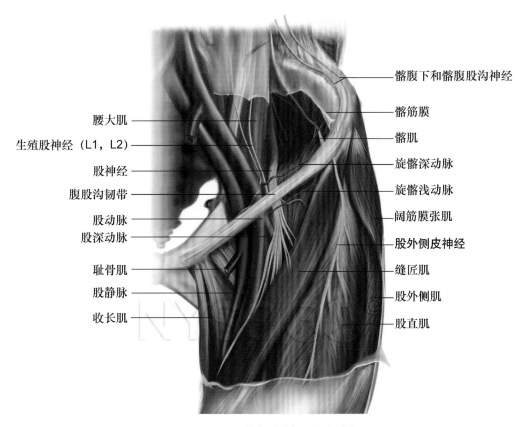

髂腹下和髂腹股沟神经
髂筋膜
髂肌
旋髂深动脉
旋髂浅动脉
阔筋膜张肌
股外侧皮神经
缝匠肌
股外侧肌
股直肌
腰大肌
生殖股神经（L1，L2）
股神经
腹股沟韧带
股动脉
股深动脉
耻骨肌
股静脉
收长肌

图 26-1　股外侧皮神经的解剖

P
M
L
D
阔筋膜
LFCN
阔筋膜张肌
缝匠肌
髂腰肌

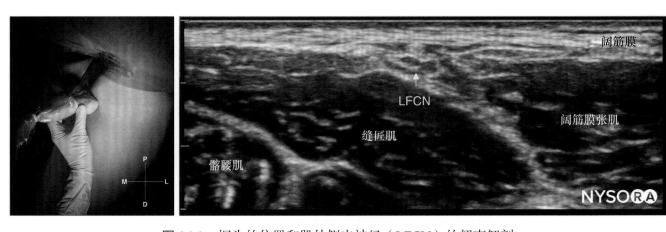

图 26-2　探头的位置和股外侧皮神经（LFCN）的超声解剖

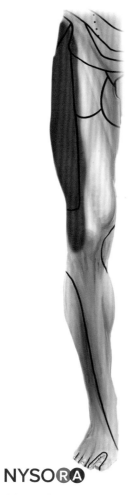

图 26-3　股外侧皮神经的感觉分布（以红色突出显示）

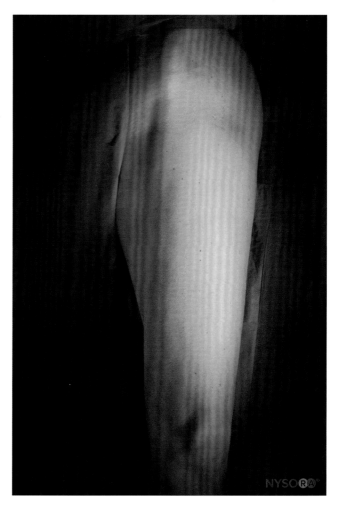

图 26-4　超声引导下股外侧皮神经阻滞患者体位

患者体位

患者仰卧位，下肢伸展以最大限度地暴露大腿近端（图 26-4）。

▶ 操作技术

标志和超声探头初始位置

找到髂前上棘后，将探头横向放置在其远端，以低回声三角形结构识别缝匠肌。

扫描方法

探头在缝匠肌表面向远端滑动，调整角度和压力，仔细观察较小的股外侧皮神经。股外侧皮神经是一种高回声结构，从肌肉表面走行至缝匠肌和阔筋膜张肌之间的狭小间隙。此间隙为神经最容易看到的地方（见图 26-2）。

进针方法与路径

以平面内或平面外技术进针，穿透阔筋膜并将针尖靠近神经处，回抽无血后，注入 1 ml 局麻药来确认针尖的正确位置（图 26-5）。

局麻药扩散和分布

局麻药围绕股外侧皮神经扩散可以确保阻滞成功。如果神经不能清晰可见，仔细浸润缝匠肌筋膜的浅层也可以成功阻滞。

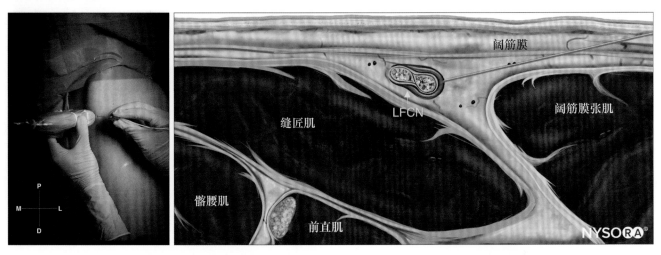

图 26-5　超声引导下平面内进针行股外侧皮神经（LFCN）阻滞的超声解剖结构

▶ 操作流程图

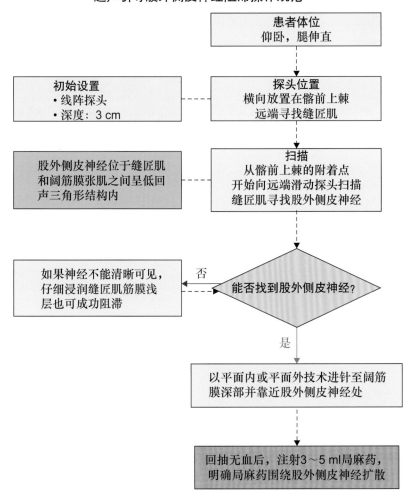

超声引导股外侧皮神经阻滞操作规范

患者体位
仰卧，腿伸直

初始设置
• 线阵探头
• 深度：3 cm

探头位置
横向放置在髂前上棘
远端寻找缝匠肌

**股外侧皮神经位于缝匠肌
和阔筋膜张肌之间呈低回
声三角形结构内**

扫描
从髂前上棘的附着点
开始向远端滑动探头扫描
缝匠肌寻找股外侧皮神经

**如果神经不能清晰可见，
仔细浸润缝匠肌筋膜浅
层也可成功阻滞**

否 ← **能否找到股外侧皮神经？**

是

以平面内或平面外技术进针至阔筋
膜深部并靠近股外侧皮神经处

回抽无血后，注射3～5 ml局麻药，
明确局麻药围绕股外侧皮神经扩散

（王迎迎　李泉　译　罗涛　审）

推荐阅读

Bodner G, Bernathova M, Galiano K, Putz D, Martinoli C, Felfernig M. Ultrasound of the lateral femoral cutaneous nerve: normal findings in a cadaver and in volunteers. *Reg Anesth Pain Med.* 2009;34:265-268.

Davies A, Crossley AP, Harper MW, O'Loughlin EJ. Lateral cutaneous femoral nerve blockade-limited skin incision coverage in hip arthroplasty. *Anaesth Intensive Care.* 2014;42:625-630.

Grothaus MC, Holt M, Mekhail AO, Ebraheim NA, Yeasting RA. Lateral femoral cutaneous nerve: an anatomic study. *Clin Orthop Relat Res.* 2005:164-168. doi:10.1097/01.blo.0000164526.08610.97.

Hara K, Sakura S, Shido A. Ultrasound-guided lateral femoral cutaneous nerve block: comparison of two techniques. *Anaesth Intensive Care.* 2011;39:69-72.

Nersesjan M, Hägi-Pedersen D, Andersen JH, et al. Sensory distribution of the lateral femoral cutaneous nerve block—a randomised, blinded trial. *Acta Anaesthesiol Scand.* 2018;62:863-873.

Ng I, Vaghadia H, Choi PT, Helmy N. Ultrasound imaging accurately identifies the lateral femoral cutaneous nerve. *Anesth Analg.* 2008;107:1070-1074.

Nielsen TD, Moriggl B, Barckman J, et al. The lateral femoral cutaneous nerve: description of the sensory territory and a novel ultrasound-guided nerve block technique. *Reg Anesth Pain Med.* 2018;43:357-366.

Shteynberg A, Riina LH, Glickman LT, Meringolo JN, Simpson RL. Ultrasound guided lateral femoral cutaneous nerve (LFCN) block: safe and simple anesthesia for harvesting skin grafts. *Burns.* 2013;39:146-149.

Thybo KH, Mathiesen O, Dahl JB, Schmidt H, Hägi-Pedersen D. Lateral femoral cutaneous nerve block after total hip arthroplasty: a randomised trial. *Acta Anaesthesiol Scand.* 2016;60:1297-1305.

Vilhelmsen F, Nersesjan M, Andersen JH, et al. Lateral femoral cutaneous nerve block with different volumes of ropivacaine: a randomized trial in healthy volunteers. *BMC Anesthesiol.* 2019;19:1-8.

第27章 闭孔神经阻滞

阻滞要点

腹股沟处闭孔神经阻滞。

- **适应证**：髋关节和膝关节术后镇痛（可作为膝关节手术的补救镇痛）、防止经尿道膀胱手术时大腿内收、缓解髋关节内收肌痉挛疼痛
- **目标**：局麻药在闭孔神经所在的筋膜间隙扩散
- **局麻药容量**：每个筋膜间隙或闭孔神经的每个分支周围 5 ～ 10 ml。对于近端入路，10 ～ 15 ml。

概述

闭孔神经阻滞作为一种较成熟的神经阻滞技术广泛应用于髋关节和膝关节手术。在以往常根据体表标志物和神经刺激仪进行定位，然而，解剖结构的变异性和位置较深使其难以获得满意的效果。随着超声技术在临床的广泛应用，这项阻滞技术重新引起了人们的关注，因为在超声引导下人们不仅可以观察到神经走行并且能够将局麻药精确地注射到它所分布的筋膜平面，甚至能观察到麻醉药液在闭孔神经周围和沿着闭孔神经分叉近端的闭孔管道内扩散。闭孔神经阻滞可以提高髋关节和膝关节术后镇痛的效果。然而，在多模式镇痛方案的背景下，其镇痛效果尚未确定。

局限性和特殊风险

这项技术的局限性包括难以获得腹股沟区域结构的良好超声图像。同时，由于局部麻醉药分布不足和神经解剖变异较大导致阻滞范围不够，从而影响髋部疼痛的镇痛效果。

闭孔神经阻滞相关的常见并发症是误伤血管，因为在闭孔神经附近有闭孔动脉与旋股内侧动脉一个分支的汇合处。

解剖

闭孔神经由腰 2、3、4 三支神经的腹支汇成，它通过腰大肌内侧边缘向下进入骨盆，然后与髂总动脉一起向后外走行并沿骨盆壁进入闭孔，到达大腿（图 27-1）。多数人的闭孔神经在经闭孔出骨盆之前分为前后两支，其近端被闭孔外纤维所分隔，远端被短收肌所分隔。髋关节支通常来自闭孔神经近端，偶尔由分支发出。

闭孔神经的**前支**位于耻骨肌和短收肌之间的筋膜平面，延伸于长收肌和短收肌之间，支配长收肌、短收肌和股薄肌。**后支**位于短收肌和大收肌之间的筋膜平面（图 27-1），支配大收肌和短收肌，有时也支配闭孔外肌和长收肌。后支也发出关节支支配膝关节内侧。

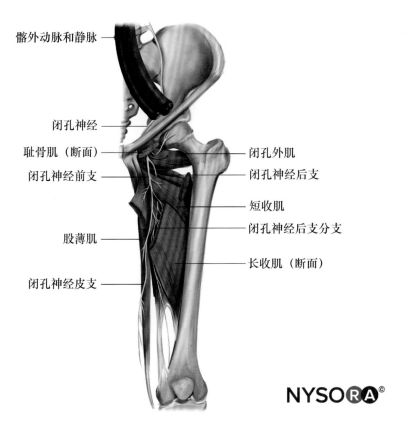

髂外动脉和静脉

闭孔神经

耻骨肌（断面）

闭孔神经前支

股薄肌

闭孔神经皮支

闭孔外肌

闭孔神经后支

短收肌

闭孔神经后支分支

长收肌（断面）

图 27-1　大腿闭孔神经解剖

横断面解剖和超声视图

在腹股沟韧带水平，闭孔远端的闭孔神经的分支在闭孔外肌的表面和耻骨肌的深处（图 27-2A）。

稍远处，闭孔神经分支在到达短收肌时分叉（图 27-2B）。

更远处，前分支位于长收肌和短收肌之间，后分支位于短收肌和大收肌之间。使用线阵超声探头，可以很容易地识别位于耻骨肌内侧的内收肌筋膜平面，此时闭孔神经的分支可能并不总是可见（图 27-2C）。

麻醉和镇痛分布范围

闭孔神经的运动纤维支配股薄肌、短收肌和大收肌。耻骨肌和大收肌分别受股神经和坐骨神经的共同支配。因此，内收肌肌力下降超过 40% ～ 50% 通常被用作闭孔神经阻滞成功的定义。

闭孔神经的感觉纤维分布于髋关节和膝关节，髋关节的感觉纤维不能被上述所描述的远端阻滞路径所阻滞。对于大腿内侧的皮肤阻滞效果尚不明确而仍在探索中（图 27-3）。

阻滞前准备

器材

● 超声探头：线阵高频或凸阵探头
● 穿刺针：长 50 mm 或 100 mm，21 号或 22 号，短斜面、绝缘、电刺激针

局麻药的选择

为避免膀胱镜手术中内收肌收缩，建议使用短效或中效局麻药，如 2% 利多卡因。对于髋关节或膝关节术后的镇痛，建议使用长效局麻药（如 0.5% 布比卡因或 0.5% 罗哌卡因）。与大多数筋膜平面阻滞一样，阻滞的成功取决于麻醉药的容积。因此，通常注射 10 至 15 ml，能够达到良好的扩散。

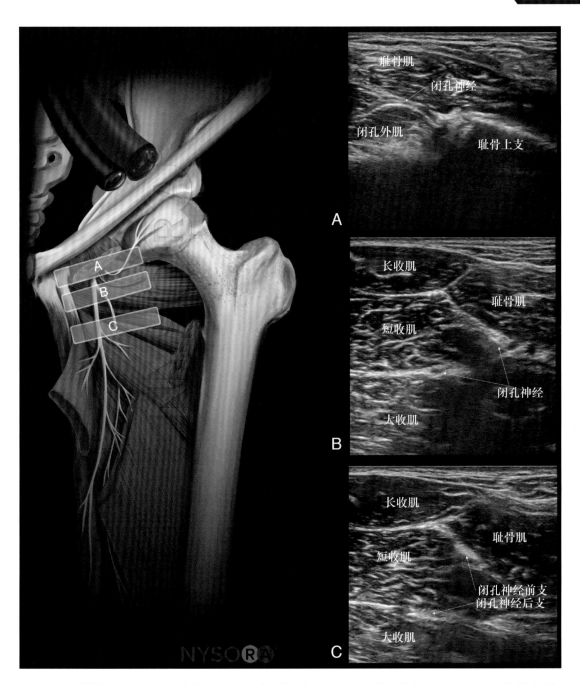

图 27-2 横断面解剖示闭孔神经（**A**）离开闭孔，（**B**）接近短收肌和（**C**）在短收肌水平

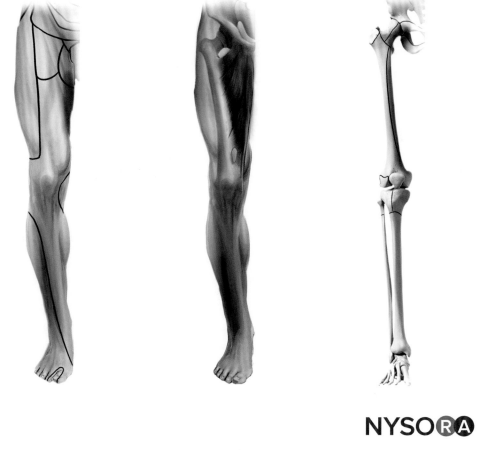

NYSO**R**A

图 27-3   闭孔神经阻滞：感觉和运动分布（以红色突出显示）

患者体位

患者取仰卧位，大腿略微外展并外旋，以便于显露出腹股沟褶皱处（图 27-4）。

▶ 操作技术

标志和超声探头初始位置

将超声探头横向置于腹股沟褶皱处，寻找股动脉。后向内侧移动以识别耻骨，进一步向内侧移动，识别长收肌、短收肌和大收肌。

扫描方法

能够看到闭孔神经的前支和后支沿筋膜平面延伸至短收肌的浅表和深部（图 27-2）。

尽可能向近端移动探头并向颅侧倾斜约 45°，可以看到两条分支在耻骨肌和闭孔外肌之间的筋膜平面汇合。

之间和短收肌与大收肌之间注入等量的局麻药。必要时，可调整针尖位置使局麻药液在筋膜间隙充分扩散（图 27-5 和图 27-6）。

- **近端入路：** 采用平面内进针，神经刺激针由外向内刺入耻骨肌与闭孔外肌之间的高回声平面。可以看到闭孔神经呈现为高回声的粗大结构，但其与筋膜间平面可能较难区分（图 27-7 和图 27-8）。采用平面内进针时，由于超声探头倾斜角度较大，很难将阻滞针、超声探头对齐以便同时可视化针和目标。

局麻药扩散及分布

无论通过远端入路或近端入路，局麻药液沿着相应的肌间筋膜平面扩散。此外，采用近端入路可能使局麻药液沿闭孔管逆向扩散，导致头侧至腹股沟韧带分支的阻滞。近端入路更适合于避免膀胱内镜术中内收肌的收缩。

▶ 技巧锦囊

- 腿部无力或不能内收表明闭孔神经阻滞成功。评估内收肌力量（运动阻滞）的一种简单方法是指导患者将腿从外展位置内收以抵抗阻力。
- 应注意避免在血管分布丰富的区域进行注射。应始终使用彩色多普勒，频繁回抽，分次给药，并与患者保持交流。
- 当使用神经刺激时，即使没有显现目标神经，也会出现大腿的内收。这是由于电流 > 1.0 mA，直接刺激肌肉或其分支所致。降低电流强度有助于区分神经刺激和直接肌肉刺激。

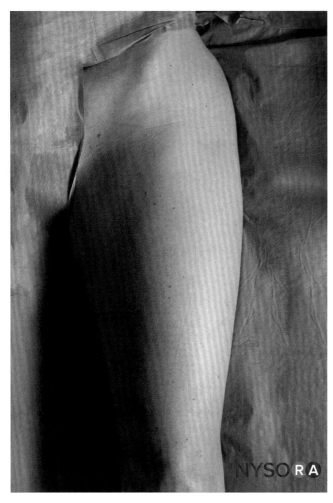

图 27-4　闭孔神经阻滞的患者体位

进针方法与路径

闭孔神经阻滞主要有两种入路：近端入路阻滞和远端入路阻滞。

- **远端入路：** 通过平面内或平面外进针。在引出内收肌收缩之后，分别向长收肌与短收肌

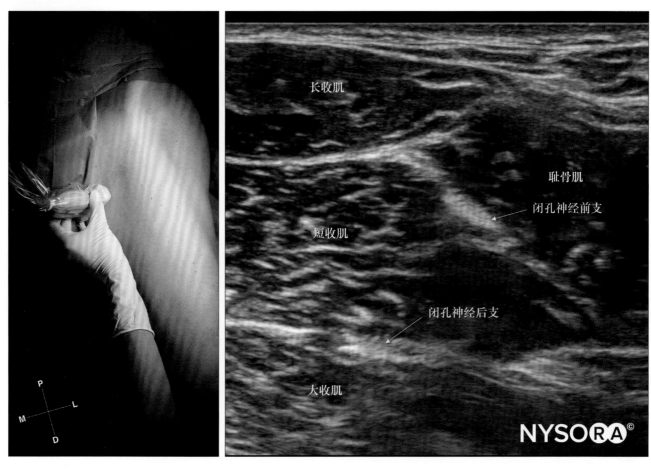

图 27-5 闭孔神经阻滞的远端入路；探头位置和超声解剖图

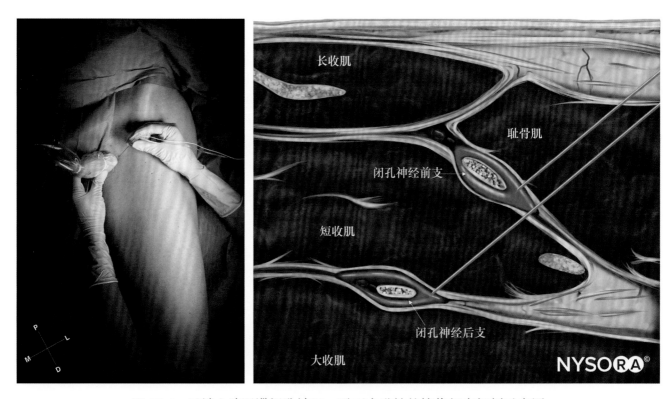

图 27-6 远端入路阻滞闭孔神经；平面内进针的镜像超声解剖示意图

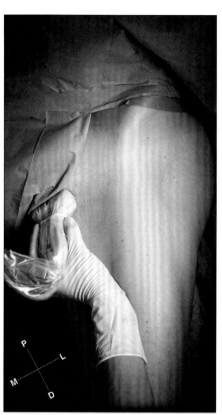
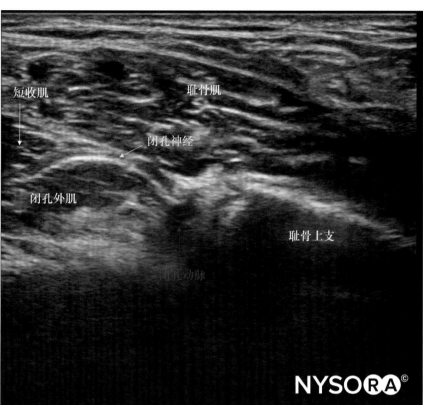

图 27-7　闭孔神经阻滞的近端入路；探头位置和超声解剖图

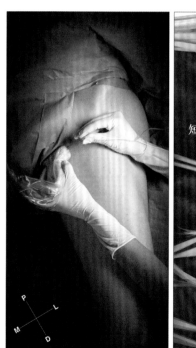
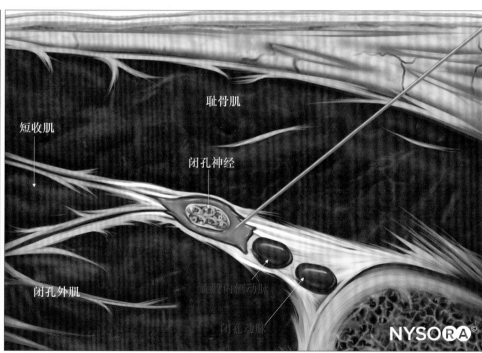

图 27-8　近端入路阻滞闭孔神经；平面内进针的镜像超声解剖示意图

▶ 操作流程图

闭孔神经阻滞技术操作规范

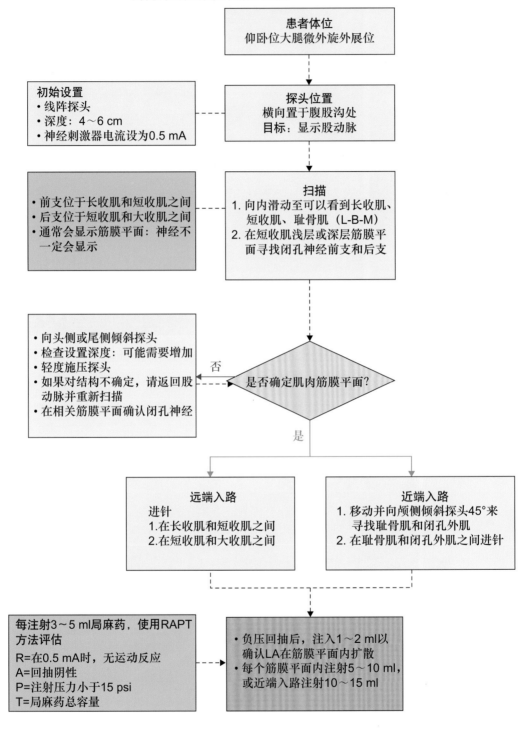

患者体位
仰卧位大腿微外旋外展位

初始设置
· 线阵探头
· 深度：4～6 cm
· 神经刺激器电流设为0.5 mA

探头位置
横向置于腹股沟处
目标：显示股动脉

· 前支位于长收肌和短收肌之间
· 后支位于短收肌和大收肌之间
· 通常会显示筋膜平面：神经不一定会显示

扫描
1. 向内滑动至可以看到长收肌、短收肌、耻骨肌（L-B-M）
2. 在短收肌浅层或深层筋膜平面寻找闭孔神经前支和后支

· 向头侧或尾侧倾斜探头
· 检查设置深度：可能需要增加
· 轻度施压探头
· 如果对结构不确定，请返回股动脉并重新扫描
· 在相关筋膜平面确认闭孔神经

否 ← **是否确定肌肉筋膜平面？**

是

远端入路
进针
1. 在长收肌和短收肌之间
2. 在短收肌和大收肌之间

近端入路
1. 移动并向颅侧倾斜探头45°来寻找耻骨肌和闭孔外肌
2. 在耻骨肌和闭孔外肌之间进针

每注射3～5 ml局麻药，使用RAPT方法评估
R=在0.5 mA时，无运动反应
A=回抽阴性
P=注射压力小于15 psi
T=局麻药总容量

· 负压回抽后，注入1～2 ml以确认LA在筋膜平面内扩散
· 每个筋膜平面内注射5～10 ml，或近端入路注射10～15 ml

（郭旭　李泉　译　何仁亮　审）

推荐阅读

Anagnostopoulou S, Kostopanagiotou G, Paraskeuopoulos T, Chantzi C, Lolis E, Saranteas T. Anatomic variations of the obturator nerve in the inguinal region: implications in conventional and ultrasound regional anesthesia techniques. *Reg Anesth Pain Med.* 2009;34:33-39.

Kim YB, Park HY, Kim KM, Shin HJ, Kim SB, Lee MG. The effect of interfascial injection on obturator nerve block compared with nerve stimulating approach by ultrasound-guide: a randomized clinical trial. *Urol J.* 2019;16(4):407-411.

Lee SH, Jeong CW, Lee HJ, Yoon MH, Kim WM. Ultrasound guided obturator nerve block: a single interfascial injection technique. *J Anesth.* 2011;25:923-926.

Lin J-A, Nakamoto T, Yeh S-D. Ultrasound standard for obturator nerve block: the modified Taha's approach. *Br J Anaesth.* 2015;114:337-339.

Nielsen ND, Runge C, Clemmesen L, et al. An obturator nerve block does not alleviate postoperative pain after total hip arthroplasty: a randomized clinical trial. *Reg Anesth Pain Med.* 2019;44:466-471.

Nielsen TD, Moriggl B, Søballe K, Kolsen-Petersen JA, Børglum J, Bendtsen TF. A cadaveric study of ultrasound-guided subpectineal injectate spread around the obturator nerve and its hip articular branches. *Reg Anesth Pain Med.* 2017;42:357-361.

Paraskeuopoulos T, Saranteas T. Ultrasound-guided obturator nerve block: the importance of the medial circumflex femoral vessels. *Reg Anesth Pain Med.* 2012;37:565.

Runge C, Børglum J, Jensen JM, et al. The analgesic effect of obturator nerve block added to a femoral triangle block after total knee arthroplasty: a randomized controlled trial. *Reg Anesth Pain Med.* 2016;41:445-451.

Shah N, Sofi K, Nengroo S. Obturator nerve block in transurethral resection of bladder tumor: a comparison of ultrasound-guided technique versus ultrasound with nerve stimulation technique. *Anesth Essays Res.* 2017;11:411-415.

Taha AM. Ultrasound-guided obturator nerve block: a proximal interfascial technique. *Anesth Analg.* 2012;114:236-239.

Yoshida T, Onishi T, Furutani K, Baba H. A new ultrasound-guided pubic approach for proximal obturator nerve block: clinical study and cadaver evaluation. *Anaesthesia.* 2016;71:291-297.

Yoshida T, Nakamoto T, Kamibayashi T. Ultrasound-guided obturator nerve block: a focused review on anatomy and updated techniques. *Biomed Res Int.* 2017;2017:1-9.

第28章 近端坐骨神经阻滞

阻滞要点

在臀部、臀下部或大腿近端阻滞坐骨神经。

- **适应证**：足部、踝部、大腿或膝关节后方、膝上截肢手术的麻醉与镇痛
- **目标**：局麻药在包含坐骨神经的神经鞘内扩散
- **局麻药容量**：10 ～ 20 ml

概述

坐骨神经阻滞是一种成熟的用于下肢手术的神经阻滞技术，可联合或不联合隐神经阻滞。超声引导下神经阻滞技术的发展提高了神经阻滞的成功率，并减少局麻药用量。沿其近端走行，可在骶旁、臀肌和臀肌下方等多个水平使用不同的穿刺入路到达坐骨神经，如后入路、侧入路和前入路。然而与近端坐骨神经阻滞相比，人们更加倾向于坐骨神经远端分支阻滞或保留运动功能的感觉分支阻滞。例如，腘窝或踝部神经阻滞更加适合于足踝日间手术（参见第 29 章和第 32 章），因为这样很少影响早期活动。与之相似，膝关节术后的镇痛干预也更趋向于高选择性的阻滞膝关节囊后侧的末端感觉分支（参见第 31 章）。

局限性

由于位置较深，在臀部水平获得坐骨神经的最佳图像比较困难，特别是肥胖患者。虽然近端阻滞和腘窝阻滞使膝关节下麻醉区域相似，但大腿后部运动阻滞限制了患者主动活动。由于坐骨神经穿刺路径较长，患者难以耐受，需要较强的镇静。

解剖

坐骨神经是一根粗大的神经，它起源于腰骶丛（L4 ～ L5 和 S1 ～ S3）。坐骨神经从梨状肌下方的坐骨神经大孔出骨盆，沿臀大肌（后方）和内侧肌群（即上、下孖肌、闭孔内肌和股方肌）之间的筋膜平面向远端走行。坐骨神经向下在股骨大转子和坐骨结节之间走行至大腿后侧，并继续下行至腘窝处位于股二头肌和大收肌之间。股后侧皮神经在臀部水平与坐骨神经伴行，直至坐骨结节处股二头肌将它们分开（图 28-1）。

横断面解剖与超声视图

在臀部水平，坐骨神经位于臀大肌（表面）和深层肌群（即闭孔内肌、下孖肌或股四方肌）之间。将凸阵探头置于大粗隆（外侧）和坐骨结节（内侧）之间，臀大肌为最表浅的肌肉层，一般几厘米厚，股方肌位于其深面。肌肉筋膜平面将这两个骨性结构连接。在这个筋膜平面内坐骨神经表现为三角形高回声结构，与大粗隆相比，它略靠近坐骨结节（图 28-2A）。

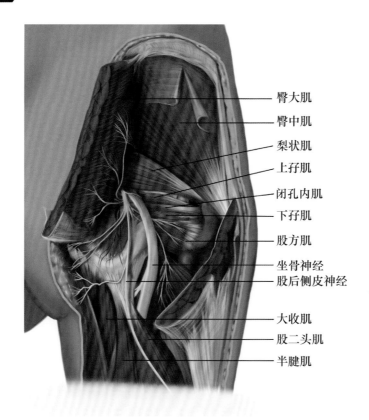

臀大肌
臀中肌
梨状肌
上孖肌
闭孔内肌
下孖肌
股方肌
坐骨神经
股后侧皮神经
大收肌
股二头肌
半腱肌

NYSORA

图 28-1　大腿后侧坐骨神经的解剖

更远端在**臀皱褶**处，由于臀大肌逐渐变细薄，坐骨神经更加表浅更易于阻滞。在此水平坐骨神经位于臀大肌（后侧）和大收肌（前侧）之间。股二头肌的长头和起于坐骨结节的坐骨肌的长头，正好位于坐骨神经内侧。将线阵探头（或凸阵探头）置于臀皱褶处，可见坐骨神经表现为三角形或椭圆形的高回声，位于肌间筋膜平面（图 28-2B）。

在**大腿近端**，也可经**侧路**或**前路**阻滞坐骨神经。但是这样的阻滞技术难度较大，因为此处坐骨神经位置较深。通过彩色多普勒超声可以看到股动脉及其股深支位于坐骨神经内侧。股骨呈高回声边缘伴后方声影结构，位于神经外侧。坐骨神经在深约

6～8 cm 处表现为高回声结构，位于大收肌和股二头肌之间的筋膜平面内（图 28-3）。

▶ 麻醉与镇痛的分布范围

近端坐骨神经阻滞能够导致大腿和膝盖以下小腿后侧感觉和运动神经阻滞。在大腿处，运动神经阻滞包括所有的后方肌群（如股二头肌、半膜肌和半腱肌）和部分大收肌。感觉阻滞包括髋关节囊和膝关节囊后部。经臀下入路和前路的坐骨神经阻滞常常不能阻滞股后皮神经。除非手术切口涉及大腿后侧，否则这一区域的皮肤未被麻醉的临床影响不

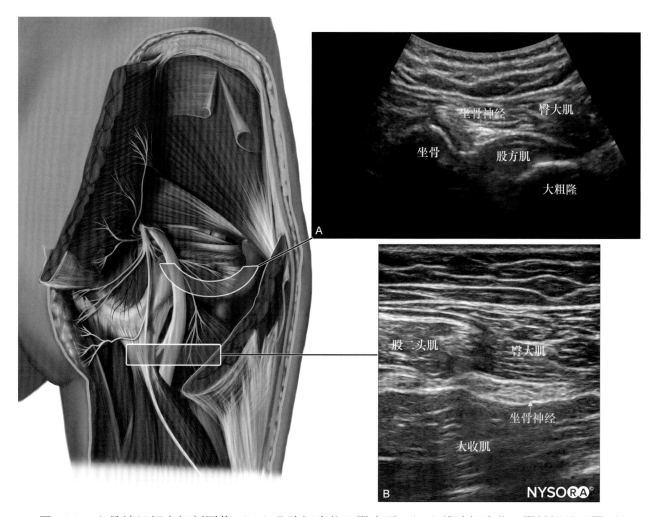

图 28-2　坐骨神经超声解剖图像：(A) 凸阵探头位于臀水平，(B) 线阵探头位于臀皱褶处（臀下）

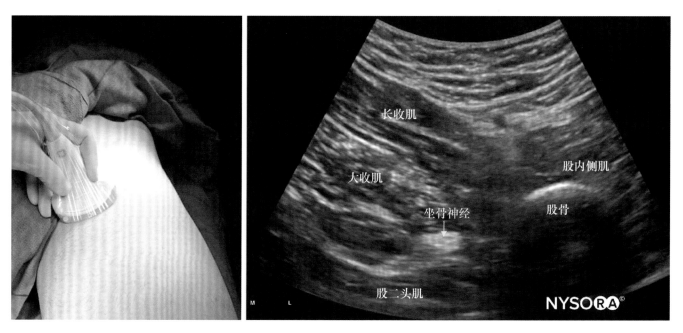

图 28-3　前路坐骨神经超声解剖图像

大。坐骨神经阻滞时膝关节以下，除了隐神经支配的小腿、踝部和足部内侧区域外，其他区域均被完全麻醉（图 28-4）。

阻滞前准备

器材

- 探头：低频凸阵探头（或用于臀下入路的高频线阵探头）
- 穿刺针：长 80 ～ 100 mm，22 G，绝缘刺激针

局麻药

0.5% 的布比卡因或罗哌卡因用于足部和踝部手术的麻醉和镇痛。0.125% ～ 0.25% 的布比卡因和罗哌卡因可用于膝关节手术后的镇痛。短效局麻药，如 2% 利多卡因，通常用于短小、疼痛程度低的手术。10 ～ 20 ml 容量的局麻药通常可以达到满意的

阻滞效果。将容量增加到 30 ml 并不能明显延长阻滞时间。

患者体位

对于经臀或臀下入路，可以将患者置于侧卧位（Sim 位），阻滞侧肢体屈髋屈膝，或俯卧位（图 28-5）。暴露患者大腿、小腿后侧和足部，当使用神经刺激时以便观察运动反应。

对于前路和侧路坐骨神经阻滞，患者取仰卧位，髋关节外展和外旋，方便探头放置和穿刺针置入。有报道描述了侧路也可采取仰卧位。

操作技术

经臀入路

将超声探头横向置于大粗隆和坐骨结节之间，以识别连接两个骨性标志的臀大肌深筋膜。下压或

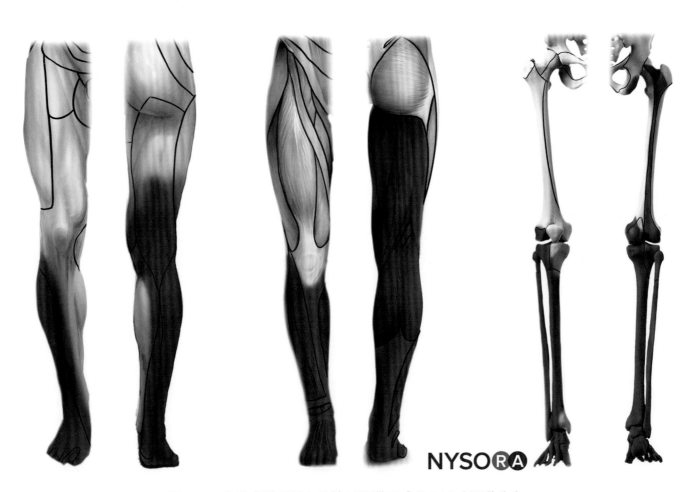

图 28-4   在臀或臀下行坐骨神经阻滞后感觉和运动阻滞分布

筋膜平面。坐骨神经表现为椭圆形高回声结构位于该筋膜平面内。在此水平倾斜探头向远端扫查，可区分连续的坐骨神经与附着于坐骨结节的腱膜结构（图 28-8）。采用平面内技术由外侧向内侧朝筋膜平面内的坐骨神经外侧缘进针（图 28-9）。这种方法也被称为"臀下"入路，指的是臀肌远端注射。

前路

将凸阵探头横向置于大腿近端前内侧。浅表的股动脉和股神经位于内侧，小粗隆位于外侧。坐骨神经表现为高回声椭圆形结构，位于大收肌和股二头肌之间的深筋膜平面（图 28-3）。滑动和倾斜探头可以优化成像。如果患者能够背伸和跖曲踝关节，可使坐骨神经在肌肉内旋转或移动，有助于识别。

采用平面内或平面外技术，朝向坐骨神经所在的筋膜平面进针。在穿刺前使用彩色多普勒识别股血管与股神经十分重要，以免误穿血管。

由于进针角度大，清晰显示针尖可能比较困难。

局麻药的扩散与分布

一旦针尖到达靠近坐骨神经鞘的筋膜平面，可以注射 1 ～ 2 ml 局麻药以确定合适的注射位置。常常需要重新调整针尖的位置使局麻药在坐骨神经周围更好地扩散，以提高阻滞速度和成功率。

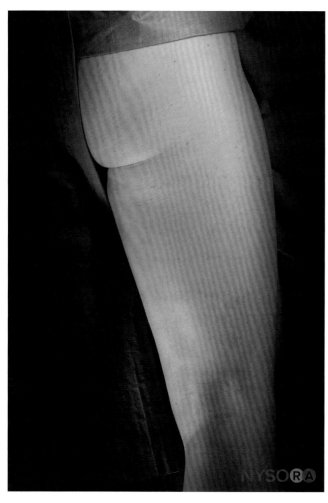

图 28-5　坐骨神经阻滞患者体位

倾斜探头，可见坐骨神经位于该筋膜平面内，表现为三角形高回声结构（图 28-6）。

采用平面内技术由外侧向内侧朝筋膜平面内坐骨神经外侧缘进针，注射 1 ～ 2 ml 局麻药来确定注射位置（图 28-7）。需要注意的是，在一些文献中这种入路也被称为"臀下入路"，指的是在臀大肌深面注射。

臀下入路

将探头放置于臀皱褶处，以识别臀大肌（后侧）、股二头肌（内侧）和大收肌（前侧）之间的

技巧锦囊

- 线阵探头可用于瘦小患者和臀下入路。但凸阵探头较宽的扫查范围更适用于近端坐骨神经阻滞，因为可以同时显示多个骨性标志。
- 近端坐骨神经成像取决于正确识别筋膜平面。向肌肉的远端和近端追溯，或从它们的附着点扫查，通常有助于寻找坐骨神经。
- 坐骨神经距离皮肤的深度随其行走路径上的肌肉厚度的变化而变化。因此坐骨神经表现为高度的各向异性。沿其走行路径，倾斜调整探头对于优化坐骨神经成像至关重要。

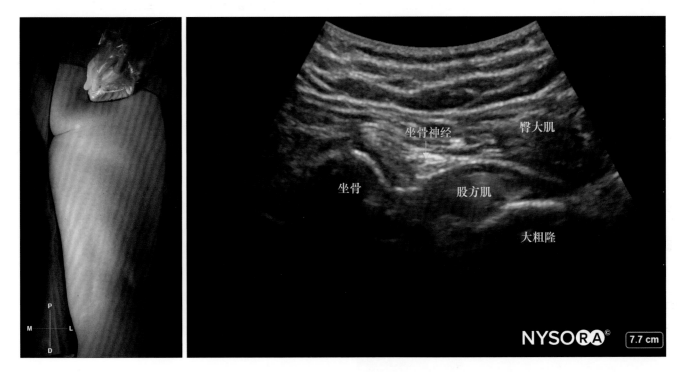

图 28-6   经臀入路行坐骨神经阻滞时的探头位置与超声解剖图像

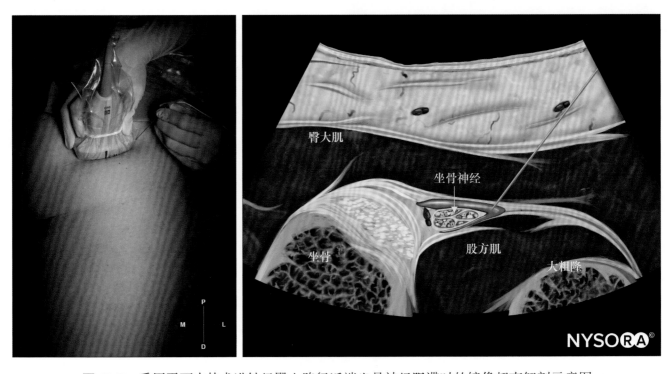

图 28-7   采用平面内技术进针经臀入路行近端坐骨神经阻滞时的镜像超声解剖示意图

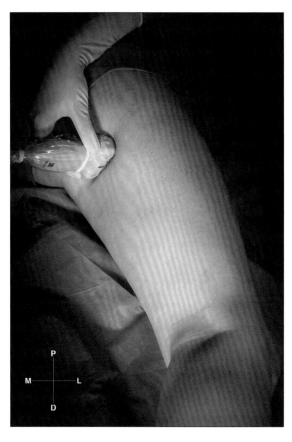
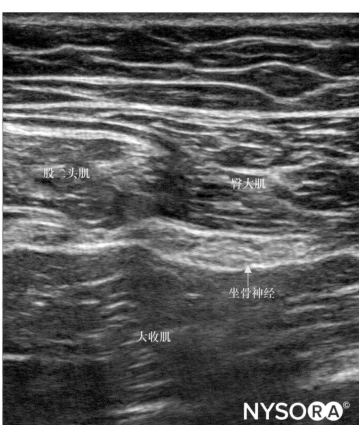

图 28-8　臀下入路行坐骨神经阻滞时的探头位置和超声解剖图像

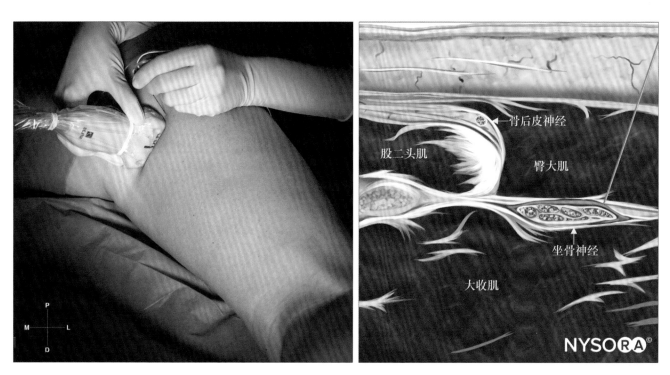

图 28-9　采用平面内技术进针臀下入路行近端坐骨神经阻滞时的镜像超声解剖示意图

▶ 操作流程图

近端坐骨神经阻滞技术操作规范

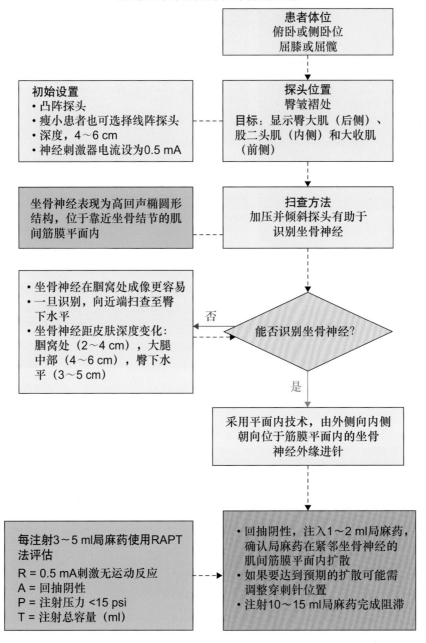

患者体位
俯卧或侧卧位
屈膝或屈髋

初始设置
- 凸阵探头
- 瘦小患者也可选择线阵探头
- 深度，4～6 cm
- 神经刺激器电流设为0.5 mA

探头位置
臀皱褶处
目标：显示臀大肌（后侧）、股二头肌（内侧）和大收肌（前侧）

坐骨神经表现为高回声椭圆形结构，位于靠近坐骨结节的肌间筋膜平面内

扫查方法
加压并倾斜探头有助于识别坐骨神经

- 坐骨神经在腘窝处成像更容易
- 一旦识别，向近端扫查至臀下水平
- 坐骨神经距皮肤深度变化：腘窝处（2～4 cm），大腿中部（4～6 cm），臀下水平（3～5 cm）

能否识别坐骨神经？　否　　是

采用平面内技术，由外侧向内侧朝向位于筋膜平面内的坐骨神经外缘进针

每注射3～5 ml局麻药使用RAPT法评估
R = 0.5 mA刺激无运动反应
A = 回抽阴性
P = 注射压力 <15 psi
T = 注射总容量（ml）

- 回抽阴性，注入1～2 ml局麻药，确认局麻药在紧邻坐骨神经的肌间筋膜平面内扩散
- 如果要达到预期的扩散可能需调整穿刺针位置
- 注射10～15 ml局麻药完成阻滞

（郭旭　陈志霞　译　熊军　孙炎芫　审）

推荐阅读

Abdallah FW, Chan VW, Koshkin A, Abbas S, Brull R. Ultrasound-guided sciatic nerve block in overweight and obese patients. *Reg Anesth Pain Med.* 2013;38:547-552.

Alsatli R. Comparison of ultrasound-guided anterior versus trans-gluteal sciatic nerve blockade for knee surgery. *Anesth Essays Res.* 2012;6:29.

Cappelleri G, Ambrosoli AL, Turconi S, Gemma M, Ricci EB, Cornaggia G. Effect of local anesthetic dilution on the onset time and duration of double-injection sciatic nerve block: a prospective, randomized, blinded evaluation. *Anesth Analg.* 2014;119:489-493.

Christiansen CB, Madsen MH, Rothe C, Andreasen AM, Lundstrøm LH, Lange KHW. Volume of ropivacaine 0.2% and common peroneal nerve block duration: a randomised, double-blind cohort trial in healthy volunteers. *Anaesthesia.* 2018;73:1361-1367.

Dolan J. Ultrasound-guided anterior sciatic nerve block in

the proximal thigh: an in-plane approach improving the needle view and respecting fascial planes. *Br J Anaesth.* 2013;110:319-320.

Hara K, Sakura S, Yokokawa N. The role of electrical stimulation in ultrasound-guided subgluteal sciatic nerve block: a retrospective study on how response pattern and minimal evoked current affect the resultant blockade. *J Anesth.* 2014;28:524-531.

Hara K, Sakura S, Yokokawa N, Tadenuma S. Incidence and effects of unintentional intraneural injection during ultrasound-guided subgluteal sciatic nerve block. *Reg Anesth Pain Med.* 2012;37:289-293.

Johnson CS, Johnson RL, Niesen AD, Stoike DE, Pawlina W. Ultrasound-guided posterior femoral cutaneous nerve block: a cadaveric study. *J Ultrasound Med.* 2018;37:897-903.

Karmakar MK, Kwok WH, Ho AM, Tsang K, Chui PT, Gin T. Ultrasound-guided sciatic nerve block: description of a new approach at the subgluteal space. *Br J Anaesth.* 2007;98:390-395.

Nwawka OK, Meyer R, Miller TT. Ultrasound-guided subgluteal sciatic nerve perineural injection: report on safety and efficacy at a single institution. *J Ultrasound Med.* 2017;36:2319-2324.

Osaka Y, Kashiwagi M, Nagatsuka Y, Miwa S. Ultrasound-guided medial mid-thigh approach to sciatic nerve block with a patient in a supine position. *J Anesth.* 2011;25:621-624.

Tammam TF. Ultrasound-guided sciatic nerve block: a comparison between four different infragluteal probe and needle alignment approaches. *J Anesth.* 2014;28:532-537.

Wiesmann T, Hüttemann I, Schilke N, et al. Ultrasound-guided single injection versus continuous sciatic nerve blockade on pain management and mobilization after total knee arthroplasty (CoSinUS trial): a randomized, triple-blinded controlled trial. *Eur J Anaesthesiol.* 2018;35:782-789.

Yamamoto H, Sakura S, Wada M, Shido A. A prospective, randomized comparison between single- and multiple-injection techniques for ultrasound-guided subgluteal sciatic nerve block. *Anesth Analg.* 2014;119:1442-1448.

Yoshida T, Nakamoto T, Hashimoto C, Aihara S, Nishimoto K, Kamibayashi T. An ultrasound-guided lateral approach for proximal sciatic nerve block: a randomized comparison with the anterior approach and a cadaveric evaluation. *Reg Anesth Pain Med.* 2018;43:712-719.

第29章 腘窝坐骨神经阻滞

阻滞要点

在腘窝处阻滞坐骨神经。
- **适应证**：足部和踝关节手术；膝关节大手术术后镇痛
- **目标**：局麻药在胫神经和腓总神经之间的坐骨神经鞘（Vloka 鞘）内扩散
- **局麻药容量**：15 ～ 20 ml

概述

腘窝阻滞是一种常用于足部和踝部手术的麻醉技术，尤其在门诊手术。它为膝关节以下的下肢提供感觉-运动阻滞，其麻醉效果与坐骨神经近端阻滞相似，但保留了腘绳肌群功能。

超声的引入和对腘窝区功能麻醉解剖的研究，使腘窝阻滞技术得到了极大的完善和标准化。特别是，超声可以监测局麻药在近端 / 远端扩散并确定坐骨神经分叉的水平作为最佳注射部位。监测注射液的扩散可以减少成功阻滞所需的局麻药容量和剂量。腘窝阻滞可在不同的体位和不同的进针技术下进行，其结果具有一致性。

局限性

腘窝阻滞使膝关节以下运动完全阻滞，限制了患者在没有辅助设备的情况下行走的能力。

解剖

坐骨神经通过大腿后室下行至腘窝，其主要组成部分胫神经（tibial nerve，TN）和腓总神经（common peroneal nerve，CPN）在腘窝处分开。胫神经和腓总神经分开的位置存在变异，大约在腘窝皱褶近端 2 至 4 cm 处。从骨盆的起始段开始，TN 和 CPN 被一

个共同的结缔组织鞘包绕，TN 和 CPN 分开后该结缔组织鞘继续沿着 TN 和 CPN 单独下行（图 29-1）。包裹坐骨神经的结缔组织鞘的命名、一致性和功能一直存在争议。为了表彰 Jerry Vloka 博士对理解坐骨神经鞘及其在腘窝坐骨神经阻滞中所做的贡献，在本书中，我们选择称之为 Vloka 鞘。

在腘窝处，随着股二头肌逐渐变细成肌腱，神经变得相对表浅。TN 沿腘静脉和动脉的外侧继续行进，而 CPN 横向深入股二头肌肌腱外侧，并在腓骨头部和颈部周围下行。半膜肌和半腱肌腱位于腘窝内侧。

横断面解剖和超声视图

在腘窝处，腘动脉位于股骨髁间深约 2 ～ 4 cm 处。腘静脉位于动脉的后方，TN 位于静脉的后方（浅层），略微偏向外侧。CPN 位于股二头肌肌腱的前方（深处）（图 29-2A）。

在坐骨神经的分叉处，可以清楚地看到 TN 和 CPN 作为单独的结构被包裹在 Vloka 鞘内。腘窝血管与坐骨神经之间隔着腘窝脂肪，腘窝脂肪的量个体之间差异很大（图 29-2B）。

在坐骨神经分叉处的近端，腘窝血管位置较深（前方），成像更具挑战性。坐骨神经位于股二头肌长头的深部（前方），外侧为股二头肌短头，内侧为半膜肌。（图 29-2C）。

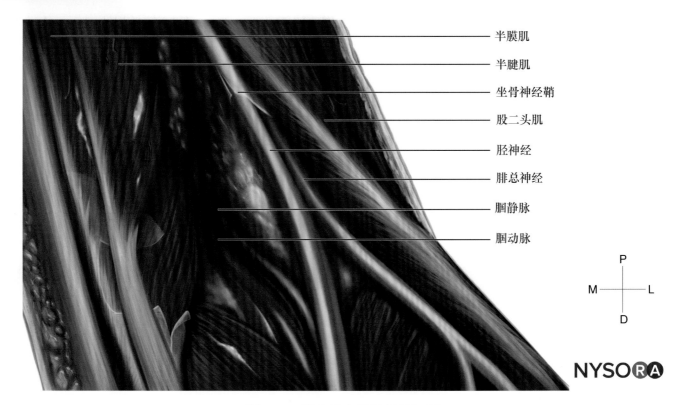

半膜肌
半腱肌
坐骨神经鞘
股二头肌
胫神经
腓总神经
腘静脉
腘动脉

图 29-1　腘窝处坐骨神经的解剖

麻醉和镇痛的分布范围

腘窝坐骨神经阻滞导致膝关节以下的下肢麻醉，但小腿内侧到足中部的皮肤（由股神经的分支隐神经提供）除外。运动阻滞包括踝关节和脚趾的屈伸，因此会出现足下垂。位于膝关节囊后方的感觉纤维也被麻醉，但不包括支配膝关节屈曲的腘绳肌。与隐神经阻滞相结合，腘窝阻滞可使小腿和踝部完全麻醉（图 29-3）

阻滞前准备

器材

- 探头：高频线阵探头
- 穿刺针：长 50 mm，22 G，短斜面穿刺针（适用于大多数患者）

局麻药

0.5% 布比卡因或 0.5% 罗哌卡因用于足踝部手术的麻醉和镇痛。短效的 LA，例如 2% 的利多卡因，通常用于时间短、疼痛轻的手术。通常 10～20 ml 的容量就足以实现有效的阻滞。

患者体位

患者侧卧位（斜位）、俯卧位或仰卧位时均可进行腘窝阻滞。在所有体位中，都需要暴露小腿和足部，以便观察神经刺激的运动反应（图 29-4）。

患者取**侧卧位**，非手术侧小腿朝下并弯曲，手术侧朝上并伸直，踝关节下方放置一个脚垫。

俯卧位时，患者的腿尽量伸直并稍外展，脚放在一个小脚垫上。这样可以放松腘绳肌肌腱，使得超声探头的放置和操作更容易。

最后，如果是仰卧位进行操作，必须确保膝关节和大腿下方有足够的空间来放置探头。这可以通过使用一个高脚垫来实现。

操作技术

超声探头初始位置

将超声探头横向放置在股二头肌内侧缘表面、腘窝皱褶近端 2～3 cm 处。或者，可以将其放置在腘窝皱褶处，以识别腘窝血管及其后方的 TN。在后一种情况下，往近端追踪 TN，直到它与 CPN 汇合进入坐骨神经鞘（Vloka 鞘）（图 29-5）。

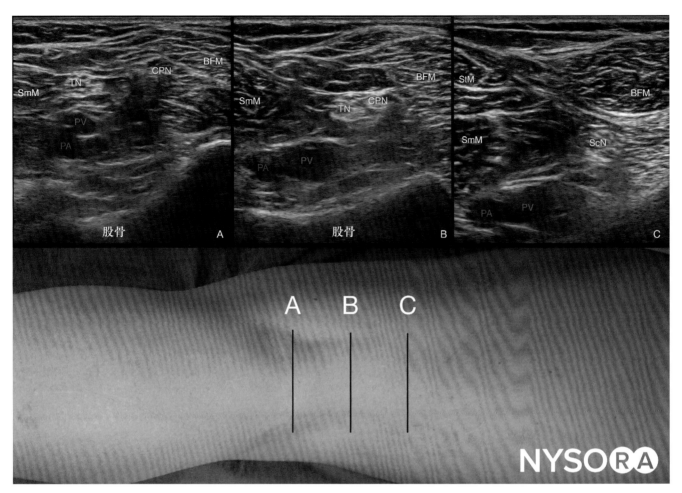

图 29-2 探头位置和坐骨神经的超声解剖图像。（**A**）在腘窝处，胫神经（TNs）和腓总神经（CPNs）分开；（**B**）分叉处；（**C**）分叉处的近端。BFM，股二头肌；ScN，坐骨神经；TN，胫骨神经；CPN，腓总神经；PV，腘静脉；PA，腘动脉；SmM，半膜肌；StM，半腱肌

扫描方法

识别坐骨神经的方法是向超声探头加压和向尾部倾斜，神经表现为高回声圆形结构。然后向近端和远端滑动探头，并相应地调整倾斜度，就可以找到分叉处。最佳的注射部位是神经刚开始分开但仍在 Vloka 鞘内。通过调整探头内侧或外侧的压力（翻转手法），两个神经的相对位置可以分别采用平面外和平面内技术从水平位到斜位进行优化成像。

进针方法

使用平面内或平面外技术进针至 TN 和 CPN 之间的坐骨神经鞘内。

- **平面内侧入路进针**。穿刺针穿过股二头肌及其筋膜向 TN 和 CPN 之间的间隙进针（图 29-6）。当穿刺针进入鞘内时，会有阻力消失的感觉，超声可以检测到一个凹痕，然后很快恢复。

- **平面外进针**。如上所述，从后方置入穿刺针使其直接进入鞘内。这种方法的不适感较小，因为穿刺针经过皮肤和脂肪组织的路径比肌肉的短（图 29-7）。

如果穿刺针与 TN 或 CPN 接触，神经刺激可能会导致踝关节或脚趾的屈伸。

局麻药扩散及分布

注射 1 ~ 2 ml 的局麻药可使 TN 和 CPN 在 Vloka鞘内分开。当局麻药在鞘内可向注射部位的近端扩散数厘米，以及向远端扩散至两个神经分叉处周围时，就能确保是注射在正确的位置（图 29-8）。

▶ 超声引导下连续腘窝坐骨神经阻滞

连续腘窝坐骨神经阻滞的目的是将导管放入腘窝的坐骨神经鞘内。运用平面内（或平面外）技术

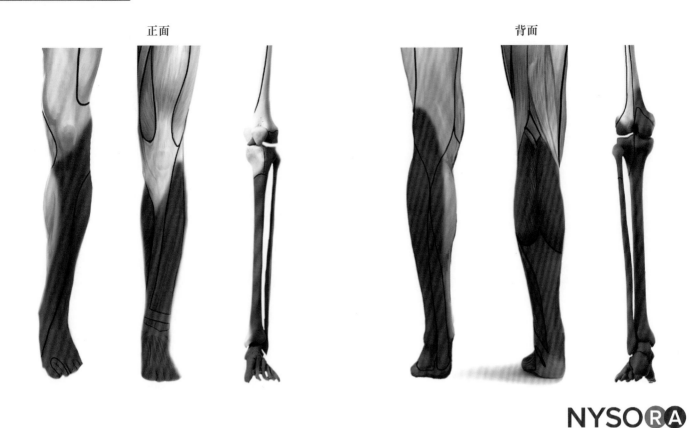

正面   背面

图 29-3 腘窝阻滞的麻醉分布范围。从左到右：皮节，肌节，骨节

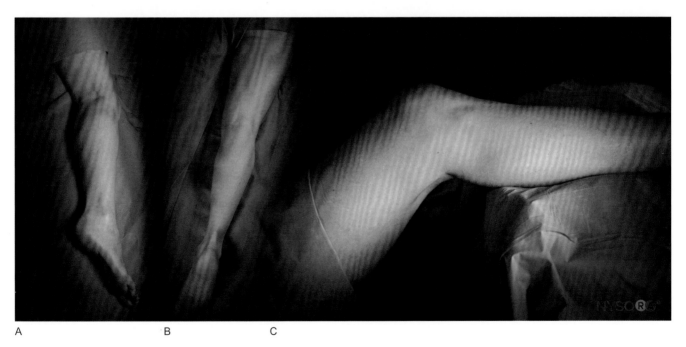

A   B   C

图 29-4 不同穿刺入路行腘窝阻滞时患者的体位：（**A**）侧卧位，（**B**）俯卧位，（**C**）仰卧位，有高脚垫

从外侧向内侧进针至 TN 和 CPN 之间的间隙。可以通过向神经鞘内注射 4 ～ 5 ml 的局麻药来确认穿刺针的正确位置。用这种方法注射局麻药会使神经鞘膨胀，有利于导管的置入。保持针尖在鞘内的位置稳定，将导管置入 3 ～ 5 cm，然后退出穿刺针。通过导管注射后局麻药应能扩散到包含两条神经的近端和远端。

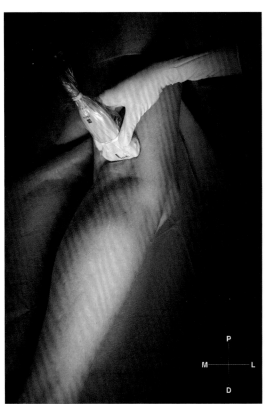
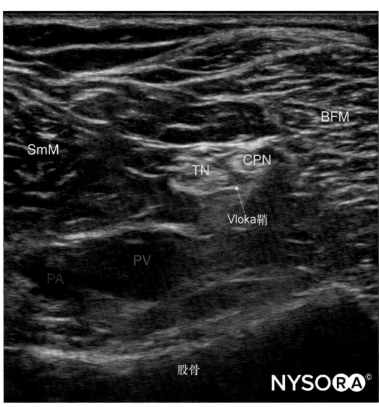

图 29-5 探头位置和腘窝皱褶处近端坐骨神经的超声解剖图像。TN，胫神经；CPN，腓总神经；PA，腘动脉；PV，腘静脉；SmM，半膜肌；BFM，股二头肌

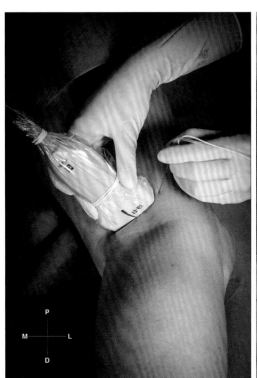
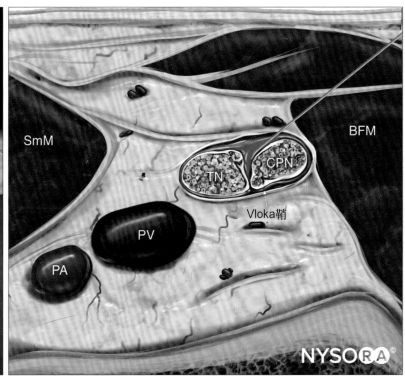

图 29-6 采用平面内技术进针行腘窝阻滞时的镜像超声解剖示意图。TN，胫神经；CPN，腓总神经；PA，腘动脉；PV，腘静脉；SmM，半膜肌；BFM，股二头肌

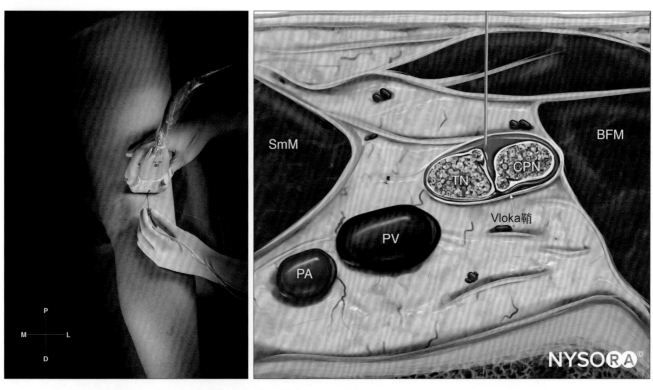

图 29-7　采用平面外技术进针行腘窝阻滞时的镜像超声解剖示意图。TN，胫神经；CPN，腓总神经；PA，腘动脉；PV，腘静脉；SmM，半膜肌；BFM，股二头肌

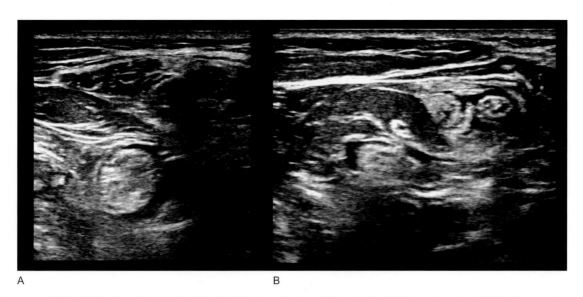

图 29-8　腘窝阻滞后正确的局麻药扩散及分布。（**A**）近端包绕坐骨神经。（**B**）远端包绕 TN 和 CPN

在导管放置方面，平面内侧入路方法可能比俯卧位入路有一些优势。与俯卧位入路经过皮下组织相比，经股二头肌置入导管可能会更稳定并减少导管脱落的风险。当膝关节弯曲和伸展时，大腿侧面的活动性比膝关节后部要小。最后，与俯卧位入路相比，侧入路置管更方便。常见的起始输注方案是以每小时 5 ml 的速度输注 0.2% 罗哌卡因，患者自控镇痛速度为每小时 5 ml。

▶ 技巧锦囊

- 为便于观察腘窝血管，可使用彩色多普勒并调整探头的倾斜度。压迫小腿也有助于通过增加血流量来确定腘静脉。
- 踝关节的背跖屈曲可能会有所帮助，因为它可以使神经相对于周围结构发生旋转。

▶ 操作流程图

超声引导下腘窝坐骨神经阻滞技术操作规范

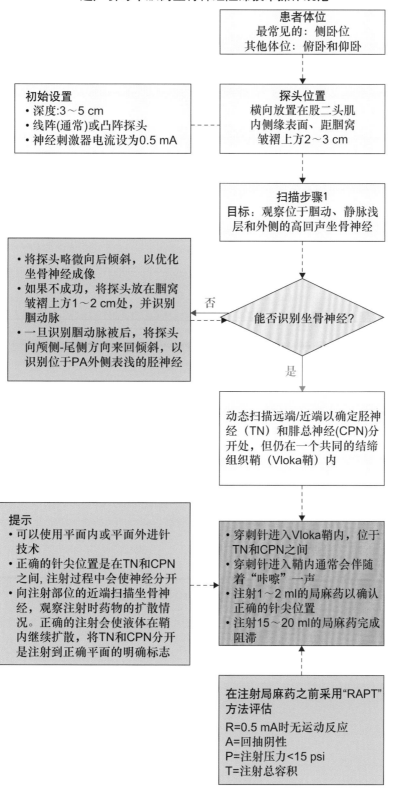

患者体位
最常见的：侧卧位
其他体位：俯卧和仰卧

初始设置
• 深度:3～5 cm
• 线阵(通常)或凸阵探头
• 神经刺激器电流设为0.5 mA

探头位置
横向放置在股二头肌内侧缘表面、距腘窝皱褶上方2～3 cm

扫描步骤1
目标：观察位于腘动、静脉浅层和外侧的高回声坐骨神经

• 将探头略微向后倾斜，以优化坐骨神经成像
• 如果不成功，将探头放在腘窝皱褶上方1～2 cm处，并识别腘动脉
• 一旦识别腘动脉被后，将探头向颅侧-尾侧方向来回倾斜，以识别位于PA外侧表浅的胫神经

否　　**能否识别坐骨神经？**　　是

动态扫描远端/近端以确定胫神经（TN）和腓总神经(CPN)分开处，但仍在一个共同的结缔组织鞘（Vloka鞘）内

提示
• 可以使用平面内或平面外进针技术
• 正确的针尖位置是在TN和CPN之间，注射过程中会使神经分开
• 向注射部位的近端扫描坐骨神经，观察注射时药物的扩散情况。正确的注射会使液体在鞘内继续扩散，将TN和CPN分开是注射到正确平面的明确标志

• 穿刺针进入Vloka鞘内，位于TN和CPN之间
• 穿刺针进入鞘内通常会伴随着"咔嚓"一声
• 注射1～2 ml的局麻药以确认正确的针尖位置
• 注射15～20 ml的局麻药完成阻滞

在注射局麻药之前采用"RAPT"方法评估

R=0.5 mA时无运动反应
A=回抽阴性
P=注射压力<15 psi
T=注射总容积

（刘颖　陈志霞　译　池信锦　审）

推荐阅读

Andersen HL, Andersen SL, Tranum-Jensen J. Injection inside the paraneural sheath of the sciatic nerve: direct comparison among ultrasound imaging, macroscopic anatomy, and histologic analysis. *Reg Anesth Pain Med.* 2012;37:410-414.

Bang SU, Kim DJ, Bae JH, Chung K, Kim Y. Minimum effective local anesthetic volume for surgical anesthesia by subparaneural, ultrasound-guided popliteal sciatic nerve block: a prospective dose-finding study. *Medicine (Baltimore).* 2016;95:1-6.

Choquet O, Noble GB, Abbal B, Morau D, Bringuier S, Capdevila X. Subparaneural versus circumferential extraneural injection at the bifurcation level in ultrasound-guided popliteal sciatic nerve blocks: a prospective, randomized, double-blind study. *Reg Anesth Pain Med.* 2014;39:306-311.

Jeong JS, Shim JC, Jeong MA, Lee BC, Sung IH. Minimum effective anaesthetic volume of 0.5% ropivacaine for ultrasound-guided popliteal sciatic nerve block in patients undergoing foot and ankle surgery: determination of ED50 and ED95. *Anaesth Intensive Care.* 2015;43:92-97.

Karmakar MK, Shariat AN, Pangthipampai P, Chen J. High-definition ultrasound imaging defines the paraneural sheath and the fascial compartments surrounding the sciatic nerve at the popliteal fossa. *Reg Anesth Pain Med.* 2013;38:447-451.

Lopez AM, Sala-Blanch X, Castillo R, Hadzic A. Ultrasound guided injection inside the common sheath of the sciatic nerve at division level has a higher success rate than an injection outside the sheath. *Rev Esp Anestesiol Reanim.* 2014;61:304-310.

Missair A, Weisman RS, Suarez MR, Yang R, Gebhard RE. A 3-dimensional ultrasound study of local anesthetic spread during lateral popliteal nerve block: what is the ideal end point for needle tip position? *Reg Anesth Pain Med.* 2012;37:627-632.

Perlas A, Wong P, Abdallah F, Hazrati L-N, Tse C, Chan V. Ultrasound-guided popliteal block through a common paraneural sheath versus conventional injection: a prospective, randomized, double-blind study. *Reg Anesth Pain Med.* 2013;38:218-225.

Sala-Blanch X, Franco J, Bergé R, Marín R, López AM, Agustí M. Estimación del volumen de anestésico local en contacto con el nervio ciático en el bloqueo poplíteo. *Rev Esp Anestesiol Reanim.* 2016;64:125-130.

Sala-Blanch X, Reina MA, Ribalta T, Prats-Galino A. Sciatic nerve structure and nomenclature: epineurium to paraneurium: is this a new paradigm? *Reg Anesth Pain Med.* 2013;38:463-465.

Sala-Blanch X, López A, Prats-Galino A. Vloka sciatic nerve sheath: a tribute to a visionary. *Reg Anesth Pain Med.* 2015;40(2):174.

Sala-Blanch X, Riva N de, Carrera A, López AM, Prats A, Hadzic A. Ultrasound-guided popliteal sciatic block with a single injection at the sciatic division results in faster block onset than the classical nerve stimulator technique. *Anesth Analg.* 2012;114:1121-1127.

Sala-Blanch X, López AM, Pomés J, Valls-Sole J, García AI, Hadzic A. No clinical or electrophysiologic evidence of nerve injury after intraneural injection during sciatic popliteal block. *Anesthesiology.* 2011 Sep;115:589-595.

Soberón JR, McInnis C, Bland KS, et al. Ultrasound-guided popliteal sciatic nerve blockade in the severely and morbidly obese: a prospective and randomized study. *J Anesth.* 2016;30:397-404.

Techasuk W, Bernucci F, Cupido T, et al. Minimum effective volume of combined lidocaine-bupivacaine for analgesic subparaneural popliteal sciatic nerve block. *Reg Anesth Pain Med.* 2014;39:108-111.

Tiyaprasertkul W, Bernucci F, González AP, et al. A randomized comparison between single- and triple-injection subparaneural popliteal sciatic nerve block. *Reg Anesth Pain Med.* 2015;40:315-320.

Tran DQH, Dugani S, Pham K, Al-Shaafi A, Finlayson RJ. A randomized comparison between subepineural and conventional ultrasound-guided popliteal sciatic nerve block. *Reg Anesth Pain Med.* 2011;36:548-552.

Tran DQH, González AP, Bernucci F, Pham K, Finlayson RJ. A randomized comparison between bifurcation and prebifurcation subparaneural popliteal sciatic nerve blocks. *Anesth Analg.* 2013;116:1170-1175.

Continuous Block

Ambrosoli AL, Guzzetti L, Chiaranda M, Cuffari S, Gemma M, Cappelleri G. A randomised controlled trial comparing two popliteal nerve catheter tip positions for postoperative analgesia after day-case hallux valgus repair. *Anaesthesia.* 2016;71:1317-1323.

Ilfeld BM, Sandhu NS, Loland VJ, et al. Ultrasound-guided (needle-in-plane) perineural catheter insertion: the effect of catheter-insertion distance on postoperative analgesia. *Reg Anesth Pain Med.* 2011;36:261-265.

Kim TE, Howard SK, Funck N, et al. A randomized comparison of long-axis and short-axis imaging for in-plane ultrasound-guided popliteal-sciatic perineural catheter insertion. *J Anesth.* 2014;28:854-860.

Monahan AM, Madison SJ, Loland VJ, et al. Continuous popliteal sciatic blocks: does varying perineural catheter location relative to the sciatic bifurcation influence block effects? A dual-center, randomized, subject-masked, controlled clinical trial. *Anesth Analg.* 2016;122:1689-1695.

在感觉支进入膝关节囊之前，将分布在膝关节的感觉支（膝神经）浸润麻醉。

- **适应证**：慢性膝关节疼痛，全膝关节置换术或各种膝关节术后中重度疼痛
- **目标**：局麻药扩散至膝动脉（如果可见）旁或在股骨和胫骨的骨骺和骨干交界处扩散
- **局麻药容量**：每根神经 4 ～ 5 ml

概述

膝神经阻滞和射频消融疗法最初是用来治疗严重的慢性膝关节疼痛。最近，超声引导推广了神经阻滞技术的应用，可为膝关节手术提供术后镇痛。浸润麻醉范围只覆盖膝关节的感觉分支，保留了股四头肌的肌肉力量。因此，当股神经和收肌管阻滞不适用或不理想时，这种新的镇痛技术可作为一种替代方法使用。

首次报道的膝神经阻滞是采用透视的方法，根据显影的骨性标志来引导。超声的引入使相同的标志更易识别，同时还能识别注射部位附近的软组织和血管。虽然现有的数据仍然有限，然而一系列病例显示膝神经阻滞在围手术期有良好的镇痛效果。目前正在进行这种新技术对治疗全膝关节置换术后急性疼痛疗效的临床试验。

局限性

膝神经的数量和走行各不相同。由于它们尺寸小，现有的超声技术无法直接观察到它们。膝神经阻滞是基于超声所能显示的解剖标志，这可能会导致镇痛不全，特别是在使用低容量局麻药（LA）时。

特殊风险

膝下外侧神经（inferolateral genicular nerve，ILGN）靠近腓总神经（common peroneal nerve，CPN），意外阻滞 CPN 导致足部下垂是膝神经阻滞的一个风险因素。因此，如果计划治疗慢性疼痛，这条神经需注意避免被意外阻滞。其他潜在风险包括误穿血管或关节腔。

解剖

膝关节的神经分布很复杂，有来自股神经、闭孔神经和坐骨神经的分支（图 30-1）。个体间的差异解释了文献中关于膝神经的命名和起源的差异。

为了便于理解膝关节的神经支配，大多数作者将膝关节分为前室和后室，再进一步将前室分为四个象限。为了描述划分，膝神经被称为膝上外侧神经（superolateral，SLGN）、膝上内侧神经（superomedial，SMGN）、膝下外侧神经（inferolateral，ILGN）和膝下内侧神经（inferomedial，IMGN），主要支配着每个相应的象限。几项在尸体中的研究也显示了膝神经的其他分支来源，例如腓神经返支、支配股内侧肌、股中间肌、股外侧肌的神经和髌下支。

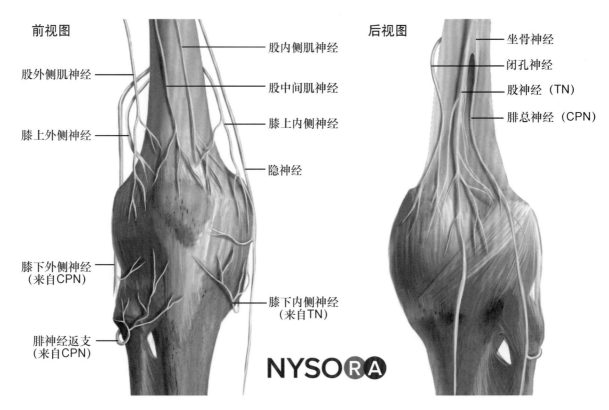

前视图

股外侧肌神经

膝上外侧神经

膝下外侧神经
（来自CPN）

腓神经返支
（来自CPN）

股内侧肌神经

股中间肌神经

膝上内侧神经

隐神经

膝下内侧神经
（来自TN）

后视图

坐骨神经

闭孔神经

股神经（TN）

腓总神经（CPN）

图 30-1　膝关节的神经支配。膝上内侧神经和膝上外侧神经（来自坐骨神经或股神经）的起源是有争议的

- SLGN 绕股骨干走行，在股外侧肌和股骨外上髁之间穿行。它伴随膝上外侧动脉。
- SMGN 绕股骨干走行，沿着膝上内侧动脉，在大收肌腱和股内侧肌下方的内上髁之间穿过。
- ILGN 绕胫骨外上髁走行，沿着腓骨头上方的膝下外侧动脉，深入到外侧副韧带。
- IMGN 在胫骨内上髁和侧副韧带附着处之间的内侧副韧带下方水平走行。它伴随着膝下内侧动脉。
- 腓神经返支起自腓总神经的腘下区，在腓骨周围水平走行，穿过腓骨头正下方，行进至胫骨前外上髁上方。它伴随着胫返动脉。

超声视图

膝关节水平的膝神经与骨性标志的相对位置与尸体上的解剖研究似乎是一致的，这为超声引导下的阻滞提供了可靠的解剖学基础。超声标志是股骨和胫骨干骺端（骨骺和骨干之间的连接处）水平的骨-肌肉平面。其他标志是相应的动脉，其走行与神经和副韧带的走行相同（图 30-2）。

麻醉与镇痛分布范围

膝神经阻滞是一种保留运动功能的技术，用于麻醉分布在膝关节的感觉终末分支，从而麻醉膝关节前室。每条神经的麻醉分布范围大多在神经支配相应的象限内。

阻滞前准备

器材

- 超声探头：高频线阵探头
- 穿刺针：长 50 mm，22 G，短斜面穿刺针

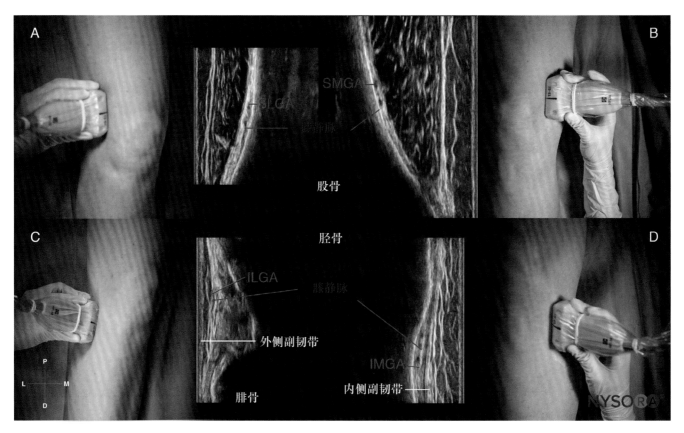

图 30-2 膝神经冠状面超声图像。SLGA，膝上外侧动脉；SMGA，膝上内侧动脉；ILGA，膝下外侧动脉；IMGA，膝下内侧动脉。（**A**）膝上内侧神经阻滞探头位置和超声图像。（**B**）膝上内侧神经阻滞探头位置和超声图像。（**C**）膝下外侧神经阻滞探头位置和超声图像。（**D**）膝下内侧神经阻滞探头位置和超声图像

局麻药

长效局麻药，如布比卡因或罗哌卡因（0.25 ～ 0.5%），建议每条神经注射 4 ～ 5 ml 容量。

患者体位

患者仰卧位，在腘窝处放置一个枕头，使膝关节略微弯曲（图 30-3）。

▶ 操作技术

初始超声探头位置和扫描技术

- SLGN：探头放置在股骨外上髁上方呈冠状位，然后向近端移动识别股骨干骺端。在此平面上，可以看到膝上外侧动脉位于股外侧肌深筋膜和股骨之间（见图 30-2A）。
- SMGN：探头放置在股骨内上髁上方呈冠状

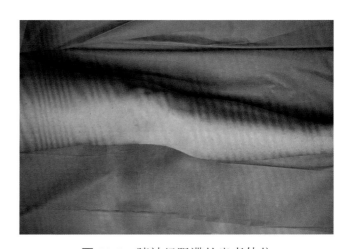

图 30-3 膝神经阻滞的患者体位

位（见图 30-2B）。稍微向近端移动探头，以识别内收肌结节前的骨骺端。在这个水平上可以看到 SMG 动脉在股内侧肌深筋膜和股骨之间。

- ILGN：探头放置在膝关节远端外侧上方呈冠状位。在确定胫骨外上髁后，将探头向远端移动以识别腓骨头。在副韧带和胫骨外侧髁之间可以看到膝下外侧动脉（见图30-2C）。

- IMGN：探头放置在胫骨内侧髁上呈冠状位，并向远端移动以观察骨的干骺端。在这个水平上，可以看到内侧副韧带下的膝下内侧动脉（见图30-2D）。

- 此外，还可以阻断腓神经返支：将探头放置在膝关节远端前外侧上方呈冠状位，以识别胫骨外侧骨骺和骨干连接处和腓骨的前方。可以看到胫返动脉位于骨表面。

进针方法与路径

一旦确定了注射部位，使用平面内或平面外技术进针，针尖朝向血管旁（如果看到的话），直到感觉触到骨质。或者将探头横向旋转，并将针尖重新指向骨表面。确认正确位置后，注射剩余LA（图30-4）。

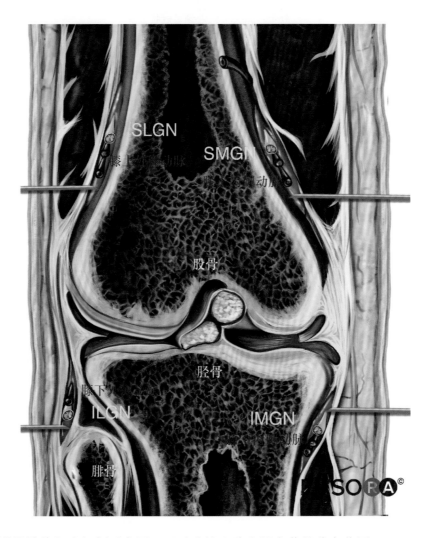

图30-4　膝神经阻滞的镜像超声解剖示意图，显示进针入路和局麻药的分布范围。SLGN，膝上外侧神经和动脉；SMGN，膝上内侧神经和动脉；ILGN，膝下外侧神经和动脉；IMGN，膝下内侧神经和动脉

▶ 操作流程图

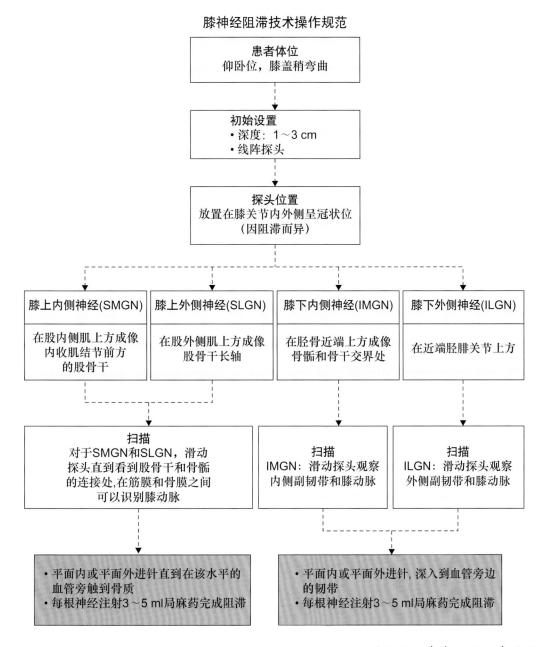

膝神经阻滞技术操作规范

患者体位
仰卧位，膝盖稍弯曲

初始设置
• 深度：1～3 cm
• 线阵探头

探头位置
放置在膝关节内外侧呈冠状位
（因阻滞而异）

膝上内侧神经(SMGN)
在股内侧肌上方成像
内收肌结节前方
的股骨干

膝上外侧神经(SLGN)
在股外侧肌上方成像
股骨干长轴

膝下内侧神经(IMGN)
在胫骨近端上方成像
骨骺和骨干交界处

膝下外侧神经(ILGN)
在近端胫腓关节上方

扫描
对于SMGN和SLGN，滑动
探头直到看到股骨干和骨骺
的连接处，在筋膜和骨膜之间
可以识别膝动脉

扫描
IMGN：滑动探头观察
内侧副韧带和膝动脉

扫描
ILGN：滑动探头观察
外侧副韧带和膝动脉

• 平面内或平面外进针直到在该水平的
血管旁触到骨质
• 每根神经注射3～5 ml局麻药完成阻滞

• 平面内或平面外进针，深入到血管旁边
的韧带
• 每根神经注射3～5 ml局麻药完成阻滞

（刘颖　李泉　译　李雅兰　审）

推荐阅读

Burckett-St Laurant D, Peng P, Girón Arango L, et al. The nerves of the adductor canal and the innervation of the knee: an anatomic study. *Reg Anesth Pain Med.* 2016;41:321-327.

Choi WJ, Hwang SJ, Song JG, et al. Radiofrequency treatment relieves chronic knee osteoarthritis pain: a double-blind randomized controlled trial. *Pain.* 2011;152:481-487.

Davis T, Loudermilk E, DePalma M, et al. Prospective, multicenter, randomized, crossover clinical trial comparing the safety and effectiveness of cooled radiofrequency ablation with corticosteroid injection in the management of knee pain from osteoarthritis. *Reg Anesth Pain Med.* 2018;43:84-91.

El-Hakeim EH, Elawamy A, Kamel EZ, et al. Fluoroscopic guided radiofrequency of genicular nerves for pain alleviation in chronic knee osteoarthritis: a single-blind randomized controlled trial. *Pain Physician.* 2018;21:169-177.

Fonkoue L, Behets CW, Steyaert A, Kouassi JEK, Detrembleur C, Cornu O. Anatomical evidence supporting the revision of classical landmarks for genicular nerve ablation. *Reg Anesth Pain Med.* 2019:1-2. doi:10.1136/rapm-2019-101103.

Fonkoue L, Behets CW, Steyaert A, et al. Accuracy of fluoroscopic-guided genicular nerve blockade: a need for revisiting anatomical landmarks. *Reg Anesth Pain Med.* 2019;44:950-958.

Franco CD, Buvanendran A, Petersohn JD, Menzies RD, Menzies LP. Innervation of the anterior capsule of the human knee: implications for radiofrequency ablation. *Reg Anesth Pain Med.*

2015;40:363-368.

Gofeld M. Letter to the editor. *Pain.* 2014;155:836-837.

González Sotelo V, Maculé F, Minguell J, Bergé R, Franco C, Sala-Blanch X. Ultrasound-guided genicular nerve block for pain control after total knee replacement: preliminary case series and technical note. *Rev Española Anestesiol y Reanim* (English Ed). 2017;64:568-576.

Roberts SL, Burnham RS, Agur AM, Loh EY. A cadaveric study evaluating the feasibility of an ultrasound-guided diagnostic block and radiofrequency ablation technique for sacroiliac joint pain. *Reg Anesth Pain Med.* 2017;42:69-74.

Tran J, Agur A, Peng P. Revisiting the anatomical evidence supporting the classical landmark of genicular nerve ablation. *Reg Anesth Pain Med.* 2019:2018. doi:10.1136/rapm-2019-101024.

Tran J, Peng PWH, Lam K, Baig E, Agur AMR, Gofeld M.

Anatomical study of the innervation of anterior knee joint capsule: implication for image-guided intervention. *Reg Anesth Pain Med.* 2018;43:407-414.

Valls JMO, Vallejo R, Pais PL, et al. Anatomic and ultrasonographic evaluation of the knee sensory innervation a cadaveric study to determine anatomic targets in the treatment of chronic knee pain. *Reg Anesth Pain Med.* 2017;42:90-98.

Vanneste B, Tomlinson J, Desmet M, Krol A. Feasibility of an ultrasound-guided approach to radiofrequency ablation of the superolateral, superomedial and inferomedial genicular nerves: a cadaveric study. *Reg Anesth Pain Med.* 2019;44:966-970.

Yasar E, Kesikburun S, Kılıç C, Güzelküçük Ü, Yazar F, Tan AK. Accuracy of ultrasound-guided genicular nerve block: a cadaveric study. *Pain Physician.* 2015;18:E899-E904.

第31章 腘动脉与膝关节后囊间隙（iPACK）阻滞

阻滞要点

　　局麻药浸润于腘动脉与膝关节后囊之间的间隙（popliteal artery and the posterior capsule of the knee，iPACK）。

- **适应证**：膝关节置换术，交叉韧带重建术及膝关节后侧手术的术后镇痛
- **目标**：在股骨后侧腘动脉下进行局麻药浸润
- **局麻药容量**：15 ～ 20 ml

概述

　　全膝关节置换术（total knee arthroplasty，TKA）术后疼痛由闭孔神经分支（内侧）、股神经分支（前侧）和坐骨神经分支（后侧）传导。虽然坐骨神经阻滞对膝关节后部的镇痛效果最好，但造成了下肢运动无力延缓早期康复，且掩盖术中腓总神经（common peroneal nerve，CPN）损伤的症状，因此不推荐使用这种镇痛方式。保留运动功能的 iPACK 阻滞是膝关节术后股神经或收肌管阻滞的替代补充镇痛方式。iPACK 阻滞作用于坐骨神经的关节支，同时保留了胫神经（tibial nerve，N）和 CPN 的运动支，避免了坐骨神经阻滞导致的足下垂。

局限性和特殊风险

　　iPACK 阻滞的镇痛范围仅限于膝关节囊的后方，因此应将其视为股神经阻滞或收肌管阻滞的补充方式。此外，在肥胖患者中腘血管和坐骨神经超声成像较为困难，即使采用超声引导行 iPACK 阻滞也难以完全避免损伤。与该操作相关的特殊风险有血管内注射或邻近神经损伤，这是因为腘血管及坐骨神经与膝关节囊后部毗邻，进行浸润时穿刺针容易经过这些结构。由内侧向外侧进针时，隐神经因位于进针路径上而可能受到损伤。建议进行常规的超声扫查以识别神经，从而确定安全的进针点及路径。

解剖

　　膝关节后部的神经支配来源于 TN、CPN、坐骨神经和闭孔神经后支的关节支（图 31-1）。

　　TN 的关节支是后囊神经支配的主要来源。其起源于股骨内侧髁上缘的近端或远端，横行至髁间区域并在此进一步发出分支。

　　坐骨神经和（或）CPN 的关节支进一步分为前支和后支，分别支配关节囊的前外侧和后外侧。

　　最后，闭孔神经后支的关节支穿过收肌腱裂孔，与股动脉和静脉一起进入腘窝。在股骨髁水平分成两到三个终末分支，支配后囊的上内侧。

横断面解剖和超声视图

　　在腘窝处，股骨髁近端，股骨表面与腘动脉和静脉被脂肪和疏松结缔组织隔开，感觉支和血管在此处走行，供给后囊（图 31-2）。

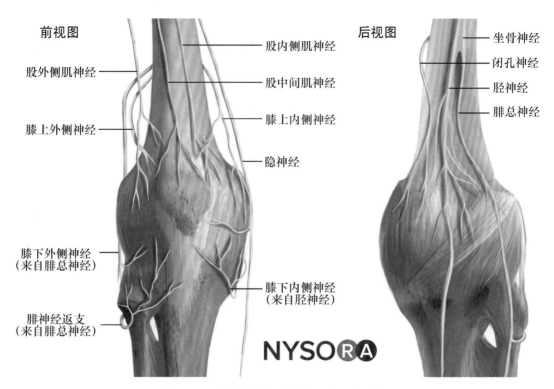

前视图

股外侧肌神经

膝上外侧神经

膝下外侧神经
（来自腓总神经）

腓神经返支
（来自腓总神经）

股内侧肌神经

股中间肌神经

膝上内侧神经

隐神经

膝下内侧神经
（来自胫神经）

后视图

坐骨神经

闭孔神经

胫神经

腓总神经

NYSORA

图 31-1　膝关节前后囊神经支配解剖图

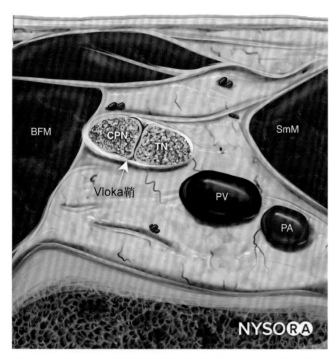

图 31-2　iPACK 阻滞超声解剖示意图。PA，腘动脉；PV，腘静脉；SmM，半膜肌；StM，半腱肌；TN，胫神经；CPN，腓总神经

麻醉与镇痛分布范围

　　iPACK 阻滞是一项保留运动功能的技术，麻醉

来源于腘神经丛细小的关节感觉神经，达到膝关节后囊镇痛的效果。尸体研究发现注射药物可向前方扩散，表明在某些情况下该技术可提供膝关节囊的前外侧部和前内侧部的镇痛。

阻滞前准备

器材

- 探头：低频凸阵或高频线阵探头
- 穿刺针：长 80 ～ 100 mm，20 ～ 22 G，短斜面，绝缘刺激针

局麻药

　　实施 iPACK 阻滞时，局麻药的最佳浓度和容积尚未明确。根据已发表的文章信息，浓度为 0.2% ～ 0.5% 的布比卡因或罗哌卡因似乎较为常用。

患者体位

　　iPACK 阻滞时患者可取仰卧位，膝关节屈曲或使用脚垫抬高，或者取俯卧位（图 31-3）。

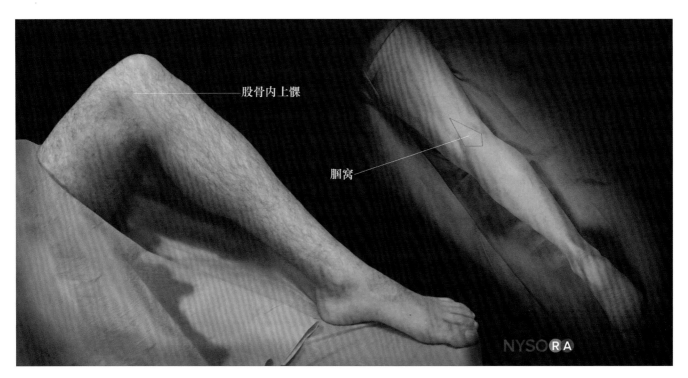

图 31-3　采用不同路径行 iPACK 阻滞的患者体位

操作技术

标志和超声探头初始位置

探头横向置于大腿内侧，约在髌骨上方 2 cm 处，以识别股骨干和腘动脉之间的区域。在此处，可见位于腘血管深后方的 TN 和 CPN。股内侧肌和缝匠肌位于内侧，半膜肌位于后方（图 31-4）。

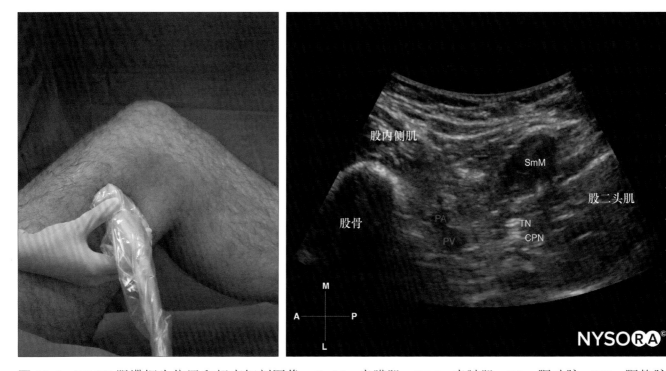

图 31-4　iPACK 阻滞探头位置和超声解剖图像。SmM，半膜肌；StM，半腱肌；PA，腘动脉；PV，腘静脉；TN，胫神经；CPN，腓总神经

扫描方法

iPACK 阻滞在腘窝皱褶近端进行。如果一开始就能看到股骨髁，则向近端滑动探头直到股骨髁消失，以识别股骨干远端。

进针方法与路径

采用平面内技术从膝关节前内侧向腘动脉和股骨之间的间隙进针。通常情况下，需要以较陡的角度进针，以保持针贴近股骨干，避免损伤神经和血管。一旦抵达腘动脉后方，注射 2 ml 局麻药，通过观察动脉与股骨干之间的间隙填充情况来确定穿刺针的正确位置（图 31-5）。

替代方法

将探头置于腘窝皱褶处，以便识别 TN、CPN、腘动脉和股骨髁。由此处开始，向近端滑动探头，直到看见股骨干的后平面。当清晰地识别出腘动脉和股骨干之间的间隙时，采用平面内技术，从内侧（外侧）向腘动脉和股骨之间进针。注射过程如上所述（图 31-6）。

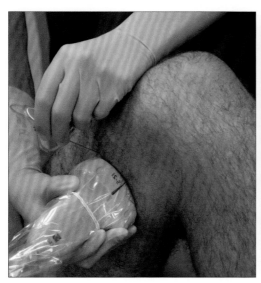
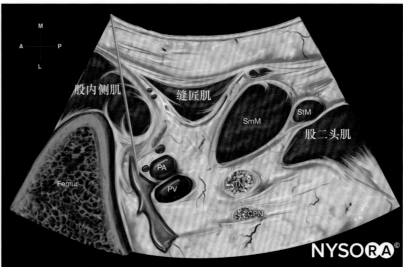

图 31-5　采用平面内技术行 iPACK 阻滞时的镜像超声解剖示意图。SmM，半膜肌；StM，半腱肌；PA，腘动脉；PV，腘静脉；TN，胫神经；CPN，腓总神经

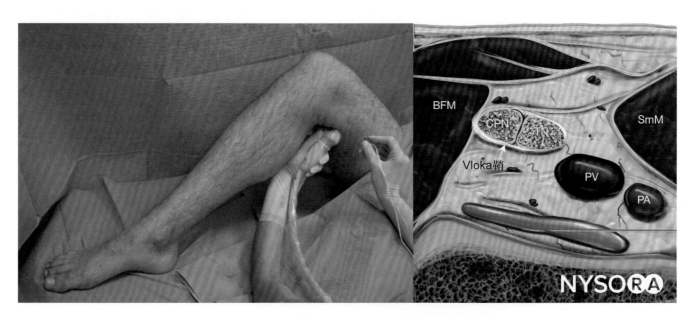

图 31-6　腘窝皱褶处行 iPACK 阻滞时的探头位置

技巧锦囊

- 使用彩色多普勒，以便识别腘血管。

- 采用从内侧至外侧入路时，需要以陡峭的角度进针，以保持针干靠近股骨干，避免损伤神经和血管。

操作流程图

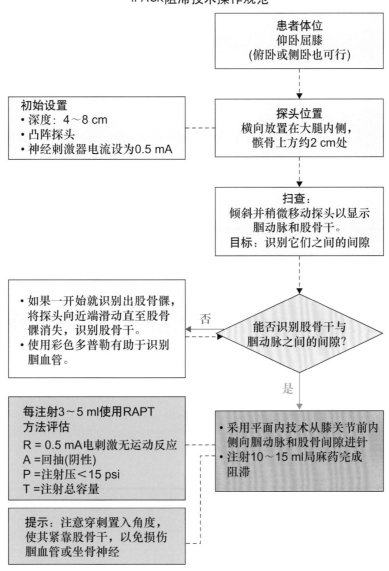

iPACK阻滞技术操作规范

患者体位
仰卧屈膝
（俯卧或侧卧也可行）

初始设置
- 深度：4～8 cm
- 凸阵探头
- 神经刺激器电流设为0.5 mA

探头位置
横向放置在大腿内侧，
髌骨上方约2 cm处

扫查：
倾斜并稍微移动探头以显示
腘动脉和股骨干
目标：识别它们之间的间隙

**能否识别股骨干与
腘动脉之间的间隙？**

否 →
- 如果一开始就识别出股骨髁，将探头向近端滑动直至股骨髁消失，识别股骨干。
- 使用彩色多普勒有助于识别腘血管。

是 ↓
- 采用平面内技术从膝关节前内侧向腘动脉和股骨间隙进针
- 注射10～15 ml局麻药完成阻滞

每注射3～5 ml使用RAPT方法评估
R = 0.5 mA电刺激无运动反应
A = 回抽(阴性)
P = 注射压<15 psi
T = 注射总容量

提示：注意穿刺置入角度，使其紧靠股骨干，以免损伤腘血管或坐骨神经

（朱持莹　陈志霞　译　冯霞　审）

推荐阅读

Amer N. Combined adductor canal and i-PAK blocks is better than combined adductor canal and periarticular injection blocks for painless ACL reconstruction surgery. *J Anesth Crit Care.* 2018;10:154-157.

Ardon AE, Prasad A, McClain RL, Melton MS, Nielsen KC, Greengrass R. Regional anesthesia for ambulatory anesthesiologists. *Anesthesiol Clin.* 2019;37:265-287.

Elliott CE, Thobhani S. The adductor canal catheter and interspace between the popliteal artery and the posterior capsule of the knee for total knee arthroplasty. *Tech Reg Anesth Pain Manag.* 2014;18:126-129.

Kampitak W, Tansatit T, Tanavalee A, Ngarmukos S. Optimal location of local anesthetic injection in the interspace between the popliteal artery and posterior capsule of the knee (iPACK) for posterior knee pain after total knee arthroplasty: an anatomical and clinical study. *Korean J Anesthesiol.* 2019;72:486-494.

Kandarian BS, Elkassabany NM, Tamboli M, Mariano ER. Updates on multimodal analgesia and regional anesthesia for total knee arthroplasty patients. *Best Pract Res Clin Anaesthesiol.* 2019;33:111-123.

Kandarian B, Indelli PF, Sinha S, et al. Implementation of the iPACK (Infiltration between the Popliteal Artery and Capsule of the Knee) block into a multimodal analgesic pathway for total knee replacement. *Korean J Anesthesiol.* 2019;72:238-244.

Kim DH, Beathe JC, Lin Y, et al. Addition of infiltration between the popliteal artery and the capsule of the posterior knee and adductor canal block to periarticular injection enhances postoperative pain control in total knee arthroplasty: a randomized controlled trial. *Anesth Analg.* 2018;129(2):526-535.

Niesen AD, Harris DJ, Johnson CS, et al. Interspace between popliteal artery and posterior capsule of the knee (iPACK) injectate spread: a cadaver study. *J Ultrasound Med.* 2019;38:741-745.

O'Donnell R, Dolan J. Anaesthesia and analgesia for knee joint arthroplasty. *Br J Anaesth.* 2017;18:8-15.

Ohgoshi Y, Matsutani M, Kubo EN. Use of iPACK block with continuous femoral triangle block for total knee arthroplasty: a clinical experience. *J Clin Anesth.* 2019;54:52-54.

Reddy AG, Ajit J, Reddy R, Murlidhar S, Arshaj G, Reddy A. To compare effect of combined block of adductor canal block (ACB) with iPACK (Interspace between the Popliteal Artery and the Capsule of the posterior Knee) and adductor canal block (ACB) alone on total knee replacement in immediate postoperative rehabilitation. *Int J Orthop Sci.* 2017;3:141-145.

Safa B, Gollish J, Haslam L, McCartney CJL. Comparing the effects of single-shot sciatic nerve block versus posterior capsule local anesthetic infiltration on analgesia and functional outcome after total knee arthroplasty a prospective, randomized, double-blinded, controlled trial. *J Arthroplasty.* 2014;29:1149-1153.

Sankineani SR, Reddy ARC, Eachempati KK, Jangale A, Reddy AVG. Comparison of adductor canal block and iPACK block (interspace between the popliteal artery and the capsule of the posterior knee) with adductor canal block alone after total knee arthroplasty: a prospective control trial on pain and knee function in immediate postoperative period. *Eur J Orthop Surg Traumatol.* 2018;28:1391-1395.

Sebastian MP, Bykar H, Sell A. Saphenous nerve and iPACK block. *Reg Anesth Pain Med.* 2019;0:1.

Sinha S, Abrams J, Sivasenthil S, et al. Use of ultrasound-guided popliteal fossa infiltration to control pain after total knee arthroplasty: a prospective, randomized, observer-blinded study. Presented at the American Society of Regional Anesthesia (ASRA) Meeting, March 15-18, 2012 in San Diego; Abstract P 52.

Sinha SK, Abrams JH, Arumugam S, et al. Femoral nerve block with selective tibial nerve block provides effective analgesia without foot drop after total knee arthroplasty: a prospective, randomized, observer-blinded study. *Anesth Analg.* 2012;115:202-206.

Sinha SK, Suter S. New blocks for the same old joints. *Curr Opin Anaesthesiol.* 2018;31:630-635.

Soffin EM, Wu CL. Regional and multimodal analgesia to reduce opioid use after total joint arthroplasty: a narrative review. *HSS J.* 2019;15:57-65.

Tran J, Giron Arango L, Peng P, Sinha SK, Agur A, Chan V. Evaluation of the iPACK block injectate spread: a cadaveric study. *Reg Anesth Pain Med.* 2019;44:689-694.

Tran J, Peng PWH, Gofeld M, Chan V, Agur AMR. Anatomical study of the innervation of posterior knee joint capsule: implication for image-guided intervention. *Reg Anesth Pain Med.* 2019;44:234-238.

Thobhani S, Scalercio L, Elliott CE, et al. Novel regional techniques for total knee arthroplasty promote reduced hospital length of stay: an analysis of 106 patients. *Ochsner J.* 2017:233-238.

Tran J, Peng PWH, Gofeld M, Chan V, Agur AMR. Anatomical study of the innervation of posterior knee joint capsule: implication for image-guided intervention. *Reg Anesth Pain Med.* 2019;44:234-238.

第**32**章　踝部阻滞

阻滞要点

在腿部远端和踝关节水平阻断坐骨神经的四根终末分支和隐神经（可选）。

- **适应证：**足部远端和脚趾手术，经跖骨截骨术或截趾术。
- **目标：**局麻药（LA）扩散包绕每根神经。
- **局麻药容量：**每根神经 3 ～ 5 ml。

▶ 概述

踝部阻滞是一种常用于前足部的区域麻醉技术。基于体表标志和神经刺激的传统技术可阻滞两根深部神经（胫神经和腓深神经），此外，需要在踝关节周围进行额外的皮下环形浸润来阻滞三根浅表神经（腓浅神经、腓肠神经和隐神经）。超声（ultrasound，US）引导能够精确识别每根神经，并使用较低容量的局麻药进行连续阻滞。踝关节周围神经阻滞的质量、持续时间和范围与坐骨神经的近端入路相似。

踝部阻滞的主要优点是保留了踝关节的活动能力，从而有利于自主行走。

局限性和特殊风险

主要的局限性是它需要多次注射；完成阻滞所需的时间较长。即使在踝部阻滞的情况下，踝关节水平使用止血带也可以耐受。然而，在更近端的位置使用止血带，则需要额外的镇静或麻醉。踝部阻滞的特殊并发症极为罕见。

▶ 解剖

胫神经是脚踝处五根神经中最大的一根，支配足后跟和足底的内肌群、骨骼、关节和皮肤。胫神经绕过内踝后方，与胫后动脉和静脉伴行，进入屈肌支持带深面，在此分为跟骨神经、内侧跖神经和外侧跖神经（图 32-1）。

腓深神经穿过踝关节前表面，深至胫骨前肌肌腱、蹈长伸肌肌腱和胫前动脉旁的趾长伸肌肌腱。该神经进入足部，支配趾短伸肌和蹈短伸肌以及足背所有深层结构。终末支为皮支，支配蹈趾和第二脚趾之间的皮肤（图 32-1）。

腓浅支出现在外踝近端 10 ～ 20 cm 处，位于外侧肌和前侧肌间隔之间的筋膜浅层。在外踝近端 10 ～ 20 cm 处，它分为两到三个小分支，终支为分布于足背部和外侧的皮支（图 32-1）。

腓肠神经由胫神经和腓总神经共同组成，沿小腿后正中线下行，位置表浅。在脚踝处，它位于跟腱的外侧，靠近小隐静脉，支配足部和踝关节的外侧缘（图 32-1）。

隐神经与大隐静脉一起沿着腿内侧下行。它支配内踝和膝盖以下小腿内侧的部分，但存在变异。

▶ 横断面解剖

在踝关节水平，**胫神经**位于胫后动静脉的后侧或外侧，深至屈肌支持带，在蹈长屈肌及其肌腱表

289

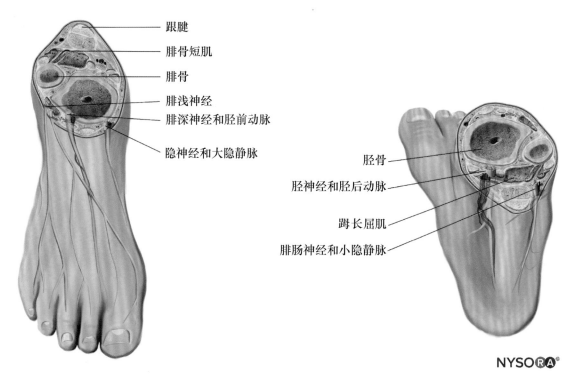

图 32-1   踝关节水平处终末神经的相对位置

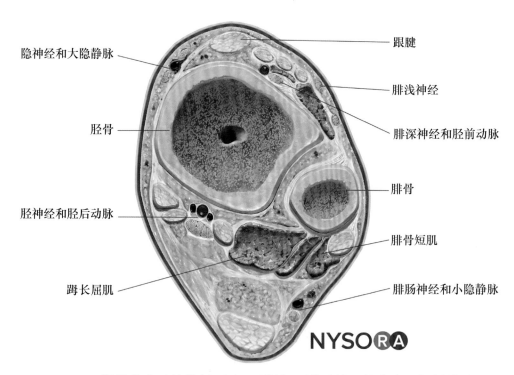

图 32-2   踝关节水平的横断面图显示踝部阻滞时神经的分布和解剖关系

面。**腓深神经**位于胫骨前部和伸肌肌腱之间的胫前动脉外侧。在小腿中段，**腓浅神经**位于腓肠肌和趾长伸肌之间的筋膜深部。**腓肠神经**位于外踝和跟腱之间，与小隐静脉紧密伴行，位于深筋膜浅表。**隐神经**的远端小分支靠近隐静脉，但在踝关节处很难看到。图 32-2 显示了神经在踝关节水平处的相对位置。

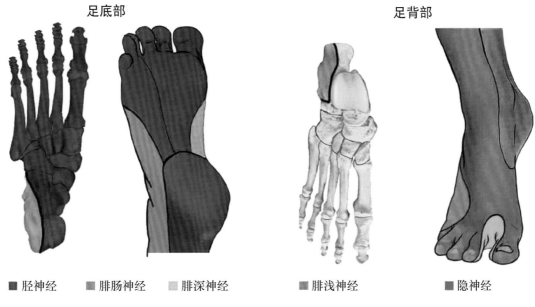

足底部　　　　　　　　　　　　　足背部

■ 胫神经　　■ 腓肠神经　　■ 腓深神经　　　■ 腓浅神经　　　■ 隐神经

图 32-3　踝关节的感觉阻滞范围

麻醉与镇痛的分布范围

如果隐神经在阻滞范围内，踝部阻滞会导致整个足部远端到踝关节的麻醉（图 32-3）。选择性阻滞可仅对目标区域进行麻醉。

阻滞前准备

器材

- 探头：高频线阵探头
- 穿刺针：长 30 ～ 40 mm，25 G

局麻药

为了延长术后镇痛的持续时间，首选长效麻醉剂，如 0.5% 布比卡因或 0.5% 罗哌卡因。

患者体位

患者取舒适的仰卧位姿势，在小腿下方放置支撑物以抬高足部，以便于对踝关节周围进行扫描（图 32-4）。轻轻的内旋或外旋有助于更好地找到胫神经和腓肠神经。

操作技术

胫神经

探头横向放置在内踝和跟腱之间，胫神经显示为椭圆形高回声结构，紧邻胫后动脉和静脉后方（图 32-5 和图 32-6）。彩色多普勒有助于血管定位。

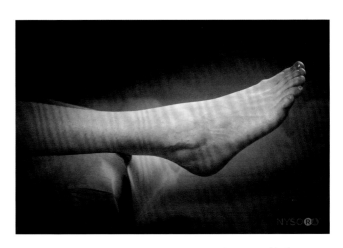

图 32-4　超声引导下踝部阻滞的理想体位

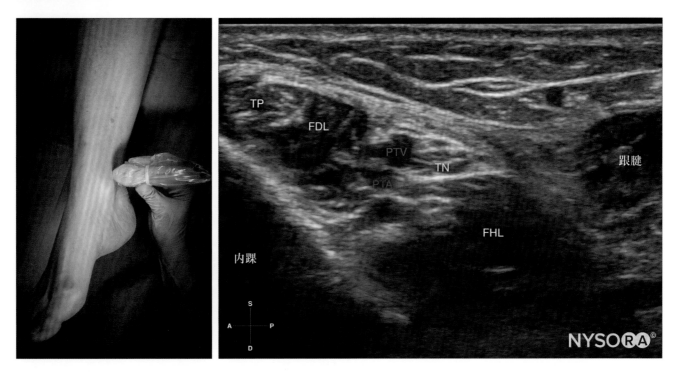

图 32-5　行胫神经阻滞时的探头位置和超声解剖图像。TP，胫后肌；FDL，趾长屈肌；PTA，胫后动脉；PTV，胫后静脉；TN，胫神经；FHL，姆长屈肌

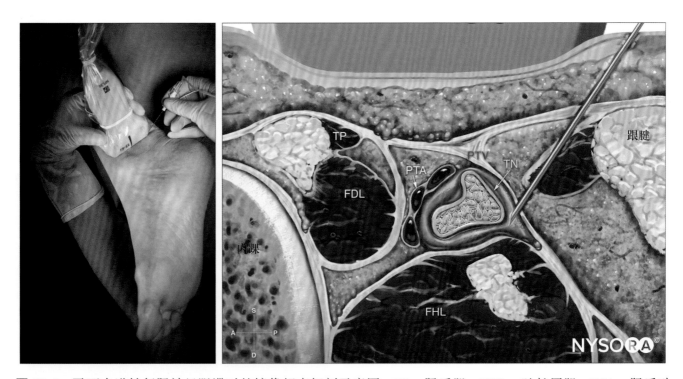

图 32-6　平面内进针行胫神经阻滞时的镜像超声解剖示意图。TP，胫后肌；FDL，趾长屈肌；PTA，胫后动脉；PTV，胫后静脉；TN，胫神经；FHL，姆长屈肌

为了避免与肌腱混淆，应牢记神经与动脉的关系。如果有疑问，可向近端扫查，此时肌腱会过渡为肌肉，因此可以清楚地区分神经和肌腱。

为两个小的低回声神经束，带有高回声边缘，紧靠胫前动脉的外侧或浅表面。腓深神经可能难以与周围的组织区分开来（图 32-7 和图 32-8）。

▶ 腓深神经

探头横向放置于踝关节的前侧，腓深神经显示

▶ 腓浅神经

探头横向置于外踝近端 10 ～ 15 cm 处。腓浅神

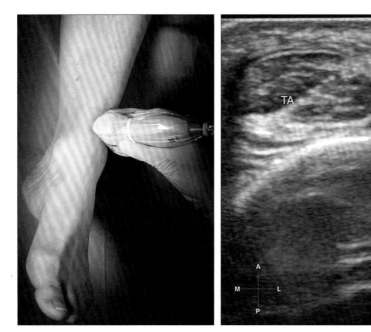
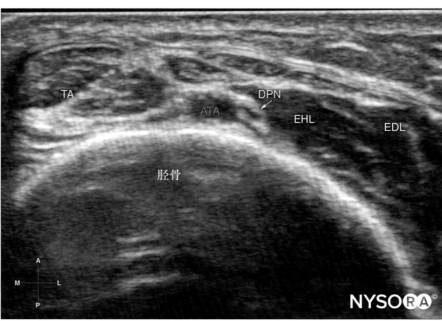

图 32-7　腓深神经阻滞探头位置和超声解剖图像。TA，胫前肌；ATA，胫前动脉；DPN，腓深神经；EHL，踇长伸肌；EDL，趾长伸肌

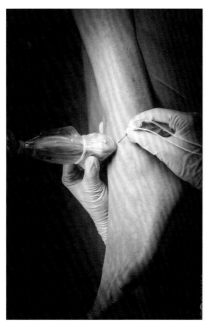
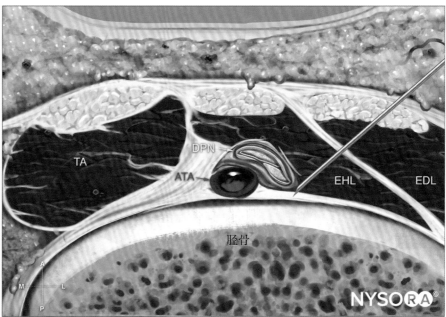

图 32-8　平面内进针行腓深神经阻滞时的镜像超声解剖示意图。TA，胫前肌；ATA，胫前动脉；DPN，腓深神经；EHL，踇长伸肌；EDL，趾长伸肌

经显示为一个低回声的扁平结构，位于小腿筋膜和肌间隔交界处，肌间隔分隔外侧肌群和前侧肌群。在注射前，应扫查腓浅神经近端以避免阻滞不全，因其常在穿出筋膜前出现分支（图 32-9 和图 32-10）。

腓肠神经

探头横向置于外踝后缘和跟腱之间，腓肠神经显示为一个微小的椭圆形高回声结构，紧邻小隐静脉（图 32-11 和图 32-12）。

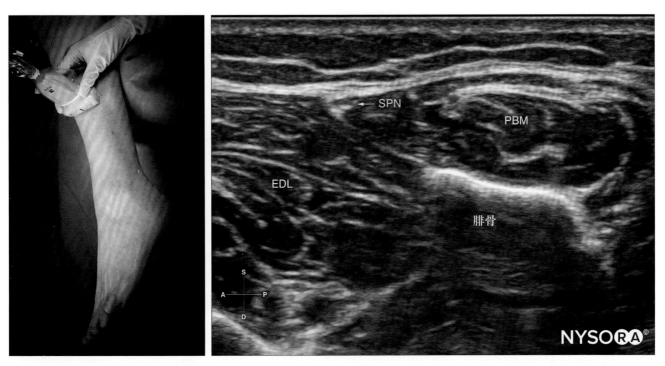

图 32-9 腓浅神经阻滞探头位置和超声解剖图像。EDL，趾长伸肌；SPN，腓浅神经；PBM，腓骨短肌

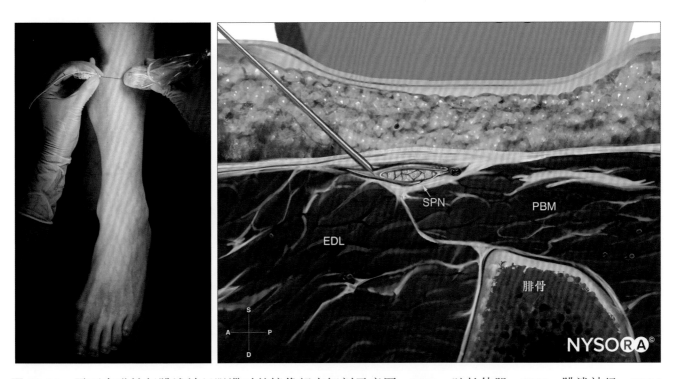

图 32-10 平面内进针行腓浅神经阻滞时的镜像超声解剖示意图。EDL，趾长伸肌；SPN，腓浅神经；PBM，腓骨短肌

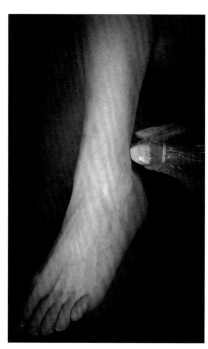
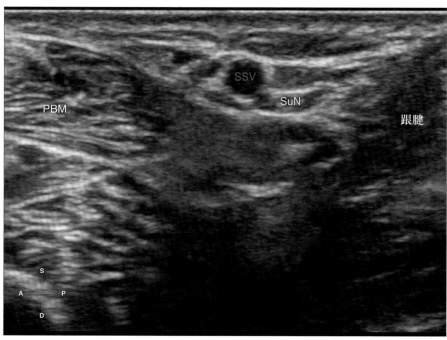

图 32-11 腓肠神经阻滞探头位置和超声解剖图像。PBM，腓骨短肌；SuN，腓肠神经；SSV，小隐静脉

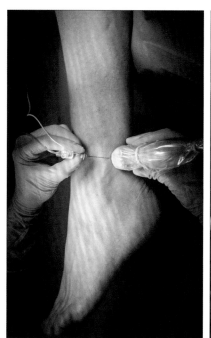
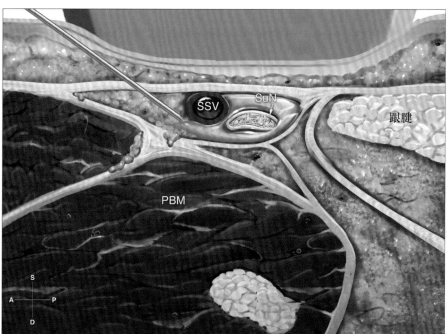

图 32-12 平面内进针行腓肠神经阻滞时的镜像超声解剖示意图。PBM，腓骨短肌；SuN，腓肠神经；SSV，小隐静脉

进针方法

每次阻滞时穿刺针可以从平面内或平面外进入。根据操作者习惯选择最有效的途径。

局麻药的扩散及分布

理想状态下，局麻药紧邻神经扩散；细小神经可以通过周围扩散而不需要重新定位，因为局麻药会迅速扩散入神经组织。对于胫神经，最好将局麻药注入神经血管鞘内以避免延迟阻滞的发生。

▶ 技巧锦囊

- 由颅侧向尾侧扫描几厘米时，可调整探头倾斜角度有助于优化细小神经的成像。

- 在扫描踝关节周围时，必须确保探头与皮肤表面贴合良好。

- 当使用静脉作为标志时，应尽可能少地对探头施加压力以保证静脉充盈，另外注射局麻药前需回抽。

操作流程图

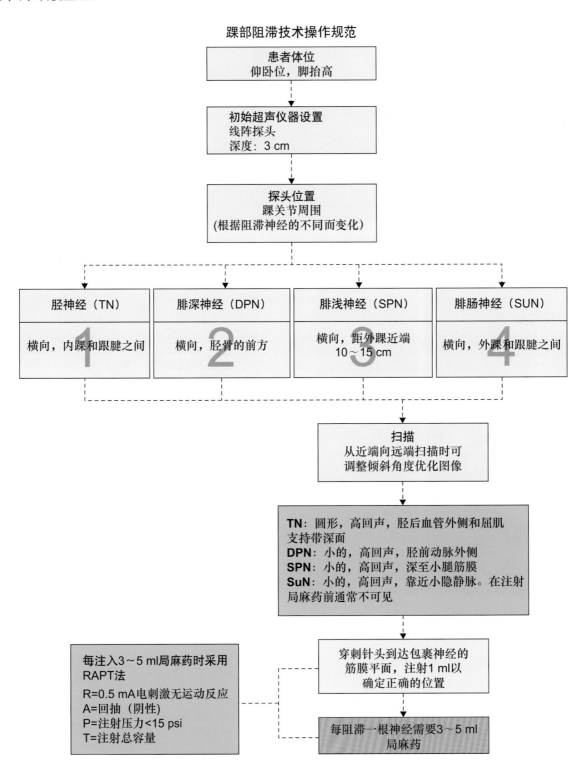

踝部阻滞技术操作规范

患者体位
仰卧位，脚抬高

初始超声仪器设置
线阵探头
深度：3 cm

探头位置
踝关节周围
(根据阻滞神经的不同而变化)

胫神经（TN）	腓深神经（DPN）	腓浅神经（SPN）	腓肠神经（SUN）
横向，内踝和跟腱之间 1	横向，胫骨的前方 2	横向，距外踝近端 10～15 cm 3	横向，外踝和跟腱之间 4

扫描
从近端向远端扫描时可调整倾斜角度优化图像

TN：圆形，高回声，胫后血管外侧和屈肌支持带深面
DPN：小的，高回声，胫前动脉外侧
SPN：小的，高回声，深至小腿筋膜
SuN：小的，高回声，靠近小隐静脉。在注射局麻药前通常不可见

穿刺针头到达包裹神经的筋膜平面，注射1 ml以确定正确的位置

每注入3～5 ml局麻药时采用RAPT法
R=0.5 mA电刺激无运动反应
A=回抽（阴性）
P=注射压力<15 psi
T=注射总容量

每阻滞一根神经需要3～5 ml局麻药

（朱持莹 李泉 译 徐世元 审）

推荐阅读

Antonakakis JG, Scalzo DC, Jorgenson AS, et al. Ultrasound does not improve the success rate of a deep peroneal nerve block at the ankle. *Reg Anesth Pain Med.* 2010;35:217-221.

Benzon HT, Sekhadia M, Benzon HA, et al. Ultrasound-assisted and evoked motor response stimulation of the deep peroneal nerve. *Anesth Analg.* 2009;109:2022-2024.

Canella C, Demondion X, Guillin R, et al. Anatomic study of the superficial peroneal nerve using sonography. *AJR Am J Roentgenol.* 2009;193:174-179.

Chin KJ, Wong NW, Macfarlane AJ, Chan VW. Ultrasound-guided versus anatomic landmark-guided ankle blocks: a 6-year retrospective review. *Reg Anesth Pain Med.* 2011;36:611-618.

López AM, Sala-Blanch X, Magaldi M, Poggio D, Asuncion J, Franco CD. Ultrasound-guided ankle block for forefoot surgery: the contribution of the saphenous nerve. *Reg Anesth Pain Med.* 2012;37:554-557.

Marsland D, Dray A, Little NJ, Solan MC. The saphenous nerve in foot and ankle surgery: its variable anatomy and relevance. *Foot Ankle Surg.* 2013;19:76-79.

Prakash, Bhardwaj AK, Singh DK, Rajini T, Jayanthi V, Singh G. Anatomic variations of superficial peroneal nerve: clinical implications of a cadaver study. *Ital J Anat Embryol.* 2010;115:223-228.

Redborg KE, Antonakakis JG, Beach ML, Chinn CD, Sites BD. Ultrasound improves the success rate of a tibial nerve block at the ankle. *Reg Anesth Pain Med.* 2009;34:256-260.

Redborg KE, Sites BD, Chinn CD, et al. Ultrasound improves the success rate of a sural nerve block at the ankle. *Reg Anesth Pain Med.* 2009;34:24-28.

Russell DF, Pillai A, Kumar CS. Safety and efficacy of forefoot surgery under ankle block anaesthesia. *Scott Med J.* 2014;59:103-107.

Snaith R, Dolan J. Ultrasound-guided superficial peroneal nerve block for foot surgery. *AJR Am J Roentgenol.* 2010;194:W538.

第五部分 躯干和腹壁阻滞

肋间神经阻滞

阻滞要点

将局麻药注射到肋间神经走行的肋间隙平面内。

- **适应证**：肋骨骨折镇痛，胸部和上腹部手术术后镇痛（例如，开胸手术、胸腔造口术、乳房切除术、胃造口术和胆囊切除术），带状疱疹或疱疹后神经痛
- **目标**：局麻药在肋间隙的肋间神经周围扩散
- **局麻药容量**：每个节段 3 ～ 5 ml

概述

肋间神经阻滞是一种成熟的神经阻滞技术，可用于胸壁镇痛。根据体表标志实施穿刺的方法被认为是一种"高级"技术，因为有相对较高的并发症风险。超声专业技术的使用，使操作者易于识别和避开胸膜，有助于降低气胸的风险。肋间神经阻滞可以用小号针头进行操作，对于胸部手术后需要镇痛的患者来说是一个很好的选择，尤其是无硬膜外镇痛指征的患者（例如，进行抗凝强化治疗的患者）。

局限性和特殊风险

对于大多数患者，为了覆盖目标镇痛区域需要实施多节段的肋间神经阻滞，这经常会增加患者的不适感和并发症的风险。据报道，肋间神经阻滞的并发症包括气胸（1%）、腹膜和腹部脏器损伤、局麻药全身毒性（LAST）、肋间动脉损伤引起血肿和意外的脊髓麻醉。众所周知，该神经阻滞操作时局麻药全身摄取率最快，因为肋间神经与相应的动、静脉紧密伴行。

解剖

T2 ～ T12 脊神经支配胸壁和上腹部。胸段神经根从各自的椎间孔发出后，分为肋间神经背侧支和腹侧支。背侧支支配椎旁区域的皮肤和肌肉。腹侧支继续向外侧移行为肋间神经（图 33-1）。每条肋间神经在椎间孔外侧约 3 cm 处穿透肋间后膜，进入肋沟。起初，肋间神经走行于壁胸膜和肋间膜之间。但是在肋角的外侧，则进入肋间最内肌和肋间内肌之间的间隙，与肋间动、静脉伴行，走完剩余的大部分行程（图 33-2）。小的侧支神经穿过间隙，沿下方肋骨的上缘分布。在腋中线，肋间神经发出外侧皮支，该皮支穿透肋间内外肌，支配侧胸壁和上腹壁的肌肉和皮肤（图 33-1）。肋间神经继续走行并最终止于前皮支，支配前胸壁和腹壁的皮肤和肌肉，包括胸骨和腹直肌上的皮肤。

第 1 胸神经（T1）的大部分纤维横穿第 1 肋骨颈位置，离开肋间隙，与 C8 神经纤维汇合。只有较小的 T1 神经纤维束继续作为肋间神经支配肋间隙的肌肉。第 2 或第 3 肋间神经（T2 或 T3）的纤维形成肋间臂神经，支配腋下和上臂内侧皮肤，可远至肘部。T12 神经的腹侧支被称为肋下神经，因为该神经

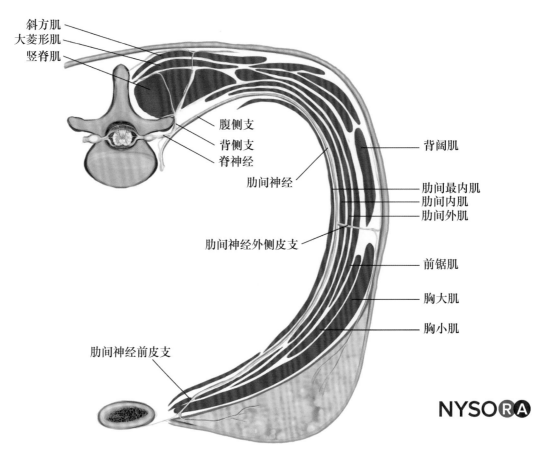

斜方肌
大菱形肌
竖脊肌

腹侧支
背侧支
脊神经
肋间神经

背阔肌

肋间最内肌
肋间内肌
肋间外肌

肋间神经外侧皮支

前锯肌

胸大肌

胸小肌

肋间神经前皮支

NYSORA

图 33-1   胸段脊神经和肋间神经的解剖示意图

不走行于两根肋骨之间。

横断面解剖和超声视图

后胸壁肋间隙的矢状截面从表面到肺依次是：皮肤和皮下组织，背部浅层肌肉，由三层薄肌肉（肋间外、内和最内肌）连接的两根肋骨，胸内筋膜，以及壁胸膜和脏胸膜。在肋角的内侧（图 33-3A），可见肋间隙位于竖脊肌深面。肋间隙在此水平只有肋间外肌和肋间膜存在，神经血管束与胸内筋膜和深部的胸膜紧密贴合。在肋角的外侧，神经血管束走行于肋间内肌和肋间最内肌之间的肋沟内，神经是最靠近尾侧的结构（图 33-3B）。

麻醉与镇痛的分布范围

麻醉区域沿对应肋间神经支配区段分布呈单侧性和节段性。一次成功的肋间神经阻滞需要操作者在多个正确的肋间隙多次成功地穿刺给药。

阻滞前准备

器材

● 超声探头：线阵探头
● 穿刺针：长 30 ～ 50 mm，22 ～ 25 G

局麻药

单次注射肋间神经阻滞常采用 0.25% ～ 0.5% 的布比卡因或 0.5% 的罗哌卡因 3 ～ 5 ml。罗哌卡因的镇痛时间为 6 ～ 12 h，而联合应用布比卡因和肾上腺素的镇痛时间可长达 24 h。每次实施肋间神经阻滞，其持续时间有很大差异。添加肾上腺素可减缓局麻药的全身吸收，并使其单次注射的最大允许剂量增加 30%。含 1：200 000 ～ 1：400 000 肾上腺素的 1% ～ 2% 的利多卡因，有时被用于胸管置入术的镇痛或诊断性神经阻滞。

实施多节段注射肋间神经阻滞，操作者需要计算局麻药的最大允许剂量并根据每个阻滞神经的节段调整注射药物的容量。布比卡因的最大剂量为

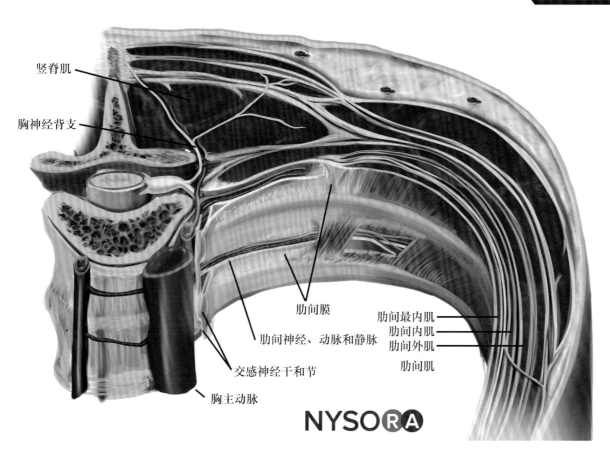

竖脊肌

胸神经背支

肋间膜

肋间神经、动脉和静脉

交感神经干和节

胸主动脉

肋间最内肌
肋间内肌
肋间外肌
肋间肌

NYSORA

图 33-2　肋沟内肋间神经的解剖学

2 mg/kg（纯局麻药液）至 3 mg/kg（含肾上腺素），每日最大用量为 7 ～ 10 mg/（kg·d）。利多卡因最大剂量分别为每次 5 ～ 7 mg/kg 和每日 20 mg/（kg·d）。一项研究表明，布比卡因脂质体用于肋间神经阻滞的镇痛效果与胸段硬膜外镇痛相似。

患者体位

患者可取坐位、侧卧位或俯卧位实施肋间神经阻滞（图 33-4）。当患者取坐位或侧卧位时，让患者的脊柱向后弓起，双臂向前伸展，靠着或抱着枕头，这种体位有助于阻滞操作。助手的帮助也可改善患者在穿刺过程中的舒适度。当患者取俯卧位时，应在其上腹部下方放置一个枕头，其双臂可分别垂放在床两边。这个体位可使患者肩胛骨向外移动，让操作者能够穿刺触及 T7 水平以上肋骨后角。

▶ 操作技术

标志和超声探头初始位置

肋骨位置可借助超声扫描计数确定，也可以

从第 12 肋骨（可触及的最低肋骨）或从第 7 肋骨（肩胛下角）开始计算。超声探头放置在肋骨角的外侧，垂直于两个连续肋骨走向的斜矢状位方向上。注意，探头摆放的角度在不同的肋间水平上略有变化。

扫描方法

肩胛下角是一个很好的扫描起点。当患者处于正确体位时，相当于第 7 肋间隙。外侧入路时，探头从肋间隙的外侧向内连续扫描至肋角。彩色多普勒可能有助于识别肋间动脉，但很难看到肋间神经本身（图 33-5）。内侧入路时，探头置于棘突外侧 4 ～ 5 cm，呈矢状位，以识别肋间外肌和肋间膜深部的胸膜。

进针方法和路径

进针点紧邻肋骨下缘、位于肋角与腋后线之间、靠近外侧支分支处，以保证肋间神经的完全阻滞。无论是平面内还是平面外进针，针尖向前推进以穿透肋间外肌和肋间内肌。最佳的穿刺针尖靶点是在紧邻肋间内肌深面的位置，进针至此位置以确保针

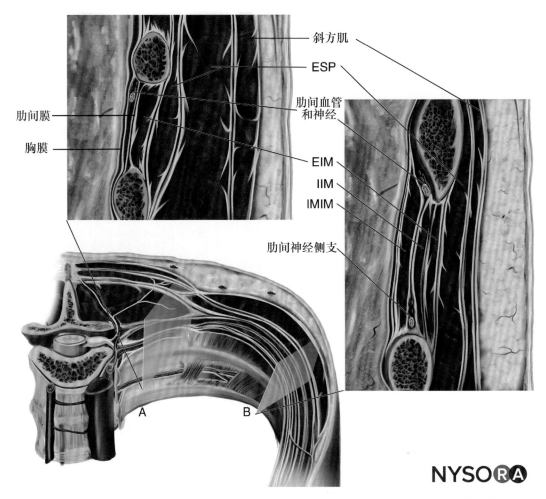

图 33-3 肋角内侧（**A**）和外侧（**B**）的肋间神经矢状截面解剖。ESP，竖脊肌；EIM，肋间外肌；IIM，肋间内肌；IMIM，肋间最内肌

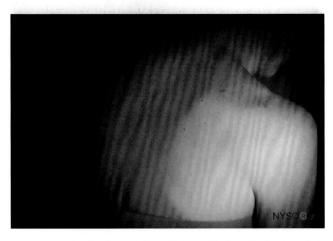

图 33-4 超声引导下肋间神经阻滞患者体位（坐位）

尖仍保持在壁胸膜的浅层（图 33-6）。水分离法有助于针尖的显影和识别肋间最内肌和肋间内肌之间的间隙。可考虑注射生理盐水或葡萄糖注射液来确认

正确的注射平面，以减少局麻药总量。如果在肋角内侧进行阻滞，则进针至肋间外肌下方，注射时胸膜移位可证实针尖位置正确。

局麻药扩散和分布

注射到肋沟的局麻药可沿肋间隙向远端和近端方向扩散；如果使用大容量，部分药液亦可能扩散进入椎旁间隙。

▶ 技巧锦囊

- 通过调整超声探头的倾斜角度常可克服目标平面显影困难的问题。
- 采用水分离法，常有助于针尖的显影和识别正确的组织间隙（肋间最内肌和肋间内肌之间的间隙）。
- 肋间最内肌并不总是可见的，因此在引导穿

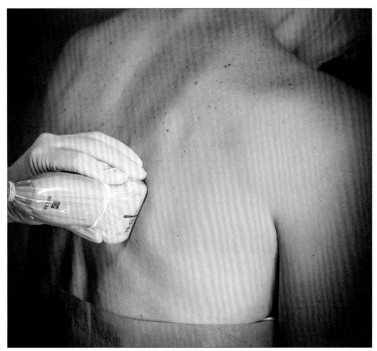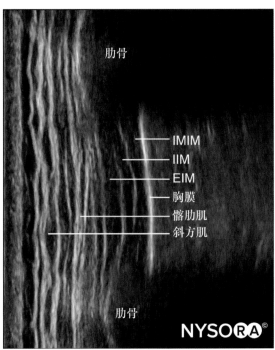

图 33-5　肋间神经阻滞探头的位置和超声图像。EIM，肋间外肌；IIM，肋间内肌；IMIM，肋间最内肌

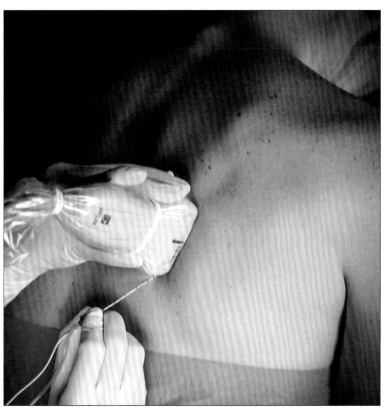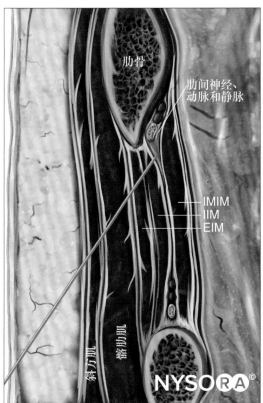

图 33-6　平面内进针行肋间神经阻滞时的超声解剖示意图。EIM，肋间外肌；IIM，肋间内肌；IMIM，肋间最内肌

刺给药中不是一个很有价值的标志。肋间内肌更容易辨认，可作为超声引导穿刺定位的替代靶点。

- 由于肩胛骨的阻挡，T7 以上的肋间神经阻滞操作可能较为困难，可考虑使用其他的替代阻滞方法，如椎旁神经阻滞或硬膜外阻滞。

▶ 操作流程图

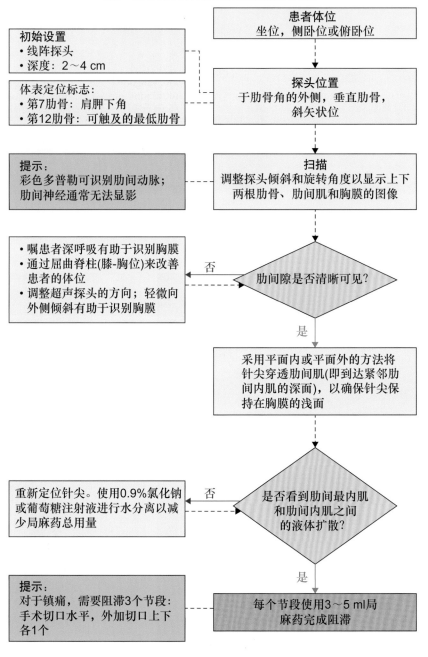

超声引导肋间神经阻滞技术操作规范

初始设置
- 线阵探头
- 深度：2～4 cm

体表定位标志：
- 第7肋骨：肩胛下角
- 第12肋骨：可触及的最低肋骨

提示：
彩色多普勒可识别肋间动脉；肋间神经通常无法显影

- 嘱患者深呼吸有助于识别胸膜
- 通过屈曲脊柱(膝-胸位)来改善患者的体位
- 调整超声探头的方向；轻微向外侧倾斜有助于识别胸膜

重新定位针尖。使用0.9%氯化钠或葡萄糖注射液进行水分离以减少局麻药总用量

提示：
对于镇痛，需要阻滞3个节段：手术切口水平，外加切口上下各1个

患者体位
坐位，侧卧位或俯卧位

探头位置
于肋骨角的外侧，垂直肋骨，斜矢状位

扫描
调整探头倾斜和旋转角度以显示上下两根肋骨、肋间肌和胸膜的图像

肋间隙是否清晰可见？ 否

是

采用平面内或平面外的方法将针尖穿透肋间肌(即到达紧邻肋间内肌的深面)，以确保针尖保持在胸膜的浅面

是否看到肋间最内肌和肋间内肌之间的液体扩散？ 否

是

每个节段使用3～5 ml局麻药完成阻滞

（江宁彬　陈志霞　译　孙海涛　审）

推荐阅读

Karmakar MK, Ho AMH. Acute pain management of patients with multiple fractured ribs. *J Trauma*. 2003;54:612-615.

Karmakar MK, Critchley LAH, Ho AMH, et al. Continuous thoracic paravertebral infusion of bupivacaine for pain management in patients with multiple fractured ribs. *Chest*. 2003;123:424-431.

Kopacz DJ, Thompson GE. Intercostal blocks for thoracic and abdominal surgery. *Tech Reg Anesth Pain Manage*. 1998;2:25-29.

Nunn JF, Slavin G. Posterior intercostal nerve block for pain relief after cholecystectomy. Anatomical basis and efficacy. *Br J Anaesth*. 1980;52:253-260.

Strømskag KE, Kleiven S. Continuous intercostals and interpleural nerve blockades. *Tech Reg Anesth Pain Manage*. 1998;2:79-89.

Rice DC, Cata JP, Mena GE, Rodriguez-Restrepo A, Correa AM, Mehran RJ. Posterior intercostal nerve block with liposomal bupivacaine: an alternative to thoracic epidural analgesia. *Ann Thorac Surg*. 2015;99:1953-1960.

Stromskag KE, Kleiven S. Continuous intercostals and interpleural nerve blockades. *Tech Reg Anesth Pain Manage*. 1998;2:79-89.

Truitt MS, Murry J, Amos J, et al. Continuous intercostal nerve blockade for rib fractures: ready for primetime? *J Trauma Inj Infect Crit Care*. 2011;71:1548-1552.

Vandepitte C, Gautier P, Bellen P, Murata H, Salviz EA, Hadzic A. Use of ultrasound-guided intercostal nerve block as a sole anaesthetic technique in a high-risk patient with Duchenne muscular dystrophy. *Acta Anaesthesiol Belg*. 2013;64(2):91-94.

Vlassakov K, Vafai A, Ende D, et al. A prospective, randomized comparison of ultrasonographic visualization of proximal intercostal block vs paravertebral block. *BMC Anesthesiol*. 2020;20:1-9.

Zhan Y, Chen G, Huang J, Hou B, Liu W, Chen S. Effect of intercostal nerve block combined with general anesthesia on the stress response in patients undergoing minimally invasive mitral valve surgery. *Exp Ther Med*. 2017;14:3259-3264.

Zinboonyahgoon N, Luksanapruksa P, Piyaselakul S, et al. The ultrasound-guided proximal intercostal block: anatomical study and clinical correlation to analgesia for breast surgery. *BMC Anesthesiol*. 2019;19:1-10.

第**34**章 胸神经阻滞

阻滞要点

将局麻药（local anesthetic，LA）注射到胸肌之间及胸小肌和前锯肌之间的筋膜平面内。
- **适应证**：乳房手术、开胸手术、肋骨和锁骨骨折以及带状疱疹后神经痛的镇痛。
- **目标**：LA 沿筋膜间平面扩散，阻断胸神经和 T3 ～ T6 肋间神经外侧支。
- **局麻药容量**：15 ～ 30 ml

概述

超声引导下的胸神经阻滞（pectoral nerves block，PECS Ⅰ和 PECS Ⅱ）是一种新的筋膜平面阻滞技术，可用于乳房手术后的镇痛。这种神经阻滞技术被视为硬膜外、椎旁神经或肋间神经阻滞的替代方法，后者需要更高的操作技能。由于操作简单且已证实明确有效，该技术应用越来越广泛。一项荟萃分析显示，在多模式镇痛治疗中，PECS Ⅱ阻滞可以减少乳房手术后的阿片类药物用量。相关证据显示，PECS Ⅱ可降低乳腺癌切除术后慢性疼痛的发生率。

与椎旁阻滞相比，PECS Ⅰ和Ⅱ具有以下优点：目标筋膜平面位置更表浅，更容易识别，可以仰卧位进行阻滞，并发症风险较低。但是，PECS Ⅰ和Ⅱ阻滞的镇痛范围和效果不如椎旁神经阻滞，后者可直接作为乳房手术的主要麻醉方式。

最先提到的是 PECS Ⅰ，是将局麻药注射到胸大肌和胸小肌之间的筋膜间隙内，阻滞胸内侧神经和胸外侧神经。而改良后的 PECS Ⅱ，是在更深层的胸小肌和前锯肌之间的筋膜平面内再次注射局麻药，可将阻滞范围扩大到腋窝和上肋间神经。

局限性

目前的超声图像无法识别在这些筋膜平面上走行的小神经分支。通常情况下，胸神经阻滞对感觉阻滞的范围和持续时间个体差异大，所以其操作可重复性较差。在腋窝手术中，胸长神经的阻滞可能会干扰神经监测。

大容量和高剂量的局麻药在血管肌间隙平面内浸润，有局麻药全身毒性反应（local anesthetic systemic toxicity，LAST）的风险。最常报道的并发症是局部血肿形成。但是，因为其位置靠近肋间肌和胸膜，尤其在实施 PECS Ⅱ时，还可能发生气胸。

解剖

胸外侧神经和胸内侧神经均为臂丛的分支，分别起源于外侧束和内侧束。这些分支在胸肌中形成丰富的神经网相互连接，支配胸大肌和胸小肌、肩锁关节，并通过胸肌的起始点和附着点支配肋骨和锁骨。

胸外侧神经穿经锁胸筋膜到达胸大肌深面，与胸肩峰动脉的胸支和头静脉伴行，支配胸大肌。**胸内侧神经**向远端走行，穿透胸小肌，发出分支支配胸小肌和胸大肌（图 34-1）。

肋间神经（Ⅲ～Ⅶ）在肋间最内肌和肋间内肌之间穿行，支配上胸壁。其侧支在腋前线或腋中线

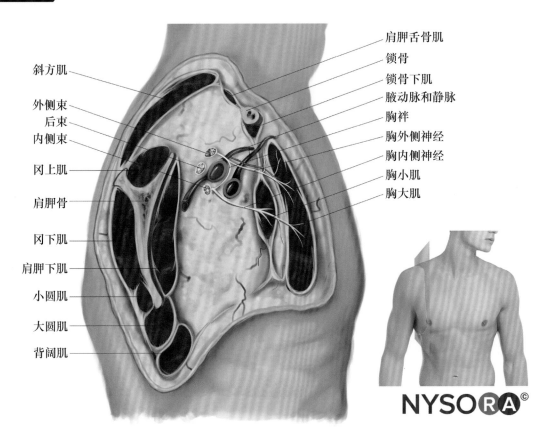

图 34-1　腋窝矢状面胸内侧和胸外侧神经的起始和走行

水平发出，穿过肋间内外肌和前锯肌到达皮下组织，并在此分成前后支（图 34-2），支配皮下组织和胸筋膜。肋间神经继续向前走行，靠近中线成为皮神经，支配胸骨旁区域。

第 2 肋间神经的外侧支，即**肋间臂神经**，支配腋下和手臂近内侧的皮肤和皮下组织。**胸长神经**是臂丛上干的一个分支，从锁骨下穿过第 1 和第 2 肋骨。然后在腋前线和腋后线水平沿着前锯肌表面向下向侧方走行，并在此发出分支达到每一束前锯肌（图 34-3）。

横断面解剖和超声视图

在侧胸壁靠近腋窝皱褶位置（相当于腋前线与第 3 肋交界处）的横断面视图显示 PECS 阻滞的两个目标筋膜间隙。两个筋膜间隙其中一个在两块胸肌之间（a），另一个在胸小肌和前锯肌之间（b）。值得注意的是，后一个筋膜间隙与腋窝相通（图 34-2）。在超声图像上，可以看到前锯肌覆盖在肋骨和肋间外肌上。这三层肌层被高回声筋膜隔开。在超声图像上，第 3 肋骨和第 4 肋骨为低回声圆形结构，

而肋间肌肉和高回声胸膜线与肋骨相连。

麻醉与镇痛分布范围

在胸大肌和胸小肌之间和其深部注射 LA 可以阻滞胸外侧神经和胸内侧神经、肋间神经的外侧皮支，也可以阻滞肋间臂神经和胸长神经。然而，其镇痛作用及其疗效各不相同。图 34-4 展示了该技术所涵盖的皮节、肌节和骨节。

阻滞前准备

器材

- 超声探头：高频线阵探头
- 穿刺针：长 80 ～ 100 mm，22 ～ 25 G

局麻药

布比卡因、左布比卡因或罗哌卡因稀释到适当的剂量可用于乳房手术后或胸壁切口的镇痛。文献报道中最常用的是 0.25% ～ 0.50% 的布比卡因和罗

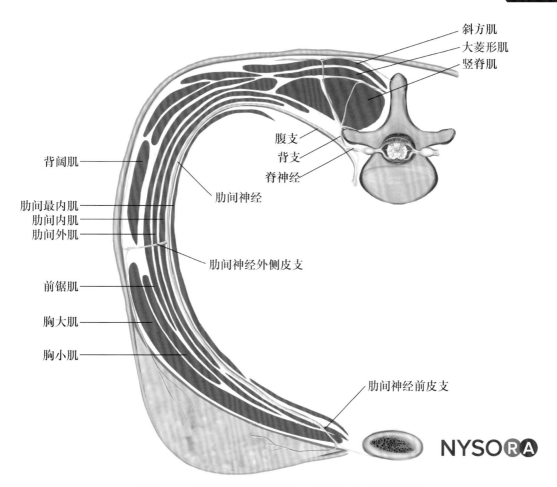

图 34-2　肋间神经的解剖、走行和分支示意图

斜方肌
大菱形肌
竖脊肌
腹支
背支
脊神经
背阔肌
肋间神经
肋间最内肌
肋间内肌
肋间外肌
肋间神经外侧皮支
前锯肌
胸大肌
胸小肌
肋间神经前皮支

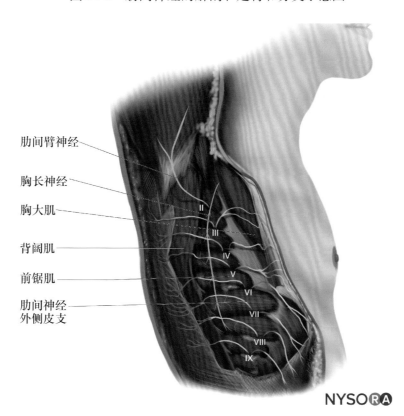

图 34-3　胸长神经在前锯肌表面的解剖及走行

肋间臂神经
胸长神经
胸大肌
背阔肌
前锯肌
肋间神经外侧皮支

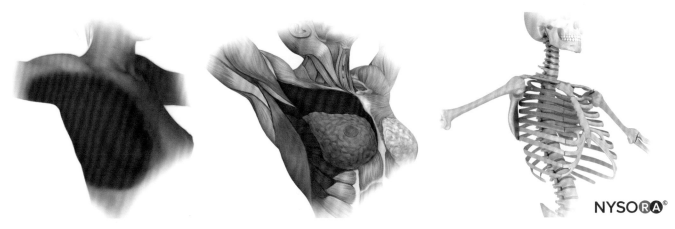

图 34-4　从左至右：胸神经阻滞所覆盖的皮节、肌节和骨节

哌卡因，总量不超过 0.2 ～ 0.4 mg/kg。

患者体位

胸部神经阻滞可采用仰卧位，手臂外展 90°，或侧卧位，阻滞侧肢体朝上，同侧手臂前屈（图 34-5）。

▶ 操作技术

标志和超声探头初始位置

探头放置在胸前锁骨中线区域，呈矢状位，以识别胸大肌。

扫描方法

超声探头向尾侧、向外移动，同时计数肋骨，直到显示出胸大肌深面的胸小肌。此时，可以在第 3

和第 4 肋骨上看到前锯肌（图 34-6）。

进针方法与路径

采用平面内技术，由内向外朝胸大肌的深筋膜进针（图 34-7）。

- PECS Ⅰ 和 PECS Ⅱ 的第一针：将 LA 注射到胸大肌和胸小肌之间的平面。
- PECS Ⅱ 的第二针：在胸小肌和前锯肌之间的平面注射。

局麻药扩散及分布

回抽阴性后，注射 1 ～ 2 ml LA 以确定正确的注射部位。在每个筋膜平面注射 10 ～ 15 ml LA 以完成阻滞，并观察药液在肌肉间的扩散情况。如果发现药液注射到肌肉内，需重新调整针尖位置（图 34-7）。

▶ 技巧锦囊

- 胸肩峰动脉有助于识别胸肌筋膜平面。LA 在动脉旁扩散可确保对胸内侧神经和胸外侧神经的阻滞。
- 在调整进针倾斜角度的时候，可向头侧和尾侧滑动超声探头，以便识别胸小肌的边界。
- 部分临床医生倾向于先在最深的筋膜平面（胸小肌和前锯肌之间）注射 LA，以保证超声视野的完整。
- 利用超声显影追踪穿刺针，这点对于降低气胸的风险至关重要。

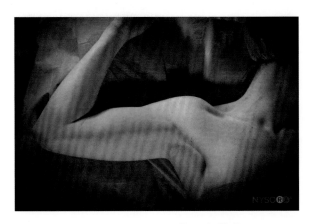

图 34-5　PECS 阻滞患者体位

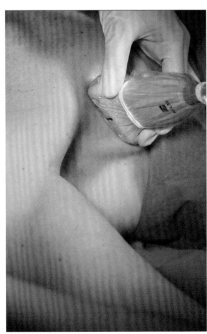
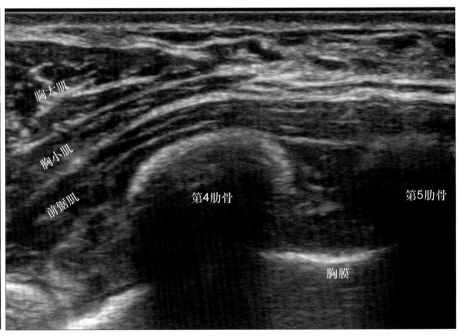

胸大肌

胸小肌

前锯肌

第4肋骨

第5肋骨

胸膜

图 34-6　PECS 阻滞时超声探头位置和超声解剖图像

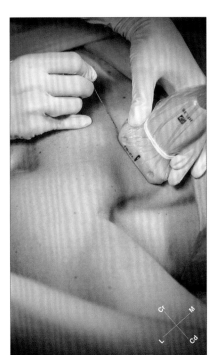
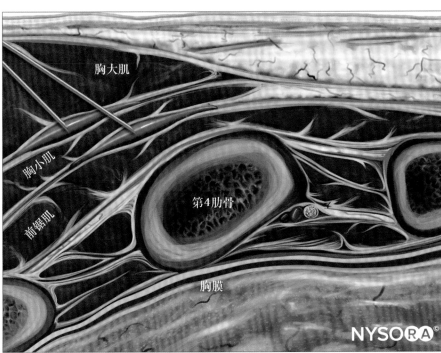

胸大肌

胸小肌

前锯肌

第4肋骨

胸膜

图 34-7　PECS 阻滞；平面内进针的镜像超声解剖示意图

▶ 操作流程图

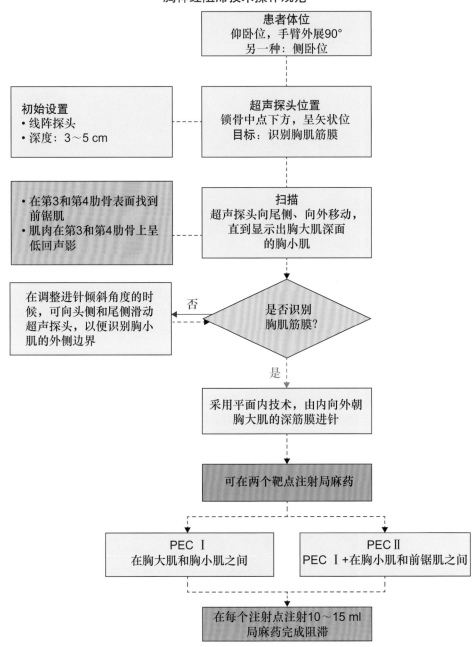

胸神经阻滞技术操作规范

患者体位
仰卧位，手臂外展90°
另一种：侧卧位

初始设置
• 线阵探头
• 深度：3～5 cm

超声探头位置
锁骨中点下方，呈矢状位
目标：识别胸肌筋膜

• 在第3和第4肋骨表面找到前锯肌
• 肌肉在第3和第4肋骨上呈低回声影

扫描
超声探头向尾侧、向外移动，直到显示出胸大肌深面的胸小肌

在调整进针倾斜角度的时候，可向头侧和尾侧滑动超声探头，以便识别胸小肌的外侧边界

否 ◄── **是否识别胸肌筋膜?**

是

采用平面内技术，由内向外朝胸大肌的深筋膜进针

可在两个靶点注射局麻药

PEC Ⅰ
在胸大肌和胸小肌之间

PEC Ⅱ
PEC Ⅰ+在胸小肌和前锯肌之间

在每个注射点注射10～15 ml
局麻药完成阻滞

（江宁彬 李泉 译 王晟 审）

推荐阅读

Blanco R. The "pecs block": a novel technique for providing analgesia after breast surgery. *Anaesthesia.* 2011;66:847-848.

Blanco R, Fajardo M, Parras Maldonado T. Ultrasound description of Pecs II (modified Pecs I): a novel approach to breast surgery. *Rev Esp Anestesiol Reanim.* 2012;59:470-475.

Chin KJ, Pawa A, Forero M, Adhikary S. Ultrasound-guided fascial plane blocks of the thorax: pectoral I and II, serratus anterior plane, and erector spinae plane blocks. *Adv Anesth.* 2019;37:187-205.

Franco CD, Inozemtsev K. Refining a great idea: the consolidation of PECS I, PECS II and serratus blocks into a single thoracic fascial plane block, the SAP block. *Reg Anesth Pain Med.* 2019. doi:10.1136/rapm-2019-101042.

Fujii T, Shibata Y, Akane A, et al. A randomised controlled trial of pectoral nerve-2 (PECS 2) block vs. serratus plane block for chronic pain after mastectomy. *Anaesthesia.* 2019;74:1558-1562.

Grape S, El-Boghdadly K, Albrecht E. Analgesic efficacy of PECS vs paravertebral blocks after radical mastectomy: a systematic review, meta-analysis and trial sequential analysis. *J Clin Anesth.*

2020;63:109745.

Grape S, Jaunin E, El-Boghdadly K, Chan V, Albrecht E. Analgesic efficacy of PECS and serratus plane blocks after breast surgery: a systematic review, meta-analysis and trial sequential analysis. *J Clin Anesth.* 2020;63:109744.

Jack JM, McLellan E, Versyck B, Englesakis MF, Chin KJ. The role of serratus anterior plane and pectoral nerves blocks in cardiac surgery, thoracic surgery and trauma: a qualitative systematic review. *Anaesthesia.* 2020;16:1-14.

Miller B, Pawa A, Mariano E. Problem with the Pecs II block: the long thoracic nerve is collateral damage. *Reg Anesth Pain Med.* 2019. doi: 10.1136/rapm-2019-100559.

Schuitemaker R JB, Sala-Blanch X, Rodriguez-Pérez CL, Mayoral R JT, López-Pantaleon LA, Sánchez-Cohen AP. The PECS II block as a major analgesic component for clavicle operations: a description of 7 case reports. *Rev Esp Anestesiol Reanim.* 2018;65:53-58.

Versyck B, van Geffen G-J, Chin KJ. Analgesic efficacy of the Pecs II block: a systematic review and meta-analysis. *Anaesthesia.* 2019;74:663-673.

第35章 前锯肌平面阻滞

阻滞要点

将局麻药注射到位于第 3 ～ 6 肋水平的前锯肌深面或浅面的筋膜平面内。

- **适应证**：乳房手术、胸腔镜手术、肋骨骨折和侧胸壁或前胸壁切口的镇痛。
- **目标**：局麻药在前锯肌深面或浅面的筋膜平面内浸润扩散以阻滞第 3 ～ 6 肋间神经的外侧皮支。
- **局麻药容量**：15 ～ 20 ml

概述

超声引导胸肌和前锯肌平面阻滞是介入性镇痛技术，可用于单侧胸腔外科手术后的镇痛，被认为是胸段硬膜外阻滞、椎旁阻滞、肋间和胸膜内阻滞的潜在替代技术。与椎旁或胸段硬膜外阻滞相比，前锯肌平面阻滞优势在于其简单、安全和易操作。例如，穿刺针位置远离神经根和关键解剖结构，可降低脊髓损伤、硬膜外血肿或感染、刺破胸膜的风险。然而，在镇痛方面，前锯肌平面阻滞不能提供与胸椎旁或硬膜外阻滞相同的效果。此外，其镇痛效果会根据注射药液在筋膜平面内的分布不同而有所差异，主要取决于药液容积、注射部位和扩散范围。迄今研究表明，无论是在前锯肌浅层还是深层进行阻滞，其镇痛效果基本相似，尽管如此，其最小有效容积、最佳注射部位和注射次数尚未能明确。

局限性

由于药物在肌筋膜表面分布吸收面较广，需要留意局麻药全身毒性（LAST）的风险。要始终牢记局麻药的最大使用剂量，可考虑使用药物标志（如肾上腺素）来监测血管内注射，另外谨慎控制其用量，尤其高危人群。

解剖

胸壁由肋间神经支配，肋间神经起源于胸段脊神经腹侧支（T3 ～ T10）。肋间神经位于肋骨下缘内，在肋间最内肌和肋间内肌之间穿行。在腋中线水平，肋间神经发出外侧皮支，穿出肋间肌和前锯肌，并由此分为前支和后支，支配外侧胸壁（图 35-1）。

前锯肌起始于第 1 至第 8 根肋骨的前表面，止于肩胛骨的内侧。它由胸长神经（C5 ～ C7）支配，胸长神经是臂丛的分支。前锯肌的浅层和深层形成筋膜平面，肋间神经外侧皮支在进一步发出分支前由此穿过。背阔肌位于前锯肌后方浅层，由胸背神经支配，胸背神经是臂丛后束的终末分支，与胸背动脉（肩胛下动脉的分支）一起沿腋窝后壁行走（图 35-2）。

第 2 肋间神经的外侧皮支称为肋间臂神经，在穿过前锯肌后，继续穿入腋窝到达上臂内侧，支配腋窝及上臂内侧和后侧皮肤（图 35-2）。

横断面解剖和超声视图

腋下外侧胸壁的横断面显示肋骨及其相应的肋间肌肉，被前锯肌和皮下组织覆盖。第 4、5 肋骨在超声成像中表现为圆形高回声影，其后方伴有声影，

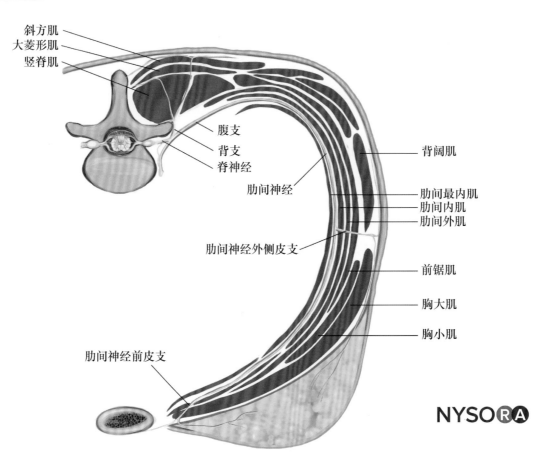

图 35-1 肋间神经的解剖走行和分支

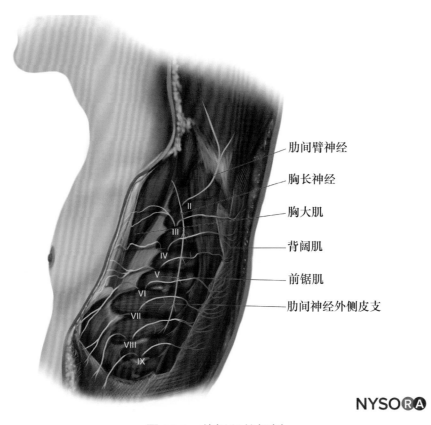

图 35-2 前锯肌的解剖

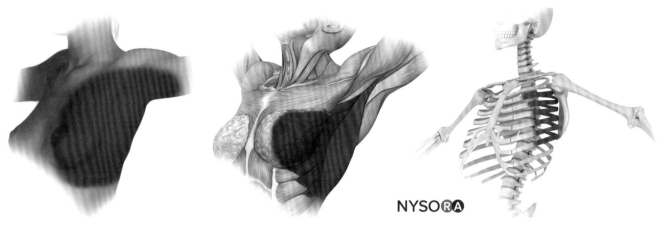

图 35-3　前锯肌平面阻滞的镇痛分布范围

而胸膜线在两个肋骨之间的深面。低回声的前锯肌和背阔肌覆盖在肋骨表面，背阔肌位于前锯肌的后方，两层肌肉间通常可见胸背动脉（图 35-1）。

麻醉与镇痛的分布范围

将局麻药注射到前锯肌的浅面或深面，可不同程度地阻滞肋间臂神经、胸长神经、胸背神经以及 T3 ～ T9 肋间神经外侧皮支，后者可作同侧胸壁皮区的镇痛（图 35-3）。

阻滞前准备

器材

- 超声探头：高频线阵探头
- 穿刺针：长 50 mm，22 ～ 25 G

局麻药

与其他胸部筋膜平面阻滞技术一样，阻滞的成功取决于局麻药的容积和在肌肉间扩散的情况。长效局麻药如布比卡因、左布比卡因和罗哌卡因，浓度为 0.25% ～ 0.5%，通常用量为 0.15 ～ 0.2 ml/kg。值得注意的是，由于这种阻滞技术局麻药的吸收率较高，所以需要计算极量以避免并发症的发生。

患者体位

患者仰卧位，手臂外展 90°，或侧卧位，行阻滞的一侧肢体朝上，手臂向前伸展，以便于腋窝区域的操作（图 35-4）。

操作技术

前锯肌平面阻滞可在腋前线和腋后线之间第 3 ～ 6 肋的不同水平进行阻滞。

探头位置

超声探头斜放在腋中线位置，并垂直于第 4 和第 5 肋的主轴方向（图 35-5）。或者，超声探头呈矢状位放置在锁骨中点下方，以识别胸大肌和胸小肌，然后缓慢向尾侧、向外侧移动探头，同时计数肋骨，直至在腋中线位置识别第 5 肋。

扫描方法

在此平面上，可以看到前锯肌覆盖在肋骨表面。超声探头向腋后线滑动，可看到前锯肌浅面有较厚的背阔肌，两层肌肉间可看到胸背动脉（图 35-5）。

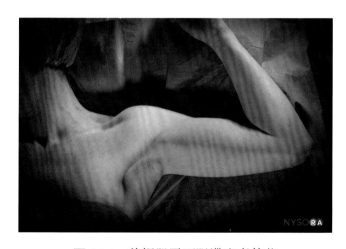

图 35-4　前锯肌平面阻滞患者体位

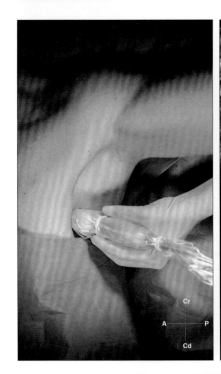
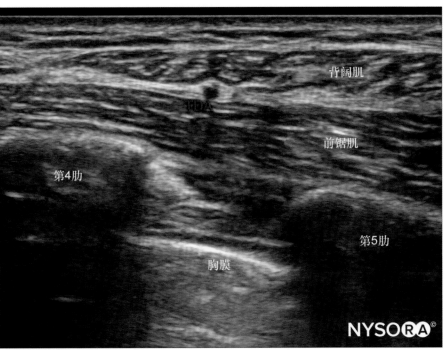

图 35-5 前锯肌平面阻滞超声探头位置及超声解剖。TDA，胸背动脉

若识别困难时，可借助彩色多普勒帮助识别动脉。

麻药确认正确位置。

进针方法和路径

平面内、由前上朝后下方向进针，到达前锯肌浅层或深层的筋膜平面内，可通过注射 1 ～ 2 m 局

局麻药扩散和分布

在前锯肌浅层或深层的筋膜平面内注射 10 ～ 15 ml 局麻药，并观察其扩散情况（图 35-6）。

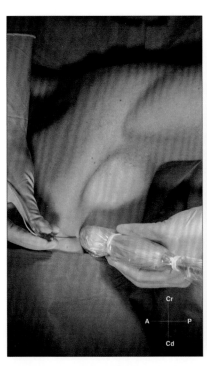
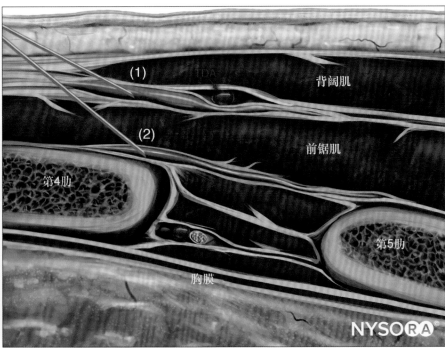

图 35-6 前锯肌平面阻滞；平面内进针的超声解剖以及局麻药的扩散：（1）背阔肌和前锯肌之间，或（2）前锯肌深面。TDA，胸背动脉

技巧锦囊

- 胸背动脉有助于辨认前锯肌和背阔肌之间的平面。可应用彩色多普勒对动脉进行识别。
- 在注药时，减轻对超声探头的加压，有利于局麻药更好地扩散。
- 如果看到药液在前锯肌内扩散，则应退针并刺向更浅或更深的位置。
- 进针过程始终保持针在超声图像中显影，并且针尖朝肋骨方向前进以降低气胸的风险。

操作流程图

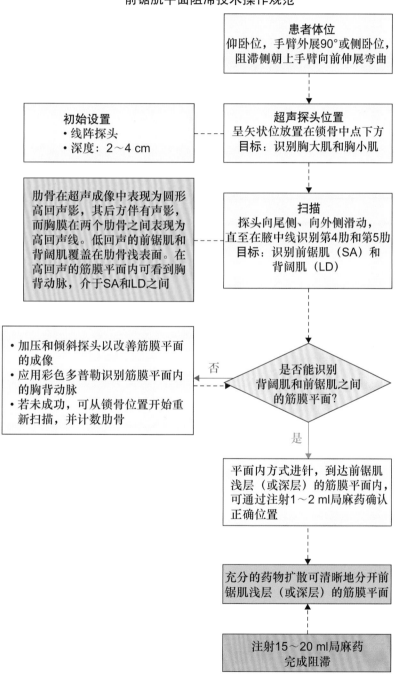

前锯肌平面阻滞技术操作规范

患者体位
仰卧位，手臂外展90°或侧卧位，阻滞侧朝上手臂向前伸展弯曲

初始设置
- 线阵探头
- 深度：2～4 cm

超声探头位置
呈矢状位放置在锁骨中点下方
目标：识别胸大肌和胸小肌

肋骨在超声成像中表现为圆形高回声影，其后方伴有声影，而胸膜在两个肋骨之间表现为高回声线。低回声的前锯肌和背阔肌覆盖在肋骨浅表面。在高回声的筋膜平面内可看到胸背动脉，介于SA和LD之间

扫描
探头向尾侧、向外侧滑动，直至在腋中线识别第4肋和第5肋
目标：识别前锯肌（SA）和背阔肌（LD）

- 加压和倾斜探头以改善筋膜平面的成像
- 应用彩色多普勒识别筋膜平面内的胸背动脉
- 若未成功，可从锁骨位置开始重新扫描，并计数肋骨

否 ←

是否能识别背阔肌和前锯肌之间的筋膜平面？

是

平面内方式进针，到达前锯肌浅层（或深层）的筋膜平面内，可通过注射1～2 ml局麻药确认正确位置

充分的药物扩散可清晰地分开前锯肌浅层（或深层）的筋膜平面

注射15～20 ml局麻药
完成阻滞

（江宁彬　李泉　译　吴镜湘　审）

推荐阅读

Biswas A, Castanov V, Li Z, et al. Serratus plane block: a cadaveric study to evaluate optimal injectate spread. *Reg Anesth Pain Med.* 2018;43:854-858.

Blanco R. The "pecs block": a novel technique for providing analgesia after breast surgery. *Anaesthesia.* 2011;66:847-848.

Blanco R, Parras T, McDonnell JG, Prats-Galino A. Serratus plane block: a novel ultrasound-guided thoracic wall nerve block. *Anaesthesia.* 2013;68:1107-1113.

Blanco R, Fajardo M, Parras Maldonado T. Ultrasound description of Pecs II (modified Pecs I): a novel approach to breast surgery. *Rev Esp Anestesiol Reanim.* 2012;59: 470-475.

Chin KJ. Thoracic wall blocks: from paravertebral to retrolaminar to serratus to erector spinae and back again—a review of evidence. *Best Pract Res Clin Anaesthesiol.* 2019;33:67-77.

Chin KJ, Pawa A, Forero M, Adhikary S. Ultrasound-guided fascial plane blocks of the thorax: pectoral I and II, serratus anterior plane, and erector spinae plane blocks. *Adv Anesth.* 2019;37:187-205.

Chong M, Berbenetz N, Kumar K, Lin C. The serratus plane block for postoperative analgesia in breast and thoracic surgery: a systematic review and meta-analysis. *Reg Anesth Pain Med.* 2019;44:1066-1074.

Eid M, Nassr M, Aziz A. Serratus anterior plane block for flail chest injury. *Anaesthesia Cases.* 2014, June;2014-0074.

Fujiwara A, Komasawa N, Minami T. Pectoral nerves (PECS) and intercostal nerve block for cardiac resynchronization therapy device implantation. *Springerplus.* 2014;3:409.

Fujiwara S, Komasawa N, Minami T. Pectral nerve blocks and serratus-intercostal plane block for intractable postthoracotomy syndrome. *J Clin Anesth.* 2015;27:275-276.

Fuzier R, Despres C. Serratus plane block: new insights but still many questions. *Reg Anesth Pain Med.* 2018;43:2018.

George RM, Wilson SH. Serratus plane blocks: not quite plane and simple. *Reg Anesth Pain Med.* 2019;44:530-531.

Hards M, Harada A, Neville I, et al. The effect of serratus plane block performed under direct vision on postoperative pain in breast surgery. *J Clin Anesth.* 2016;34:427-431.

Helander EM, Webb MP, Kendrick J, et al. PECS, serratus plane, erector spinae, and paravertebral blocks: a comprehensive review. *Best Pract Res Clin Anaesthesiol.* 2019;33:573-581.

Iwamoto W, Ueshima H, Otake H. Serratus plane block for a contraction of the latissimus dorsi muscle. *Reg Anesth Pain Med.* 2016;23:471-473.

Jack JM, McLellan E, Versyck B, Englesakis MF, Chin KJ. The role of serratus anterior plane and pectoral nerves blocks in cardiac surgery, thoracic surgery and trauma: a qualitative systematic review. 2020:1-14. doi:10.1111/anae.15000

Kaushal B, Chauhan S, Saini K, et al. Comparison of the efficacy of ultrasound-guided serratus anterior plane block, pectoral nerves II block, and intercostal nerve block for the management of postoperative thoracotomy pain after pediatric cardiac surgery. *J Cardiothorac Vasc Anesth.* 2019;33:418-425.

Kim DH, Oh YJ, Lee JG, Ha D, Chang YJ, Kwak HJ. Efficacy of ultrasound-guided serratus plane block on postoperative quality of recovery and analgesia after video-assisted thoracic surgery: a randomized, triple-blind, placebo-controlled study. *Anesth Analg.* 2018;126:1353-1361.

Kiss G, Castillo M. Non-intubated anesthesia in thoracic surgery-technical issues. *Ann Transl Med.* 2015;3:109.

Kunhabdulla NP, Agarwal A, Gaur A, Gautam SK, Gupta R, Agarwal A. Serratus anterior plane block for multiple rib fractures. *Pain Physician.* 2014;17:E651-E653.

Kunigo T, Murouchi T, Yamamoto S, Yamakage M. Injection volume and anesthetic effect in serratus plane block. *Reg Anesth Pain Med.* 2017;42:737-740.

Madabushi R, Tewari S, Gautam SK, Agarwal A, Agarwal A. Serratus anterior plane block: a new analgesic technique for post-thoracotomy pain. *Pain Physician.* 2015;18(3):E421-E424.

Mayes J, Davison E, Panahi P, et al. An anatomical evaluation of the serratus anterior plane block. *Anaesthesia.* 2016;71: 1064-1069.

Mazzinari G, Rovira L, Casasempere A, et al. Interfascial block at the serratus muscle plane versus conventional analgesia in breast surgery: a randomized controlled trial. *Reg Anesth Pain Med.* 2019;44:52-58.

Park MH, Kim JA, Ahn HJ, Yang MK, Son HJ, Seong BG. A randomised trial of serratus anterior plane block for analgesia after thoracoscopic surgery. *Anaesthesia.* 2018;73:1260-1264.

Piracha MM, Thorp SL, Puttanniah V, Gulati A. "A tale of two planes" deep versus superficial serratus plane block for postmastectomy pain syndrome. *Reg Anesth Pain Med.* 2017;42:259-262.

Purcell N, Wu D. Novel use of the PECS II block for upper limb fistula surgery. *Anaesthesia.* 2014;69:1294.

Semyonov M, Fedorina E, Grinshpun J, et al. Ultrasound-guided serratus anterior plane block for analgesia after thoracic surgery. *J Pain Res.* 2019;12:953-960.

Thiruvenkatarajan V, Cruz H, Das S. An update on regional analgesia for rib fractures. *Curr Opin Anaesthesiol.* 2018;31(5):601-607.

Tighe SQM, Karmakar MK. Serratus plane block: do we need to learn another technique for thoracic wall blockade? *Anaesthesia.* 2013;68:1099-1103.

Varela O, Melone A, López-Menchaca R, et al. Radiological study to evaluate the spreading of two volumes (10 vs. 20 ml) of radiological contrast in the block of cutaneous branches of intercostal nerves in medial axillary line (BRILMA) in a porcine experimental model. *Rev Esp Anestesiol Reanim.* 2018;65(8):441-446.

Versyck B, van Geffen GJ, Chin KJ. Analgesic efficacy of the Pecs II block: a systematic review and meta-analysis. *Anaesthesia.* 2019;74:663-673.

Wahba SS, Kamal SM. Thoracic paravertebral block versus pectoral nerve block for analgesia after breast surgery. *Egyptian J Anaesth.* 2014;30:129-135.

Womack J, Varma MK. Serratus plane block for shoulder surgery. *Anaesthesia.* 2014;69:395-396.

第**36**章　胸椎旁阻滞

阻滞要点

将局麻药注射到胸椎旁间隙。

- **适应证**：胸科和乳房手术术后镇痛，肋骨骨折、涉及胸壁和上腹壁的疼痛治疗。
- **目标**：局麻药扩散至椎旁间隙，包裹浸润从椎间孔发出的脊神经。
- **局麻药容量**：每个阻滞平面 4 ～ 5 ml。

▶ 概述

对于行胸腔、胸壁或乳房手术的患者，胸椎旁阻滞（thoracic paravertebral block，TPVB）是一种成熟的辅助镇痛技术。TPVB 也常用于肋骨骨折患者的疼痛治疗。TPVB 可有效阻滞同侧相应脊神经的前、后支以及交感神经链。TPVB 还可降低乳房和胸科手术术后慢性疼痛风险，减少乳腺癌术后复发率，但后者的潜在效益需进一步验证。相比体表定位，借助超声引导可更精准识别椎旁间隙（paravertebral space，PVS），观察进针位置和局麻药扩散情况。PVS 位置较深并毗邻重要结构，因此对超声引导 TPVB 的技术有更高的要求。PVB 的潜在并发症和操作难度也推进了另外几种替代技术的发展，这些技术旨在阻滞更远端和表浅的脊神经分支。本章将讲述 TPVB 技术总则，以使读者参考所涉及的解剖知识和相关技术信息，并结合自身经验设计适合自己的操作方法。

特殊风险和局限性

穿刺针尖接近胸膜、椎管和椎体节段性动静脉时，气胸、脊髓损伤、意外脊髓或硬膜外麻醉和穿破血管的发生风险会相应增加。对于接受抗凝或溶栓治疗的患者，应采取与椎管内麻醉相同的预防措施。局麻药的头尾侧不一致扩散是 TPVB 的局限性之一，为覆盖目标区域可能需在多个平面进行阻滞。

▶ 解剖

PVS 是位于肋头和肋颈之间的楔形区域，内含胸椎脊神经和交感干（图 36-1）。PVS 后壁是肋横突上韧带，前外侧壁是壁胸膜和胸内筋膜，内侧壁由椎体和椎间盘的外侧面构成。PVS 通过上下椎间孔在肋头和肋颈部向内侧与硬膜外间隙相通，因此 PVS 内的局麻药常引起单侧（或双侧）硬膜外麻醉。胸椎 PVS 的颅侧界限尚不明确，尾侧界限在 L1 腰大肌起始处。PVS 还与肋间隙横向相通，局麻药可由此扩散至肋间沟引起肋间神经阻滞，此为 TPVB 的部分作用机制。

▶ 横断面解剖和超声视图

将探头置于矢状位或斜横位时，在横突窗可找到 PVS 的超声显影。斜断面上可识别以下结构：皮肤和皮下组织；斜方肌、菱形肌、竖脊肌和肋间外肌；肋间内膜。胸膜表现为随呼吸移动的明亮高回声线影。PVS 是一个低回声的楔形空间，以肋间内膜和下方的胸膜为界（图 36-2）。

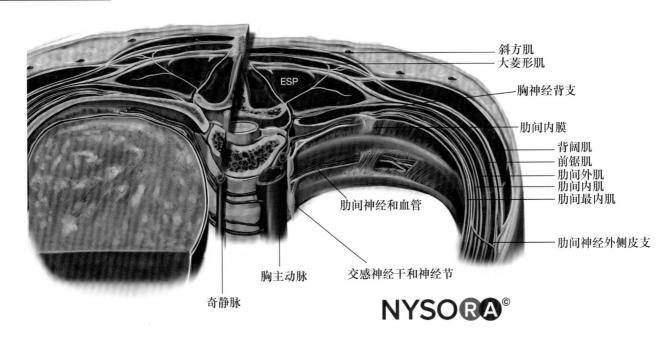

图 36-1　椎旁间隙的解剖。左侧，肋骨水平；右侧，肋间隙水平；ESP，竖脊肌

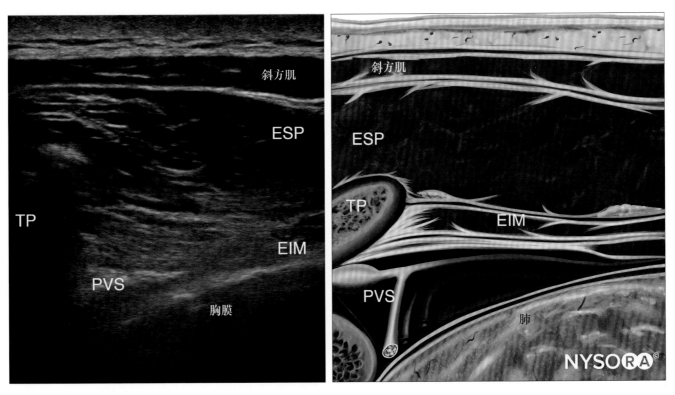

图 36-2　椎旁间隙斜断面超声图像和镜像解剖示意图。TP，横突；ESP，竖脊肌；PVS，椎旁间隙；EIM，肋间外肌

麻醉与镇痛的分布范围

　　将局麻药注射于PVS后可扩散至外侧肋间隙和内侧硬膜外间隙，作用于躯体和交感神经，产生同侧躯体和交感神经阻滞效果。而硬膜外扩散产生的节段阻滞效果对TPVB的总体贡献尚未明确。尽管局麻药会向颅侧和尾侧扩散，但单次大容量注射后，其阻滞节段的分布有所不同（图36-3）。因此，在多个相邻胸椎平面分别注射小容量（3～4 ml）局麻药的方法比单次大容量注射更为可取，对于乳房等需要单侧多个胸椎节段完善阻滞的手术来说尤为重要。单次PVB注射后约10%患者出现邻近注射部位的对侧节段性阻滞，可能与局麻药向硬膜外或椎前间隙扩散有关。

阻滞前准备

器材

● 超声探头：高频线阵探头
● 穿刺针：长80～100 mm，21～22 G

局麻药

　　布比卡因、左布比卡因或罗哌卡因稀释到适宜浓度可用于乳房或胸壁切开手术的术后镇痛。据文献报道，布比卡因或罗哌卡因的常用浓度为0.25%～0.50%，不超过0.2～0.4 ml/kg。

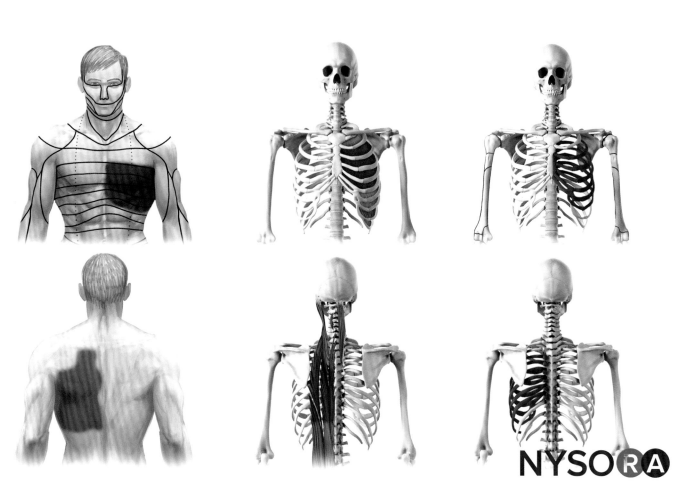

图36-3　胸椎旁阻滞后的麻醉分布范围

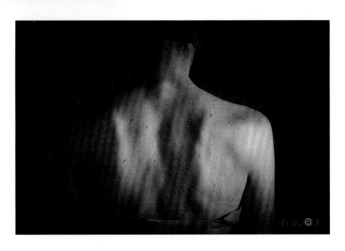

图 36-4　胸椎旁阻滞患者体位

患者体位

TPVB 操作时患者采用坐位（图 36-4），也可采用俯卧位或侧卧位（操作侧朝上）。

操作技术

▶ 斜横位

标志和超声探头初始位置

在目标平面将超声探头平行于肋骨方向横向放置于棘突外侧，横突和肋骨显示为高回声结构，其下方伴有声影（图 36-5A）。

扫描方法

识别到横突和肋骨后，超声探头可稍微向尾侧移动至肋间隙，进一步识别具有高回声线的横突尖端和胸膜。细微调整后可见高回声影的肋间内膜，以及以此为界的 PVB 和毗邻的肋间隙，PVB 显示为低回声的楔形结构（图 36-5B）。

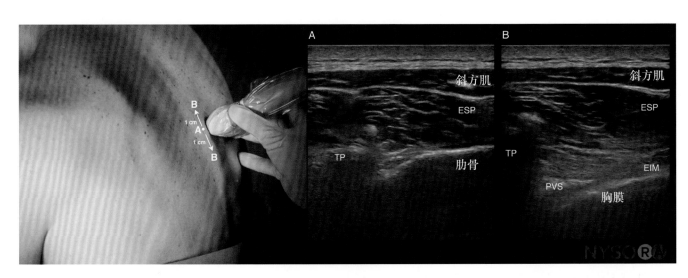

图 36-5　（A）探头初始位置呈斜横位平行于肋骨方向以及相应的超声解剖图像；（B）探头呈斜横位放置于肋间隙时 PVS 的超声解剖图像。TP，横突；ESP，竖脊肌；PVS，椎旁间隙；EIM，肋间外肌

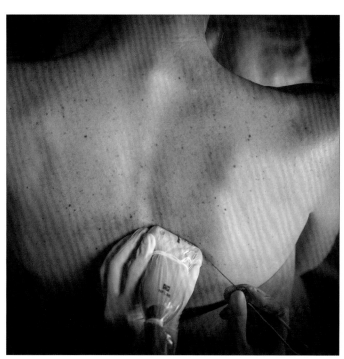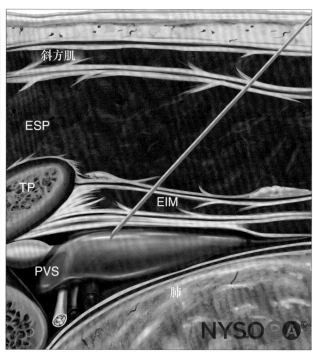

图 36-6　超声探头呈斜横斜位时胸椎旁阻滞的镜像超声解剖示意图。TP，横突；ESP，竖脊肌；PVS，椎旁间隙；EIM，肋间外肌

进针方法和路径

采用平面内技术，穿刺针方向由外向内，回抽试验阴性后注入局麻药 1 ～ 2 ml，将局麻药注射到肋间内韧带和肋间内膜下方后，可观察到胸膜下压，提示局麻药已充分扩散（图 36-6）。

▶ 矢状位

标志和探头初始位置

在目标平面将超声探头呈矢状位放置于脊柱正中线外侧 5 ～ 6 cm 处，可看到下方圆形肋骨影和壁胸膜（图 36-7A）。

扫描方法

超声探头逐渐向内侧移动以识别深面呈方形的横突结构。探头位置过于靠近中线时会出现椎板影像，此时可将探头稍微向外移动以获得横突影像。确定横突后，探头略微向外倾斜，可更好地显示高回声的胸膜和肋横突韧带（图 36-7B）。

进针方法和路径

采用平面内技术，穿刺针方向由尾侧向头侧，或采用平面外技术，朝向肋横突韧带和胸膜之间的 PVS 进针（图 36-8）。对于平面外入路，当针尖碰到横突骨面后调整方向继续向深部进针 1 ～ 1.5 cm 后注射局麻药。

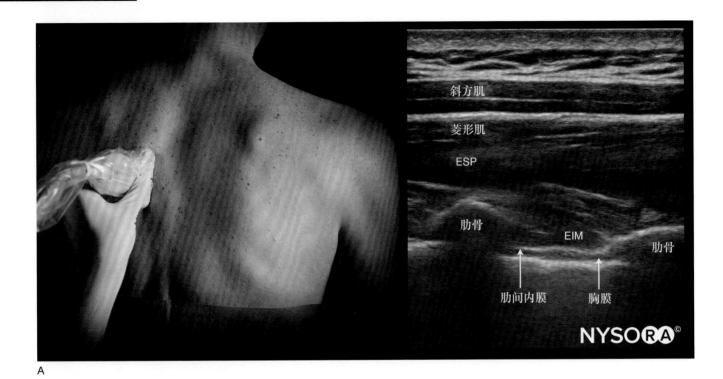

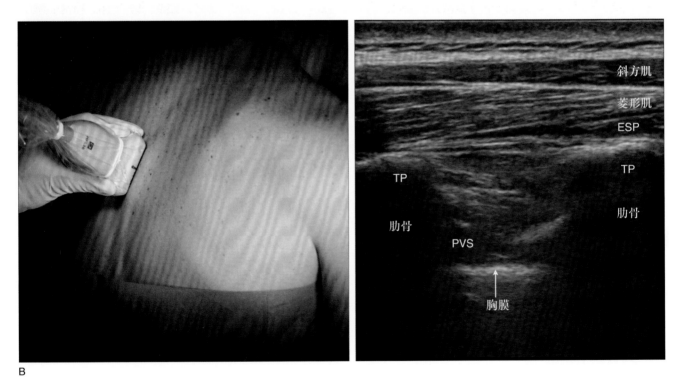

图 36-7 （**A**）探头呈矢状位放置在正中线外侧 5 cm 处及相应的超声解剖图像；（**B**）向内侧移动探头，可在方形横突之间、高亮回声影胸膜之上观察到椎旁间隙。TP，横突；ESP，竖脊肌；PVS，椎旁间隙；EIM，肋间外肌

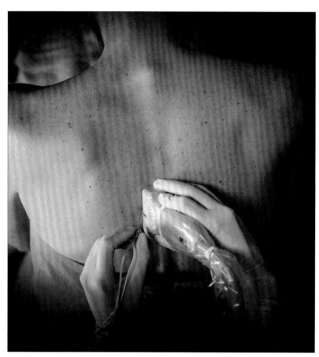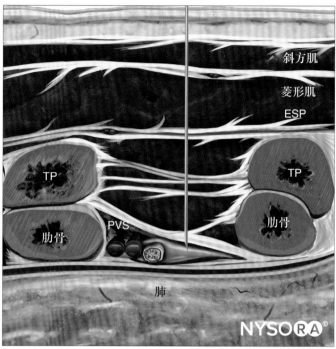

图 36-8　超声探头呈矢状位胸椎旁阻滞的镜像超声解剖示意图。TP，横突；ESP，竖脊肌；PVS，椎旁间隙；EIM，肋间外肌

局麻药扩散和分布

以上两种操作均可观察到胸膜下压征。通过探头上下扫描，可观察到局麻药在相邻横突间隙内扩散。重复以上操作可达到所需区域的阻滞。

▶ 技巧锦囊

以下建议可降低超声引导下 TPVB 潜在并发症的风险：

- 为降低针尖误入其他非靶点位置（胸膜、椎管）的风险，平面内入路时针体全程显影至关重要。
- 矢状位平面内入路穿刺位置更靠近椎管结构，采用平面外入路相对安全，该方法可更准确识别横突，贴合真正意义上的浅表阻滞技术。
- 通过穿刺针引导在 PVS 中留置导管时，有误入硬膜外或纵隔间隙甚至穿破胸膜进入胸腔的风险。
- Tuohy 针尖斜面远离胸膜可降低胸膜穿破的风险。
- 当针尖穿透肋间内膜时，常有"噗"或"咔哒"的筋膜突破感，此时应注意针尖在 PVS 的位置。
- 单点阻滞宜采用小增量缓慢注射局麻药（15～20 ml）的方法，避免高压注射，以降低双侧硬膜外腔扩散的风险。

▶ 操作流程图

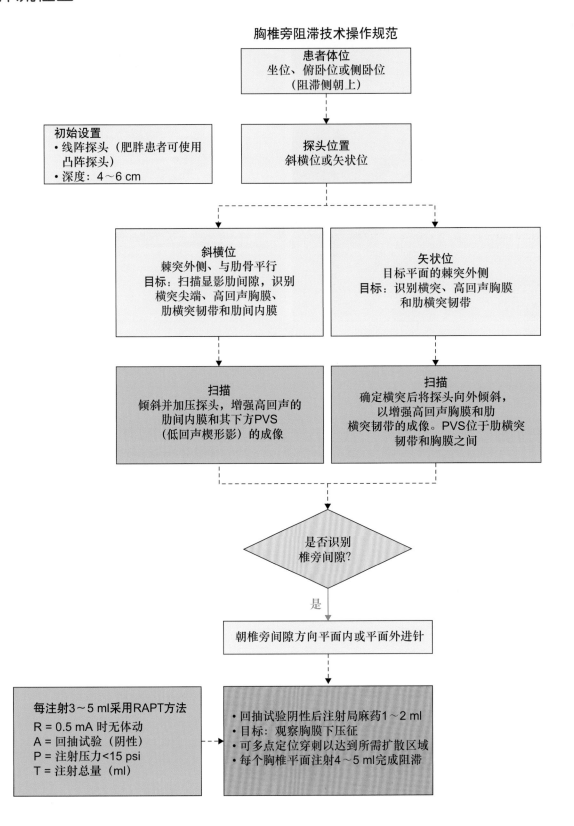

胸椎旁阻滞技术操作规范

患者体位
坐位、俯卧位或侧卧位
（阻滞侧朝上）

初始设置
· 线阵探头（肥胖患者可使用凸阵探头）
· 深度：4～6 cm

探头位置
斜横位或矢状位

斜横位
棘突外侧、与肋骨平行
目标：扫描显影肋间隙，识别横突尖端、高回声胸膜、肋横突韧带和肋间内膜

矢状位
目标平面的棘突外侧
目标：识别横突、高回声胸膜和肋横突韧带

扫描
倾斜并加压探头，增强高回声的肋间内膜及其下方PVS（低回声楔形影）的成像

扫描
确定横突后将探头向外倾斜，以增强高回声胸膜和肋横突韧带的成像。PVS位于肋横突韧带和胸膜之间

是否识别椎旁间隙?

是

朝椎旁间隙方向平面内或平面外进针

每注射3～5 ml采用RAPT方法
R = 0.5 mA 时无体动
A = 回抽试验（阴性）
P = 注射压力<15 psi
T = 注射总量（ml）

· 回抽试验阴性后注射局麻药1～2 ml
· 目标：观察胸膜下压征
· 可多点定位穿刺以达到所需扩散区域
· 每个胸椎平面注射4～5 ml完成阻滞

（江宁彬　陈志霞　译　温宗梅　审）

推荐阅读

Bouzinac A, Delbos A, Mazieres M, Rontes O. Ultrasound-guided bilateral paravertebral thoracic block in an obese patient. *Ann Fr Anesth.* 2010;30:162-163.

Cowie B, McGlade D, Ivanusic J, Barrington MJ. Ultrasound-guided thoracic paravertebral blockade: a cadaveric study. *Anesth Analg.* 2010;110:1735-1739.

Eason MJ, Wyatt R. Paravertebral thoracic block—a reappraisal. *Anaesthesia.* 1979;34:638-642.

Karmakar MK, Chui PT, Joynt GM, Ho AM. Thoracic paravertebral block for management of pain associated with multiple fractured ribs in patients with concomitant lumbar spinal trauma. *Reg Anesth Pain Med.* 2001;26:169-173.

Lonnqvist PA, Hildingsson U. The caudal boundary of the thoracic paravertebral space. A study in human cadavers. *Anaesthesia.* 1992;47(12):1051.

Luyet C, Eichenberger1 U, Greif1 R, et al. Ultrasound-guided paravertebral puncture and placement of catheters in human cadavers: an imaging study. *Br J Anaesth.* 2009;102(4):534-539.

Luyet C, Herrmann G, Ross S, et al. Ultrasound-guided thoracic paravertebral puncture and placement of catheters in human cadavers. *Br J Anaesth.* 2011;106:246-254.

Moorthy SS, Dierdorf SF, Yaw PB. Influence of volume on the spread of local anesthetic–methylene blue solution after injection for intercostal block. *Anesth Analg.* 1992;75:389-391.

Mowbray A, Wong KK. Low volume intercostal injection. A comparative study in patients and cadavers. *Anaesthesia.* 1988;43:633-634.

Mowbray A, Wong KK, Murray JM. Intercostal catheterisation. An alternative approach to the paravertebral space. *Anaesthesia.* 1987;42:958-961.

O Riain SC, Donnell BO, Cuffe T, Harmon DC, Fraher JP, Shorten G. Thoracic paravertebral block using real-time ultrasound guidance. *Anesth Analg.* 2010;110:248-251.

Renes SH, Bruhn J, Gielen MJ, Scheffer GJ, van Geffen GJ. In-plane ultrasound-guided thoracic paravertebral block: a preliminary report of 36 cases with radiologic confirmation of catheter position. *Reg Anesth Pain Med.* 2010;35:212-216.

第37章 竖脊肌平面阻滞

阻滞要点

将局麻药注射到对应阻滞区域的竖脊肌和对应节段横突之间的筋膜平面内。

- **适应证**：肋骨骨折、背部手术和胸壁手术的镇痛。其他潜在适应证尚待研究。
- **目标**：局麻药向竖脊肌深面扩散，并沿着头尾侧多个椎体节段分布，以阻断脊神经后支（可能也包括前支）。
- **局麻药容量**：20～30 ml

概述

竖脊肌平面阻滞（erector spinae plane block，ESPB）是一种新兴的筋膜平面阻滞技术，旨在阻断脊神经的背侧支和腹侧支，以提供颈段、胸段和腰段水平多个节段的皮节镇痛。据已发表的一些病例报告和少数随机对照临床试验，均显示了 ESPB 在越来越多适应证中具有显著的临床疗效。其作用机制尚不清楚，局麻药扩散到椎旁间隙可能是其作用的靶点之一，但局麻药注射后分布范围的相关研究结果差异很大且结果相互矛盾。现已发表的竖脊肌平面阻滞技术主要是单次注射、间断推注及连续输注阻滞，主要阻滞节段是胸段和腰段，也有颈段阻滞的报道。

特殊风险和局限性

该技术并不是没有风险，已有报道发现竖脊肌平面阻滞后发生 1 例气胸、1 例自主神经病变和几例血肿，但尚没有足够的数据评价竖脊肌平面阻滞的并发症风险。由于超声可以很好地识别注射靶点，而且注射部位远离神经轴和主要血管结构，因此并发症的发生率可能比椎旁阻滞低。

由于 ESPB 是一种容量依赖的筋膜间阻滞，吸收局麻药的表面较大，因此局麻药全身毒性反应可能高于大多数外周神经阻滞。在进行 ESPB 时，应考虑使用药物标记物（如肾上腺素），并使用相对保守剂量，尤其对于高危人群（如老年患者）。

解剖

竖脊肌由髂肋肌、最长肌和棘肌组成。它们沿脊柱两侧平行分布，上至颅骨，下达骨盆和骶骨区域，两侧从棘突到横突，并延伸到肋骨区域。它们位于脊柱不同水平时，其大小和结构各不相同。竖脊肌由脊神经后支支配，其功能是稳定、伸展和侧弯脊柱（图 37-1）。

横断面解剖和超声视图

双侧对称的竖脊肌覆盖在横突和椎板上。深筋膜平面与椎旁间隙之间由横突、横突间韧带及肋横突韧带和肌肉隔开。

脊神经根通过椎间孔穿出椎管，分为背侧支和腹侧支，背侧支向后穿过竖脊肌支配背部肌肉和邻近皮肤；腹侧支向前延续为 T1～T12 肋间神经，支配前外侧胸壁和腹壁；与交感神经干在椎旁间隙形成交通支（图 37-2）。

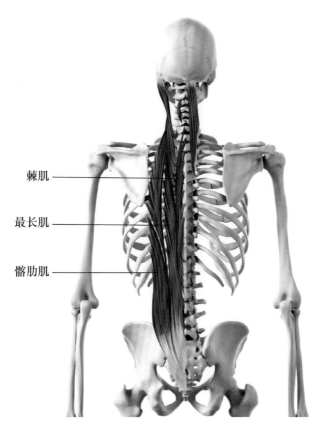

棘肌

最长肌

髂肋肌

NYSO⎼A©

图 37-1   竖脊肌的解剖

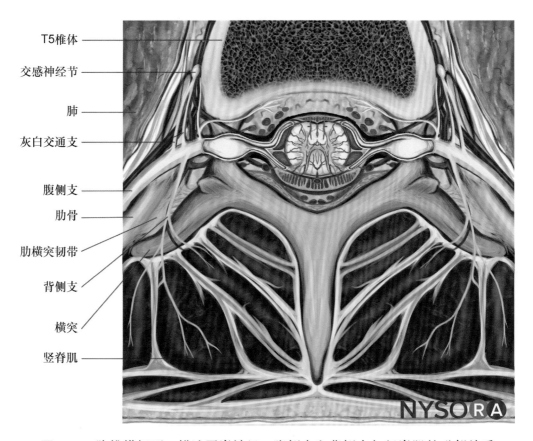

T5椎体

交感神经节

肺

灰白交通支

腹侧支

肋骨

肋横突韧带

背侧支

横突

竖脊肌

NYSO⎼A

图 37-2   胸椎横切面，描述了脊神经、腹侧支和背侧支与竖脊肌的毗邻关系

将超声探头放置在距正中线 2 cm 的旁正中线呈矢状位，可识别到表现为方形高回声线的横突，其下方伴声影（图 37-3）。在较高的胸椎水平（例如，T5 以上），可识别到横突表面的斜方肌、大菱形肌和竖脊肌三层肌肉。在中下胸段水平，只能看到斜方肌和竖脊肌。

麻醉和镇痛分布范围

神经阻滞的作用机制和局麻药的分布尚不明确。研究表明，行 ESPB 后局麻药向头尾侧分布，主要到达脊神经背侧支，很少扩散至脊神经腹侧支和肋间隙。尽管药液可能扩散至交感神经干、椎旁和硬膜外间隙，但该观点也备受争议（图 37-4）。

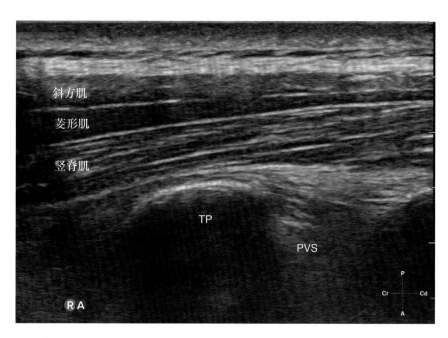

图 37-3　旁正中矢状位行 ESPB 时的超声解剖图像。TP，横突；PVS，椎旁间隙

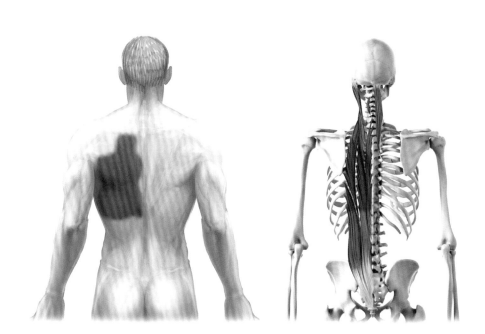
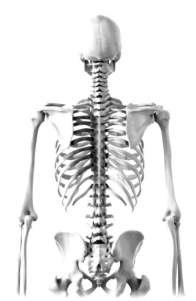

图 37-4　ESPB 的感觉分布范围

阻滞前准备

器材

- 超声探头：胸椎水平可用高频线性探头，而腰椎水平用低频凸阵探头
- 穿刺针：长 50 ～ 100 mm，22 G

局麻药

ESPB 是一种筋膜平面阻滞，因此，成功与否取决于肌肉和横突之间注入的局麻药容量，常用方法是使用长效局麻药或通过导管连续泵注。

标志和患者体位

患者可取坐位、侧卧位或俯卧位进行阻滞。通过定位第一根肋骨后往下开始计数（利用超声），或通过触摸背部的骨性标志及其对应的椎体来确定目标水平（图 37-5）。

考虑到注射后局麻药向头尾侧扩散；因此，阻滞靶点应选择所需阻滞平面的中心位置所对应的横突。

操作技术

超声探头初始位置和扫描方法

超声探头放置在选定区域距中线约 2 cm 的旁正中线上呈矢状位。

如果探头位置太靠近中线，会看到较平坦的高回声线，为胸椎板；此时可向外滑动探头。如果探

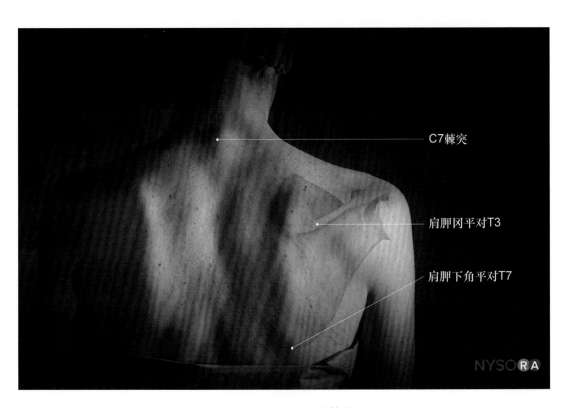

图 37-5　ESPB 患者体位

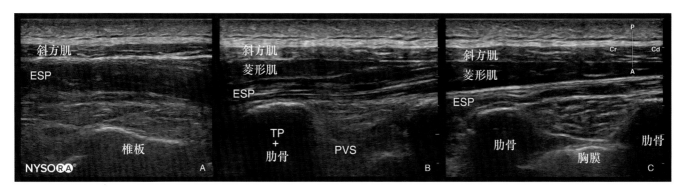

图 37-6　ESPB 的超声成像。（**A**）超声探头位置过于靠近正中线。（**B**）超声探头处于合适位置。（**C**）超声探头位置过于靠外侧。ESP，竖脊肌；TP，横突；PVS，椎旁间隙；Cr，头侧；Cd，尾侧；A，前；P，后

头位置太靠外，可见肋骨呈圆形高回声影且下方伴有声影，中间有高回声胸膜线；此时可向内滑动探头（图 37-6）。超声下横突呈方形高回声线，下方伴声影。注意，由于超声探头垂直于横突，在阻滞操作时无法识别到胸膜（图 37-7）。

进针方法与路径

采用平面内技术从头侧向尾侧（或从尾侧向头侧）进针，直到针尖触及横突。通过注射 1 ~ 3 ml 局麻药以确定穿刺针到达合适位置。

局麻药扩散及分布

正确的注射平面应该是在竖脊肌深面，横突的表面可见局麻药的扩散，且延伸至邻近节段。

完成阻滞需要注射的局麻药总量是 20 ~ 30 ml，局麻药沿着筋膜平面向多个椎体水平扩散（图 37-8）。

▶ 技巧锦囊

- 高频探头可用于下胸椎水平，而低频凸阵探头更适用于腰椎水平或肥胖患者，这类患者竖脊肌位置较深（深度大于 4 cm）。
- 可使用平面内或平面外技术进针。
- 超声探头位置太靠外或过于倾斜时，则可识别到胸膜，只需保持探头垂直并向内滑动，直至识别到横突成像，且胸膜影消失即可。
- ESPB 是一种筋膜平面阻滞技术，因此其阻滞成功依赖于足量容积的药液。然而，要注意局麻药的总剂量，时刻警惕局麻药全身毒性反应（local anesthetic systemic toxicity，LAST）及其处理措施。
- 虽然预期阻滞范围可覆盖多个节段的皮节，但阻滞靶点应选择与手术切口相对应的脊柱水平。在使用连续阻滞技术时，建议留置的导管尖端也位于该水平。
- 留置 EPSB 导管前，应先注射 5 ml 局麻药扩展空间，以便导管向前置入。

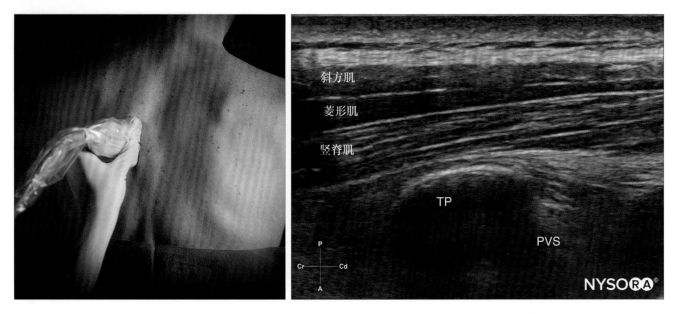

图 37-7　在 T5 水平行 ESPB 时的探头位置和超声解剖图像。TP，横突；PVS，椎旁间隙；Cr，头侧；Cd，尾侧；A，前；P，后

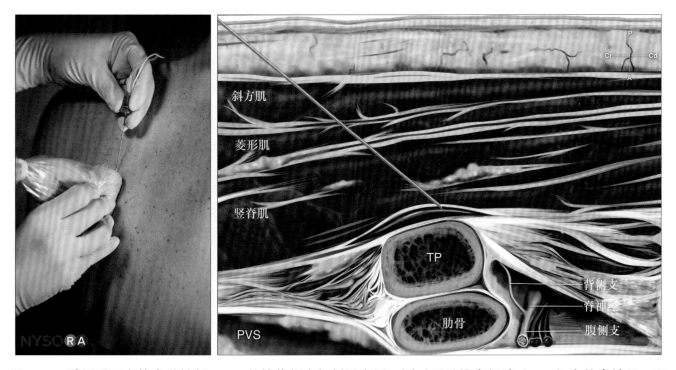

图 37-8　采用平面内技术进针行 EPSB 的镜像超声解剖示意图。同时可见椎旁间隙（PVS）内的脊神经，以及向后走行并支配背部肌肉的背侧支。TP，横突；PVS，椎旁间隙；Cr，头侧；Cd，尾侧；A，前；P，后

操作流程图

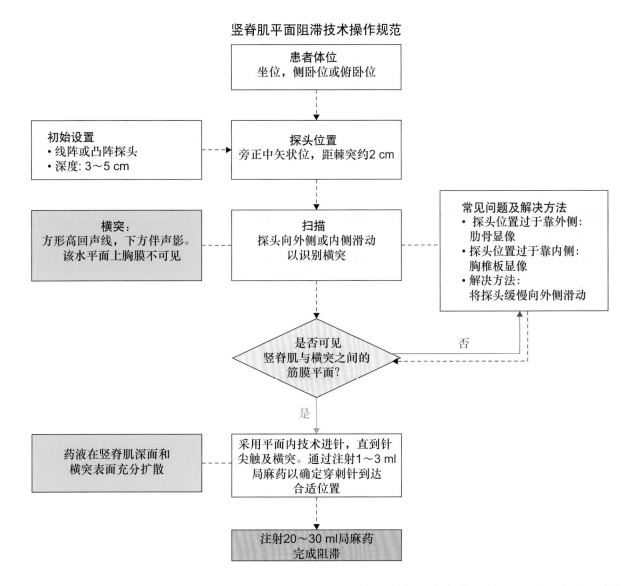

竖脊肌平面阻滞技术操作规范

患者体位
坐位，侧卧位或俯卧位

初始设置
· 线阵或凸阵探头
· 深度：3～5 cm

探头位置
旁正中矢状位，距棘突约2 cm

横突：
方形高回声线，下方伴声影。
该水平面上胸膜不可见

扫描
探头向外侧或内侧滑动
以识别横突

常见问题及解决方法
· 探头位置过于靠外侧：
　肋骨显像
· 探头位置过于靠内侧：
　胸椎板显像
· 解决方法：
　将探头缓慢向外侧滑动

是否可见竖脊肌与横突之间的筋膜平面？

否

是

药液在竖脊肌深面和横突表面充分扩散

采用平面内技术进针，直到针尖触及横突。通过注射1～3 ml局麻药以确定穿刺针到达合适位置

注射20～30 ml局麻药完成阻滞

（江宁彬　陈志霞　译　顾洋　吕欣　审）

推荐阅读

Adhikary SD, Prasad A, Soleimani B, Chin KJ. Continuous erector spinae plane block as an effective analgesic option in anticoagulated patients after left ventricular assist device implantation: a case series. *J Cardiothorac Vasc Anesth.* 2019;33:1063-1067.

Altıparmak B, Korkmaz Toker M, Uysal Aİ, Turan M, Demirbilek SG. Comparison of the effects of modified pectoral nerve block and erector spinae plane block on postoperative opioid consumption and pain scores of patients after radical mastectomy surgery: a prospective, randomized, controlled trial. *J Clin Anesth.* 2019;54:61-65.

Aponte A, Sala-Blanch X, Prats-Galino A, Masdeu J, Moreno LA, Sermeus LA. Anatomical evaluation of the extent of spread in the erector spinae plane block: a cadaveric study. *Can J Anesth.* 2019;66:886-893.

Bonvicini D, Tagliapietra L, Giacomazzi A, Pizzirani E. Bilateral ultrasound-guided erector spinae plane blocks in breast cancer and reconstruction surgery. *J Clin Anesth.* 2018;44:3-4.

Chen N, Qiao Q, Chen R, Xu Q, Zhang Y, Tian Y. The effect of ultrasound-guided intercostal nerve block, single-injection erector spinae plane block and multiple-injection paravertebral block on postoperative analgesia in thoracoscopic surgery: a randomized, double-blinded, clinical trial. *J Clin Anesth.* 2019;59:106-111.

Chin KJ, Adhikary S, Forero M. Is the erector spinae plane (ESP) block a sheath block? A reply. *Anaesthesia.* 2017;72: 916-917.

Chin KJ, Adhikary S, Sarwani N, Forero M. The analgesic efficacy of pre-operative bilateral erector spinae plane (ESP) blocks in patients having ventral hernia repair. *Anaesthesia.* 2017;72:452-460.

Chin KJ. Thoracic wall blocks: from paravertebral to retrolaminar to serratus to erector spinae and back again—a review of evidence. *Best Pract Res Clin Anaesthesiol.* 2019;33:67-77.

Chin KJ, Malhas L, Perlas A. The erector spinae plane block provides visceral abdominal analgesia in bariatric surgery a report of 3 cases. *Reg Anesth Pain Med.* 2017;42:372-376.

Costache I, Pawa A, Abdallah FW. Paravertebral by proxy—time to redefine the paravertebral block. *Anaesthesia.* 2018;73: 1185-1188.

Evans HT, Leslie GJ, Rutka O, Keevil E, Burckett-St Laurent D. Bilateral erector spinae plane block for surgery on the posterior aspect of the neck. *Anesth Analg.* 2019;12:356-358.

Fiorelli S, Leopizzi G, Saltelli G, et al. Bilateral ultrasound-guided erector spinae plane block for postoperative pain management in surgical repair of pectus excavatum via Ravitch technique. *J Clin Anesth.* 2019;56:28-29.

Forero M, Adhikary SD, Lopez H, Tsui C, Chin KJ. The erector spinae plane block: a novel analgesic technique in thoracic neuropathic pain. *Reg Anesth Pain Med.* 2016;41:621-627.

Forero M, Rajarathinam M, Adhikary S, Chin KJ. Erector spinae plane block for the management of chronic shoulder pain: a case report. *Can J Anesth.* 2017;65:288-293.

Forero M, Rajarathinam M, Adhikary S, Chin KJ. Continuous erector spinae plane block for rescue analgesia in thoracotomy after epidural failure: a case report. *Anesth Analg.* 2017;8:254-256.

Greenhalgh K, Womack J, Marcangelo S. Injectate spread in erector spinae plane block. *Anaesthesia.* 2018;74:126-127.

Gürkan Y, Aksu C, Kuş A, Yörükoğlu UH. Erector spinae plane block and thoracic paravertebral block for breast surgery compared to IV-morphine: a randomized controlled trial. *J Clin Anesth.* 2019;59:84-88.

Gürkan Y, Aksu C, Kuş A, Yörükoğlu UH, Kılıç CT. Ultrasound guided erector spinae plane block reduces postoperative opioid consumption following breast surgery: a randomized controlled study. *J Clin Anesth.* 2018;50:65-68.

Ivanusic J, Konishi Y, Barrington MJ. A cadaveric study investigating the mechanism of action of erector spinae blockade. *Reg Anesth Pain Med.* 2018;43:567-571.

Kimachi PP, Martins EG, Peng P, Forero M. The erector spinae plane block provides complete surgical anesthesia in breast surgery. *Anesth Analg.* 2018;11:1.

Kot P, Rodriguez P, Granell M, et al. The erector spinae plane block: a narrative review. *Korean J Anesthesiol.* 2019;73:209-2020.

Krishna SN, Chauhan S, Bhoi D, et al. Bilateral erector spinae plane block for acute post-surgical pain in adult cardiac surgical patients: a randomized controlled trial. *J Cardiothorac Vasc Anesth.* 2018;33:368-375.

López MB, Cadórniga ÁG, González JML, Suárez ED, Carballo CL, Sobrino FP. Erector spinae block: a narrative review. *Cent Eur J Clin Res.* 2018;1:28-39.

Muñoz-Leyva F, Chin KJ, Mendiola WE, et al. Bilateral continuous erector spinae plane (ESP) blockade for perioperative opioid-sparing in median sternotomy: a case series. *J Cardiothorac Vasc Anesth.* 2018;33:1698-1703.

Muñoz F, Cubillos J, Bonilla AJ, Chin KJ. Erector spinae plane block for postoperative analgesia in pediatric oncological thoracic surgery. *Can J Anesth.* 2017;64:880-882.

Muñoz F, Mendiola WE, Bonilla AJ, Cubillos J, Moreno DA, Chin KJ. Continuous erector spinae plane (ESP) block for postoperative analgesia after minimally invasive mitral valve surgery. *J Cardiothorac Vasc Anesth.* 2018;32:2271-2274.

Munshey F, Rodriguez S, Diaz E, Tsui B. Continuous erector spinae plane block for an open pyeloplasty in an infant. *J Clin Anesth.*

2018;47:47-49.

Nagaraja P, Ragavendran S, Singh NG, et al. Comparison of continuous thoracic epidural analgesia with bilateral erector spinae plane block for perioperative pain management in cardiac surgery. *Ann Card Anaesth.* 2018;21:323-327.

Noss C, Anderson KJ, Gregory AJ. Erector spinae plane block for open-heart surgery: a potential tool for improved analgesia. *J Cardiothorac Vasc Anesth.* 2018;32:376-377.

Ohgoshi Y, Ikeda T, Kurahashi K. Continuous erector spinae plane block provides effective perioperative analgesia for breast reconstruction using tissue expanders: a report of two cases. *J Clin Anesth.* 2018;44:1-2.

Oksuz G, Bilgen F, Arslan M, Duman Y. Ultrasound-guided bilateral erector spinae block versus tumescent anesthesia for postoperative analgesia in patients undergoing reduction mammoplasty: a randomized controlled study. *Anesth Plast Surg.* 2018: [Epub ahead of print] doi:10.1007/s00266-018-1286-8

Schwartzmann A, Peng P, Maciel MA, Forero M. Mechanism of the erector spinae plane block: insights from a magnetic resonance imaging study. *Can J Anesth.* 2018;65:1165-1166.

Tsui BCH, Fonseca A, Munshey F, McFadyen G, Caruso TJ. The erector spinae plane (ESP) block: a pooled review of 242 cases. *J Clin Anesth.* 2019;53:29-34.

Tulgar S, Kapakli MS, Senturk O, Selvi O, Serifsoy TE, Ozer Z. Evaluation of ultrasound-guided erector spinae plane block for postoperative analgesia in laparoscopic cholecystectomy: a prospective, randomized, controlled clinical trial. *J Clin Anesth.* 2018;49:101-106.

Tulgar S, Selvi O, Kapakli MS. Erector spinae plane block for different laparoscopic abdominal surgeries: case series. *Case Rep Anesthesiol.* 2018;18:1-3.

Tulgar S, Selvi O, Senturk O, Ermis MN, Cubuk R, Ozer Z. Clinical experiences of ultrasound-guided lumbar erector spinae plane block for hip joint and proximal femur surgeries. *J Clin Anesth.* 2018;47:5-6.

Ueshima H. Pneumothorax after the erector spinae plane block. *J Clin Anesth.* 2018;48:12.

Ueshima H, Otake H. Blocking of multiple posterior branches of cervical nerves using an erector spinae plane block. *J Clin Anesth.* 2018;46:44.

Veiga M, Costa D, Brazão I. Bloqueo en el plano del músculo erector de la columna para mastectomía radical: ¿una nueva indicación? *Rev Esp Anestesiol Reanim.* 2017:8-11.

Vidal E, Giménez H, Forero M, Fajardo M. Erector spinae plane block: a cadaver study to determine its mechanism of action. *Rev Esp Anestesiol Reanim.* 2018;65:514-519.

Willard FH, Vleeming A, Schuenke MD, Danneels L, Schleip R. The thoracolumbar fascia: anatomy, function and clinical considerations. *J Anat.* 2012;221:507-536.

Yamak Altinpulluk E, García Simón D, Fajardo-Pérez M. Erector spinae plane block for analgesia after lower segment caesarean section: case report. *Rev Esp Anestesiol Reanim.* 2018;65:284-286.

Yang H, Choi YJ, Kwon H, Cho TH, Kim SH. Comparison of injectate spread and nerve involvement between retrolaminar and erector spinae plane blocks in the thoracic region: a cadaveric study. *Anaesthesia.* 2018;73:1244-1250.

第**38**章　腹横肌平面阻滞

阻滞要点

将局麻药（local anesthetic，LA）注射到腹横肌和腹内斜肌之间的筋膜平面内。

- **适应证**：腹壁和壁腹膜的镇痛
- **目标**：LA 在平面内扩散以阻滞 T6 ～ L1 脊神经的侧支和前支
- **局麻药容量**：每个部位注射 10 ～ 20 ml，总容量 20 ～ 30 ml，取决于所需的阻滞范围和最大推荐剂量

概述

超声引导下腹横肌平面（transversus abdominis plane，TAP）阻滞，作为多模式术后镇痛的技术之一，常用于腹壁手术的镇痛。TAP 阻滞的镇痛效果仅限于躯干体表区域，且高度依赖于药物在筋膜间的扩散程度。据报道，沿着筋膜平面走向的多种阻滞方法，可分别阻滞腹壁上特定区域的感觉神经。TAP 阻滞的有效性已在各种适应证中得到了验证，如剖宫产、子宫切除术、胆囊切除术、结肠切除术、前列腺切除术和疝修补术。

局限性

与其他筋膜平面阻滞类似，其镇痛的持续时间、范围和质量呈现较大的差异性，这取决于有效到达目标神经的 LA 量。

解剖

超声引导下 TAP 的镇痛作用机制存在相关解剖基础，即胸腰神经沿腹壁前外侧的肌肉筋膜内走行。腹壁前外侧有四组肌肉：腹直肌（表面的，与中线平行）、腹外斜肌、腹内斜肌和腹横肌（深面的、最

外侧的）。TAP 阻滞的目标筋膜平面即位于腹横肌和腹内斜肌之间。

腹壁由胸腹神经（T6 ～ T12）和髂腹股沟 / 髂腹下神经（L1）支配。肋间神经的腹侧支从椎旁间隙发出后，在腹横肌和腹内斜肌的交界处进入 TAP 平面内，在腋中线水平，腹支发出贯穿外侧皮肤的分支，支配腹外侧壁。T6 ～ T9 部分脊神经在腋前线内侧水平进入 TAP 平面，而其他神经则在更靠外侧的位置进入。肋间神经最终在腹直肌外侧缘（半月线）进入腹直肌鞘。此处，肋间神经发出前皮支穿支，支配腹壁前内侧（图 38-1）。腹横筋膜覆盖在腹横肌和腱膜的内表面，将它们与腹膜前脂肪和腹膜隔开。

横断面解剖和超声视图

腹壁肌层的分布和交互关系随横断面水平的不同而变化（图 38-2）。

当超声线阵探头横向放置在腹壁上时，可识别到呈长条的、低回声的腹部肌肉结构，位于皮下组织深面。

腹外斜肌位置最浅，腹横肌位置最深，腹内斜肌位于两者之间。包绕在每一块肌肉表面的筋膜在

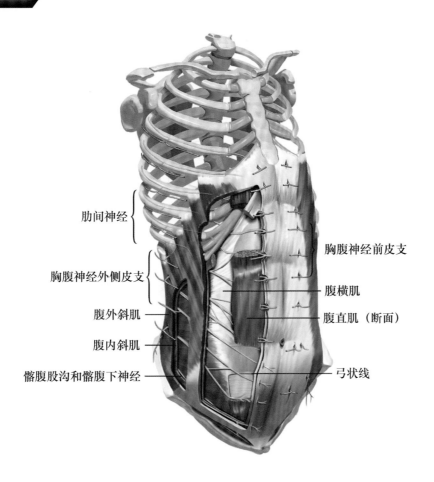

肋间神经

胸腹神经外侧皮支

腹外斜肌

腹内斜肌

髂腹股沟和髂腹下神经

胸腹神经前皮支

腹横肌

腹直肌（断面）

弓状线

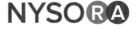

图 38-1   腹壁的解剖结构和神经支配

超声下表现为高回声影，这有助于识别肌筋膜平面。于腹横肌深面，腹横筋膜和腹膜也均表现为高回声影，难以相互区分。

麻醉和镇痛分布范围

　　TAP 阻滞用于躯干体表镇痛的效果取决于注射位置和 LA 用量（图 38-3）。**肋骨下入路**可引起同侧前腹壁上象限皮肤感觉阻滞。当注射位置位于半月线内侧时，阻滞范围可覆盖 T6 ～ T7 皮肤区域，若注射点更靠外侧则可覆盖 T9 ～ T10 区域。值得注意的是，腋前线外侧的皮肤不会被阻滞。然而，**外侧入路**的阻滞范围可覆盖到同侧腹壁下象限的皮肤，即 T10 ～ T12 区域的皮肤，但 L1 区域的皮肤不会被覆盖到。**后侧入路**可阻滞前腹壁 T9 ～ T12 区域的皮肤感觉，也可阻滞肋缘与髂骨之间的腹侧壁皮肤感觉。**髂腹股沟和髂腹下神经阻滞**可阻滞 L1 区域皮肤感觉（腹股沟区域的皮肤）。

阻滞前准备

器材

● 超声探头：高频线阵探头
● 穿刺针：长 50 ～ 100 mm，22 ～ 25 G

局麻药

　　通常情况下，需要大容量低浓度的 LA 才能起到 TAP 阻滞的效果。建议单点注射的最小剂量为 15 ml（0.2 ～ 0.3 ml/kg）。始终牢记患者的体重，以确保不超过最大安全剂量。这一点非常重要，尤其在实施双侧 TAP 或联合多种入路的 TAP 阻滞时，或当 TAP 阻滞联合其他介入性镇痛技术时。

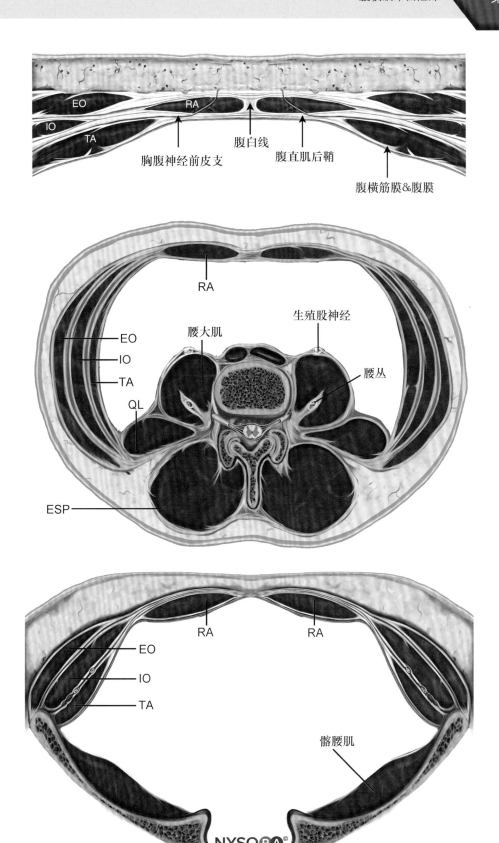

图 38-2　腹壁肌层横断面解剖示意图。RA，腹直肌；EO，腹外斜肌；IO，腹内斜肌；TA，腹横肌；QL，腰方肌；ESP，竖脊肌

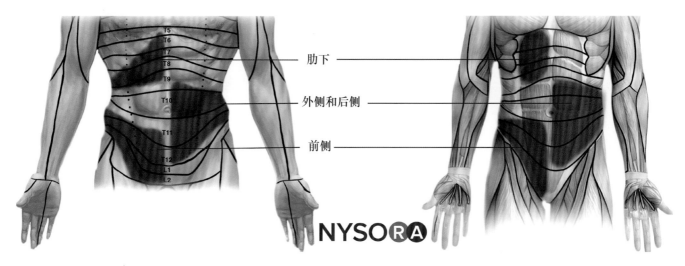

图 38-3   TAP 阻滞的镇痛分布范围

患者体位

对于肋缘下、外侧和髂腹股沟-髂腹下入路，患者应采用仰卧位。对于后侧入路，则需采用侧卧位或半侧卧位。

操作技术

▶ A. 超声引导肋缘下 TAP 阻滞

标志和超声探头初始位置

超声探头倾斜放置在肋缘下，在剑突的外侧尽可能向内侧和头侧移动。

扫描方法和穿刺部位

腹直肌及其后鞘位于腹横肌浅层。在这个平面上，只可见到位于腹横肌和腹外斜肌之间的腹内斜肌腱膜。加压并倾斜探头有助于优化图像，以便更好地识别肌筋膜平面（图 38-4）。

进针方法与路径

采用平面内技术，由内侧向外侧进针（或由外侧向内侧进针）。注射靶点是腹直肌和腹横肌之间的筋膜平面（注射点 1），或腹内斜肌和腹横肌之间的筋膜平面（注射点 2）。值得注意的是，当阻滞范围

需要覆盖到 T6 ～ T8 区域时，注射点应该选在腹直肌和腹横肌之间的平面（图 38-5）。

▶ B. 超声引导外侧 TAP 阻滞

标志和超声探头初始位置

超声探头横向放置在腋中线，肋骨下缘和髂骨之间的位置（图 38-6）。

扫描方法

可见三层低回声的腹壁肌肉结构；从浅到深依次为腹外斜肌、腹内斜肌和腹横肌。

进针方法与路径

在腋前线位置，采用平面内技术，由前向后方进行。注射的靶点是腹内斜肌和腹横肌之间的筋膜平面，大约在腋中线水平（图 38-7）。

▶ C. 超声引导后侧 TAP 阻滞

另一种方法是将 LA 注射在 TAP 最后端，靠近腰方肌的位置。

标志和超声探头初始位置

患者采用侧卧位，超声探头横向放置在腋中线上，位于肋骨下缘和髂骨之间的位置（图 38-8）。

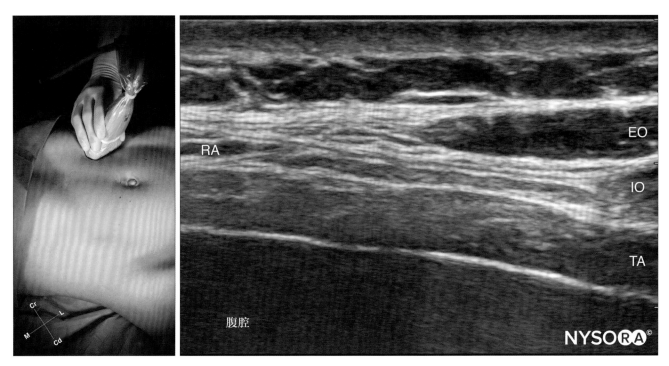

图 38-4   肋缘下 TAP 阻滞超声探头位置和超声解剖图像。RA，腹直肌；EO，腹外斜肌；IO，腹内斜肌；TA，腹横肌

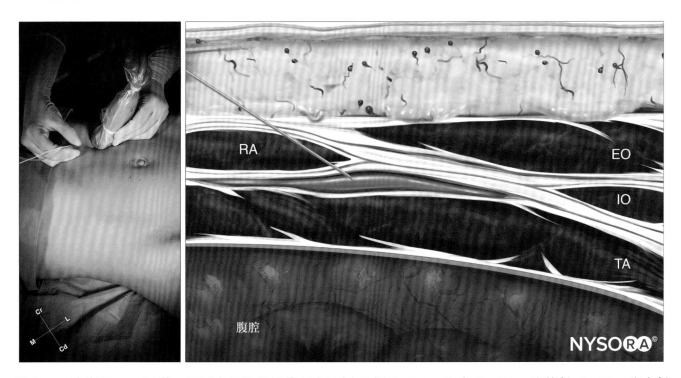

图 38-5   肋缘下 TAP 阻滞；平面内进针的镜像超声解剖示意图。RA，腹直肌；EO，腹外斜肌；IO，腹内斜肌；TA，腹横肌

扫描方法

识别腹壁肌肉，然后超声探头沿着腹内斜肌和腹横肌之间的筋膜平面向后移动，直至显示其后端附着点。阻滞靶点是腰方肌外侧、TAP 的最后端。

进针方法与路径

采用平面内技术在腋中线位置进针，由前向后，穿过腹肌，直至 TAP 的末端，始终保持针尖在腹横筋膜的表面（图 38-9）。

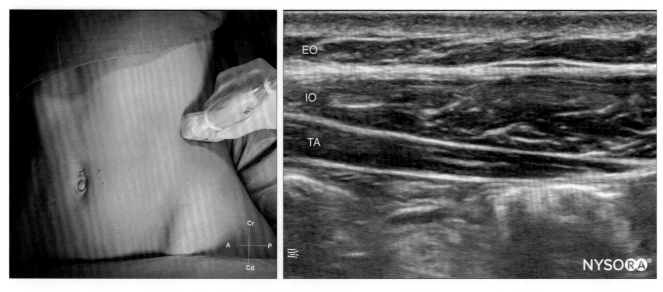

图 38-6　外侧 TAP 阻滞超声探头位置和超声解剖图像。EO，腹外斜肌；IO，腹内斜肌；TA，腹横肌

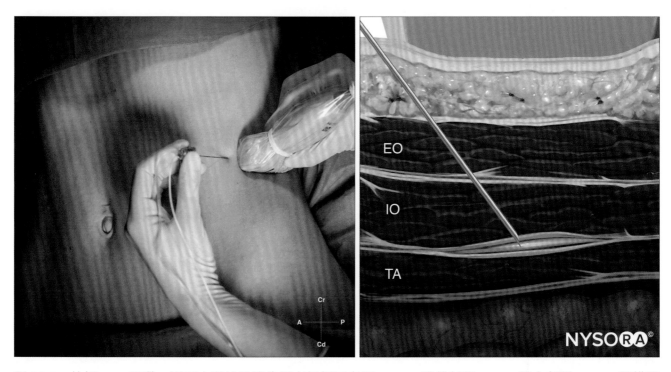

图 38-7　外侧 TAP 阻滞；平面内进针的镜像超声解剖示意图。EO，腹外斜肌；IO，腹内斜肌；TA，腹横肌

D. 超声引导髂腹股沟-髂腹下神经阻滞（前侧 TAP 阻滞）

标志和超声探头初始位置

超声探头倾斜放置，其外侧缘位于髂前上棘（anterior superior iliac spine，ASIS）上方，内侧缘指向脐部（图 38-10）。

扫描方法

超声探头向尾侧倾斜的同时施加压力可优化图像，显示腹前壁的三个肌层：腹外斜肌、腹内斜肌和腹横肌。如果只看到两层肌肉，探头应向颅侧和外侧进一步移动，直至识别到三层肌肉。

进针方法与路径

采用平面内技术，由内向外或由外向内进针，

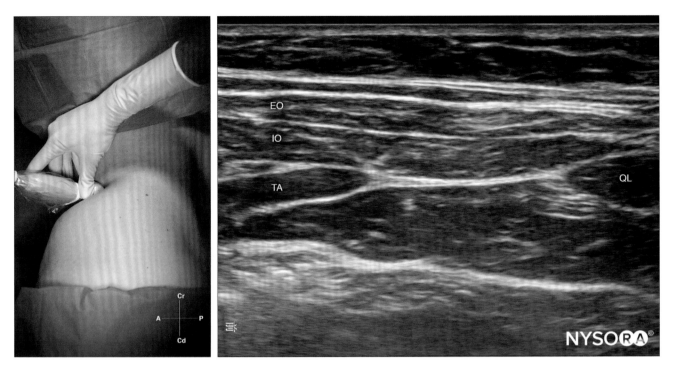

图 38-8　后侧 TAP 阻滞超声探头位置和超声解剖图像。EO，腹外斜肌；IO，腹内斜肌；TA，腹横肌，QL，腰方肌

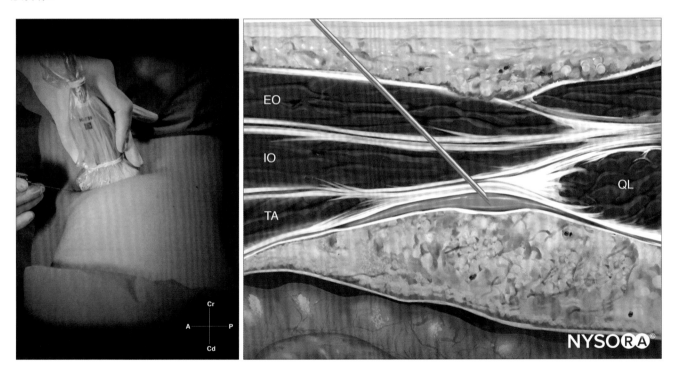

图 38-9　后侧 TAP 阻滞；平面内进针的镜像超声解剖示意图。EO，腹外斜肌；IO，腹内斜肌；TA，腹横肌，QL，腰方肌

直至针尖到达腹内斜肌和腹横肌之间（图 38-11）。

技巧锦囊

- 为了准确识别肌肉层，可向前或后追溯其附

着点位置，该处可更好地分辨结构。
- 由于三层肌肉的肌纤维走向不同，通过向两个方向倾斜探头有助于确定它们的界限。
- 髂腹股沟和髂腹下神经阻滞：如果只识别到腹内斜肌和腹横肌，此处该组神经可能已经

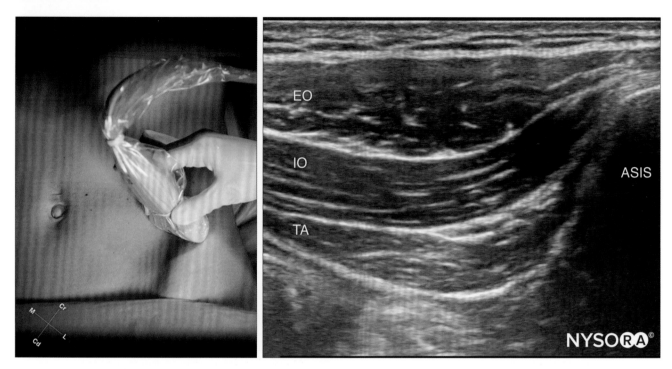

图 38-10   前侧 TAP 阻滞超声探头位置和超声解剖图像。EO，腹外斜肌；IO，腹内斜肌；TA，腹横肌；ASIS，髂前上棘

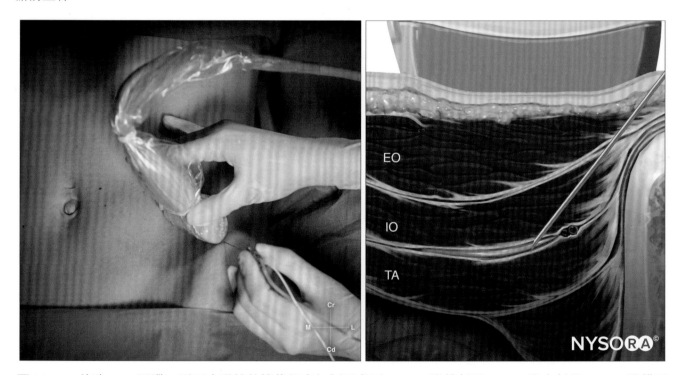

图 38-11   前路 TAP 阻滞；平面内进针的镜像超声解剖示意图。EO，腹外斜肌；IO，腹内斜肌；TA，腹横肌

离开 TAP 平面，位于腹内斜肌的表面。探头应该向颅侧和外侧移动重新定位，直至识别到三层肌肉。

- 髂腹股沟–髂腹下神经阻滞：利用彩色多普勒可能有助于识别旋髂动脉，以便确定正确的注射平面。

- 为成功完成 TAP 阻滞，应考虑神经的节段性分布，选择最合适的阻滞入路。

- 平面外技术可能更适用于肥胖患者。当针尖穿透腹内斜肌时，间歇性小剂量注射药液（0.5 ～ 1 ml），以确认针尖的位置。

▶ 操作流程图

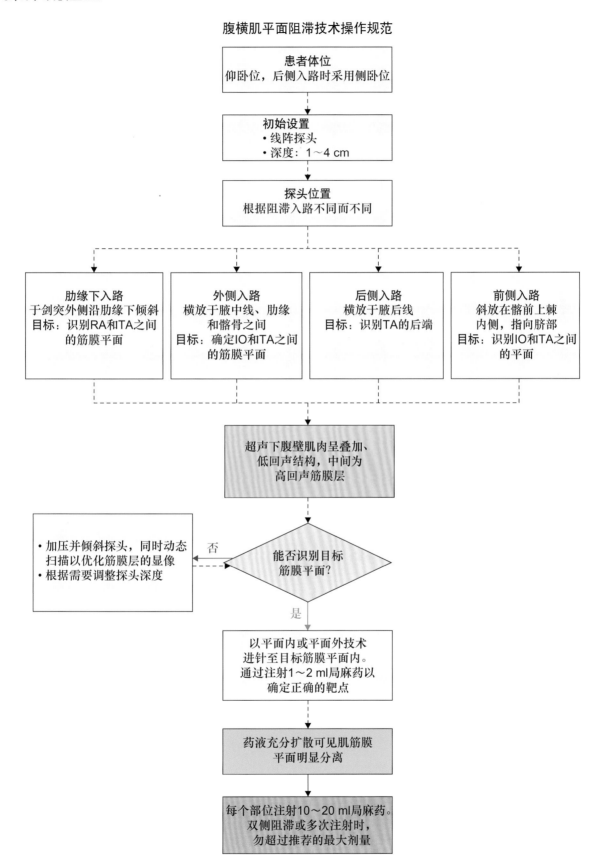

腹横肌平面阻滞技术操作规范

患者体位
仰卧位，后侧入路时采用侧卧位

初始设置
· 线阵探头
· 深度：1～4 cm

探头位置
根据阻滞入路不同而不同

肋缘下入路
于剑突外侧沿肋缘下倾斜
目标：识别RA和TA之间
的筋膜平面

外侧入路
横放于腋中线、肋缘
和髂骨之间
目标：确定IO和TA之间
的筋膜平面

后侧入路
横放于腋后线
目标：识别TA的后端

前侧入路
斜放在髂前上棘
内侧，指向脐部
目标：识别IO和TA之间
的平面

超声下腹壁肌肉呈叠加、
低回声结构，中间为
高回声筋膜层

· 加压并倾斜探头，同时动态
扫描以优化筋膜层的显像
· 根据需要调整探头深度

否 ←

**能否识别目标
筋膜平面？**

是

以平面内或平面外技术
进针至目标筋膜平面内。
通过注射1～2 ml局麻药以
确定正确的靶点

药液充分扩散可见肌筋膜
平面明显分离

每个部位注射10～20 ml局麻药。
双侧阻滞或多次注射时，
勿超过推荐的最大剂量

（江宁彬　陈志霞　译　孙玉明　审）

推荐阅读

Abdallah FW, Chan VW, Brull R. Transversus abdominis plane block: a systematic review. *Reg Anesth Pain Med.* 2012;37:193-209.

Baeriswyl M, Kirkham KR, Kern C, Albrecht E. The analgesic efficacy of ultrasound-guided transversus abdominis plane block in adult patients. *Anesth Analg.* 2015;121:1640-1654.

Børglum J, Gögenür I, Bendtsen TF. Abdominal wall blocks in adults. *Curr Opin Anaesthesiol.* 2016;29:638-643.

Carney J, Finnerty O, Rauf J, Bergin D, Laffey JG, Mc Donnell JG. Studies on the spread of local anaesthetic solution in transversus abdominis plane blocks. *Anaesthesia.* 2011;66:1023-1030.

Carney J, McDonnell JG, Ochana A, Bhinder R, Laffey JG. The transversus abdominis plane block provides effective postoperative analgesia in patients undergoing total abdominal hysterectomy. *Anesth Analg.* 2008;107:2056-2060.

Chen Y, Shi KJ, Xia Y, et al. Sensory assessment and regression rate of bilateral oblique subcostal transversus abdominis plane block in volunteers. *Reg Anesth Pain Med.* 2018;43:174-179.

Chin KJ, McDonnell JG, Carvalho B, Sharkey A, Pawa A, Gadsden J. Essentials of our current understanding: abdominal wall blocks. *Reg Anesth Pain Med.* 2017;42:133-183.

Hebbard PD. Transversalis fascia plane block, a novel ultrasound-guided abdominal wall nerve block. *Can J Anesth.* 2009;56:618-620.

Hutchins J, Argenta P, Berg A, Habeck J, Kaizer A, Geller MA. Ultrasound-guided subcostal transversus abdominis plane block with liposomal bupivacaine compared to bupivacaine infiltration for patients undergoing robotic-assisted and laparoscopic hysterectomy: a prospective randomized study. *J Pain Res.* 2019;12:2087-2094.

Karmakar MK, Gin T, Ho AM-H. Ipsilateral thoraco-lumbar anaesthesia and paravertebral spread after low thoracic paravertebral injection. *Br J Anaesth.* 2001;87:312-316.

Karnik P, Dave N, Shah H, Kulkarni K. Comparison of ultrasound-guided transversus abdominis plane (TAP) block versus local infiltration during paediatric laparoscopic surgeries. *Indian J Anaesth.* 2019;63:356-360.

Leng JC, Mariano ER. A little better is still better: using marginal gains to enhance "enhanced recovery" after surgery. *Reg Anesth Pain Med.* 2020;45:173-175.

Mathew P, Aggarwal N, Kumari K, Gupta A, Panda N, Bagga R. Quality of recovery and analgesia after total abdominal hysterectomy under general anesthesia: a randomized controlled trial of TAP block vs epidural analgesia vs parenteral medications. *J Anaesthesiol Clin Pharmacol.* 2019;35:170-175.

McCarthy RJ, Ivankovich KG, Ramirez EA, et al. Association of the addition of a transversus abdominis plane block to an enhanced recovery program with opioid consumption, postoperative antiemetic use, and discharge time in patients undergoing laparoscopic bariatric surgery: a retrospective study. *Reg Anesth Pain Med.* 2020;45:180-186.

Mitchell KD, Smith CT, Mechling C, Wessel CB, Orebaugh S, Lim G. A review of peripheral nerve blocks for cesarean delivery analgesia. *Reg Anesth Pain Med.* 2020;45:52-62.

McDonnell JG, Curley G, Carney J, et al. The analgesic efficacy of transversus abdominis plane block after cesarean delivery: a randomized controlled trial. *Anesth Analg.* 2008;106:186-191.

Skandalakis JE, Colborn GL, Weidman TA, et al. *Skandalakis' Surgical Anatomy: The Embryologic and Anatomic Basis of Modern Surgery.* 2nd ed. Greece: Paschalidis Medical Publications; 2004.

Soffin EM, Freeman C, Hughes AP, et al. Effects of a multimodal analgesic pathway with transversus abdominis plane block for lumbar spine fusion: a prospective feasibility trial. *Eur Spine J.* 2019;28:2077-2086.

Statzer N, Cummings KC. Transversus abdominis plane blocks. *Adv Anesth.* 2018;36:163-180.

Tsai H-C, Yoshida T, Chuang T-Y, et al. Transversus abdominis plane block: an updated review of anatomy and techniques. *Biomed Res Int.* 2017;2017:1-12.

Varshney A, Prabhu M, Periyadka B, Nanjundegowda D, Rao A. Transversus abdominis plane (TAP) block with levobupivacaine versus levobupivacaine with dexmedetomidine for postoperative analgesia following cesarean delivery. *J Anaesthesiol Clin Pharmacol.* 2019;35:161-164.

Willard FH, Vleeming A, Schuenke MD, Danneels L, Schleip R. The thoracolumbar fascia: anatomy, function and clinical considerations. *J Anat.* 2012;221:507-536.

Yang HM, Kim SH. Injectate spread in interfascial plane block: a microscopic finding. *Reg Anesth Pain Med.* 2019; doi:10.1136/rapm-2019-100693

Zhao XT, Tong Y, Ren H, et al. Transversus abdominis plane block for postoperative analgesia after laparoscopic surgery: a systematic review and meta-analysis. *Int J Clin Exp Med.* 2014;7:2966-2975.

第39章

腹直肌鞘阻滞

阻滞要点

将局麻药（local anesthetic，LA）注射到腹直肌及其后鞘之间的筋膜平面内。

- **适应证**：腹壁正中切口（如脐疝修补术、脐周手术）的术后镇痛
- **目标**：LA 沿筋膜平面扩散，以阻滞肋间神经的前皮支
- **局麻药容量**：10 ～ 15 ml

概述

腹直肌鞘阻滞可为腹部中线区域提供躯体镇痛，因此适用于腹部正中切口的手术。该阻滞通常用于小儿脐疝修补术。在成人患者中，也被用于单孔胆囊切除术和一些妇科手术。超声引导可提高 LA 在正确平面内给药的可靠性，使该阻滞技术更具重复性，并降低潜在并发症的风险。有报道称连续腹直肌鞘阻滞可用于剖腹手术患者的镇痛。已知的优势包括减少阿片类药物的使用，更早活动以及避免椎管内技术相关的并发症。

局限性

腹直肌鞘阻滞镇痛的持续时间、范围和效果不尽相同。与其他筋膜平面阻滞技术一样，其效果取决于 LA 的扩散，即扩散至目标神经的 LA 药量。虽然超声引导下穿刺可以降低并发症的风险，但如果进针的深度和路径不得当，有穿破腹膜和肠管的可能。穿透进针路径上的腹壁血管则可能导致腹直肌鞘内形成血肿。

解剖

腹直肌是前腹壁上垂直成对的椭圆形肌肉。在中线由白线连接在一起。它们起源于耻骨联合和耻骨脊，止于剑突和肋骨第 7 ～ 10 肋软骨。腹直肌被腹直肌鞘包裹，腹直肌鞘由外侧的三组肌肉腱膜组成：腹外斜肌、腹内斜肌和腹横肌。腹直肌鞘的前层是完整的，后层在腹直肌的下 1/4 处缺如（图 39-1），此处即为弓状线，以此为界，腹内斜肌和腹横肌的后腱膜组成腹直肌前鞘的一部分，而腹直肌后方只有腹横筋膜覆盖。该弧线位于脐至耻骨嵴连线的三分之一处。

腹壁由胸腹神经（T6 ～ T12）和髂腹股沟 / 髂腹下神经（L1）支配。在发出外侧皮支后，肋间神经继续在腹横肌与腹内斜肌之间的平面内走行，并最终进入腹直肌外侧缘（半月线）的鞘内。此处，神经位于腹直肌与腹直肌后鞘之间的间隙，然后发出前皮支，支配前内侧腹壁。

横断面解剖和超声视图

前腹壁横断面显示腹直肌为对称的梭形结构，由白线分隔。腹横筋膜和腹膜将肌肉和腹腔及其内容物分隔开（图 39-2）。

超声图像显示腹直肌为低回声椭圆形结构，周围为高回声的肌外膜。如果探头横向放置在肋缘和弓状线之间（即探头指向脐部），则可识别到腹直肌

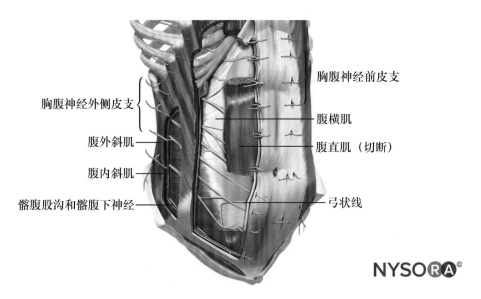

图 39-1　腹壁的解剖结构和神经支配

后鞘位于腹直肌深面，呈清晰的高回声筋膜层。如前所述，弓状线以下部分腹直肌后鞘缺如，腹直肌的后方仅有腹横筋膜和腹膜覆盖。

　　超声下我们很难识别支配腹壁的肋间神经分支。然而，它们走行的筋膜平面很容易识别，这是行腹直肌鞘阻滞所必需的。此外，彩色多普勒可用于识别在同一平面上穿行的上腹壁小动脉，从而进一步确认在正确的筋膜平面并注射，且可避免在穿刺过程中刺穿血管。

麻醉和镇痛分布范围

　　双侧腹直肌鞘阻滞可用于腹壁前内侧和脐周区域（T9 ～ T11 皮区）的镇痛，镇痛范围有限，需要谨慎、根据实际情况选择适应证（图 39-3）。

阻滞前准备

器材

● 超声探头：线阵探头
● 穿刺针：长 50 ～ 100 mm，22 G

局麻药

在成人患者中，每侧使用 10 ml 局麻药（例如，

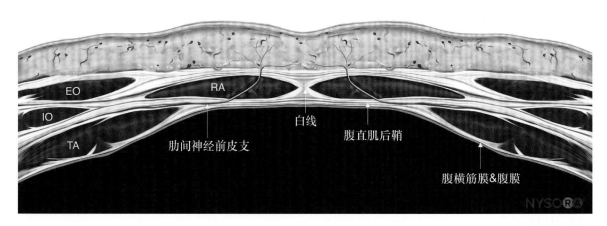

图 39-2　腹直肌头侧至弓状线的横断面示意图显示肋间神经前皮支的走行和分布。EO，腹外斜肌；IO，腹内斜肌；TA，腹横肌；RA，腹直肌

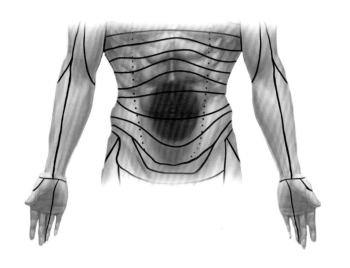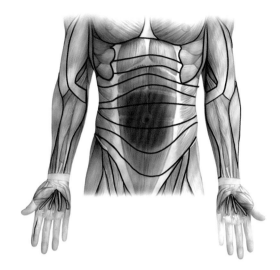

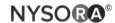

图 39-3　腹直肌鞘阻滞的镇痛分布范围

0.5 ～ 0.375% 罗哌卡因）通常足以成功阻滞。在儿童中，每侧使用 0.1 ml/kg 的剂量足以达到有效镇痛。

患者体位

实施腹直肌鞘阻滞时，将患者置于仰卧位。

▶ 操作技术

标志，超声探头初始位置和扫描方法

超声探头横向放置在脐部上方，略偏向中线外侧（图 39-4）。首要目标是识别腹直肌、腹直肌后鞘及其之间的低回声间隙。彩色多普勒可用于识别腹壁动脉，以帮助识别正确筋膜平面并避免刺穿血管。

或者，超声探头也可呈矢状位。将探头旋转 90°置于剑突和脐部连线的中点位置。矢状位超声探头可获得腹直肌的纵向视图，该肌肉被下方高回声的腹直肌后鞘覆盖。

进针方法与路径

采用平面内技术从内向外（或由外向内）进针，穿刺针经过皮下组织。穿过腹直肌鞘的前层，直至针尖达到肌肉的外膜和腹直肌后鞘之间的间隙（图 39-5）。肥胖患者也可采用平面外技术，且通常作为首选方法。回抽阴性后，注入 1 ～ 2 ml 局麻药确认针尖的位置。

局麻药的扩散和分布

充分的药液扩散可将腹直肌外膜顶起，同时腹直肌后筋膜和腹膜下压（图 39-5）。该阻滞需要双侧同时实施。

▶ 技巧锦囊

* 当 LA 注射后在腹直肌内扩散时，穿刺针需进一步前进，可再注射 1 ～ 2 ml LA 来确认位置（水分离法）。
* 当计划使用大剂量 LA 时（例如，双侧 TAP 阻滞联合腹直肌鞘阻滞时），可使用 0.9% 的氯化钠注射液替代用于水分离，以减少 LA 的剂量。
* 也可以使用平面外技术。当向腹直肌后鞘进针时，可通过注射少量 LA 来确认针尖的正确位置。

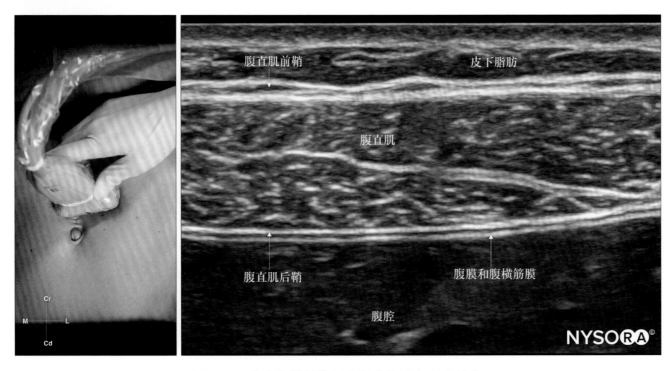

图 39-4 腹直肌鞘阻滞超声探头位置和超声图像

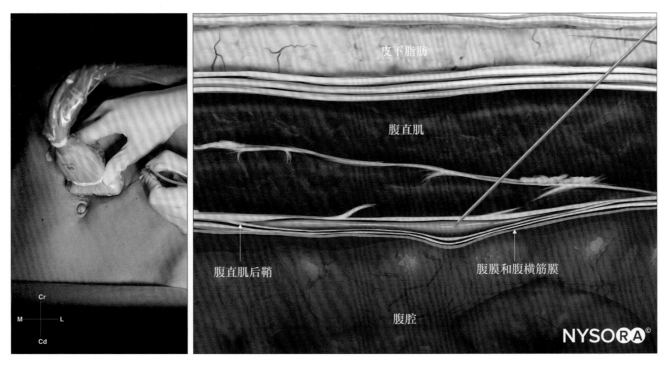

图 39-5 平面内进针行腹直肌鞘阻滞时的镜像超声解剖示意图

操作流程图

腹直肌鞘阻滞技术操作规范

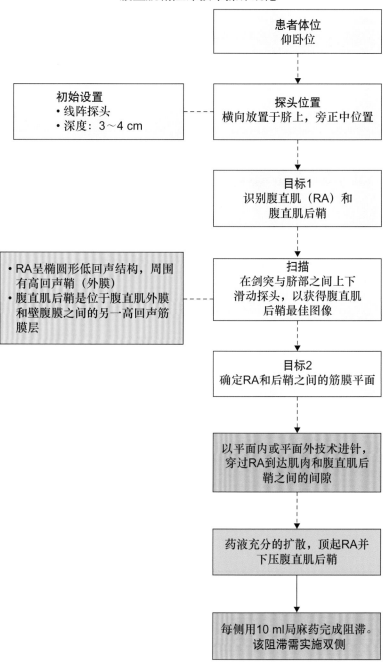

（江宁彬　李泉　译　刘志强　审）

推荐阅读

Abrahams MS, Horn JL, Noles LM, Aziz MF. Evidence-based medicine: ultrasound guidance for truncal blocks. *Reg Anesth Pain Med.* 2010;35:S36-S42.

Bakshi SG, Mapari A, Shylasree TS. Rectus sheath block for postoperative analgesia in gynecological oncology surgery (RESONS): a randomized controlled trial. *Can J Anesth.* 2016;63:1335-1344.

Castro-Alves LJ, Kendall MC. Confounding factors in the efficacy of rectus sheath block? *J Pediatr Surg.* 2018;53:1637.

Chung W, Yoon Y, Kim JW, et al. Comparing two different techniques of rectus sheath block after single port laparoscopic surgery in benign adnexal mass patients: surgical versus ultrasonography guidance—a randomized, single-blind, case-controlled study. *Eur J Obstet Gynecol Reprod Biol.* 2017;217:29-33.

Doctor JR, Solanki SL, Bakshi S. Knotty catheter!—An unusual complication of rectus sheath block. *Indian J Anaesth.* 2019;63:947-948.

Dolan J, Lucie P, Geary T, Smith M, Kenny GN. The rectus sheath block: accuracy of local anesthetic placement by trainee anesthesiologists using loss of resistance or ultrasound guidance. *Reg Anesth Pain Med.* 2009;34:247-250.

Dolan J, Smith M. Visualization of bowel adherent to the peritoneum before rectus sheath block: another indication for the use of ultrasound in regional anesthesia. *Reg Anesth Pain Med.* 2009;34:280-281.

Godden A, Marshall M, Grice A, Daniels I. Ultrasonography guided rectus sheath catheters versus epidural analgesia for open colorectal cancer surgery in a single center. *Ann R Coll Surg Engl.* 2013;95:591-594.

Hamilton DL, Manickam BP. Is a thoracic fascial plane block the answer to upper abdominal wall analgesia? *Reg Anesth Pain Med.* 2018;43:891-892.

Hong S, Kim H, Park J. Analgesic effectiveness of rectus sheath block during open gastrectomy: a prospective double-blinded randomized controlled clinical trial. *Medicine.* 2019;98:e15159.

Husain NK, Ravalia A. Ultrasound-guided ilio-inguinal and rectus sheath nerve blocks. *Anaesthesia.* 2006;61:1126.

Kato J, Ueda K, Kondo Y, et al. Does ultrasound-guided rectus sheath block reduce abdominal pain in patients with postherpetic neuralgia? *Anesth Analg.* 2011;112(3):740-741.

Maloney C, Kallis M, El-Shafy IA, Lipskar AM, Hagen J, Kars M. Ultrasound-guided bilateral rectus sheath block vs. conventional local analgesia in single port laparoscopic appendectomy for children with nonperforated appendicitis. *J Pediatr Surg.* 2018;53:431-436.

Murouchi T, Iwasaki S, Yamakage M. Chronological changes in ropivacaine concentration and analgesic effects between transversus abdominis plane block and rectus sheath block. *Reg Anesth Pain Med.* 2015;40:568-571.

Phua DS, Phoo JW, Koay CK. The ultrasound-guided rectus sheath block as an anaesthetic in adult paraumbilical hernia repair. *Anaesth Intensive Care.* 2009;37:499-500.

Rahiri J, Tuhoe J, Svirskis D, Lightfoot NJ, Lirk PB, Hill AG. Systematic review of the systemic concentrations of local anaesthetic after transversus abdominis plane block and rectus sheath block. *Br J Anaesth.* 2017;118:517-526.

Rucklidge M, Beattie E. Rectus sheath catheter analgesia for patients undergoing laparotomy. *BJA Educ.* 2018;18:166-172.

Sandeman DJ, Dilley AV. Ultrasound-guided rectus sheath block and catheter placement. *ANZ J Surg.* 2008;78:621-623.

Seidel R, Wree A, Schulze M. Does the approach influence the success rate for ultrasound-guided rectus sheath blocks? An anatomical case series. *Local Reg Anesth.* 2017;10:61-65.

Shido A, Imamachi N, Doi K, Sakura S, Saito Y. Continuous local anesthetic infusion through ultrasound-guided rectus sheath catheters. *Can J Anaesth.* 2010;57:1046-1047.

Shuman LS, Cohen AJ, Mccalley MG, Welch CE, Malt RA. Ultrasound guided rectus sheath block—analgesia for abdominal surgery. *N Engl J Med.* 1983;309:498-499.

Tanaka M, Azuma S, Hasegawa Y, et al. Case of inguinal hernia repair with transversus abdominis plane block and rectus sheath block [in Japanese]. *Masui.* 2009;58:1306-1309.

Urits I, Ostling PS, Novitch MB, et al. Truncal regional nerve blocks in clinical anesthesia practice. *Best Pract Res Clin Anaesthesiol.* 2019;33:559-571.

Vonu PM, Campbell P, Prince N, Mast BA. Analgesic efficacy of nerve blocks after abdominoplasty: a systematic review. *Aesthetic Surg J.* 2020;40(11):1208-1215.

Willschke H, Bosenberg A, Marhofer P, et al. Ultrasonography-guided rectus sheath block in paediatric anaesthesia—a new approach to an old technique. *Br J Anaesth.* 2006;97:244-249.

Yarwood J, Berrill A. Nerve blocks of the anterior abdominal wall. *Cont Educ Anaesth Crit Care Pain.* 2010;10:182-186.

第40章 腰方肌阻滞

概述

超声引导下的腰方肌（quadratus lumborum，QL）阻滞是在腹横肌平面（TAP）阻滞的基础上发展而来的，目的是使支配腹壁的脊神经前支阻滞时间更持久、范围更广。不同的 QL 阻滞技术（即 QL1、QL2、QL3）旨在改善腹壁手术的镇痛效果。目前已发明多种不同的方法用以提高局麻药（LA）的扩散能力，使其能到达胸椎旁间隙，最终到达交感神经干位置。而另有改良技术旨在将这种阻滞范围延伸到腰丛，提供下肢镇痛。改良方法持续在更新：例如，在髂前上棘上方旁正中斜横切面（transverse oblique paramedian，TOP）实施的 QL3，认为该方法局麻药可更充分地向头尾侧扩散。然而，到目前为止，现有证据并不足以验证结论。

QL 阻滞的范围不同主要与注射的解剖位置有关，但也不尽一致。例如，已有报道的，QL 前路阻滞（QL3），局麻药可能扩散至椎旁间隙、腰神经根和交感干，导致下肢无力。对于 QL 阻滞的安全性和有效性，满意的超声图像是至关重要的，但往往很难获得。实施 QL 阻滞时无法获得满意的超声图像，会导致千差万别的成功率和医源性肾、肝和（或）脾损伤的风险。

局限性

与许多筋膜间平面阻滞类似，不同方式的 QL 阻滞其镇痛持续时间、程度和效果也不同。阻滞特征取决于注射部位、筋膜平面的解剖特征、局麻药剂量以及是否到达预定的靶神经。

解剖

QL 起自髂嵴后部和髂腰韧带，止于第 12 肋骨和 L1 ～ L4 椎体横突。QL 位于腰大肌（前）和竖脊肌（后）之间。QL 和腰大肌均穿经膈肌下内外侧弓状韧带的后方止于横突（图 40-1）。要了解 QL 阻滞的潜在作用机制，必须了解该节段上肌肉周围筋膜的解剖结构。

胸腰筋膜（thnoracolumbar fasicia，TLF） 是由多层筋膜平面和腱膜鞘组成的复杂结构，在腰背部和骶部的脊柱旁肌群周围形成支撑韧带。TLF 的解剖结构多变，但通常由前、中、后三层筋膜结构组成。TLF 后层包裹着竖脊肌，中间层将 QL 与竖脊肌隔开，前层覆盖在 QL 前方（图 40-2）。这些筋膜

357

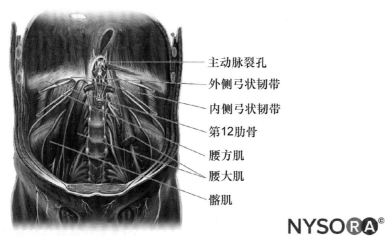

主动脉裂孔

外侧弓状韧带

内侧弓状韧带

第12肋骨

腰方肌

腰大肌

髂肌

图 40-1 腰方肌解剖结构

层顺着 QL 和腰大肌穿过弓状韧带和膈肌的主动脉裂孔，移行为胸腔内筋膜，形成潜在的间隙通道，使注射的药物可扩散至胸椎旁间隙。

侧缝，是一个致密的结缔组织层，由腹横肌和腹内斜肌腱膜与 TLF 的中后层于竖脊肌外侧缘处相接融合而成。**腰筋膜间三角（lumbar interfascial triangle，LIFT）** 是从第 12 肋骨到髂骨之间竖脊肌外侧缘充满脂肪的空间。

腹横筋膜（transversalis fascia，TF） 是腹部壁层筋膜的最内层。它是腹内筋膜的一部分，包裹着

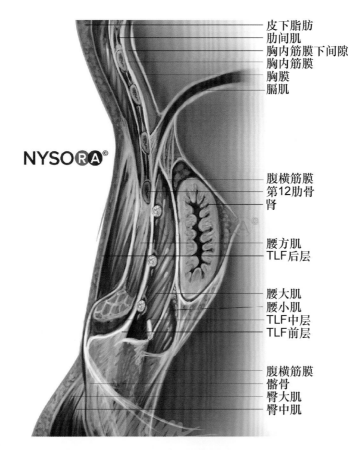

皮下脂肪
肋间肌
胸内筋膜下间隙
胸内筋膜
胸膜
膈肌

腹横筋膜
第12肋骨
肾

腰方肌
TLF后层

腰大肌
腰小肌
TLF中层
TLF前层

腹横筋膜
髂骨
臀大肌
臀中肌

图 40-2 腰方肌周围筋膜的解剖，包括胸腰筋膜（TLF）及其后层、中层和前层

腹腔，覆盖腹横肌、QL 和腰大肌的深表面。腹横筋膜与膈肌后方的胸内筋膜相连接，使局麻药有可能扩散到胸椎旁间隙，同时也向尾侧延伸，与腰大肌和髂肌上的髂筋膜连接，使局麻药可能扩散至腰丛的分支。

横断面解剖和超声视图

L3 椎体水平的横切面显示了椎旁肌和周围的筋膜平面，以及伴行的脊神经前支的横切面（图 40-3）。肋下神经（T12）、髂腹下和髂腹股沟神经（L1）在腰大肌和 QL 之间穿行，进入腹横平面。在椎间孔和腰大肌之间可以看到腰神经丛的根部。

当超声探头放置在患者的侧腹部上，并朝向内侧扫描时，可见 L4 椎体的横突呈现为高回声结构，其后方伴有声影。腰大肌、QL 和竖脊肌呈低回声结构，周围有高回声筋膜结构，三者分别位于横突的前方、浅面和后方。肌肉的这种排列组成了"三叶草征"超声图像（图 40-4）。细小的神经不显影。

麻醉和镇痛分布范围

QL 阻滞的躯体镇痛分布范围取决于注射部位等诸多因素。图 40-5 中的感觉阻滞范围只是大概分布方向。

阻滞前准备

器材

- 超声探头：QL1 采用高频线阵探头，QL2 和 QL3 采用低频凸阵探头
- 穿刺针：长 80 ～ 100 mm，22 ～ 25 G

局麻药

QL 阻滞通常需要 15 ～ 30 ml 局麻药（0.2 ～ 0.4 ml/kg）。常用的是低浓度（即 0.125% ～ 0.375%）的长效局麻药，如布比卡因、左布比卡因或罗哌卡因。

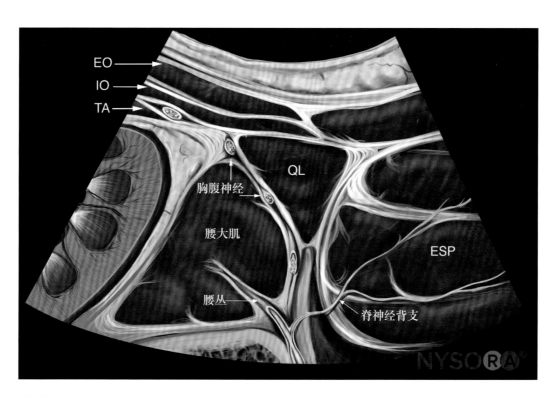

图 40-3　L3 椎体水平腰方肌（QL）的横断面解剖。EO，腹外斜肌；IO，腹内斜肌；TA，腹横肌；ESP，竖脊肌

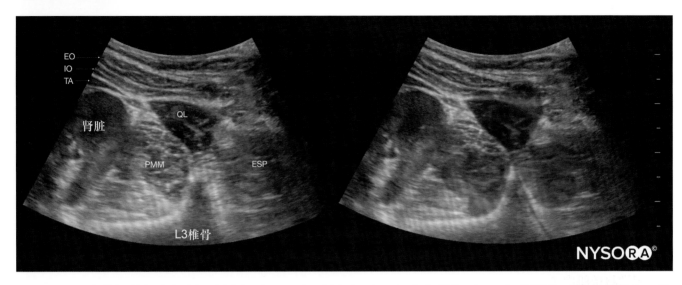

图 40-4 三叶草征的超声解剖：腰大肌（PMM）、腰方肌（QL）和竖脊肌（ESP）分别位于横突的前方、浅面和后方。EO，腹外斜肌；IO，腹内斜肌；TA，腹横肌

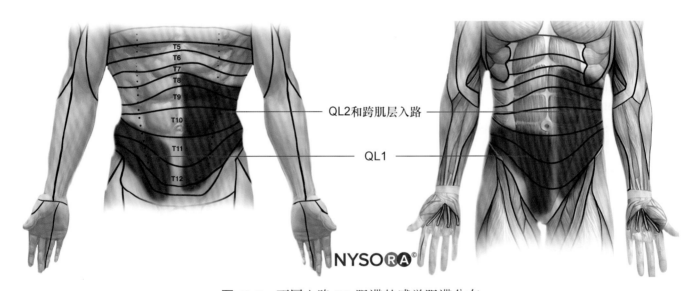

图 40-5 不同入路 QL 阻滞的感觉阻滞分布

患者体位

可采用侧卧位或坐位实施 QL 阻滞。侧卧位可更好地暴露解剖结构和扫描图像，有利于获得相关的超声和神经轴结构（图 40-6）。仰卧位仅适用于外侧 QL 阻滞（QL1 和 QL2），但不利于神经轴和椎旁结构的显像。而实施 TOP 入路的 QL3，患者应采用侧卧位或坐位。

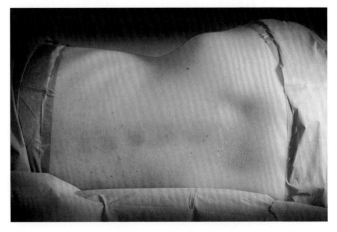

图 40-6 QL 阻滞患者体位

操作技术

所有的 QL 阻滞技术，体表标志都包括髂骨、肋缘、腋后线和腋中线。

▶ 外侧入路腰方肌阻滞（QL1）

超声探头初始位置和扫描方法

该技术类似于后路 TAP（有关 TAP 阻滞，请参见第 38 章），可使用线阵探头。使用凸阵探头则可横向放置在腋中线水平，位于髂骨和肋缘之间。目标是识别腹壁肌肉（图 40-7）。

然后将探头向后滑动，直至确认腹横肌的后腱膜、腹内斜肌和 QL。靶点位于 QL 外侧缘腹横腱膜的下方，TF 的浅面。可通过加压和倾斜探头优化筋膜平面的成像质量。

进针方法与路径

从探头的前端或后端以平面内方式进针，直至针尖穿透 QL 外侧腹横肌的后腱膜。注射 1～2 ml 局麻药后可在 QL 外侧，腹横腱膜和腹横筋膜之间看到药液扩散影（图 40-8）。

▶ 后侧入路腰方肌阻滞（QL2）

超声探头初始位置和扫描方法

探头横向放置在腋中线处并向后滑动（类似 QL1 阻滞）。目标是识别 QL 后方和 TLF 中间层之间的筋膜平面（图 40-7）。

进针方法与路径

从探头的前端或后端以平面内方式进针，刺向 QL 后侧和 TLF 中间层之间的平面。注射 1～2 ml 局麻药可见局麻药沿 QL 的后方聚拢（图 40-8）。

▶ 前路或跨肌层入路腰方肌阻滞（QL3）

超声探头初始位置和扫描方法

探头横放在患者侧面，位于髂骨上方，并向尾侧倾斜。目标是识别 L4 横突，及其后方的竖脊肌、外侧的 QL 和前方的腰大肌（即三叶草征）的声影（图 40-7）。

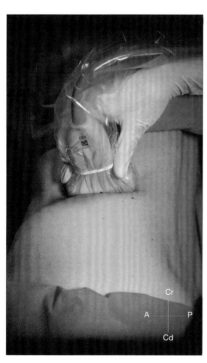
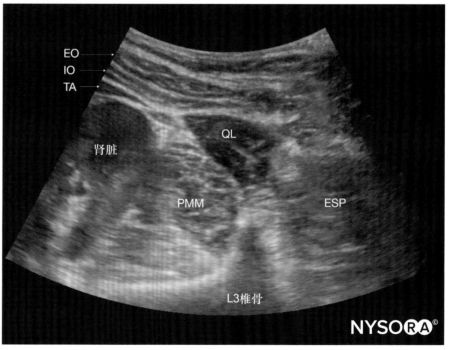

图 40-7　实施 QL2 和 QL3 阻滞超声探头位置和超声影像解剖。EO，腹外斜肌；IO，腹内斜肌；TA，腹横肌；QL，腰方肌；PMM，腰大肌；ESP，竖脊肌

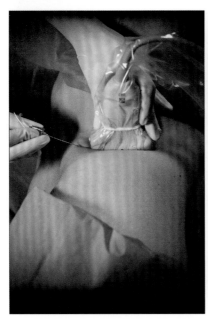
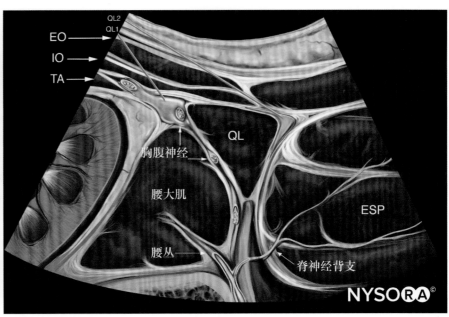

图 40-8 平面内进针行 QL1 和 QL2 阻滞的镜像超声解剖示意图。EO，腹外斜肌；IO，腹内斜肌；TA，腹横肌；QL，腰方肌；ESP，竖脊肌

进针方法与路径

穿刺针由后侧以平面内方式进入，通过竖脊肌和 QL，直至针尖到达 QL 和腰大肌之间的平面。注射 1～2 ml 局麻药沿该筋膜平面扩散（图 40-9）。

局麻药扩散及分布

在确认正确的针尖位置后，注射 20 ml 局麻药完成阻滞，同时观察局麻药在相应筋膜平面内的扩散。

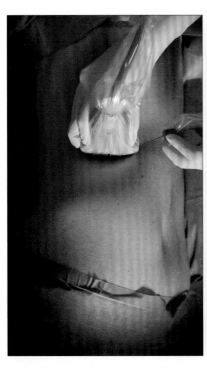
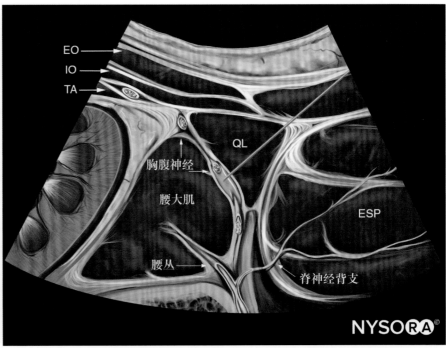

图 40-9 平面内进针行 QL3 阻滞的镜像超声解剖示意图。EO，腹外斜肌；IO，腹内斜肌；TA，腹横肌；QL，腰方肌；ESP，竖脊肌

前路 QL3 阻滞的改良

现有几种改良 QL3 技术：

- 在 L2 水平进行的**斜横旁正中（TOP QL）阻滞技术**，与 QL3 相似。
- 在 L5 横突水平进行的**髂上前路 QL 阻滞技术**。

技巧锦囊

- 在横突附近，QL 很薄，最好从前后侧方向扫描图像。当从侧方扫描成像时，肌肉显影更宽。
- 建议在穿刺前进行彩色多普勒成像，以避免损伤 QL 后方的腰动脉。
- QL 一般为低回声，位于腹横肌后方。背阔肌和竖脊肌位置较表浅，回声较强。
- 如果 QL 识别困难，可尝试将阻滞同侧的髋关节外展并屈曲，以收紧 QL。
- 肾、脾和肝均位于穿刺点附近，存在医源性损伤的风险，尤其当超声成像不理想时，因此，QL 阻滞的应用需做好风险 / 获益评估。

操作流程图

腰方肌阻滞技术操作规范

```
            ┌──────────────────────┐
            │      患者体位          │
            │ 坐位或侧卧位（首选）    │
            └──────────────────────┘
      ┌───────────────┼───────────────┐
   ┌──────┐       ┌──────┐       ┌──────┐
   │ QL1  │       │ QL2  │       │ QL3  │
   └──────┘       └──────┘       └──────┘
      │               └───────┬───────┘
┌──────────────┐      ┌──────────────┐
│   探头位置    │      │   探头位置    │
│ 横向，在腋中   │      │ 横向放在患者   │
│ 线水平，在髂   │      │ 侧方、髂骨之   │
│ 骨和肋缘之间   │      │ 上的位置      │
└──────────────┘      └──────────────┘
      │               ┌───────┴───────┐
┌──────────┐   ┌──────────┐   ┌──────────┐
│ 目标：    │   │ 目标：    │   │ 目标：    │
│ 识别腹壁   │   │ 识别QL的  │   │ 识别QL和  │
│ 肌肉      │   │ 后侧和TLF │   │ 腰大肌之   │
│          │   │ 中间层之   │   │ 间的平面   │
│          │   │ 间的平面   │   │          │
└──────────┘   └──────────┘   └──────────┘
      │              │              │
┌──────────┐   ┌──────────┐   ┌──────────┐
│ 以平面内   │   │ 以平面内   │   │ 以平面内   │
│ 方式进针，  │   │ 方式进针，  │   │ 方式进针，  │
│ 直至针尖穿  │   │ 直至针尖到  │   │ 直至针尖到  │
│ 透QL外侧   │   │ 达QL的后   │   │ 达QL和腰   │
│ 腹横肌的后  │   │ 方和TLF   │   │ 大肌之间   │
│ 腱膜       │   │ 中间层之间 │   │ 的平面     │
│          │   │ 的平面     │   │          │
└──────────┘   └──────────┘   └──────────┘
      └──────────────┼──────────────┘
            ┌──────────────────────┐
            │ 注射1～3 ml局麻药以确认 │
            │ 正确的筋膜平面，并推注   │
            │ 15～20 ml完成阻滞      │
            └──────────────────────┘
```

（江宁彬　李泉　译　林福清　审）

推荐阅读

Albrecht E, Chin KJ. Advances in regional anaesthesia and acute pain management: a narrative review. *Anaesthesia*. 2020;75:e101-e110.

Arrivé L, Azizi L, Lewin M, et al. MR lymphography of abdominal and retroperitoneal lymphatic vessels. *Am J Roentgenol*. 2007;189:1051-1058.

Behr AU, Chan VWS, Stecco C. Living versus cadaver fascial plane injection. *Reg Anesth Pain Med*. 2019;45:157-158.

Blanco R, Ansari T, Girgis E. Quadratus lumborum block for postoperative pain after caesarean section: A randomised controlled trial. *Eur J Anaesthesiol*. 2015;32:812-818.

Blanco R. Optimal point of injection: the quadratus lumborum type I and II blocks. *Anesthesia*. 2013;68.

Blanco R. Tap block under ultrasound guidance: the description of a "no pops" technique. *Reg Anesth Acute Pain Med*. 2007;70:2004.

Børglum J, Christensen AF, Hoegberg LCG, et al. Bilateral-dual transversus abdominis plane (BD-TAP) block or thoracic paravertebral block (TPVB)? Distribution patterns, dermatomal anaesthesia and LA pharmacokinetics. *Reg Anesth Pain Med*. 2012;37:E1-311.

Børglum J, Moriggl B, Jensen K, et al. Ultrasound-guided transmuscular quadratus lumborum blockade. *BJA Br J Anaesth*. 2013;111.

Carney J, Finnerty O, Rauf J, et al. Studies on the spread of local anaesthetic solution in transversus abdominis plane blocks. *Anaesthesia*. 2011;66:1023-1030.

Dam M, Hansen CK, Børglum J, et al. A transverse oblique approach to the transmuscular Quadratus Lumborum block. *Anaesthesia*. 2016;71:603-604.

Dam M, Moriggl B, Hansen CK, et al. The pathway of injectate spread with the transmuscular quadratus lumborum block: A cadaver study. *Anesth Analg*. 2017;125:303-312.

Elsharkawy H, Bajracharya GR, El-Boghdadly K, et al. Comparing two posterior quadratus lumborum block approaches with low thoracic erector spinae plane block: An anatomic study. *Reg Anesth Pain Med*. 2019;44:549-555.

Elsharkawy H, El-Boghdadly K, Barrington M: Quadratus lumborum block: Anatomical concepts, mechanisms, and techniques. *Anesthesiology*. 2019;130:322-335.

Elsharkawy H, Pawa A, Hons M, et al. Interfascial plane blocks: Back to basics. *Reg Anesth Acute Pain Med*. 2018;43:341-346.

Elsharkawy H. Quadratus lumborum block with paramedian sagittal oblique (subcostal) approach. *Anaesthesia*. 2016;71:240-241.

Hansen CK, Dam M, Steingrimsdottir GE, et al. Ultrasound-guided transmuscular quadratus lumborum block for elective cesarean section significantly reduces postoperative opioid consumption and prolongs time to first opioid request: a double-blind randomized trial. *Reg Anesth Pain Med*. 2019;44:896-900.

Hebbard PD. Transversalis fascia plane block, a novel ultrasound-guided abdominal wall nerve block. *Can J Anesth*. 2009;56:618-620.

Kumar A, Sadeghi N, Wahal C, et al. Quadratus lumborum spares paravertebral space in fresh cadaver injection. *Anesth Analg*. 2017;125:708-709.

Ökmen K, MetinÖ kmen B, Topal S. Ultrasound-guided posterior quadratus lumborum block for postoperative pain after laparoscopic cholecystectomy: a randomized controlled double blind study. *J Clin Anesth*. 2018;49:112-117.

Schuenke MD, Vleeming A, Hoof T Van, Willard FH. A description of the lumbar interfascial triangle and its relation with the lateral raphe: Anatomical constituents of load transfer through the lateral margin of the thoracolumbar fascia. *J Anat*. 2012;221:568-576.

Ueshima H, Hiroshi O. Incidence of lower-extremity muscle weakness after quadratus lumborum block. *J Clin Anesth*. 2018;44:104.

Wikner M. Unexpected motor weakness following quadratus lumborum block for gynaecological laparoscopy. *Anaesthesia*. 2017;72:230-232.

Willard FH, Vleeming A, Schuenke MD, Danneels L, Schleip R. The thoracolumbar fascia: Anatomy, function and clinical considerations. *J Anat*. 2012;221:507-536.